# Multiple-Choice-Überprüfungsfragen für Heilpraktiker

## NEBENFÄCHER

**Neurologie, Psychiatrie, Auge, HNO, Dermatologie, Orthopädie, Gynäkologie, Urologie, Labor, Hygiene, Gesetzeskunde**

**Über 1150 Multiple-Choice-Überprüfungsfragen**
**Mit kommentierten Antwor'**



**Dr. Dr. Hartmut Hildebrand**

K r e a t i v i t ä t & W i s s e n
**2010**

Die Erkenntnisse der Medizin unterliegen laufendem Wandel: neue Diagnosemethoden, neue Forschungsergebnisse und neue klinische Erfahrungen erweitern ständig unser medizinisches Wissen. Dies mögen unsere Leser bedenken, wenn sie im medizinischen Bereich tätig sind und Verantwortung für Patienten übernehmen.
Wir haben große Sorgfalt darauf verwandt, dass unsere Angaben dem aktuellen Wissensstand bei Fertigstellung des Werkes entsprechen. Wir bitten unsere Leser, uns alle etwa auffallenden Ungenauigkeiten mitzuteilen.
Korrekturhinweise, Verbesserungsvorschläge und Ergänzungen sind willkommen!
Anschrift der Verfasser:
**Kreativität & Wissen,** Verlag und Buchhandel GmbH, Sersheim
Friedrichstr.11, 74372 Sersheim, Tel.: 07042 830286, Fax: 07042 830287

Geschützte Warennamen (Warenzeichen) sind nicht immer besonders kenntlich gemacht. Fehlt der Vermerk ©, so kann daraus nicht geschlossen werden, dass es sich um einen freien Warennamen handele.

**DANKSAGUNG**
Für konstruktive Kritik bedanken wir uns bei den vielen ausgezeichneten Dozenten von „Team Dr. Dr. Hildebrand", bei unseren zahlreichen Schülern und bei den Teilnehmern unserer Pauk-, Intensiv- und Prüfungsvorbereitungskurse.

**6. überarbeitete und erweiterte Auflage 2010**

**ISBN 978-3-940535-31-3**

Petra Hildebrand, Verlag **Kreativität & Wissen,** Sersheim

**Kreativität & Wissen,** Verlag und Buchhandel GmbH, Sersheim

Unser Verlag ist auf Bücher für die **Ausbildung zum Heilpraktiker** und auf Bücher und Karteikarten zur **Vorbereitung auf die amtsärztliche Überprüfung für Heilpraktiker** spezialisiert.

**Bitte fordern Sie unseren Gesamtprospekt an!**
Wir informieren Sie laufend über unsere Neuauflagen!

**Kreativität & Wissen** GmbH
Friedrichstr. 11
D-74372 Sersheim
Tel.: 07042-830286
Fax: 07042-830287
E-Mail: buch@kreawiverlag.de
**internet: http://www.kreawiverlag.de**

# Bestellung

1. Über den Buchhandel (Standardbuchnummer **ISBN 978-3-940535-31-3**
2. Schriftliche Bestellung direkt beim Verlag mit **Einzugsermächtigung** zur einmaligen Abbuchung des Betrages von zurzeit **41.- Euro** (Bank, Bankleitzahl, Kontonummer) an:
   - **Kreativität & Wissen** GmbH, Friedrichstr. 11, 74372 Sersheim,
   - Fax: 07042 830287
   - Email: buch@kreawiverlag.de
3. Internet (online-bookshop): www.kreawiverlag.de
4. Bei Nachnahmeversand: zuzüglich 6.- Euro.

Achtung:
Die vollständige deutliche Absenderangabe ist unbedingt erforderlich.
Die Bücher werden in der Regel jährlich aktualisiert.
Bitte erkundigen Sie sich ggf. nach den aktuellen Preisen (Tel.: 07042-830286).

**http://www.kreawi.de**

**http://www.kreawiverlag.de**

**http://www.kreawi-online.de**

**http://www.kreawi-trainer.de**

**http://www.kreawi-fernlehrgang.de**

**http://www.kreawi-videolehrgang.de**

*Unter dieser Internet- Adresse finden Sie viele Seminarangebote für Ihre Ausbildung sowie weitere Prüfungsfragen und prüfungsrelevante Informationen.*

Einen tabellarischen **Kurzlösungsschlüssel** für die Prüfungsfragen in diesem Buch sowie evtl. notwendig werdende Verbesserungen (falls der Druckfehlerteufel wieder einmal zugeschlagen haben sollte) finden Sie zum Download unter der Internetadresse

**http://www.kreawiverlag.de/buchinfo**

Inhaltsangabe

# FRAGEN

## NEUROLOGIE (A/P)

**Frage 1**
Die Reizung des N. vagus (X) bewirkt am Herzen eine:

A) Steigerung des Herzminutenvolumens
B) Verminderung des Herzminutenvolumens
C) Verlangsamung der Herzfrequenz
D) Steigerung der Kontraktionskraft
E) Verminderung der Kontraktionskraft

**Frage 2**
Welche Nerven steuern die neuronale Kontrolle des Gefäßtonus?

A) N. phrenicus
B) Sensible Hautnerven
C) Sympathikus
D) 10. Hirnnerv
E) Nerven sind nicht beteiligt.

**Frage 3**
Das Atemzentrum befindet sich im:

A) Zwischenhirn (Dienzephalon)
B) verlängerten Mark (Medulla oblongata)
C) Kleinhirn (Zerebellum)
D) Mittelhirn (Mesenzephalon)
E) Rückenmark

**Frage 4**
Welche Aussage über das Ventrikelsystem des Gehirns ist falsch?

A) Es hat Verbindung zum Zentralkanal des Rückenmarks.
B) Es enthält und produziert Liquor cerebrospinalis.
C) Es dient der Belüftung des Gehirns.
D) Es kann Ursache eines Wasserkopfes (Hydrozephalus) sein.
E) Es besteht aus vier Ventrikeln.

**Frage 5**
Mit welchem Anteil des Gehirns wird Geschehen bewusst wahrgenommen?

A) Großhirn (Cerebrum)
B) Pyramidenbahn
C) Thalamus
D) Kleinhirn (Zerebellum)
E) Zwischenhirn

**Frage 6**
Die Anzahl der Hirnnervenpaare beträgt:

A) 4
B) 6
C) 8
D) 10
E) 12

**Frage 7**
Eine Nervenzelle besteht aus:

1) Achsenzylinder
2) Schwann-Zelle
3) Dendriten
4) Neurit
5) Neuroglia

A) nur 1 ist richtig
B) nur 1 und 3 sind richtig
C) nur 1, 2 und 3 sind richtig
D) nur 1, 3 und 4 sind richtig
E) 1-5, alle sind richtig

**Frage 8**
Welche Kriterien zur Einteilung des Nervensystems kennen Sie?

1) vegetativ - autonom
2) peripher - zentral
3) sympathisch - unsympathisch
4) sensibel - motorisch
5) pyramidal – extrapyramidal

A) nur 2 ist richtig
B) nur 2 und 5 sind richtig
C) nur 2, 3 und 4 sind richtig
D) nur 2, 4 und 5 sind richtig
E) 1-5, alle sind richtig

**Frage 9**
Welche der folgenden Aussagen über Muskeleigenreflexe ist falsch?

A) Zwischen Rezeptor und Effektor liegt nur eine neuro-neuronale Umschaltstelle (monosynaptische Umschaltung).
B) Reizort und Erfolgsorgan liegen im selben Organ.
C) Die Auslösung des Reflexes ist nur schwer zu beeinflussen.
D) Zur Lokalisation von Bandscheibenvorfällen kann die Untersuchung von Muskeleigenreflexen nützlich sein.
E) Die Umschaltung von Muskeleigenreflexen erfolgt im Großhirn.

**Frage 10**
Welchen Reflex finden Sie nicht in den unteren Extremitäten?

A) Patellarsehnenreflex
B) Babinski-Reflex
C) Achillessehnenreflex
D) Triceps-surae-Reflex
E) Cremaster-Reflex

**Frage 11**
Welche der genannten Strukturen ist kein Bauteil einer Nervenzelle?

A) Neurit
B) Dendrit
C) Nissl-Schollen
D) Axon
E) Neuroglia

**Frage 12**
Welche Aussagen über Synapsen sind zutreffend?

1) Im Bereich der Synapse werden Trägerstoffe (Transmitter) freigesetzt.
2) Es gibt nur erregende Synapsen.
3) In der Synapse erfolgt die Erregungsübertragung von Neuriten (Axon) auf die nachgeordnete Ganglienzelle.
4) Die motorische Endplatte wird als zentrale Synapse bezeichnet.

A) nur 1 und 3 sind richtig
B) nur 1, 2 und 4 sind richtig
C) nur 1, 3 und 4 sind richtig
D) nur 2, 3 und 4 sind richtig
E) 1-4, alle sind richtig

**Frage 13**
Welche Reaktionen bewirkt der Sympathikus?

1) Pupillenerweiterung
2) Beschleunigung der Herzfrequenz
3) Förderung der Darmperistaltik
4) Förderung der Speichelsekretion
5) Bildung der sog. „Gänsehaut“

A) nur 2 ist richtig
B) nur 1 und 2 sind richtig
C) nur 1, 2 und 3 sind richtig
D) nur 1, 2 und 5 sind richtig
E) 1-5, alle sind richtig

**Frage 14**
Welche der folgenden Aussagen über die Pyramidenbahn ist falsch?

A) Sie beginnt im Gyrus postcentralis und kreuzt in der Decussatio pyramidum auf die Gegenseite.
B) Sie leitet die willkürlichen Bewegungsimpulse für die Körpermuskulatur.
C) Transmitter an den Umschaltstellen der Pyramidenbahn ist das Acetylcholin.
D) Das Alphamotoneuron der motorischen Vorderhornzelle ist die gemeinsame Endstrecke von Muskeleigenreflexen und der Pyramidenbahn.
E) Eine Schädigung der Pyramidenbahn zeigt sich typischerweise in einem positiven Babinski-Reflex.

**Frage 15**

Typische Symptome einer Hinterstrang-schädigung des Rückenmarks sind

1) Bewegungssinnstörung
2) Wärme- und Kälteempfindungs-störung
3) Reduziertes Schmerzempfinden
4) Eingeschränktes Vibrationsempfinden

A) nur 1 ist richtig
B) nur 1 und 4 sind richtig
C) nur 2 und 3 sind richtig
D) nur 1, 2 und 4 sind richtig
E) nur 1, 3 und 4 sind richtig

**Frage 16**

Die Aufgaben des IV. Ventrikels sind:

1) Produktion und Transport von Liquor.
2) Er dient dem venösen Abfluss.
3) Er dient der Durchlüftung des Gehirns.
4) Er hat eine direkte Verbindung zum Rückenmarkkanal.
5) Er ist funktionell "das Tor zum Bewusstsein".

A) nur 1 ist richtig
B) nur 1 und 4 sind richtig
C) nur 1, 2 und 3 sind richtig
D) nur 1, 2 und 5 sind richtig
E) 1-5, alle sind richtig

**Frage 17**

Zum ZNS gehören folgende anatomische Strukturen:

1) Periphere Nerven
2) Spinalnerven
3) Rückenmark
4) Sensible Nerven
5) Motorische Nerven
6) Gehirn

A) nur 1 und 2 sind richtig
B) nur 2 und 5 sind richtig
C) nur 4 und 6 sind richtig
D) nur 3 und 4 sind richtig
E) nur 3 und 6 sind richtig

**Frage 18**

Welche Sinne bilden die Tiefensensibilität (Propriozeption)?

1) Temperatursinn
2) Schmerzsinn
3) Bewegungssinn
4) Stellungssinn

A) nur 1 und 2 sind richtig
B) nur 2 und 3 sind richtig
C) nur 3 und 4 sind richtig
D) nur 1, 3 und 4 sind richtig
E) 1-4, alle sind richtig

**Frage 19**

Bei der körperlichen Untersuchung nach einer Hinterstrangläsion des Rückenmarks zeigen sich keine Störungen:

A) des Lagesinns
B) der Temperaturempfindung
C) der Vibrationsempfindung
D) der Bewegungsempfindung
E) der Zweipunkt-Diskrimination

**Frage 20**

Das Rückenmark reicht:

A) vom kranialen Ende des verlängerten Rückenmarks bis zum 1. oder 2. Lendenwirbel
B) vom verlängerten Rückenmark bis zum Steißbein
C) vom kaudalen Ende des 1. Halswirbels bis zum 1. od. 2. Lendenwirbel
D) vom 1. Halswirbel bis zum Kreuzbein
E) keine der Antworten ist zutreffend.

**Frage 21**
Eigenreflexe: Welche Aussage ist richtig?

1) Der Bauchdeckenreflex ist ein Eigenreflex.
2) Der Babinski-Reflex ist ein pathologischer Eigenreflex.
3) Eigenreflexe werden im Rückenmark monosynaptisch (nur einmal) umgeschaltet.
4) Reizort (Sensor) und Erfolgsorgan (Effektor) liegen im selben Organ (Muskel).
5) Der Patellarsehnenreflex (PSR) zählt zu den Eigenreflexen.

A) nur 3 ist richtig
B) nur 4 und 5 sind richtig
C) nur 2, 3 und 5 sind richtig
D) nur 3, 4 und 5 sind richtig
E) nur 1, 2, 3, 4 und 5 sind richtig

**Frage 22**
Fremdreflexe: Welche Aussage ist falsch?

A) Der Kornealreflex ist ein Fremdreflex.
B) Der Babinski-Reflex ist ein pathologischer Fremdreflex.
C) Fremdreflexe sind polysynaptisch geschaltet.
D) Reizort (Sensor) und Erfolgsorgan (Effektor) liegen nicht im selben Organ (Muskel).
E) Fremdreflexe sind nur bei Pyramidenbahnschäden auszulösen.

**Frage 23**
Nicht zu den Hirnnerven zählt der:

A) N. radialis
B) N. trigeminus
C) N. facialis
D) N. vagus
E) N. olfactorius

**Frage 24**
Welche Aussage ist falsch?

A) Der Parasympathikus steigert die Herzfrequenz.
B) Das primäre Sehrindenfeld liegt im Hinterhauptslappen des Gehirns.
C) Beide Großhirnhälften sind nur durch den Balken miteinander verbunden.
D) Einige übergeordnete Zentren wie Sprach-, Rechen- und Lesezentrum befinden sich nur auf der dominanten Seite des Großhirns.
E) Vom Rückenmark gehen insgesamt 31- 33 Spinalnervenpaare ab.

**Frage 25**
Welche der Aussagen über Reflexe ist unzutreffend?

A) Eigenreflexe werden im Rückenmark monosynaptisch verschaltet und ihr Reizort und Erfolgsorgan sind identisch.
B) Der Babinski-Reflex zählt zu den Eigenreflexen.
C) Fremdreflexe werden im Rückenmark polysynaptisch verschaltet und ihr Reizort und Erfolgsorgan sind nicht identisch.
D) Der Kornealreflex zählt zu den Fremdreflexen.
E) Pathologische Reflexe sind Fremdreflexe, die nur bei Pyramidenbahnschädigungen auftreten.

**Frage 26**
Welche Aussage zum Sympathikus/ Parasympathikus ist falsch?

A) Sie sind Antagonisten des vegetativen (autonomen) Nervensystem
B) Der N. vagus ist der wichtigste parasympathische Nerv.
C) Beeinflusst die Willkürmotorik der Skelettmuskulatur.
D) Beeinflusst die Insulinsekretion des Pankreas.
E) Beeinflusst die Herzfrequenz

**Frage 27**
Die Wahrnehmung von peripheren Körperbewegungen erfolgt im:

A) Großhirn (Cerebrum)
B) Kleinhirn (Zerebellum)
C) Zwischenhirn (Dienzephalon)
D) Hypothalamus
E) Verlängerten Rückenmark (Medulla oblongata).

**Frage 28**
Wo finden Sie den Liquor cerebrospinalis (Gehirn-Rückenmarksflüssigkeit)?

A) Zwischen Periost der Wirbelkörper und der harten Rückenmarkshaut
B) Im Subduralraum
C) Im Subarachnoidalraum
D) Unterhalb der weichen Rückenmarkshaut
E) Im Epiduralraum

**Frage 29**
Die Augenbewegungen werden von folgenden Gehirnnerven gesteuert:

1) N. opticus (II)
2) N. oculomotorius (III)
3) N. trochlearis (IV)
4) N. trigeminus (V)
5) N. abducens (VI)

A) nur 1 ist richtig
B) nur 1 und 2 sind richtig
C) nur 1, 2 und 4 sind richtig
D) nur 2, 3 und 4 sind richtig
E) nur 2, 3 und 5 sind richtig

**Frage 30**
Welche Struktur bildet die einzige direkte Verbindung zwischen den beiden Großhirnhemisphären?

A) Das Zwischenhirn
B) Die Brücke
C) Das Mittelhirn
D) Der Hirnstamm
E) Der Balken

**Frage 31**
Wo wird der Liquor cerebrospinalis gebildet?

A) In der Zirbeldrüse (Epiphyse)
B) In der Hypophyse
C) In der Spinngewebshaut (Arachnoidea)
D) In den Adergeflechten (Plexus choroidei)
E) In den Hirnventrikeln

**Frage 32**
Sympathikuserregung bewirkt eine:

A) Pupillenverengung
B) erhöhte Magensaftsekretion
C) Steigerung der Dünn- und Dickdarmperistaltik
D) Steigerung der Herzfrequenz
E) Verengung der Bronchien

**Frage 33**
Zum autonomen Nervensystem gehören:

A) Spinalnerven
B) Gehirn und Rückenmark
C) Sympathikus und Parasympathikus
D) Großhirn und Kleinhirn
E) Alphamotoneuronen des Rückenmarks

**Frage 34**
Den rein motorischen Hirnnerven werden zugeordnet:

1) N. facialis (VII)
2) N. glossopharyngeus (IX)
3) N. hypoglossus (XII)
4) N. trochlearis (IV)

A) nur 1 und 2 sind richtig
B) nur 3 und 4 sind richtig
C) nur 1, 3 und 4 sind richtig
D) nur 2, 3 und 4 sind richtig
E) 1-4, alle sind richtig

**Frage 35**
Das Zentrum der Willkürmotorik liegt:

A) im Gyrus praecentralis
B) im Gyrus postcentralis
C) im Schläfenlappen
D) in der Henle-Schleife
E) im Hinterhauptslappen

**Frage 36**
Wie bezeichnet man die mittlere Hirnhaut?

A) Dura mater
B) Pia mater
C) Arachnoidea
D) Kleinhirnzelt (Tentorium cerebelli)
E) Großhirnsichel (Falx cerebri)

**Frage 37**
Welche der folgenden Aussagen über das Kleinhirn ist/sind richtig?

1) Es koordiniert die Willkürmotorik
2) Es leitet die Willkürbewegung der Skelettmuskulatur ein.
3) Es ist zuständig für die Schmerzempfindung und Weiterleitung.
4) Es reguliert den Muskeltonus
5) Es sezerniert glandotrope Hormone

A) nur 1 ist richtig
B) nur 1 und 4 sind richtig
C) nur 1, 2 und 5 sind richtig
D) nur 1, 3 und 4 sind richtig
E) 1-5, alle sind richtig

**Frage 38**
Welche Aussagen sind richtig?

1) Muskeleigenreflexe werden im Rückenmark monosynaptisch verschaltet.
2) Muskeleigenreflexe werden im Gyrus praecentralis umgeschaltet.
3) Die klinische Bedeutung der Muskeleigenreflexe beruht darauf, dass die zentralen Neurone für jeden Reflex in genau abgrenzbaren Segmenten des Rückenmarks lokalisierbar sind.
4) Ein Alphamotoneuron und die von ihm innervierten Muskelfasern werden als motorische Einheit bezeichnet.
5) Bei der zentralen Fazialislähmung ist das Runzeln der Stirn nicht mehr möglich.

A) nur 1 und 5 sind richtig
B) nur 1 und 2 sind richtig
C) nur 2 und 4 sind richtig
D) nur 1, 3 und 4 sind richtig
E) 1-5, alle sind richtig

**Frage 39**
Reflexe: Welche Aussage ist richtig?

A) Reflexe können nur mithilfe eines Reflexhammers ausgelöst werden.
B) Ein Reflex ist eine vom Willen unabhängige Reaktion des Körpers auf Reize.
C) An einem Reflexbogen sind keine sensiblen Nervenfasern beteiligt.
D) Die glatte Muskulatur der inneren Organe wird nicht über Reflexe gesteuert.
E) Ein Reflex wird in der Großhirnrinde von der afferenten Bahn auf die efferente umgeschaltet.

**Frage 40**

Reflexe der unteren Extremitäten ist/sind:

1) Trömner-Knipsreflex
2) Babinski-Reflex
3) Achillessehnenreflex
4) Patellarsehnenreflex
5) Radius-Periost-Reflex

A) nur 1 ist richtig
B) nur 1 und 2 sind richtig
C) nur 2, 3 und 4 sind richtig
D) nur 1, 3 und 4 sind richtig
E) 1-5, alle sind richtig

**Frage 41**

Welche Struktur verbindet eine Nervenzelle mit einer anderen Zelle?

A) Dendrit
B) Synapse
C) Zellkörper
D) Axon
E) Markscheide

**Frage 42**

Welches ist der wichtigste parasympathische Hirnnerv?

A) N. olfactorius (I)
B) N. vagus (X)
C) N. glossopharyngeus (IX)
D) N. facialis (VII)
E) N. trigeminus (V)

**Frage 43**

Welche Aussage(n) über das Ventrikelsystem des Gehirns ist/sind zutreffend?

1) Es ist aus 4 Ventrikeln aufgebaut.
2) Es gibt paarige und unpaarige Ventrikel.
3) Es dient dem venösen Blutabfluss.
4) Es dient der Produktion und Weiterleitung von Liquor.
5) Es ist für die Sauerstoffversorgung des Gehirns zuständig.

A) nur 3 ist richtig
B) nur 2 und 3 sind richtig
C) nur 1, 2 und 4 sind richtig
D) nur 1, 3 und 5 sind richtig
E) 1-5, alle sind richtig

**Frage 44**

Über das Infundibulum (Hypophysenstiel) werden verbunden:

A) Hypophysenvorder- und Hinterlappen
B) Hypophyse und Epiphyse (Zirbeldrüse)
C) Hypophyse und Hypothalamus
D) Hypothalamus und Schilddrüse
E) Hypothalamus und verlängertes Rückenmark.

**Frage 45**

Unter dem Begriff animalisches Nervensystem versteht man:

A) das Nervensystem der Tiere
B) das autonome Nervensystem
C) das willkürliche Nervensystem
D) das periphere Nervensystem
E) das viszerale Nervensystem

**Frage 46**

Welches Nervensystem arbeitet selbständig, unwillkürlich und vorwiegend in den Eingeweiden?

A) Das sensible Nervensystem
B) Das zentrale Nervensystem
C) Das periphere Nervensystem
D) Das vegetative Nervensystem
E) Das animalische Nervensystem

**Frage 47**

Ordnen Sie die Begriffe der beiden Listen zu und kreuzen Sie die richtige Kombination an.

Liste 1

a. Dendriten
b. Synapse
c. Neuriten

Liste 2

1. elektrische Reizleitung
2. chemische Reizübertragung
3. Reizaufnahme

A) a1, b2, c3
B) a1, b3, c2
C) a2, b1, c3
D) a3, b1, c2
E) a3, b2, c1

**Frage 48**
Welches Gefäß kann nicht dem Circulus arteriosus Willisii zugeordnet werden?

A) carotis interna
B) cerebri posterior
C) basilaris
D) V. jugularis
E) cerebri anterior

**Frage 49**
Welcher Knochen ist kein Teil des Hirnschädels?

A) Nasenbein
B) Keilbein
C) Schläfenbein
D) Scheitelbein
E) Hinterhauptbein

**Frage 50**
Welche Aussage(n) über das vegetative Nervensystem ist/sind zutreffend?

1) Es wirkt vorwiegend auf die inneren Organe.
2) Sympathikus und Parasympathikus wirken agonistisch.
3) Es arbeitet meist unbewusst.
4) Es ist durch unseren Willen beeinflussbar.
5) Sympathikus und Parasympathikus wirken antagonistisch.

A) nur 3 ist richtig
B) nur 3 und 5 sind richtig
C) nur 1, 2 und 4 sind richtig
D) nur 1, 3 und 5 sind richtig
E) 1-5, alle sind richtig

**Frage 51**
Welche Einteilung des Nervensystems ist nicht richtig?

A) Oberes und unteres Nervensystem
B) Peripheres und zentrales Nervensystem
C) Vegetatives und willkürliches Nervensystem
D) Sympathisches und parasympathisches Nervensystem
E) Autonomes und willkürliches Nervensystem

**Frage 52**
Funktion des Thalamus ist:

A) Ausschüttung von Releasing-Hormonen
B) Regulation der Atmung
C) Seh- und Riechfunktion
D) Umschaltstation für sensorische und sensible Afferenzen zum Großhirn
E) Steuerung der Herz-Kreislauf-Funktion

**Frage 53**
Funktionen des Kleinhirns sind:

1) Regulierung des Gleichgewichts
2) Steuerung des Wach- Schlafrhythmus
3) Koordination der Motorik
4) Sensibilität
5) Steuerung der Grundspannung der Muskulatur

A) nur 3 ist richtig
B) nur 1 und 5 sind richtig
C) nur 1, 3 und 5 sind richtig
D) nur 2, 3 und 5 sind richtig
E) 1-5, alle sind richtig

**Frage 54**
Aus welchen Anteilen besteht das Großhirn?

1) Schläfenlappen
2) Scheitellappen
3) Stirnlappen
4) Vorderlappen
5) Hinterhauptslappen

A) nur 1, 3 und 4 sind richtig
B) nur 2, 3 und 5 sind richtig
C) nur 1, 2 und 4 sind richtig
D) nur 1, 2, 3 und 5 sind richtig
E) nur 2, 3, 4 und 5 sind richtig

**Frage 55**
Wo verläuft das Rückenmark und welche Struktur(en) zählen dazu?

1) Lendenwirbel
2) Zwischenwirbelloch
3) Cauda equina
4) Wirbelkanal
5) Pyramidenbahn

A) nur 4 ist richtig
B) nur 2 und 5 sind richtig
C) nur 4 und 5 sind richtig
D) nur 2, 4 und 5 sind richtig
E) 1-5, alle sind richtig

**Frage 56**
Wichtigster parasympathischer Nerv ist der

A) N. pelvinus
B) N. hypoglossus
C) N. opticus
D) N. vagus
E) N. trigeminus

**Frage 57**
Wähle zwei Antworten:
Bei Sympathikusaktivierung erfolgt keine:

A) Hemmung der Drüsen- und Darmtätigkeit
B) Verengung der Pupillen
C) Beschleunigung der Herztätigkeit
D) Ejakulation
E) Verengung der Bronchien

**Frage 58**
Keine Aufgabe des Nervensystems ist die:

A) Kontraktion der glatten Muskulatur
B) Aufnahme von Reizen
C) Steuerung des Längenwachstums
D) Steuerung von Bewegungen
E) Regelung der Lebensfunktionen

**Frage 59**
In welchem Anteil des Gehirns werden Vorgänge der Körperperipherie bewusst?

A) Thalamus
B) Zwischenhirn
C) Mittelhirn
D) Hypothalamus
E) Großhirn

**Frage 60**
Welche Aussage(n) zum Eigenreflex ist/sind richtig?

1) Eigenreflexe sind schnell ermüdbar.
2) Reizort und Erfolgsorgan benachbart.
3) Reiz- und Erfolgsorgan identisch
4) Eigenreflexe werden monosynaptisch verschaltet.
5) Eigenreflexe sind schwer auslösbar.

A) nur 3 ist richtig
B) nur 3 und 4 sind richtig
C) nur 1, 2 und 4 sind richtig
D) nur 2, 3 und 4 sind richtig
E) 1-5, alle sind richtig

**Frage 61**

Wegen ihrer entgegengesetzten Wirkungsweise nennt man Sympathikus und Parasympathikus auch:

1) Opponenten
2) Gegenspieler
3) Synergisten
4) Agonisten
5) Antagonisten

A) nur 3 ist richtig
B) nur 2 und 5 sind richtig
C) nur 1, 2 und 4 sind richtig
D) nur 2, 4 und 5 sind richtig
E) 1-5, alle sind richtig

**Frage 62**

Was bewirkt der Sympathikus am Herzen?

1) Senkung der Pulsfrequenz
2) Erhöhung der Pulsfrequenz
3) Verlangsamung der Reizüberleitung im AV-Knoten.
4) Erhöhung der Herzfrequenz.
5) Steigerung der Kontraktionskraft des Herzens.

A) nur 3 ist richtig
B) nur 2 und 5 sind richtig
C) nur 1, 2 und 4 sind richtig
D) nur 2, 4 und 5 sind richtig
E) 1-5, alle sind richtig

**Frage 63**

In welchem Kompartiment der Nervenzelle erfolgt die Reizweiterleitung?

A) Nukleus
B) Schwann-Scheide
C) Dendrit
D) Axon
E) Neuroglia

**Frage 64**

Reflexe des Rumpfbereiches sind:

1) Epigastrischer Reflex
2) Rovsing-Zeichen
3) Oppenheim-Reflex
4) Bauchhautreflex
5) Schmerzhafter McBurney-Punkt

A) nur 1 ist richtig
B) nur 1 und 4 sind richtig
C) nur 1, 2 und 4 sind richtig
D) nur 2, 4 und 5 sind richtig
E) 1-5, alle sind richtig

**Frage 65**

Was ist eine Synapse?

A) Umschaltstelle zwischen Nerv und Muskel
B) Umhüllung des Axons mit Gliazellen
C) Umschaltstelle zwischen Nerven- und Hormonsystem
D) Ort der Reizweiterleitung zwischen Nervenzellen
E) Keine Antwort ist richtig

**Frage 66**

Für die afferenten Nervenzellen gilt/gelten folgende Aussage(n):

1) Ihr Zellkörper liegt im Vorderhorn des Rückenmarks.
2) Sie leiten Informationen aus der Peripherie ins ZNS.
3) Sie leiten Reize vom ZNS in die Peripherie.
4) Ihr Eingang ins Rückenmark erfolgt am Hinterhorn.
5) Sie leiten Sympathikusreize an die motorische Endplatte.

A) nur 2 und 4 sind richtig
B) nur 2 und 5 sind richtig
C) nur 1, 2 und 4 sind richtig
D) nur 2, 4 und 5 sind richtig
E) 1-5, alle sind richtig

**Frage 67**
Welche Struktur ist die Grundeinheit des Nervensystems?

A) Die weiße und graue Substanz des Rückenmarks.
B) Die Gliazellen
C) Das Großhirn
D) Das Neuron
E) Der Hirnstamm

**Frage 68**
In welcher Höhe muss eine Wirbelsäulenfraktur mit Rückenmarkläsion erfolgen, damit sie eine periphere Atemlähmung auslösen kann.

1) 11. Brustwirbelkörpers
2) 5. Brustwirbelkörpers
3) 2. Brustwirbelkörpers
4) 3. Halswirbelkörpers

A) 1-4, keine Antwort ist richtig
B) nur 1 ist richtig
C) nur 4 ist richtig
D) nur 3 und 4 sind richtig
E) nur 2, 3 und 4 sind richtig

**Frage 69**
Welcher Nerv wird beim Kornealreflex geprüft?

1) N. facialis
2) N. trigeminus
3) N. oculomotorius
4) N. abducens
5) N. trochlearis

A) nur 1 und 2 sind richtig
B) nur 1 und 3 sind richtig
C) nur 2 und 3 sind richtig
D) nur 3 und 5 sind richtig
E) nur 4 und 5 sind richtig

**Frage 70**
Für das vegetative Nervensystem gilt?

1) Die Skelettmuskulatur wird vom Parasympathikus innerviert.
2) Der Parasympathikus ist nicht dem Willen unterworfen.
3) Das vegetative Nervensystem steuert die Magensaftsekretion.
4) Der Geruchsinn wird über den Sympathikus gesteuert.
5) Das vegetative Nervensystem besteht aus Sympathikus und Parasympathikus

A) nur 3 ist richtig
B) nur 1 und 3 sind richtig
C) nur 1, 2 und 3 sind richtig
D) nur 2, 3 und 5 sind richtig
E) 1-5, alle sind richtig

**Frage 71**
Für einen 12 Monate alten Säugling gilt:

1) Seine Größe beträgt etwa 90 cm.
2) Sein Gewicht beträgt etwa 7 kg.
3) Er kann seit dem 9. Lebensmonat frei sitzen.
4) Er kann einzelne Wörter sprechen.
5) Er kann ohne Hilfe für kurze Zeit frei stehen.

A) nur 1 und 3 sind richtig
B) nur 2 und 4 sind richtig
C) nur 2, 3 und 4 sind richtig
D) nur 3, 4 und 5 sind richtig
E) 1-5, alle sind richtig

**Frage 72**
Welches ist kein typischer Untersuchungsbefund bei normal entwickelten gesunden Kindern?

A) Freies Sitzen ab dem 7. Lebensmonat.
B) Das Verfolgen von Objekten mit den Augen ab dem zweiten bis dritten Lebensmonat.

C) Das Stehen und erste Schritte ab dem 11./12. Lebensmonat.
D) Sprechen von Fünf- bis Sechs- Wort-Sätzen ab dem 12./13. Lebensmonat.
E) Das Reagieren auf Ausdrucksbewegungen (affektiver Kontakt) ab dem vierten bis fünften Lebensmonat.

**Frage 73**
Wie prüft man den Patellarklonus am liegenden Patienten?

A) Durch einen senkrechten Schlag mit dem Reflexhammer auf die Mitte der Patella.
B) Durch einen Schlag mit dem Reflexhammer auf den Muskelbauch des M. rectus femoris.
C) Durch ruckartiges Verschieben der Patella nach distal
D) Durch ruckartiges Überstrecken des Beines, wobei der Patient die Beinmuskulatur isometrisch anspannt.
E) Bei manuell fixierter Patella erfolgt eine ruckartige, passive Flexion des Beines im Kniegelenk.

**Frage 74**
Für das Chvostek-Phänomen gilt:

A) Es kann durch das Beklopfen des N. facialis ausgelöst werden.
B) Es äußert sich in einer Pfötchenstellung der Finger.
C) Es basiert auf einer Druckempfindlichkeit des N. trigeminus.
D) Es tritt beim Bestreichen der Bauchhaut mit einem stumpfen Gegenstand auf.
E) Es zeigt eine Miosis der Pupille.

**Frage 75**
Welchen Nervenaustrittspunkt überprüft man durch Daumendruck auf das Foramen infraorbitale?

A) N. facialis-Hauptast
B) N. maxillaris-Ast
C) N. frontalis (R. medialis)
D) N. mandibularis
E) N. ophthalmicus

**Frage 76**
Welcher Nervenwurzelbereich wird durch den Quadriceps-femoris-Reflex geprüft?

A) Th10-12
B) L1
C) L3/4
D) S1/2
E) S4/5

**Frage 77**
Störungen der Oberflächensensibilität können topographisch bestimmten Dermatomen zugeordnet werden.
In welchem der angegebenen Dermatome liegt die Orientierungsmarke Nabel?

A) Th3
B) Th6
C) Th10
D) L2
E) L5

**Frage 78**
Die Broca-Sprachregion (Broca-Areal, Broca-Zentrum) liegt anatomisch

A) meist im Hinterhauptslappen (Okzipitallappen) der dominanten Hemisphäre
B) beidseits im Scheitellappen (Parietallappen)
C) meist im Stirnlappen (Frontallappen) der dominanten Hemisphäre
D) im Schläfenlappen (Temporallappen)
E) in den Basalganglien

# NEUROLOGIE (PATHOLOGIE)

**Frage 79**
Ordnen Sie den Krankheitsbildern aus Liste 1 die richtigen Symptome aus Liste 2 zu.

Liste 1

a. Morbus Parkinson
b. Chorea Huntington
c. Multiple Sklerose

Liste 2

1. Hyperkinesen
2. Rigor
3. Augenmuskelparesen

A) a1, b3, c2
B) a2, b1, c3
C) a2, b3, cl
D) a3, b1, c2
E) a3, b2, c3

**Frage 80**
Welche der folgenden Symptome und Befunde stützen die Diagnose der Arteriitis temporalis?

1) Alter bei Erstmanifestation >= 50 Jahre
2) Neu auftretende Kopfschmerzen
3) Druckschmerz, Schwellung und Pulslosigkeit der Temporalarterien.
4) BSG nach WESTERGREN >= 50 mm/1. h
5) Masseterschmerz beim Kauen und Sehstörungen.

A) nur 2 ist richtig
B) nur 1 und 4 sind richtig
C) nur 1, 2 und 4 sind richtig
D) nur 2, 4 und 5 sind richtig
E) 1-5, alle sind richtig

**Frage 81**
Bei einer Patientin entwickelt sich an einem Nervensegment ein Exanthem, einseitig, vom Rücken ausgehend, nach vorne ziehend. Es entwickeln sich Bläschen. Vor längerer Zeit hatte die Patientin die Windpocken.
Welche Krankheit vermuten Sie?

A) Herpes zoster
B) Zeckenbiss
C) Masern
D) Herpes labialis
E) Neurodermitis

**Frage 82**
Symptome eines Tumors der Schädelkapsel können sein

1) Doppelbilder
2) Kopfschmerzen
3) Wesensveränderungen
4) epileptische Anfälle

A) nur 1 und 3 sind richtig
B) nur 2 und 4 sind richtig
C) nur 1, 2 und 4 sind richtig
D) nur 1, 3 und 4 sind richtig
E) 1-4, alle sind richtig

**Frage 83**
Eine Apoplexie kann verursacht sein durch

1) eine intrazerebrale Blutung
2) die Thrombose einer Hirnarterie
3) die Embolie einer Hirnarterie
4) den Verschluss einer Arteria carotis

A) nur 1 und 3 sind richtig
B) nur 1 und 4 sind richtig
C) nur 2 und 4 sind richtig
D) nur 1, 3 und 4 sind richtig
E) 1-4, alle sind richtig

**Frage 84**
Symptome einer bakteriellen Meningitis sind:

1) Fieber
2) Nackensteifigkeit
3) Kopfschmerzen
4) Polyneuropathien

A) nur 1 und 3 sind richtig
B) nur 1, 2 und 3 sind richtig
C) nur 1, 2 und 4 sind richtig
D) nur 1, 3 und 4 sind richtig
E) 1-4, alle sind richtig

**Frage 85**
Welche Symptome sprechen für eine Multiple Sklerose?

1) Gangunsicherheit
2) Blasenentleerungsstörungen
3) Sehstörungen
4) Epilepsie
5) Intentionstremor

A) nur 1, 2 und 3 sind richtig
B) nur 2, 3 und 4 sind richtig
C) nur 1, 3 und 4 sind richtig
D) nur 1, 2, 3 und 5 sind richtig
E) 1-5, alle sind richtig

**Frage 86**
Ordnen Sie den angeführten Symptomen aus Liste 1 die richtige Ursache aus Liste 2 zu.

Liste 1

a. Fallhand
b. Krallenhand
c. Schwurhand

Liste 2

1. Ulnarislähmung
2. Radialislähmung
3. Medianuslähmung

A) a1, b2, c3
B) a1, b3, c2
C) a2, b1, c3
D) a3, b1, c2
E) a3, b2, c1

**Frage 87**
Ein „freies Intervall" tritt auf bei:

A) einem Hirntumor
B) einer Epiduralblutung
C) einer Meningitis
D) einer Borreliose
E) einer Commotio cerebri

**Frage 88**
Welche der folgenden Erkrankungen lassen bei einem akuten ischämischen Insult auf eine Hirngefäßembolie als Ursache schließen?

1) Mitralklappenstenose
2) Beinvenenthrombose
3) Herzwandaneurysma nach Herzinfarkt
4) Diabetes mellitus mit Hypertonie

A) nur 2 ist richtig
B) nur 1 und 2 sind richtig
C) nur 1 und 3 sind richtig
D) nur 2 und 4 sind richtig
E) nur 3 und 4 sind richtig

**Frage 89**
Sie werden wegen eines zerebralen Krampfanfalles zu einem Patienten gerufen. Anamnestisch erfahren Sie von Ihm, dass er wegen einer Bypass-Operation mit Blut verdünnenden Medikamenten behandelt wird. In der körperlichen Untersuchung stellen Sie folgende Symptome fest: Somnolenz, Zungenbiss, starke Blässe der Haut und Schleimhäute, multiple Hämatome, rektal Teerstuhl, RR syst. 60 mmHg, arrhythmischer Puls von 120/min., keine Lähmungserscheinungen. Was diagnostizieren Sie?

1) Blutung im Gastrointestinaltrakt
2) Bislang nicht bekanntes zerebrales Anfallsleiden
3) Zerebrale Ischämie
4) Intrazerebrale Blutung
5) Gehirntumor

A) nur 1 ist richtig
B) nur 1 und 4 sind richtig
C) nur 2 und 3 sind richtig
D) nur 2 und 5 sind richtig
E) nur 3 ist richtig

**Frage 90**

Sie untersuchen einen Patienten mit diabetischer Polyneuropathie an den Beinen. Als typischen Symptome erwarten Sie:

1) Achillessehnenreflex nicht auslösbar
2) Kribbeln und Brennen in den Beinen
3) Trockene Fußhaut
4) A. dorsalis pedis und A. tibialis posterior nicht tastbar.
5) Nächtliche Wadenkrämpfe

A) nur 2 und 3 sind richtig
B) nur 3 und 4 sind richtig
C) nur 1, 2, 3 und 5 sind richtig
D) nur 2, 3, 4 und 5 sind richtig
E) 1-5, alle sind richtig

**Frage 91**

Was bewirkt der Sympathikus in Stresssituationen?

1) Steigerung der Herzfrequenz
2) Schweißausbruch
3) Unruhe
4) Gesteigerte Motorik des Magen-Darm-Traktes
5) Miosis

A) nur 1 und 2 sind richtig
B) nur 1, 2 und 3 sind richtig
C) nur 1, 4 und 5 sind richtig
D) nur 1, 2, 4 und 5 sind richtig
E) 1-5, alle sind richtig

**Frage 92**

Symptome einer Hirnhautentzündung sind:

1) Kopfschmerz
2) Positiver Lasègue-Test
3) Erbrechen
4) Fieber
5) Meningismus

A) nur 1, 2 und 3 sind richtig
B) nur 1, 2 und 4 sind richtig
C) nur 2, 3 und 4 sind richtig
D) nur 2, 4 und 5 sind richtig
E) 1-5, alle Antworten sind richtig

**Frage 93**

Welche Kriterien müssen erfüllt sein, um ein Schädel-Hirn-Trauma als „offene Gehirnverletzung" zu klassifizieren?

1) Es besteht eine Gehirnwunde.
2) Es besteht eine Kontinuitätsdurchtrennung der Dura mater.
3) Es besteht eine subarachnoidale Blutung.
4) Austritt von Liquor cerebrospinalis.

A) nur 1 ist richtig
B) nur 1 und 2 sind richtig
C) nur 1 und 3 sind richtig
D) nur 2 und 3 sind richtig
E) nur 2, 3 und 4 sind richtig

**Frage 94**

Was zählt nicht zu den Symptomen eines Grand-mal-Anfalles?

A) Aura
B) Initialschrei
C) Zungenbiss
D) Weite, lichtstarre Pupillen
E) Erhaltenes Bewusstsein

**Frage 95**
Ordnen Sie den Krankheitsbildern aus Liste 1 die richtigen Definitionen aus Liste 2 zu.

Liste 1

1. Apoplexie
2. Aphasie
3. Ischämischer Insult
4. Hirnembolie
5. Aneurysma

Liste 2

a. Schlaganfall durch Durchblutungsstörungen
b. Sprachstörung
c. Sackförmige Gefäßerweiterung
d. Schlaganfall
e. Schlaganfall durch Blutpfropf

A) 1d 2b 3e 4c 5a
B) 1d 2b 3a 4e 5c
C) 1c 2d 3b 4e 5a
D) 1c 2d 3a 4b 5e
E) 1b 2c 3a 4d 5e

**Frage 96**
Welche der folgenden Aussagen über das Karpaltunnelsyndrom ist/sind richtig?

1) Es umfasst zunächst sensible und später auch motorische Störungen.
2) Manifestiert sich vorwiegend an Daumen, Zeige- und Mittelfinger.
3) Anfangs treten Schmerzen hauptsächlich in der Nacht auf.
4) Ist eine Kompression des N. radialis.
5) Ist begleitet von Minderdurchblutung der Finger.

A) nur 1, 2 und 3 sind richtig
B) nur 1, 2 und 5 sind richtig
C) nur 1, 3 und 4 sind richtig
D) nur 2, 3 und 5 sind richtig
E) 1-5, alle sind richtig

**Frage 97**
Bei einem Patienten mit Diskusprolaps in der LWS rechnen Sie mit folgenden Symptomen:

1) Radikuläre Schmerzen
2) Erhöhte Reflexe
3) Gefühlsstörungen
4) Verminderte Reflexe
5) Parese (Muskelschwäche, Lähmung)

A) nur 1 und 5 sind richtig
B) nur 3 und 5 sind richtig
C) nur 2, 3 und 5 sind richtig
D) nur 1, 2, 3 und 5 sind richtig
E) nur 1, 3, 4 und 5 sind richtig

**Frage 98**
Was zählt zu den extrapyramidalen Hyperkinesen?

1) Chorea
2) Athetose
3) Intentionstremor

A) nur 1 ist richtig
B) nur 1 und 2 sind richtig
C) nur 1 und 3 sind richtig
D) nur 2 und 3 sind richtig
E) nur 1, 2 und 3 sind richtig

**Frage 99**
Eine Commotio cerebri zeigt folgende Symptome:

1) Bewusstlosigkeit, die länger als fünf Stunden andauert.
2) Bewusstlosigkeit nach freiem Intervall
3) Anterograde Amnesie
4) Erbrechen
5) Druckpuls

A) nur 2 und 5 sind richtig
B) nur 1 und 5 sind richtig
C) nur 3 und 4 sind richtig
D) nur 2, 3 und 5 sind richtig
E) nur 1, 3, 4 und 5 sind richtig

**Frage 100**

Welche der folgenden Aussagen zum Discusprolaps ist/sind zutreffend?

1) Anteile des Discus intervertebralis treten über den Rand des Wirbelkörpers.
2) Der Lasègue-Test kann positiv sein.
3) Es können Parästhesien auftreten.
4) Es können auch Blasen- und Mastdarmlähmungen auftreten.
5) In der Nacht können tief sitzende Kreuzschmerzen auftreten.

A) nur 5 ist richtig
B) nur 1, 2 und 3 sind richtig
C) nur 1, 2, 3 und 4 sind richtig
D) nur 2, 3, 4 und 5 sind richtig
E) 1-5, alle sind richtig

**Frage 101**

Folgen des chronischen Alkoholabusus können sein:

1) Duodenalgeschwüre
2) Gedächtnisstörung
3) Chronische Pankreatitis
4) Herzmuskelschwäche
5) Polyneuropathien

A) nur 1 und 3 sind richtig
B) nur 2 und 3 sind richtig
C) nur 3 und 4 sind richtig
D) nur 1, 3 und 5 sind richtig
E) 1-5, alle sind richtig

**Frage 102**

Für welche neurologische Erkrankung sind pathologische, herdförmige Zerstörungen von Markscheiden im ZNS typisch?

A) M. Parkinson
B) Multiple Sklerose
C) Alzheimer-Demenz
D) Horner-Syndrom
E) Meningo-Enzephalitis

**Frage 103**

Ordnen Sie den Erkrankungen aus Liste 1 die Krankheitszeichen aus Liste 2 zu

Liste 1

a. Schädelbasisbruch
b. Subarachnoidalblutung
c. subdurales Hämatom
d. epidurales Hämatom

Liste 2

1. Blutung in den Liquorraum
2. Bluterguss zwischen Arachnoidea und harter Hirnhaut (Dura mater)
3. Bluterguss zwischen Dura mater und Schädelkalotte.
4. Kreisförmige Blutergüsse um die Augen ('Brillenhämatom')

A) a1, b2, c3, d4
B) a4, b1, c2, d3
C) a4, b2, c3, d1
D) a3, b1, c2, d4
E) a2, b1, c3, d4

**Frage 104**

Symptom(e) eines Grand-mal-Anfalles ist/sind:

1) Bewusstlosigkeit
2) Zungenbiss
3) Terminalschlaf
4) Aura
5) Lähmungen
6) Gefühlsstörungen

A) nur 1 ist richtig
B) nur 1, 2 und 5 sind richtig
C) nur 1, 5 und 6 sind richtig
D) nur 2, 3, 4 und 6 sind richtig
E) nur 1, 2, 3 und 4 sind richtig

**Frage 105**

Der Discusprolaps in der LWS:

1) kann zur Einengung der Nervenenden führen.
2) führt zu plötzlich auftretenden Schmerz mit Ausstrahlung in das Gesäß und die untere Extremität.
3) kann zu senso-motorischen Ausfällen in der unteren Extremität führen.
4) kann eine Lähmung von Blase und Mastdarm auslösen.

A) nur 1 und 2 sind richtig
B) nur 2 und 3 sind richtig
C) nur 1, 2 und 3 sind richtig
D) nur 2, 3 und 4 sind richtig
E) 1-4, alle sind richtig

**Frage 106**

Welche Aussage über die retrograde Amnesie ist/sind richtig?

1) Der Patient leidet an zunehmendem Vergessen von Eindrücken der kurz zurückliegenden Vergangenheit.
2) Der Patient kann sich an eine bestimmte Zeitspanne vor einer Hirnschädigung nicht mehr erinnern.
3) Der Patient hat eine Gedächtnislücke für die Zeit nach einer Synkope.

A) nur 1 ist richtig
B) nur 2 ist richtig
C) nur 3 ist richtig
D) nur 1 und 2 sind richtig
E) nur 2 und 3 sind richtig

**Frage 107**

Ordnen Sie der Definition aus Liste 1 das richtige Krankheitsbild aus Liste 2 zu.

Liste 1

Entzündlich, degenerative Erkrankung des ZNS mit herdförmigen Demyelinisierungen.

Liste 2

A) präsenile Demenz
B) Poliomyelitis
C) alkoholische Enzephalopathie
D) Meningitis
E) Multiple Sklerose

**Frage 108**

Für das subdurale Hämatom gilt:

1) Die Blutung liegt zwischen Dura mater und Spinnengewebshaut.
2) Ursache kann die Blutung aus einem geplatzten Aneurysma einer Hirnbasisarterie sein.
3) Ursache kann ein Bagatelltrauma des Schädels sein.
4) Bei chronischem Verlauft ist die Ausbildung eines Hygroms möglich.
5) Die Blutung kann zur Verengung des Hirnstammes führen und tödlich enden.

A) nur 1 ist richtig
B) nur 2 und 3 sind richtig
C) nur 1, 3 und 4 sind richtig
D) nur 1, 3, 4 und 5 sind richtig
E) 1-5, alle sind richtig

**Frage 109**

Für die Subarachnoidalblutung gilt nicht:

A) Leitsymptome sind Vernichtungskopfschmerz, Nackensteifigkeit und Bewusstseinsstörung.
B) Sie ist charakteristisch für eine Commotio cerebri
C) Sie kann bei hämorrhagischen Diathesen auftreten
D) Sie kann in jedem Lebensalter auftreten.
E) Sie kann zu einem Hirninfarkt führen.

**Frage 110**
Kein charakteristisches Begleitsymptom bei einer gedeckten Gehirnverletzung ist:

A) Bakterielle Meningitis
B) Akutes epidurales Hämatom
C) Akutes subdurales Hämatom
D) Posttraumatisches Hirnödem
E) Primäre Markblutung

**Frage 111**
Bei der peripheren Fazialisparese sind als typische Symptome zu finden:

1) Fehlender Lidschluss
2) Sehen von Doppelbildern
3) Mydriasis

A) nur 1 ist richtig
B) nur 2 ist richtig
C) nur 1 und 2 sind richtig
D) nur 1 und 3 sind richtig
E) 1-3, alle sind richtig

**Frage 112**
Periphere Lähmungen sind charakterisiert durch:

1) Hypertonus der Muskulatur
2) Erhöhte Muskeleigenreflexe
3) Positiver Babinskireflex

A) 1-3, keine Antwort ist richtig
B) nur 1 ist richtig
C) nur 2 ist richtig
D) nur 1 und 2 sind richtig
E) nur 2 und 3 sind richtig

**Frage 113**
Bei welcher neurologischen Prüfung werden Hirnhäute (Meningen) und/oder Nervenwurzeln einem Dehnungsreiz ausgesetzt?

1) Brudzinski-Zeichen
2) Lasègue-Zeichen
3) Kernig-Zeichen
4) Kernig Zeichen

A) nur 1 ist richtig
B) nur 2 ist richtig
C) nur 1 und 2 sind richtig
D) nur 2 und 3 sind richtig
E) 1-3, alle sind richtig

**Frage 114**
Ordnen Sie der Definition aus Liste1 das entsprechende Krankheitsbild aus Liste 2 zu.

Liste 1

Degenerative Veränderung der Substantia nigra im Mittelhirn.

Liste 2

A) Alzheimer - Demenz
B) Poliomyelitis
C) alkoholbedingte Enzephalopathie
D) Parkinson Krankheit
E) Multiple Sklerose

**Frage 115**
Subdurale Blutungen entstehen nicht bei:

A) Ruptur der A. meningea media.
B) Ruptur der Brückenvenen.
C) Ruptur von Hirnrindengefäßen bei Schädelprellungen.
D) Gedeckten Hirnverletzungen.
E) Offenen Hirnverletzungen.

**Frage 116**
Der Verdacht auf eine zerebrale Schädigung eines reifen Neugeborenen wird durch folgende Befunde der körperlichen Untersuchung gestützt:

1) Andauernde allgemeine Muskelhypotonie
2) Positiver Babinski-Reflex
3) Saugreflex nicht auslösbar

A) nur 3 ist richtig
B) nur 1 und 2 sind richtig
C) nur 1 und 3 sind richtig
D) nur 2 und 3 sind richtig
E) 1-3, alle sind richtig

**Frage 117**
Sie untersuchen im August ein Kind mit isolierter Fazialislähmung. An welche Infektion denken Sie am ehesten?

A) Humanes Cytomegalievirus
B) Epstein-Barr-Virus
C) Borrelia burgdorferi
D) Haemophilus influenzae
E) Neisseria meningitidis

**Frage 118**
Welche Aussage über die Multiple Sklerose ist falsch?

A) Sie ist die häufigste autoimmun-entzündliche Erkrankung des ZNS in Mitteleuropa.
B) Sie trifft überwiegend alte Männer.
C) Pathologisch zeigen sich herdförmige Zerstörungen von Markscheiden im ZNS.
D) Häufige Frühsymptome sind Sensibilitätsstörungen und Doppelbilder durch Augenmuskellähmungen.
E) Die MS verläuft typischerweise in Schüben und mit Remissionen.

**Frage 119**
Für die hypertone Massenblutung gilt nicht:

A) Ihr liegt eine Rechtsherzinsuffizienz zugrunde.
B) Betroffene Patienten leiden oft an Hypertonie und/oder Vaskulopathie.
C) Bei überstandenem Blutungsereignis wird das Hämatom resorbiert.
D) Prädilektionsorte sind die Basalganglien
E) Sie ist eine Blutung nach Ruptur eines Gefäßes.

**Frage 120**
Kein typisches Symptom der Parkinson Krankheit ist:

A) Intentionstremor
B) Rigor
C) Hypokinese (Akinese)
D) Maskengesicht
E) Ruhetremor

**Frage 121**
Bei Patienten mit Epilepsie finden Sie:

1) Aura
2) Tonisch- klonische Krämpfe
3) Halluzinationen
4) Gedankenentzug
5) Terminalschlaf

A) nur 2 und 3 sind richtig
B) nur 1, 2 und 5 sind richtig
C) nur 1, 2, 3 und 5 sind richtig
D) nur 2, 3, 4 und 5 sind richtig
E) 1-5, alle sind richtig

**Frage 122**
Welche(r) der folgenden Befunde stützt/stützen den Verdacht auf akute Meningitis bei einem erwachsenen Patienten?

1) Kernig-Zeichen positiv
2) Opisthotonus
3) Brudzinski-Zeichen positiv

A) nur 3 ist richtig
B) nur 1 und 2 sind richtig
C) nur 1 und 3 sind richtig
D) nur 2 und 3 sind richtig
E) 1-3, alle sind richtig

**Frage 123**
Commotio cerebri: Sie finden keine

A) Bewusstseinsstörung
B) retrograde Amnesie
C) neurologische Ausfälle
D) Übelkeit
E) Erbrechen

**Frage 124**
Bei M. Parkinson finden Sie keine:

A) Spastik
B) Hypo- bzw. Akinesie
C) Ruhetremor
D) Erhöhung von Speichelfluss und Talgsekretion
E) Temperaturregulationsstörungen

**Frage 125**
Welche Aussage ist nicht zutreffend?

A) Bei Lähmung des N. peroneus profundus entsteht der Fallfuss (Steppergang).
B) Eine Lähmung des N. peroneus profundus kann bei falscher Polsterung eines Unterschenkelgipses auftreten.
C) Eine Fazialislähmung wird durch eine Läsion des V. Hirnnerven verursacht.
D) Bei einer spastischen Lähmung ist sowohl das Pyramidensystem als auch das extrapyramidale motorische System geschädigt.
E) 3 der 12 Hirnnerven sind für die Bewegung der Augenmuskeln zuständig.

**Frage 126**
Ordnen Sie den Begriffen aus Liste 1 die richtigen Ausdrücke aus Liste 2 zu.

Liste 1

a. Koma
b. Apathie
c. Sopor
d. Somnolenz

Liste 2

1. Teilnahmslosigkeit
2. Schläfrigkeit
3. schwere Bewusstseinstrübung
4. tiefe Bewusstlosigkeit

A) a1, b2, c3, d4
B) a2, b1, c4, d3
C) a3, b2, c1, d4
D) a4, b1, c2, d3
E) a4, b1, c3, d2

**Frage 127**
Für eine periphere Lähmung ist typisch:

1) Eine Läsion des 1. Motoneurons
2) Der Ruhetonus der Muskulatur ist erhöht
3) Die Muskeln sind atrophiert
4) Das Babinski-Zeichen ist positiv
5) Eine schlaffe Lähmung

A) nur 1 und 3 sind richtig
B) nur 3 und 5 sind richtig
C) nur 1, 2 und 4 sind richtig
D) nur 2, 3 und 4 sind richtig
E) 1-4, alle sind richtig

**Frage 128**
Welches der folgenden Symptome muss als neurologischer Notfall betrachtet werden?

A) Rückenschmerzen, die beim Husten verstärkt auftreten.
B) Schmerzen, die einseitig das Bein bis in die 2. und 3. Zehe hinunterziehen
C) Miktionsbeschwerden mit Parästhesien an der Oberschenkelinnenseite
D) Morgens auftretende Kreuzschmerzen
E) In die Beine ausstrahlende Kreuzschmerzen

**Frage 129**
Symptome eines Kleinhirntumors sind:

1) Ataxie
2) Intentionstremor
3) Dysmetrie
4) Dysarthrie
5) Asynergie

A) nur 2 und 3 sind richtig
B) nur 3 und 4 sind richtig
C) nur 1, 2, 3 und 4 sind richtig
D) nur 2, 3, 4 und 5 sind richtig
E) 1-5, alle sind richtig

**Frage 130**
Ordnen Sie den Schädel-Hirn-Traumen aus Liste 1 die richtigen Folgeerscheinungen der Liste 2 zu.

Liste 1

a. SHT Grad 1 (Commotio cerebri oder Gehirnerschütterung)
b. SHT Grad 2 (Contusio cerebri oder Gehirnprellung)
c. Epidurales Hämatom

Liste 2

1. Zur typischen länger dauernden Bewusstlosigkeit können lichtstarre Pupillen und Krampfanfälle als neurologische Symptome hinzukommen.
2. Charakteristisch ist ein „freies Intervall“ von Minuten bis Stunden mit anschließender Übelkeit, Erbrechen, Bewusstlosigkeit und Pupillenerweiterung.
3. Die Patienten haben keine Erinnerung an den Unfallhergang und Sie leiden an Kopfschmerzen, Übelkeit und Erbrechen.

A) a1, b3, c2
B) a2, b1, c3
C) a2, b3, c1
D) a3, b1, c2
E) a3, b2, c1

**Frage 131**
Zu den Krankheitszeichen der Parkinson Krankheit zählen:

1) Akinese
2) Ruhetremor
3) Rigor
4) Bradyphrenie
5) psychische Störungen

A) nur 2 und 3 sind richtig
B) nur 3 und 4 sind richtig
C) nur 1, 2, 3 und 4 sind richtig
D) nur 2, 3, 4 und 5 sind richtig
E) 1-5, alle sind richtig

**Frage 132**
Welche Symptome erwarten Sie bei einem kindlichen Schädel-Hirn-Trauma?

1) Atemrhythmusstörungen
2) Zentrales Fieber
3) Mydriasis
4) Hypertonie
5) Bradykardie

A) nur 2 und sind richtig
B) nur 1, 2 und 4sind richtig
C) nur 1, 3 und 4 sind richtig
D) nur 2, 3, 4 und 5 sind richtig
E) 1-5, alle sind richtig

**Frage 133**
An welche Diagnose denken Sie bei einem Patienten mit Ruhetremor, allgemeiner Bewegungsarmut, vermindertem Gesichtsausdruck und Trippelgang?

A) Apoplexie
B) M. Parkinson
C) Epilepsie
D) Kleinhirnstörung
E) Hirntumor

**Frage 134**
Was unternehmen Sie bei einem Patienten mit einem Grand-mal-Anfall?

A) Fixieren der krampfenden Extremitäten
B) Patienten beruhigen
C) Kühlende Wickel anlegen
D) Lagerung in der stabilen Seitenlage.
E) Schutz vor Verletzungen für die Dauer des Anfalls

**Frage 135**

Bei einem zerebralen Krampfanfall können folgende Symptome auftreten:

1) Initialschrei
2) Vorübergehende neurologische Ausfälle
3) Dämmerzustand
4) Unkontrollierter Stuhlabgang
5) Unkontrollierter Urinabgang

A) nur 1 ist richtig
B) nur 1, 4 und 5 sind richtig
C) nur 1, 2, 4 und 5 sind richtig
D) nur 1, 3, 4 und 5 sind richtig
E) 1-5, alle sind richtig

**Frage 136**

Was bewirkt der Sympathikus?

1) Frequenz- und Tonussteigerung des Darms.
2) Erhöhung der Herzfrequenz
3) Mydriasis
4) Verengung der Bronchien
5) Konstriktion der peripheren Hautgefäße

A) nur 2 ist richtig
B) nur 1, 2 und:5 sind richtig
C) nur 1, 2 und 4 sind richtig
D) nur 2, 3 und 5 sind richtig
E) 1-5, alle sind richtig

**Frage 137**

Eine durch Läsion des N. facialis hervorgerufene Gesichtslähmung kann:

1) traumatisch bedingt sein.
2) durch einen Apoplexie bedingt sein.
3) eine entzündliche Ursache haben.
4) durch eine HNO-Erkrankung bedingt sein.
5) häufig beidseitig auftreten.

A) nur 5 ist richtig
B) nur 3 und 4 sind richtig
C) nur 1, 2 und 3 sind richtig
D) nur 1, 2, 3 und 4 sind richtig
E) 1-5, alle sind richtig

**Frage 138**

Welche der folgenden Aussagen über M. Parkinson ist unzutreffend?

A) Die Erkrankung wird auch Paralysis agitans genannt.
B) Ursache ist eine Zerstörung der melaninhaltigen Zellen in der Substantia nigra und ein daraus resultierender Mangel an Dopamin.
C) Kardinalsymptome sind: Rigor, Tremor, Akinese.
D) Die Patienten zeigen eine lebendige, oft übertriebene wirkende Gestik und Mimik.
E) Vegetative Dysfunktionen äußern sich in Hypersalivation und Temperaturregulationsstörungen.

**Frage 139**

Mögliche Ursachen des M. Parkinson sind:

1) Idiopathisch
2) Posttraumatisch
3) Tumore
4) Hereditär
5) Postenzephalitisch

A) nur 2 und 3 sind richtig
B) nur 3 und 4 sind richtig
C) nur 1, 2, 3 und 4 sind richtig
D) nur 2, 3, 4 und 5 sind richtig
E) 1-5, alle sind richtig

**Frage 140**

An welche Erkrankung denken Sie bei den Symptomen Kopfschmerz, Erbrechen, Licht- und Geräuschempfindlichkeit sowie Opisthotonus?

A) Multiple Sklerose
B) Kinderlähmung
C) Meningitis
D) Borreliose
E) Tollwut

**Frage 141**
Den Fremdreflexen werden zugeordnet:

1) Kornealreflex
2) Kremasterreflex
3) Hustenreflex
4) Plantarhautreflex

A) nur 1 und 3 sind richtig
B) nur 2 und 3 sind richtig
C) nur 2 und 4 sind richtig
D) nur 1, 2 und 3 sind richtig
E) 1-4, alle sind richtig

**Frage 142**
Kein charakteristisches Symptom einer Kleinhirnschädigung ist:

A) Nystagmus
B) Rigor
C) Stand- und Gangataxie
D) Dysmetrie
E) Dysdiadochokinese

**Frage 143**
Mit welchen Folgeerscheinungen rechnen Sie bei Alkoholabusus nicht?

A) Delirium tremens
B) Korsakow-Syndrom
C) Leber und Pankreaserkrankugen
D) Bronchialkarzinome
E) Ösophagusvarizen

**Frage 144**
Als Ursache für Kopfschmerz eher unwahrscheinlich ist:

A) Subarachnoidalblutung
B) Hirntumor
C) Diabetes mellitus
D) Hirnhautentzündung
E) Migräne

**Frage 145**
Welches Symptome ist nicht charakteristisch für das Krankheitsbild der Multiplen Sklerose?

A) Bauchdeckenreflex negativ
B) Neuritis nervi optici
C) Gefühlsstörungen an Rumpf und Extremitäten
D) Blasenfunktionsstörungen
E) Kopfschmerzen

**Frage 146**
Sehnervenentzündung und das Sehen von Doppelbildern sind charakteristisch für:

A) M. Parkinson
B) Grüner Star
C) Multiple Sklerose
D) Horner-Syndrom
E) Diabetes mellitus

**Frage 147**
Für die Meningitis gilt/gelten:

1) Ausschluss einer Meningitis erfolgt nur über Lumbalpunktion mit Liquoruntersuchung.
2) Nackensteife tritt bei jeder Meningitis auf.
3) Ihr Verlauf ist meistens akut, begleitet von Fieber, Erbrechen, Licht- und Geräuschempfindlichkeit..
4) Das Waterhouse-Friderichsen-Syndrom ist eine schwere Komplikation der Meningitis.
5) Die Infektion kann sowohl bakteriell als auch viral erfolgen.

A) nur 1, 2 und 4 sind richtig
B) nur 3, 4 und 5 sind richtig
C) nur 1, 3, 4 und 5 sind richtig
D) nur 2, 3, 4 und 5 sind richtig
E) 1-5, alle sind richtig

**Frage 148**
Was ist nicht Ursache für das Fehlen eines Achillessehnenreflexes?

A) Polyneuropathie
B) Läsion des N. fibularis
C) Läsion des N. ischiadicus
D) Diskusprolaps L5/S1
E) Tumor der Konusregion

**Frage 149**
Was gilt für die Subarachnoidalblutung?

1) Plötzlich einsetzender, vernichtender Kopfschmerz.
2) Gefahr für Rezidivblutungen hoch
3) Freies Intervall
4) Keine Bewusstseinsstörungen
5) Amaurosis fugax

A) nur 1 ist richtig
B) nur 1 und 2 sind richtig
C) nur 1, 2 und 4 sind richtig
D) nur 2, 3 und 4 sind richtig
E) nur 2, 4 und 5 sind richtig

**Frage 150**
Definitionsgemäß wird einer Commotio cerebri nicht zugeordnet:

A) Bewusstlosigkeit
B) Übelkeit
C) Stauungspapille
D) Kopfschmerzen
E) Erinnerungslücke

**Frage 151**
Charakteristische Symptome einer Hirnhautentzündung sind:

1) Druckpuls
2) Brudzinski-, Kernig- und Lasègue-Zeichen positiv
3) Opisthotonus
4) Stauungspapille
5) Veränderungen der Gehirnflüssigkeit

A) nur 1 ist richtig
B) nur 1 und 2 sind richtig
C) nur 1, 2 und 4 sind richtig
D) nur 2, 3 und 4 sind richtig
E) nur 2, 3 und 5 sind richtig

**Frage 152**
Für eine spastische Lähmung ist typisch:

1) Unterbrechung des 1. Motoneurons
2) Ruhetonus der Muskulatur erhöht
3) Muskelschwund
4) Babinski-Zeichen positiv
5) Verminderte Muskeleigenreflexe

A) nur 1 und 3 sind richtig
B) nur 1 und 4 sind richtig
C) nur 1, 2 und 4 sind richtig
D) nur 2, 3 und 4 sind richtig
E) 1-4, alle sind richtig

**Frage 153**
Die Schädigung des 1. Motoneurons der Pyramidenbahn bewirkt eine:

A) schlaffe Lähmung
B) Paralysis agitans
C) spastische Lähmung
D) Lähmung ohne Pyramidenbahnzeichen
E) Sehstörung

**Frage 154**
Welche weiteren Symptome finden Sie bei einem Parkinson-Patienten mit Hypomimie?

1) Rigor
2) Ruhetremor
3) Nystagmus
4) Hypersalivation
5) skandierende Sprache

A) nur 3 ist richtig
B) nur 2 und 5 sind richtig
C) nur 1, 2 und 4 sind richtig
D) nur 2, 4 und 5 sind richtig
E) 1-5, alle sind richtig

**Frage 155**
Was gilt nicht für das Karpaltunnelsyndrom?

A) Es wird durch eine Kompression des N. medianus hervorgerufen.
B) Es lässt sich durch Umlagerung des N. ulnaris bessern.
C) Es kann Symptom einer Akromegalie sein.
D) Es kann Frühsymptom der chronischen Polyarthritis sein.
E) Es tritt häufig bei Schilddrüsenunterfunktion auf.

**Frage 156**
Welches der angeführten Symptome verbinden Sie eher nicht mit dem Krankheitsbild der Multiplen Sklerose?

A) Trendelenburg-Hinken
B) Gestörte Koordination von Bewegungsabläufen (Ataxie)
C) Skandierende Sprache
D) Neuritis nervi optici
E) Sehen von Doppelbildern

**Frage 157**
Schlafstörungen können durch folgende Erkrankung(en) hervorgerufen werden:

1) Psychische Krankheiten
2) Hypertonie
3) Arteriosklerose
4) Hyperthyreose
5) Alkoholabusus

A) nur 1 ist richtig
B) nur 2, 3 sind richtig
C) nur 4, 5 sind richtig
D) nur 1, 2, 3, 5 sind richtig
E) 1-5, alle sind richtig

**Frage 158**
Eine 60-jährige Patientin gibt beidseitige Schulterschmerzen und einen wiederkehrenden stechenden Schläfenkopfschmerz an. Sie kann Ihre Arme nur bis auf Schulterhöhe anheben. Im Labor zeigt sich eine erhöhte Blutsenkungsgeschwindigkeit ($\geq$ 60 mm nach der 1. Stunde).
An welche Diagnose denken Sie?

A) Akutes rheumatisches Fieber
B) Polyarthritis
C) Diskusprolaps in der HWS
D) Neurologische Ausfälle nach Apoplexie
E) Polymyalgia rheumatica

**Frage 159**
Mit welchen aktiven Bewegungen überprüfen Sie die Diadochokinese?

1) Pronation und Supination der Unterarme wie beim Einschrauben einer Glühbirne
2) Rasche Bewegungen der Finger wie beim Klavierspielen
3) Wiederholtes Heben und Senken der Zehen

A) nur 1 ist richtig
B) nur 1 und 2 sind richtig
C) nur 1 und 3 sind richtig
D) nur 2 und 3 sind richtig
E) 1-3, alle sind richtig

**Frage 160**
Welche gängigen Prüfungen der körperlichen Untersuchung wenden Sie bei Verdacht auf zerebelläre Koordinationsstörungen an?

1) Gehversuch mit geschlossenen Augen
2) Knie-Hacken-Versuch
3) Diadochokinese

A) nur 1 ist richtig
B) nur 1 und 2 sind richtig
C) nur 1 und 3 sind richtig
D) nur 2 und 3 sind richtig
E) 1-3, alle sind richtig

**Frage 161**
Welches Symptom finden Sie nicht bei Patienten mit M. Parkinson?

A) Hypomimie
B) Taschenmesserphänomen
C) Kleinschrittiger schlurfender Gang
D) Hypokinese
E) Leises und undeutliches Sprechen

**Frage 162**
Welcher Nerv wird nicht mit dem angegebenen Muskeleigenreflex überprüft?

A) N. musculocutaneus: Biceps-brachii-Reflex
B) N. medianus: Brachioradialis-Reflex
C) N. radialis: Triceps-brachii-Reflex
D) N. femoralis: Patellarsehnen-Reflex
E) N. ischiadicus: Achillessehnen-Reflex

**Frage 163**
Welche Aussage über die Befunde der körperlichen Untersuchung nach einer Lähmung des N. radialis in Achselhöhe ist falsch?

A) Die aktive Streckung im Ellenbogengelenk ist gestört.
B) Die aktive Streckung in den Fingergrundgelenken ist gestört.
C) Der Brachioradialis-Reflex ist abgeschwächt bis erloschen.
D) Die aktive Beugung in den Handgelenken ist unmöglich.
E) Der Triceps-brachii-Reflex ist abgeschwächt bis erloschen.

**Frage 164**
Welche Testaufgabe eignet sich nicht zur Feststellung einer Fazialisparese?

A) Masseterreflex
B) Stirn runzeln
C) Zähne zeigen
D) Wangen aufblasen
E) Augen gegen Widerstand schließen

**Frage 165**
Eine Anisokorie kann Folge sein eines/einer:

1) epiduralen Hämatoms.
2) organischen Irisveränderung.
3) Schädigung des N. oculomotorius.
4) Schädigung des Ganglion stellatum.

A) nur 1 und 2 sind richtig
B) nur 2 und 3 sind richtig
C) nur 3 und 4 sind richtig
D) nur 1, 3 und 4 sind richtig
E) 1-4, alle sind richtig

**Frage 166**
Wie prüfen und dokumentieren Sie den Lasègue-Test richtig?

1) Ein positives Lasègue-Zeichen wird in Winkelgraden angegeben.
2) Bei der Prüfung hält der Patient das Knie gebeugt.
3) Bei der Prüfung sitzt der Patient aufrecht.

A) nur 1 ist richtig
B) nur 3 ist richtig
C) nur 1 und 2 sind richtig
D) nur 1 und 3 sind richtig
E) nur 2 und 3 sind richtig

**Frage 167**
Für neurologische Störungen von Bewegungsablauf und Tonus gilt:

1) Für Spastik typisch ist ein erhöhter Widerstand gegen passive Bewegung
2) Myoklonien sind langsame, bizarr geschraubte Bewegungen vorwiegend an den distalen Extremitäten.
3) Beim choreatischen Syndrom zeigen sich typischerweise plötzlich einschießende, ausfahrende Bewegungen.

A) nur 1 ist richtig
B) nur 1 und 2 sind richtig
C) nur 1 und 3 sind richtig
D) nur 2 und 3 sind richtig
E) 1-3, alle sind richtig

**Frage 168**
Kein typisches klinisches Zeichen der Hirnhautentzündung ist:

A) Brudzinski-Zeichen
B) Nackensteifigkeit
C) Kussmaul-Atmung
D) Kernig-Zeichen
E) Opisthotonus

**Frage 169**
Welche Aussage(n) zum Jendrassik-Handgriff ist/sind zutreffend?

1) Mit seiner Hilfe können Muskeleigenreflexe leichter ausgelöst werden.
2) Die muskuläre Anspannung der Arme durch den Patienten fördert die Gammainnervation der Beinmuskulatur.
3) Er ist bei einer Pyramidenbahnläsion positiv.
4) Er bewirkt ein Verkürzen der intrafusalen Muskelspindelfasern.
5) Er erzielt seine Wirkung über das Alphamotoneuron.

A) nur 3 ist richtig
B) nur 2 und 5 sind richtig
C) nur 1, 2 und 4 sind richtig
D) nur 3, 4 und 5 sind richtig
E) 1-5, alle sind richtig

**Frage 170**
Welches der angegebenen Symptome ist nicht kennzeichnend für eine periphere Fazialislähmung?

A) Kaubewegung des Unterkiefers ist unmöglich.
B) Stirnrunzeln nicht möglich
C) Lagophthalmus
D) Bell-Phänomen
E) Inkompletter oder schwacher Mundschluss.

**Frage 171**
Rigor: Welche Aussage ist falsch?

A) Der Rigor kommt nur bei Pyramidenbahnstörungen vor.
B) Der Rigor ist häufig mit einem Zahnradphänomen verbunden.
C) Therapeutikum ist u. a. L-Dopa.
D) Der Rigor ist ein charakteristisches Symptom des M. Parkinson.
E) Der Rigor zeigt sich in einer Erhöhung des Muskeltonus bei einer passiven Bewegung.

**Frage 172**
Für die große Schädelfontanelle gilt:

1) Sie schließt sich mit dem ersten Lebensjahr.
2) Sie erleichtert den Geburtsvorgang.
3) Sie erlaubt eine gewisse Beurteilung des intrakraniellen Druckes.

A) nur 1 ist richtig
B) nur 1 und 2 sind richtig
C) nur 1 und 3 sind richtig
D) nur 2 und 3 sind richtig
E) 1-3, alle sind richtig

**Frage 173**
Welche der folgenden Symptome sprechen für ein rechtsseitiges Epiduralhämatom?

1) Bewusstseinsstörung mit freiem Intervall.
2) Mydriasis rechts
3) Mydriasis links
4) Hemiparese rechts
5) Hemiparese links

A) nur 1 und 2 sind richtig
B) nur 2 und 4 sind richtig
C) nur 1, 2 und 5 sind richtig
D) nur 1, 3 und 4 sind richtig
E) nur 1, 3 und 5 sind richtig

**Frage 174**
Welcher Reflex kann nicht dem angegebenen Segment zugeordnet werden?

A) Bizepssehnenreflex (BSR): C2 - C3
B) Triceps-brachii-Reflex: C6 - C8
C) Radiusperiostreflex (RPR): C5 - C6
D) Patellarsehnenreflex (PSR): L2 - L4
E) Achillessehnenreflex (ASR): L5- S2

**Frage 175**
Welches Symptom finden Sie nicht bei einer Hirndrucksteigerung?

A) Cephalaea
B) Motorische Unruhe
C) Stauungspapille
D) Einseitige Pupillenerweiterung
E) Hochroter, heißer Kopf

**Frage 176**
Eine Contusio cerebri wird definiert als:

A) Hirndrucksteigerung
B) Hirnerschütterung
C) Hirnprellung
D) Wasserkopf
E) Schädelbasisbruch

**Frage 177**
Grand-mal-Anfall:
Was ist kennzeichnend?

1) Ein tonisch-klonisches Krampfstadium
2) Initialschrei
3) Ev. Zungenbiss
4) Keinerlei Bewusstseinseintrübung
5) Einnässen

A) nur 1 und 4 sind richtig
B) nur 3 und 4 sind richtig
C) nur 1, 2 und 4 sind richtig
D) nur 1, 2, 3 und 5 sind richtig
E) 1-5, alle Aussagen sind richtig

**Frage 178**
Körperliche Zeichen eines generalisierten epileptischen Anfalls sind?

1) Hyperventilation
2) Aura
3) Zungenbiss
4) Einnässen
5) Bewusstlosigkeit

A) nur 2 und 3 sind richtig
B) nur 3, 4 und 5 sind richtig
C) nur 1, 2, 3 und 5 sind richtig
D) nur 2, 3, 4 und 5 sind richtig
E) 1-5, alle sind richtig

**Frage 179**
Commotio cerebri: Welche Aussage(n) stimmt/stimmen?

1) Absolute Bettruhe für den Patienten ist geboten.
2) Puls und Blutdruck sollten regelmäßig geprüft werden.
3) Vertigo und Vomitus treten selten auf
4) Sie führt zu einer psychogenen Amnesie.
5) Bei Cephalaea können Schmerzmittel verabreicht werden.

A) nur 1, 2 und 3 sind richtig
B) nur 1, 2 und 5 sind richtig
C) nur 1, 4 und 5 sind richtig
D) nur 2, 4 und 5 sind richtig
E) 1-5, alle sind richtig

**Frage 180**
Welches Zeichen erwarten Sie nicht bei einer Hirndrucksteigerung infolge eines Schädel-Hirn-Traumas?

A) Eintrübung des Bewusstseins
B) Mydriasis (zunächst einseitig)
C) Zunehmender Exophthalmus (zunächst einseitig)
D) Bradykardie und Blutdruckstörungen
E) Atemstörungen

**Frage 181**
Bei einem Unfall treffen Sie auf einen bewusstlosen Patienten mit intakter Spontanatmung und einem stabilen Kreislauf. Welche Symptome lassen Sie an eine Steigerung des intrakraniellen Druckes denken?

1) Einseitige Mydriasis
2) Chvostek-Zeichen positiv
3) Einseitig gesteigerte Reflexe
4) Erweiterte lichtstarre Pupillen
5) Liquoraustritt durch Ohr und Nase.

A) nur 2 und 5 sind richtig
B) nur 1, 3 und 4 sind richtig
C) nur 2, 3 und 5 sind richtig
D) nur 1, 2, 3 und 4 sind richtig
E) 1-5, alle sind richtig

**Frage 182**
Was tun Sie, wenn Sie auf ein Kind treffen, dass gerade einen Krampfanfall erleidet?

1) Notruf absetzen oder veranlassen.
2) Kind in stabile Seitenlage bringen.
3) Verletzungsmöglichkeiten ausschalten
4) Krampfende Extremitäten festhalten
5) Krampfgeschehen dokumentieren (Dauer, Verlauf)

A) nur 1, 2 und 4 sind richtig
B) nur 1, 3 und 4 sind richtig
C) nur 1, 3 und 5 sind richtig
D) nur 2, 3 und 5 sind richtig
E) 1-5, alle sind richtig

**Frage 183**
Bei welchen der angegeben Krankheiten finden Sie das Symptom Kopfschmerzen?

1) HWS Degeneration
2) Tubenkatarrh
3) Hypertonie
4) Hypoglykämie)
5) Glaukom
6) Multiple Sklerose

A) nur 1, 3 und 4 sind richtig
B) nur 2, 4 und 5 sind richtig
C) nur 3, 5 und 6 sind richtig
D) nur 1, 2, 3 und 5 sind richtig
E) 1-6, alle sind richtig

**Frage 184**
Eine 45-jährige Patientin klagt über folgende Beschwerden: nächtliche Parästhesien und Schmerzen in der rechten Hand. Ausstrahlung in die Finger (ausgenommen Kleinfinger) und in den Unterarm. Klinisch können Sie eine Atrophie des Daumenballens erkennen. Wie lautet Ihre Diagnose?

A) Raynaud-Syndrom
B) Beginnende Fingerpolyarthrose
C) Karpaltunnelsyndrom (Medianuskompression)
D) HWS-Syndrom
E) Morbus Sudeck

**Frage 185**
Sie treffen auf einen 43-jährigen komatösen Patienten. Die Fremdanamnese ergibt: seit Jahren bestehender Bluthochdruck; familiäre Prädisposition für Hirninfarkt. Die körperliche Untersuchung

ergibt: Ödematöse Augenlider ohne Hämatom; eitrige Infektion der Nasolabialfalte, kein Meningismus. An welches Krankheitsbild denken Sie?

A) Apoplexie
B) Intrazerebrale Blutung nach Trauma
C) Sinusvenenthrombose
D) FSME
E) Schädelbasisbruch

**Frage 186**
Ordnen Sie die Ausdrücke aus Liste 1 den richtigen Beschreibungen aus Liste 2 zu.

Liste 1

1. Hyperkinesen
2. Tremor
3. Athetosen
4. Choreatische Hyperkinesien
5. Ataxie

Liste 2

a. Störung der Koordination von Bewegungsabläufen (torkelndes Gangbild etc.)
b. Bewegungsstörung mit unwillkürlichen, rhythmischen Kontraktionen antagonistischer Muskelgruppen.
c. Langsam, bizarr geschraubte Bewegungen der Extremitäten.
d. Rasche Muskelkontraktionen im Gesicht (Grimassieren) oder an den Extremitäten.
e. Symptomenkomplex von pathologisch gesteigerter Motorik mit z. T. unwillkürlich ablaufenden Bewegungen.

A) 1b 2e 3d 4c 5a
B) 1c 2d 3e 4a 5b
C) 1e 2b 3c 4a 5d
D) 1e 2b 3c 4d 5a
E) 1b 2e 3c 4d 5a

**Frage 187**
Ordnen Sie den vier Stadien der Apoplexie die richtigen Beschreibungen zu.

Liste 1: Stadium

1. Transitorische ischämische Attacke (TIA)
2. Prolongiertes reversibles neurologisches Defizit (PRIND)
3. Progressive Stroke (PS)
4. Complete Stroke (CS)

Liste 2: Klinik

a. Apoplexie mit irreversiblen neurologischen Ausfällen.
b. Mindestens 24 Stunden bis maximal 7 Tage andauernde reversible neurologische Ausfälle.
c. Maximal 24 Stunden andauernde reversible neurologische Ausfälle.
d. fortschreitende, nur teilweise reversible neurologische Ausfälle.

A) 1c 2b 3a 4d
B) 1c 2d 3a 4b
C) 1b 2c 3a 4d
D) 1c 2b 3d 4a
E) 1d 2b 3c 4a

**Frage 188**
Welche der angegebenen Symptome sind typisch für die Enzephalomyelitis disseminata?

1) Intentionstremor
2) Ataxien
3) Doppeltsehen
4) Miktionsstörungen
5) Vomitus
6) Epileptische Anfälle
7) Skandierende Sprache
8) Nystagmus
9) Hypersalivation

A) nur 1, 2, 3, 4, 7 und 8 sind richtig
B) nur 1, 2, 3, 5, 7 und 8 sind richtig
C) nur 1, 2, 4, 5, 6 und 9 sind richtig
D) nur 1, 2, 3, 4, 7 und 9 sind richtig
E) 1-9, alle sind richtig

**Frage 189**
Welche Maßnahmen ergreifen Sie, wenn Ihr Wohnungsnachbar einen epileptischen Anfall erleidet?

1) Beatmung
2) Herzmassage
3) Stabile Seitenlage nach Ende des Krampfgeschehens.
4) Keil zwischen die Zähne
5) Krampfende Extremitäten fixieren.
6) Kochsalzlösung intravenös.
7) Bergung aus dem Gefahrenbereich.

A) nur 3 und 7 sind richtig
B) nur 2, 3 und 5 sind richtig
C) nur 3, 4 und 7 sind richtig
D) nur 1, 4, 6 und 7 sind richtig
E) nur 1, 2, 4, 6 und 7 sind richtig

**Frage 190**
Welche Symptome erwarten Sie bei einer Hirnhautentzündung?

1) Lichtempfindlichkeit
2) Hypotonus der Skelettmuskulatur
3) Kopfschmerzen
4) Fieber
5) Kernig-Zeichen negativ
6) Meningismus
7) Vegetative Störungen (Bradykardie)

A) nur 1, 3, 5 und 6 ist richtig
B) nur 2, 3, 4 und 5 sind richtig
C) nur 1, 2, 4 und 7 sind richtig
D) nur 2, 3, 4 und 6 sind richtig
E) nur 1, 3, 4, 6 und 7 sind richtig

**Frage 191**
Hirninfarkt: Kein Risikofaktor ist:

A) Arteriosklerose
B) Alkoholabusus
C) Rauchen
D) Bluthochdruck
E) Herzklappenfehler

**Frage 192**
Ein Intentionstremor ist typisch für:

A) Kleinhirnschädigung
B) Alkoholabusus
C) Morbus Parkinson
D) Periphere Lähmung
E) Rückenmarkläsion

**Frage 193**
Bei Verletzung des N. facialis erwarten Sie folgende(s) Symptom(e):

1) Fehlender Lidschluss
2) Stirnrunzeln unmöglich
3) Blitzartig einschießender Sekundenschmerz.
4) Besonderes Hervortreten der Nasolabialfalte.
5) Lippenschluss unvollständig.

A) nur 3 ist richtig
B) nur 2 und 5 sind richtig
C) nur 1, 2 und 5 sind richtig
D) nur 2, 4 und 5 sind richtig
E) 1-5, alle sind richtig

**Frage 194**
Welche Symptome finden Sie bei einem Patienten mit Lähmung des VII. Hirnnerven?

1) Schmerzauslösung durch Kauen, Sprechen, Schlucken.
2) Herabhängendes Unterlid
3) Herabhängendes Oberlid
4) Sehen von Doppelbildern
5) Hyperakusis

A) nur 3 ist richtig
B) nur 2 und 5 sind richtig
C) nur 1, 2 und 4 sind richtig
D) nur 2, 3 und 5 sind richtig
E) 1-5, alle sind richtig

**Frage 195**
Von welcher Struktur gehen die bei einer Rhinitis vorkommenden Geruchs- und Geschmacksstörungen aus?

A) Vom N. olfactorius
B) Vom Bulbus olfactorius
C) Von der Riechschleimhaut
D) Von der Kieferhöhle
E) Von den Siebbeinzellen

**Frage 196**
Erkrankungen des ZNS werden hervorgerufen durch:

1) Masern-Virus
2) Mumps-Virus
3) Herpes-simplex-Virus
4) Varicella-Zoster-Virus
5) Coxsackie-Viren

A) nur 1 und 2 sind richtig
B) nur 1, 3 und 4 sind richtig
C) nur 1, 2, 3 und 4 sind richtig
D) nur 2, 3, 4 und 5 sind richtig
E) 1-5, alle sind richtig

**Frage 197**
Gehirnentzündungen können ausgelöst werden durch:

1) Tollwut-Virus
2) Herpes-simplex-Virus
3) Poliomyelitis-Virus
4) Masern-Virus
5) Mumps-Virus

A) nur 1 und 5 sind richtig
B) nur 1, 3 und 4 sind richtig
C) nur 1, 3 und 5 sind richtig
D) nur 2, 3 und 4 sind richtig
E) 1-5, alle sind richtig

**Frage 198**
Welcher Erkrankung liegt typischerweise eine Entzündung der Motoneurone der grauen Substanz (Substantia grisea) des Rückenmarks zugrunde?

A) Alzheimer Demenz
B) Poliomyelitis
C) Wernicke-Enzephalopathie
D) Morbus Parkinson
E) Multiple Sklerose

**Frage 199**
Womit müssen Sie bei einer Heilfastenkur rechnen?

1) Die erzielte Gewichtsreduktion bleibt langfristig erhalten.
2) Langsame Gewichtsreduktion, die sich im Verlauf steigert.
3) Auftreten depressiver Verstimmungen
4) Gewichtsstabilisierende Maßnahmen sind nach erfolgreicher Heilfastenkur nicht notwendig.
5) Auftreten eines Gichtanfalls möglich.

A) nur 1 und 3 sind richtig
B) nur 3 und 5 sind richtig
C) nur 1, 2 und 3 sind richtig
D) nur 1, 2, 3 und 5 sind richtig
E) 1-5, alle sind richtig

**Frage 200**
Zeichen eines erhöhten intrakraniellen Druckes sind:

1) Cephalaea (Kopfschmerz)
2) Mydriasis
3) Stauungspapille
4) Atemstörungen

A) nur 1 ist richtig
B) nur 2 und 4 sind richtig
C) nur 3 und 4 sind richtig
D) nur 1, 2 und 3 sind richtig
E) 1-4, alle sind richtig

**Frage 201**
Welches Rückenschmerzgeschehen stellt einen Notfall dar?

A) Rückenschmerzen mit Verstärkung durch Husten, Niesen und Pressen.
B) Rückenschmerzen mit beidseitigen Parästhesien an den Unterschenkeln.
C) Rückenschmerzen, Miktionsstörungen und Parästhesien an der Oberschenkelinnenseite.
D) Nächtlich einschießende Lumbalschmerzen.
E) Schmerzen in der LWS, die in die Beine ausstrahlen.

**Frage 202**
Welche Aussage zum kindlichen hyperkinetischen Syndrom ist zutreffend?

A) Es steht in Zusammenhang mit einer geistigen Behinderung.
B) Es ist Folge einer Compressio cerebri.
C) Typischerweise tritt es erst nach dem 10. Lebensjahr auf.
D) Es ist charakterisiert durch Störungen der Konzentration, der emotionalen Regulation und der Motorik.
E) Es ist eine Komplikation der Meningokokken-Meningitis.

**Frage 203**
Für den Schmerz einer idiopathischen Trigeminusneuralgie ist typisch:

A) Er schießt blitzartig ein.
B) Er tritt immer beidseits auf.
C) Er hält über mehrere Stunden an.
D) Zwischen den Schmerzattacken treten keine schmerzfreien Intervalle auf.
E) Er zählt zu den leicht erträglichen Schmerzen.

**Frage 204**
Nicht zu den Fremdreflexen zählt?

A) Pupillenreflex
B) Achillessehnenreflex
C) Würgereflex
D) Kornealreflex
E) Analreflex

**Frage 205**
Welche Methode eignet sich zur Prüfung des XI. Hirnnerven (N. accessorius)?

A) Aktives Schulterheben gegen Widerstand.
B) Prüfung des Kulissenphänomens
C) Prüfung des Chvostek-Zeichens
D) Prüfung des Trömner-Reflexes
E) Prüfung des Würgereflexes

**Frage 206**
Das hyperkinetische Syndrom beim Kind äußert sich am wenigsten durch:

A) Konzentrationsstörungen
B) Störungen der Impulskontrolle
C) Motorische Hyperaktivität
D) Gestörtes soziales Verhalten
E) Zwangsaffekte

**Frage 207**
Eine 70-jährige Patientin kommt wegen plötzlicher Sehunfähigkeit am linken Auge in Ihre Sprechstunde. Anamnestisch erheben Sie seit Wochen bestehende Kopfschmerzen, die durch Kauen verstärkt werden und Müdigkeit. In der Untersuchung finden Sie eine Erblindung (Amaurose) des linken Auges mit amaurotischer Pupillenstarre. Das Labor ergibt eine stark erhöhte BSG. Was diagnostizieren Sie?

A) Hypertensive Krise
B) Arteriitis temporalis (M. Horton)
C) Subarachnoidalblutung
D) Sinusthrombose
E) Arteriosklerotische Verengung der A. carotis interna links.

**Frage 208**
Was ist nicht typisch für die FSME?

A) Endemisches Auftreten
B) Meningismus
C) Krankheitsverlauf in zwei Phasen
D) Anfangs grippeähnliche Symptome
E) Erythema migrans

**Frage 209**
Was gehört nicht zum M. Parkinson?

A) Trippelnde Wendebewegungen
B) Intentionstremor
C) Monotone Sprache
D) Seltener Lidschlag
E) „Münzzähl-Tremor“

**Frage 210**
Welches Zeichen ist nicht typisch nach einem Grand-mal-Anfall?

A) Zungenbiss
B) Einnässen
C) Subkonjunktivale Einblutung
D) Lähmungen der Extremitätenmuskulatur
E) Myalgien

**Frage 211**
Wie definieren Sie die bei Epilepsie auftretende „Aura“?

A) Epileptische Wesensveränderung.
B) Desorientiertheit nach dem Anfall.
C) Das eigentliche Krampfgeschehen.
D) Vielzahl von Sinneswahrnehmungen unmittelbar vor einem Anfall.
E) Die anfallspezifischen Veränderungen im EEG.

**Frage 212**
Welche Vorgangsweise ist zur Überprüfung auf Fußklonus geeignet?

A) Beim Patienten mit leicht gebeugtem Knie wird der Fuß passiv dorsalflektiert und so festgehalten.
B) Wiederholte aktive Dorsalflexion des Fußes.
C) Schlag mit dem Reflexhammer auf den Ansatz der Patellarsehne.
D) Kräftiges Bestreichen der Tibiakante.
E) Kneten der Wadenmuskulatur

**Frage 213**
Eine 71-jährige Patientin mit Hypomimie, monotoner Sprache, Ruhetremor und trippelndem, Gangbild kommt in Ihre Sprechstunde. Wie lautet Ihre Diagnose?

A) Zustand nach Apoplexie
B) Multiple Sklerose
C) Kupferspeicherkrankheit
D) Hypothyreose
E) Parkinson-Syndrom

**Frage 214**
Sie beugen passiv den Arm eines Patienten und verspüren über den gesamten Bewegungsablauf einen gleichmäßig erhöhten, teigigen Widerstand. Welches Zeichen diagnostizieren Sie?

A) Spastik
B) Rigor
C) Athetose
D) Myoklonus
E) Ballismus

**Frage 215**
Was überprüfen Sie mit dem Knie-Hacken-Versuch?

A) Das Imitationsphänomen
B) Die Koordination
C) Stellreflex-Störung
D) Pathologische Synkinesen
E) Reflexsteigerung

**Frage 216**
Für das Hyperkinetische Syndrom ist nicht typisch:

A) Unfähigkeit zu anhaltender Konzentration.
B) Manifestation ab dem 10. Lebensjahr.
C) Häufig gestörtes Sozialverhalten.
D) Motorische Unruhe.
E) Erhöhtes Unfallrisiko.

**Frage 217**
Mit welchem der folgenden Testverfahren überprüfen Sie die Diadochokinese?

A) Seitenvergleichender rascher Wechsel von Pro- und Supination beider Unterarme.
B) Prüfung des sog. Taschenmesserphänomens.
C) Seitenvergleichender Halteversuch der ausgestreckten Arme.
D) Finger-Nase-Versuch
E) Prüfung des Seiltänzer-Ganges

**Frage 218**
Sie führen an Ihrem Patienten eine passive Streckung im Ellbogengelenk durch und verspüren anfangs einen zunächst zunehmenden, bei weiterer Dehnung rasch abnehmenden Widerstand mit plötzlichem Nachgeben des Unterarmes. Auf welchen Befund schließen Sie?

A) Spastik
B) Zahnradphänomen
C) Myoklonus
D) Faszikulation
E) Rigor

**Frage 219**
Welcher Nerv ist wahrscheinlich geschädigt, wenn man an der Zungenspitze „süss“ nicht mehr schmecken kann?

A) N. hypoglossus
B) N. accessorius
C) N. glossopharyngeus
D) N. facialis
E) N. mandibularis

**Frage 220**
Der motorische Anteil des N. trigeminus lässt sich überprüfen, indem man den M. masseter beidseitig tastet und den Patienten gleichzeitig:

A) die Augen fest zukneifen lässt
B) fest zubeißen lässt
C) die Stirnmuskulatur kräftig runzeln lässt
D) die Backen fest aufblasen lässt
E) die (geschlossenen) Zähne zeigen lässt

**Frage 221**
Ist der Hinterstrang des Rückenmarks degeneriert und demyelinisiert, spricht dies für:

A) Eine Spätmanifestation der Neurosyphilis.
B) Eine Infektion mit Polioviren.
C) Eine Infektion mit Varicella-Zoster-Virus.
D) Eine Infektion mit dem Epstein-Barr-Virus.
E) Eine Infektion des ZNS mit Trichinella spiralis.

**Frage 222**
Wie überprüfen Sie die Zwei-Punkte-Diskrimination?

A) Mit dem Tastzirkel
B) Mit der Stimmgabel
C) Mit dem Finger-Nasen-Versuch
D) Mit dem Nadelrad
E) Mit zwei unterschiedlich temperierten Reagenzgläsern,

**Frage 223**

Welche Zeichen umfasst die Charcot-Trias bei der Multiplen Sklerose?

A) Miosis, Ptosis, Enophthalmus
B) Rigor, Tremor, Akinese
C) Zahnveränderungen, Hornhautentzündung, Hörstörungen
D) Nystagmus, Intentionstremor, skandierende Sprache
E) Schlafanfälle, Kataplexie, Wachanfälle

**Frage 224**

Bei der klinischen Untersuchung der Mundhöhle und des Rachens fällt Ihnen bei einem Patienten, den sie den Vokal „A“ sprechen lassen, eine deutliche Verziehung des Zäpfchens (Uvula) und ein sog. „Kulissenphänomen“ auf.
Die Schädigung welches Hirnnervs (welcher Hirnnerven) ist am ehesten Ursache für diesen Untersuchungsbefund?

A) Schädigung des N. trochlearis und des N. abducens
B) Schädigung des N. trigeminus
C) Schädigung des N. facialis
D) Schädigung des N. accessorius
E) Schädigung des N. vagus und des N. glossopharyngeus

**Frage 225**

Der Finger-Nase-Versuch dient beim neurologischen Untersuchungsgang zur Überprüfung

A) der Tiefensensibilität
B) der Grobmotorik
C) der Koordination
D) der Fremdreflexe
E) der Sensibilität

**Frage 226**

Fremdreflex: Welche Aussagen treffen zu? Wählen Sie 2 Aussagen:

A) Der Kornealreflex ist ein Fremdreflex.
B) Der Pupillenreflex ist ein Fremdreflex.
C) Der Patellarsehnenreflex ist ein Fremdreflex.
D) Der Achillessehnenreflex ist ein Fremdreflex.
E) Fremdreflexe werden auf Rückenmarks- oder Stammhirnhöhe nur einmal umgeschaltet (= monosynaptisch)). Es besteht keine (oder nur sehr geringe) Ermüdbarkeit.

**Frage 227**

Aufgrund einer durch eine Borrelioseinfektion hervorgerufenen Hirnnervenschädigung kann eine ihrer Patientinnen das rechte Auge nicht mehr schließen. Welcher Hirnnerv ist wahrscheinlich betroffen?

A) der rechte N. facialis
B) der linke N. facialis
C) der rechte N. trigeminus
D) der linke N. trigeminus
E) der N. trochlearis

**Frage 228**

Bei einem Patienten wird die Diagnose einer chronischen rechtsseitigen Hypoglossuslähmung gestellt.
Welche Untersuchungsbefunde stützen die Diagnose? Wählen Sie 2 Antworten:

A) Die Zunge des Patienten weicht beim Herausstrecken nach rechts ab.
B) Die rechtsseitige Zungenmuskulatur ist atrophiert.
C) Der Patient kann nicht Pfeifen und die Backen nicht aufblasen.
D) Typisch sind anfallsweise auftretende, stärkste Schmerzen im Gebiet des Ober- und Unterkiefers.
E) Der rechte Mundwinkel des Patienten hängt nach unten.

**Frage 229**

Bei der Untersuchung eines Patienten kommt es im Verlauf einer passiven Beugung einer Extremität nach anfänglich zunehmendem Widerstand zu einer plötzlichen Nachlassen der Spannung (sog. „Taschenmesserphänomen“).
Der geschilderte Untersuchungsbefund ist typisch für (wählen Sie drei Antworten)

A) eine Spastik
B) einen Rigor
C) einen Morbus Parkinson
D) eine Schädigung der Pyramidenbahn
E) einen Patienten mit langjähriger Multipler Sklerose

**Frage 230**

Ein Patient hat durch ein SHT (Schädel-Hirn-Trauma) einen isolierten Kleinhirnschaden erlitten.
Welche Untersuchungsbefunde erwarten Sie? Wählen Sie 3 Antworten:

A) Dysdiadochokinese
B) Koordinationsstörungen
C) Intensionstremor
D) retrograde Amnesie
E) positiver Babinski-Reflex

**Frage 231**

Ein Patient hat sich bei einem Fahrradunfall eine Oberarmschaftfraktur zugezogen. Welcher Nerv wird bei dieser Fraktur am häufigsten mit in Mitleidenschaft gezogen?

A) N. radialis
B) N. ulnaris
C) N. medianus
D) N. axillaris
E) N. accessorius

**Frage 232**

Welche Aussagen sind richtig.
Wählen Sie zwei Antworten:
Das Zwerchfell wird innerviert

A) durch den N. diaphragmaticus
B) aus dem Rückenmarksegment C4
C) durch den N. phrenicus
D) durch den N. vagus
E) durch den N. peroneus profundus

**Frage 233**

Zwischen welchen anatomischen Strukturen liegt das Hämatom bei einer epiduralen Blutung.
Wählen Sie zwei Antworten:

A) Schädelknochen
B) Weiche Hirnhaut (Pia mater)
C) Harte Hirnhaut (Dura mater)
D) Arachnoidea
E) Kopfschwarte

**Frage 234**

Zwischen welchen anatomischen Strukturen liegt das Hämatom bei einer subduralen Blutung.
Wählen Sie zwei Antworten:

A) Schädelknochen
B) Weiche Hirnhaut (Pia mater)
C) Harte Hirnhaut (Dura mater)
D) Arachnoidea
E) Kopfschwarte

**Frage 235**

Welche Aussagen zur kindlichen Entwicklung treffen zu?
Wählen sie 3 Aussagen.

A) mit etwa 8 Monaten können Kinder ohne Hilfe sitzen
B) mit etwa 18 Monaten beginnen Kinder zu laufen
C) mit etwa 4 ½ Jahren hüpft ein Kind auf einem Bein
D) schon Neugeborene können in Bauchlage ihren Kopf kurz heben und zur Seite drehen
E) mit 15 Monaten kann ein Kind längere Zeit auf einem Bein stehen.

**Frage 236**
Die extreme Rückwärtsbeugung des Kopfes und Überstreckung von Rumpf und Extremitäten bei einer Meningitis nennt man

A) Opisthotonus
B) Meningismus
C) Rigor
D) Spastik
E) Ballismus

**Frage 237**
Eine 56-jährige Patientin betritt in Begleitung ihrer Tochter die Praxis. Nur mit Mühe gelingt es ihr, die Türschwelle mit kleinen trippelnden Schritten zu übertreten.
Beim langsamen kleinschrittigen Gang werden die Arme nicht pendelnd mitgeführt. Der Gesichtsausdruck ist starr, die Stimme klingt beim Sprechen abgehackt.
Welche Erkrankung liegt am wahrscheinlichsten vor?

A) Multiple Skerose
B) Chorea major (Huntington)
C) Morbus Parkinson
D) Anorexia nervosa
E) Morbus Cushing

**Frage 238**
Bei einer 67-jährigen Patientin fällt Ihnen eine gelbliche Hautblässe auf. Sie klagt über seit einem Jahr stetig zunehmende Müdigkeit, Herzklopfen und Atemnot bei Belastung und Zungenbrennen.
Sie berichtet zudem über Kribbeln und Ameisenlaufen im Bereich der unteren Extremitäten.
Bei der neurologischen Untersuchung zeigen sich an der unteren Extremität Sensibilitätsstörungen (Vibrationsempfindungsstörung beim Stimmgabeltest) und abgeschwächte Eigenreflexe. Die grobe Kraft der unteren Extremitäten ist vermindert.
Es handelt sich am ehesten um

A) Hyperthyreose
B) perniziöse Anämie
C) Multiple Sklerose
D) diabetische Polyneuropathie
E) Apoplexie

**Frage 239**
Sie vermuten, dass bei einer Oberarmschaftfraktur nach einem Motorradunfall der N. radialis verletzt wurde.
Wie würde sich eine solche traumatische Lähmung klinisch am ehesten zeigen?

A) Krallenhand
B) Schwurhand
C) Fallhand
D) Karpaltunnelsyndrom
E) Daumenballenatrophie

**Frage 240**
Bei der klinischen Untersuchung eines Kleinkinds finden Sie Fieber, Kopfschmerz und Meningismus.
Sie vermuten eine Meningokokken-Meningitis.
Welche der im Folgenden genannten klinischen Befunde würde Ihre Verdachtsdiagnose am ehesten erhärten?

A) punktförmige Hautblutungen
B) Schmetterlingserythem über der Nase
C) Wanderröte im Bereich der unteren Extremität
D) Roseolen im Gebiet des Nabels
E) Soor im Mundvorhof

**Frage 241**
Eine 31-jährige Frau berichtet, dass sie in den letzten Monaten wiederholt vorübergehende Seh- und Sprachstörungen (Wortfindungsstörungen) gehabt hätte, die dann nach 12-25 Minuten durch starke, anfallsartige, streng einseitige Kopf-

schmerzen abgelöst worden seien. Mit den mehreren Stunden andauernden Kopfschmerzen seinen Übelkeit, Brechreiz, Licht- und Lärmempfindlichkeit einhergegangen.
Es handelt sich am ehesten um

A) eine Migräne mit Aura
B) einen epileptischen Anfall
C) einen Hirntumor
D) eine Multiple Sklerose
E) subdurales Hämatom

**Frage 242**
Ein 13-jähriger Junge entwickelt innerhalb weniger Stunden ein schweres Krankheitsbild mit Erbrechen, Fieber, Kopfschmerz und ausgeprägter Nackensteife, Kreislaufkollaps. Sie finden petechiale Hautblutungen. Es handelt sich um: (Wählen Sie 2 Antworten!)

A) eine Infektion mit Streptococcus viridans
B) ein Waterhouse-Friderichsen-Syndrom
C) eine Infektion mit Meningokokken
D) ein toxisches Schocksyndrom
E) akute bakterielle Endokarditis

**Frage 243**
Durch eine Schussverletzung wurde die Hirnrinde (Kortex) im Gebiet des vorderen Stirnlappens verletzt.
Welche neurologischen Ausfälle würden Sie am ehesten erwarten?

A) Rindenblindheit
B) sensorische Sprachstörung
C) Störung des Sozialverhaltens und der Affektkontrolle
D) Sensibilitätsstörungen im Bereich der unteren Extremitäten
E) feinschlägiges Zittern (Tremor)

**Frage 244**
Typische Symptome einer Multiplen Skerose sind
(wählen Sie zwei Antworten!)

A) Ruhetremor
B) Doppelbildersehen (Diplopie)
C) Neuritis nervi optici
D) schlaffe Lähmungen
E) lebhafte Bauchhautreflexe

**Frage 245**
Sie werden zu einem Notfall gerufen. Die Ehefrau berichtet, ihr 31-jähriger Ehemann hätte ganz plötzlich rasende unerträgliche Kopfschmerzen bekommen, die vom Hinterkopf nach vorne Richtung Stirn gezogen seien. Dann sei er bewusstlos geworden.
Zu welchem der folgenden Krankheitsbilder würde diese Anamnese am ehesten passen?

A) Migräne mit Aura
B) Epiduralblutung
C) Subduralblutung
D) Subarachnoidalblutung
E) Enzephalitis

**Frage 246**
Eine 54-jährige stark übergewichtige Patientin gibt an, sie nehme aufgrund von Hüft- und Gelenkbeschwerden seit Jahren Schmerzmittel ein (Paracetamol, Acetylsalicylsäure). Nun habe sie auch noch seit Jahren immer stärker werdende Kopfschmerzen, die immer häufiger, z.Zt. fast wöchentlich, auftreten.
RR 150/90 mmHg, Puls 78, keine neurologischen Ausfälle, Reflexe normal, kein Meningismus.
Was ist die wahrscheinlichste Ursache für die Kopfschmerzen?

A) Migräne
B) Enzephalitis
C) Bluthochdruckkrisen
D) Medikamentenkopfschmerz
E) psychogener Kopfschmerz

**Frage 247**
Sie vermuten bei einem 34-jährigen Patienten als Ursache seiner Kopfschmerzen eine Migräne.
Welche zwei Angaben in der Anamnese eines Patienten der unter Migräne leidet sind am wenigsten typisch?
Wählen Sie 2 Antworten!

A) beidseitig diffuser Kopfschmerz
B) Übelkeit
C) Lichtscheu
D) Dauerkopfschmerz über Wochen
E) Flimmerskotome (Funken, Blitze, Flimmern)

**Frage 248**
Eine 76-jährige alte Dame bietet Sie um einen Hausbesuch. Sie fühle sich seit ca. 3 Wochen müde und schlapp, habe heftige Schläfen- und Stirnkopfschmerzen sowie Schmerzen beim Kauen. Sie habe 4 kg Gewicht abgenommen.
Sie nehmen Blut ab und führen in ihrer Praxis eine Blutsenkungsreaktion durch: Es zeigt sich eine Sturzsenkung mit über 100 mm in der 1. Stunde.
Welcher der folgenden Aussagen treffen zu: (Wählen Sie 2 Aussagen!)

A) Es handelt sich bei diesem Krankheitsbild um eine Enzephalitis.
B) Bei dem Krankheitsbild droht als Komplikation ein- bzw. beidseitige Erblindung
C) Sie schicken die Patientin zu einem Arzt, weil sie mit sofort mit Glukokortikoiden (Kortison) behandelt werden muss.
D) Es droht eine Ertaubung durch einen viralen Infekt.
E) Es droht ein Ausfall des Atemzentrums durch einen bakteriellen Infekt.

**Frage 249**
44-jähriger Patient, Adipositas (85 kg bei 176 cm Körperlänge), arterielle Hypertonie (162/98). Er könne schlecht schlafen, weil er von seinem eigenen lauten Schnarchen manchmal aufwache, außerdem würde ihn seine Frau immer wieder wecken, weil er über viele Sekunden plötzlich nicht weiteratmen (weiterschnarchen) würde. Morgens habe er Kopfschmerz, er sei dann den ganzen Tag müde und unkonzentriert, zudem habe er sein sexuelles Verlangen deutlich nachgelassen und er habe Potenzstörungen.
Welche Diagnose ist am wahrscheinlichsten?

A) lavierte Depression
B) Schlafapnoesyndrom
C) Schilddrüsenunterfunktion
D) Asthma cardiale bei Rechtsherzinsuffizienz
E) Hypophysenvorderlappeninsuffizienz

**Frage 250**
Commotio cerebri:
Welche Symptome und Anamnesedaten stützen die Diagnose?
(Wählen Sie 2 Antworten

A) Bewusstlosigkeit von 120 Minuten.
B) Erbrechen
C) Gedächtnisverlust für die Zeit vor dem Trauma
D) Halluzinationen
E) ungleich weite Pupillen (Anisokorie)

**Frage 251**

Für eine periphere Polyneuropathie der unteren Extremität sind typisch:
(Wählen Sie 2 Antworten)

A) lebhafte Achillessehnenreflexe (Triceps-surae-Reflexes) beidseits
B) strumpfförmige Sensibilitätsstörungen an den Unterschenkeln
C) positives Babinski-Zeichen
D) erhöhter Muskeltonus der unteren Extremität
E) Häufige Ursachen: Diabetes mellitus, Alkoholkrankheit

**Frage 252**

Zum Bild einer Epilepsie gehören:
(Wählen Sie 2 Aussagen!)

A) Früh- oder Warnsymptome (Prodromi; Hyper- oder Hypoaktivität, depressive Verstimmung, Heißhungergefühl)
B) Aura (sensible, sensorische, vegetative oder psychische Wahrnehmungen, die einem Anfall unmittelbar vorausgehen)
C) inhaltliche Denkstörungen
D) Halluzinationen
E) feinschlägiger Tremor („Zittern“)

**Frage 253**

Eine 45-jährige Frau mit einer primär chronischen Polyarthritis (Rheumatoide Arthritis) klagt über Ameisenlaufen und Kribbeln im Gebiet des rechten Daumens, Zeige- und Mittelfingers, die seit Monaten bestünden, nun aber immer schlimmer würden und auch nachts aufträten.
Sie habe auch deutlich weniger Kraft in der rechten Hand, aufgrund dieser Schwäche könne Sie zum Beispiel einen Flaschenhals nicht mehr richtig umgreifen.
Welche Erkrankung beschreibt diese Anamnese?

A) Medianuskompressionssyndrom
B) Ulnarislähmung
C) Radialislähmung
D) Abriss der Daumenstrecksehne
E) Dupuytren-Kontraktur

**Frage 254**

Bei der neurologischen Untersuchung eines Patienten finden sie bei der Reflexprüfung des Patellarsehnenreflexes (Quadriceps-femoris-Reflex) eine deutliche einseitige Verbreiterung der reflexogenen Zone.
Die geschilderte Symptomatik

A) findet sich bei Durchtrennung eines motorischen peripheren Nervs
B) ist ein Hinweis auf eine Reflexsteigerung
C) kommt bei einer Hyperthyreose vor
D) ist immer kombiniert mit einer Vibrationsempfindungsstörung (Stimmgabelversuch).
E) ist ein Hinweis auf einen Kleinhirnschaden.

**Frage 255**

Sie vermuten bei Ihrem Patienten aufgrund von Anamnese und klinischem Befund eine Akromegalie.
Welche Sehstörung würde ihre Vermutungsdiagnose stützen?

A) Scheuklappenblindheit (bitemporale Hemianopsie
B) Erblindung eines Auges
C) Farbensehen und Flimmerskotome
D) Makuladegeneration
E) Glaukom

**Frage 256**

Eine 74-jährige Frau fällt ohne Vorboten plötzlich hin und ist ohne Bewusstsein. Zu Beginn der Bewusstlosigkeit zucken rechter Arm und Gesicht. Nach ca. 4 Minuten kommt die Frau wieder zu sich, kann aber in den nächsten 2 Stunden nur verwaschen sprechen. Auch die grobe Kraft der rechten Körperhälfte ist vermindert.
Danach finden sich keine neurologischen Ausfälle mehr.
Klinische Untersuchung: RR 185/110, Puls 78 pro Minute, regelmäßig, Gefäßgeräusche über beiden Karotiden.
Welche Diagnose halten Sie für die wahrscheinlichste?

A) vagovasale Synkope
B) transitorische ischämische Attacke (TIA)
C) prolongiertes ischämisches neurologisches Defizit (PRIND)
D) Apoplexie
E) epileptischer Anfall

**Frage 257**

Eine traumatische Schädigung des Nervus peroneus superficialis (oberflächlicher Wadenbeinnerv) führt zur

A) Schmerzhaften Schwellung im Gebiet der Kniekehle
B) Sensibilitätsstörung (Hypästhesie) zwischen der 1. und 2. Zehe
C) Störung der Pronation des Fußes
D) Streckstellung im Sprunggelenk (Fußspitze und äußerer Fußrand sind gesenkt; Stepper- oder Hahnentrittgang)
E) Bügeleisengang

**Frage 258**

Welche Aussage ist falsch?
Sie haben bei einem Schulkind Verdacht auf eine bakterielle Meningitis.
Welche Tests können Ihnen helfen, diesen Verdacht zu erhärten?

A) Brudzinski-Zeichen
B) Kernig-Zeichen
C) Lasègue-Zeichen
D) Kniekuss-Zeichen
E) Chvostek-Zeichen

**Frage 259**

Welche Befunde passen zu einem Kaudasyndrom? (Wählen Sie 3 Antworten!),

A) Blasen- und Mastdarmlähmung
B) Schlaffe Lähmung an beiden unteren Extremitäten (Paraparese) mit Schmerzen und Sensibilitätsstörungen
C) positives Babinski-Zeichen
D) Nystagmus
E) Ausfall des Analreflexes

**Frage 260**

Ein 33-jähriger Familienvater kann sich aufgrund stärkster Schmerzen im Rücken kaum noch bewegen. Er gibt an, beim Herausheben seines Kleinkindes aus dem Kinderwagen plötzlich einen „Schlag" im unteren Lendenwirbelbereich verspürt, sofort danach sei der starke Schmerz aufgetreten, der sich nun beim Husten, Niesen und Pressen verstärken würde.
Bei der klinischen Untersuchung finden sich keine neurologischen Ausfälle, die Rückenstreckmuskulatur ist verspannt, die Beweglichkeit der Lendenwirbelsäule eingeschränkt.
Welche Diagnose stellen Sie?

A) pathologische Fraktur eines LWS-Wirbels bei Prostatakarzinom
B) Abriss eines Dornfortsatzes
C) M. Bechterew
D) primär chronische Polyarthritis
E) Lumbago

**Frage 261**
Welche Aussagen zur FSME (Frühsommer-Meningoenzephalitis) treffen zu? (Wählen Sie 3 Antworten!)

A) Das die Krankheit auslösende Bakterium wird durch Zeckenstich übertragen.
B) Die Gabe von Penicillin sollte schnellstmöglich erfolgen.
C) Es gibt eine Schutzimpfung gegen FSME.
D) Am Anfang der Erkrankung kommt es zu grippeähnlichen Symptomen.
E) Im späteren Verlauf der Erkrankung kommt es zu meningitischen und/oder enzephalitischen Erscheinungen.

**Frage 262**
Direkt im Anschluss an eine Operation der Schilddrüse klagt ein Patient über neu aufgetretene Heiserkeit. Als Komplikation der Operation ist eine Nervenverletzung aufgetreten. Um welchen Nerv handelt es sich hier im typischen Falle?

A) Nervus (laryngeus) recurrens
B) Nervus glossopharyngeus
C) Nervus hypoglossus
D) Nervus laryngeus superior
E) N. vagus

**Frage 263**
Bei einem Patienten kam es durch unsachgemäße Anlage eines Unterschenkelgipses zu einer Nervenlähmung. Welcher Nerv/Muskel ist in der Regel befallen, welches Gangbild resultiert daraus?

A) N. peroneus communis / Steppergang
B) N. tibialis / Bügeleisengang
C) Mm. glutei / Watschelgang
D) N. ischiadicus / Claudicatio intermittens
E) Pyramidenbahn / Zirkumduktionsgang (Wernicke-Mann)

**Frage 264**
In welchem Hirnareal laufen die pathogenetischen Veränderungen ab, die zu einem Morbus Parkinson führen:

A) Großhirnrinde
B) Kleinhirn
C) Mittelhirn
D) Zwischenhirn
E) Brücke

**Frage 265**
Beim positiven Ausfall des Chvostek-Zeichens kommt es

A) zu einer Beugestellung der Finger im Grundgelenk
B) zum Schluss des Augenlids
C) zur Zuckungen im Bereich der mimischen Muskulatur
D) zum Pupillenschluss
E) zur Auswärtsbewegung der Augen

**Frage 266**
Ordnen Sie der Liste 1 die am ehesten zutreffende Aussage der Liste 2 zu:

Liste 1

Das Auftreten einer langsamen venösen Sickerblutung nach einem Bagatelltrauma ist typisch für die

Liste 2

A) Epiduralblutung
B) Subduralblutung
C) Subarachnoidalblutung
D) Apoplexie
E) Gehirnerschütterung

**Frage 267**

Ordnen Sie der Liste 1 die am ehesten zutreffende Aussage der Liste 2 zu:

Liste 1

Ein „freies Intervall" nach einem Trauma mit rascher Entwicklung einer Anisokorie ist typisch für die

Liste 2

A) Epiduralblutung
B) Subduralblutung
C) Subarachnoidalblutung
D) Apoplexie
E) Gehirnerschütterung

**Frage 268**

Ordnen Sie der Liste 1 die am ehesten zutreffende Aussage der Liste 2 zu:

Liste 1

Kopfschmerz, Übelkeit, Erbrechen, anterograde Amnesie und kurze Bewusstlosigkeit sind typisch für die

Liste 2

A) Epiduralblutung
B) Subduralblutung
C) Subarachnoidalblutung
D) Apoplexie
E) Gehirnerschütterung

**Frage 269**

Welche Aussagen zum Krankheitsbild der Masern sind richtig?
Wählen Sie 3 Aussagen!

A) Eine gefürchtete Komplikation nach Maserninfektionen ist die immer tödlich verlaufende SSPE (akut sklerosierende Panenzephalitis)
B) SSPE tritt in etwa 1 Fall pro 5 000 Masernvirusinfektionen auf.
C) Gegen Masern gibt es eine Schutzimpfung mit Lebendimpfstoff.
D) Eine gefürchtete Komplikation der Masern ist die Hirnentzündung (Enzephalitis).
E) Die durch Masern verursachte Enzephalitis heilt normalerweise fast immer folgenlos aus.

**Frage 270**

Sie untersuchen bei einem Patienten den Bauchhautreflex.
Welche der folgenden Aussagen zum Bauchhautreflex (BHR) treffen zu?
Wählen Sie 3 Aussagen:

A) Abgeschwächte oder erloschene Bauchhautreflexe sind ein typisches Zeichen der Multiplen Skerose.
B) Die BHR werden durch kurzes Bestreichen der Bauchhaut mit einem spitzen harten Gegenstand (Ende des Reflexhammers, Holzstäbchen o. Ä.) ausgelöst.
C) Der BHR ist bei einer Pyramidenbahnschädigung (1. motorisches Neuron) typischerweise verstärkt.
D) Die Bauchhautreflexe werden bei der neurologischen Untersuchung in mehreren Etagen geprüft.
E) Ein seitengleicher Ausfall der Bauchdeckenreflexe ist immer pathologisch.

**Frage 271**

Welche Aussagen trifft / treffen für das Krankheitsbild der Multiplen Sklerose zu?

1) Das Erstsymptom ist oft eine Sehnervenentzündung
2) Die Krankheit verläuft nicht in Schüben.
3) Die Lähmungen sind meist spastisch.
4) typisches Begleitsymptom ist eine Depression

A) nur 4 ist richtig
B) nur 1 und 3 sind richtig
C) nur 3 und 4 sind richtig
D) nur 1, 3 und 4 sind richtig
E) 1-4, alle sind richtig

**Frage 272**
Bei Personen mit Demenz vom Alzheimer-Typ werden beobachtet:

1) Merkfähigkeitsstörungen
2) Urteilsschwäche
3) Wortfindungsstörungen
4) Verlust der äußeren Fassade als Frühsymptom
5) Perseveration (Haftenbleiben an Vorstellungen)

A) nur 1 und 2 sind richtig
B) nur 1 und 2 sind richtig
C) nur 1, 2 und 3 sind richtig
D) nur 1, 2, 3 und 5 sind richtig
E) 1-5, alle sind richtig

**Frage 273**
Frühsymptome einer beginnenden Parkinson-Erkrankung können sein:

1) geringfügige Sprachveränderung (Murmeln)
2) leicht gebückte Haltung
3) vermindertes Armschwingen beim Gehen
4) Tremor bei emotionaler Belastung

A) nur 1 und 2 sind richtig
B) nur 2 und 3 sind richtig
C) nur 3 und 4 sind richtig
D) nur 2, 3 und 4 sind richtig
E) 1-4, alle sind richtig

**Frage 274**
Zur Intervallbehandlung einer Migräne eignen sich:

1) Akupunktur
2) Kürbissamen
3) Verzicht auf bestimmte Nahrungsmittel
4) Reduzierung von Stress

A) nur 1 ist richtig
B) nur 1 und 4 sind richtig
C) nur 2 und 3 sind richtig
D) nur 1, 3 und 4 sind richtig
E) 1-4, alle sind richtig

**Frage 275**
Ein Patient klagt über folgende Beschwerden in den Beinen:
Kribbeln, Ameisenlaufen, Brennen in den Fußsohlen, stechende Schmerzen in den Oberschenkeln, Überempfindlichkeit der Haut. Die Schmerzen treten besonders nachts auf und werden durch Kälte ausgelöst. Welches Krankheitsbild ist das wahrscheinlichste?

A) Neurosyphilis
B) Arterielle Verschlusskrankheit
C) Diabetische Polyneuropathie
D) Multiple Sklerose
E) Morbus Parkinson

**Frage 276**
Eine Bahnung schlecht auslösbarer Reflexe erreicht man durch

1) Dehnung des betreffenden Muskels
2) Aufforderung an den Patienten, den Muskel zu entspannen
3) Zusammenbeißen der Zähne
4) den Jendrassik-Handgriff

A) nur 4 ist richtig
B) nur 3 und 4 sind richtig
C) nur 1, 2 und 3 sind richtig
D) nur 2, 3 und 4 sind richtig
E) 1-4, alle sind richtig

**Frage 277**

Ein Patellarklonus ist sicher krankhaft bei

1) vereinzelten Schlägen
2) beiderseits erschöpfbaren Schlägen
3) unerschöpflichen Schlägen
4) Schlägen von wechselnder Intensität und Dauer

A) nur 3 ist richtig
B) nur 3 und 4 sind richtig
C) nur 1, 2 und 3 sind richtig
D) nur 2, 3 und 4 sind richtig
E) 1-4, alle sind richtig

**Frage 278**

Sie finden einen Menschen auf dem Fußboden liegen. Was unternehmen Sie als Erstes?

A) stabile Seitenlage
B) Puls tasten
C) Atmung kontrollieren
D) Bewusstseinslage prüfen
E) Herzmassage durchführen

**Frage 279**

Symptome einer Drucksteigerung im Kopf sind:

1) Apathie, Schläfrigkeit
2) Kopfschmerzen, besonders beim Husten und Pressen
3) Lichtempfindlichkeit
4) Erbrechen, nüchtern im Schwall

A) nur 1 ist richtig
B) nur 1 und 4 sind richtig
C) nur 2 und 3 sind richtig
D) nur 1, 2 und 3 sind richtig
E) 1-4, alle sind richtig

# PSYCHIATRIE

**Frage 280**

Folgende Gruppen haben ein erhöhtes Suizidrisiko:

1) Alkoholiker
2) Depressive
3) Schizophrene
4) Mütter mit kleinen Kindern
5) alte Menschen mit altersbedingten psychischen Problemen

A) nur 1, 2 und 3 sind richtig
B) nur 2, 3 und 5 sind richtig
C) nur 1, 2, 3 und 5 sind richtig
D) nur 1, 2, 4 und 5 sind richtig
E) 1-5, alle sind richtig

**Frage 281**

Was spricht für eine endogene Depression (auch ohne Medikamentengabe)?

1) Morgendliche Antriebsschwierigkeiten
2) Trockenheit der Mundschleimhaut
3) Obstipation
4) Haarausfall

A) nur 1 und 3 sind richtig
B) nur 1 und 4 sind richtig
C) nur 2 und 4 sind richtig
D) nur 1, 3 und 4 sind richtig
E) 1-4, alle sind richtig

**Frage 282**

Die anonymen Alkoholiker sind

A) eine Selbsthilfegruppe
B) eine Therapiegruppe unter ärztlicher Leitung
C) eine kirchliche Einrichtung
D) eine Einrichtung der Krankenkassen
E) eine von Wohlfahrtsverbänden gegründete Gruppe

**Frage 283**

Ein sonst freundlicher alter Mann war bei der Polizei und hat erklärt, während seiner Abwesenheit und auch nachts würden Menschen in seine Wohnung eindringen. Er bemerke dies z. B. an verstellten und fehlenden Gegenständen und auch an merkwürdigen Gerüchen.
Welche Diagnose ist am wahrscheinlichsten?

A) Psychosenile Demenz
B) schizoide Paranoia
C) Depression
D) vegetative Dystonie
E) Manie

**Frage 284**

Ein Patient hüpft am Bürgersteig immer nur über bestimmte Platten. Er hat Angst, dass seiner Familie etwas passiert, wenn er das nicht tut. Er selbst hält dieses Vorgehen für unsinnig, kann sich jedoch nicht dagegen wehren.
Worum handelt es sich bei diesem Krankheitsbild am ehesten?

A) Psychose
B) Zwangsneurose
C) Angsthysterie
D) sensitiver Beziehungswahn
E) Verfolgungswahn

**Frage 285**

Eine 42-jährige Patientin klagt über Überlastung und Druck auf der Brust. Sie leide unter Antriebslosigkeit und Schlafstörungen. Untersuchungen beim Neurologen und Internisten seien ohne Befund gewesen. Welche Krankheit ist die wahrscheinlichste?

A) Endogene Depression
B) Angina-pectoris-Anfall
C) vegetative Erschöpfung
D) Achalasie
E) Magenkarzinom

**Frage 286**
Wie definieren Sie Illusion?

A) Übersteigertes Wunschdenken
B) Eingeschränkte Sehfähigkeit im Dunkeln.
C) Subjektiv umgedeutete Wahrnehmung realer Objekte.
D) Akustische Halluzinationen
E) Halluzinationen im Alkoholdelir

**Frage 287**
Ordnen Sie den Ausdrücken aus Liste 1 die richtigen Kurzdefinitionen aus Liste 2 zu.

Liste 1

a. Wahngedanke
b. Amnesie
c. Halluzination

Liste 2

1. Sinnestäuschung ohne zugrunde liegendes reales Objekt.
2. Denkstörung mit Ausbildung einer eigenen Lebenswirklichkeit
3. Zeitlich oder inhaltlich definierte Erinnerungsbeeinträchtigung.

A) a1, b3, c2
B) a2, b1, c3
C) a3, b1, c2
D) a2, b3, c1
E) a1, b2, c3

**Frage 288**
Ein Patient sieht am Wegesrand eine leere Coladose und deutet dies als ein für ihn bestimmtes Zeichen, den Dalai Lama zu kontaktieren. Worum handelt es sich ?

A) Um eine Halluzination im Rahmen einer Schizophrenie.
B) Um eine formale Denkstörung
C) Um einen Wahngedanken
D) Um eine Zwangsstörung
E) Um eine Illusion

**Frage 289**
Welche der folgenden Aussagen schizophrener Patienten werten Sie als Ich-Störung?

1) Fremde dirigieren mich und meine Handlungen.
2) Meine Gedanken kommen von außen, sie werden von Fremden auf mich übertragen.
3) Wenn ich in der Straßenbahn sitze, wissen alle Anderen, was ich denke.

A) nur 1 ist richtig
B) nur 1 und 2 sind richtig
C) nur 1 und 3 sind richtig
D) nur 2 und 3 sind richtig
E) 1-3, alle sind richtig

**Frage 290**
Welche formale Denkstörung findet sich häufig bei der Manie?

A) Megalomanie
B) Illusion
C) Ideenflucht
D) Sperrung des Denkens
E) Denkdissoziation

**Frage 291**
Worin unterscheiden sich Patienten mit Bulimia nervosa von solchen mit bulimischer Anorexia nervosa?

A) Erbrechen
B) „Fressanfälle"
C) Ernährungszustand
D) Laxanzien-Missbrauch
E) Übersteigerte Bewertung von Figur und Körpergewicht.

**Frage 292**
Welche Wirkungen erwarten Sie bei einer Heilfastenkur mit einer Gruppe mäßig übergewichtiger Patienten?

A) Zunächst geringe, im Verlauf zunehmende Gewichtsabnahme.
B) Reduziertes Gewicht bleibt langfristig erhalten.
C) Kann eine Depression auslösen.
D) Zielgewicht wird nach 4 Monaten erreicht.
E) Gleiche Gewichtsreduktion bei allen Patienten.

**Frage 293**
Welche Aussage ist falsch?

A) Adipöse Patienten verheimlichen Ihre Essgewohnheiten vor sich und anderen.
B) Adipöse Patienten entwickeln wegen fehlendem Sättigungsgefühl vermehrt gastrointestinale Ulzera.
C) Adipöse Patienten kompensieren Ärger und Frust häufig mit Esssucht.
D) Auf Heilfasten reagieren Adipöse oft mit depressiver Verstimmung.
E) Bei der Behandlung einer psychogenen Fettsucht ist eine Verhaltenstherapie hilfreich.

**Frage 294**
Anorexia nervosa: Typisch ist/ sind:

1) Nahrungsverweigerung
2) Ausbleiben der Regelblutung
3) Promiskuität
4) Heimliche Provokation von Erbrechen.
5) Übertriebene körperliche Aktivität

A) nur 1 ist richtig
B) nur 1 und 2 sind richtig
C) nur 1, 2 und 3 sind richtig
D) nur 1, 2, 4 und 5 sind richtig
E) 1-5, alle sind richtig

**Frage 295**
Für die Anorexia nervosa gilt:

1) Junge Frauen sind weit häufiger betroffen als junge Männer.
2) Der starke Gewichtsverlust wird als sehr belastend empfunden.
3) Ursache ist eine hormonell bedingte Malabsorption im Duodenum.
4) Als neurotische Störung zählt sie zu den psychosomatischen Erkrankungen.
5) Die gute Mutter-Tochter-Beziehung ist für die Therapie hilfreich.

A) nur 1 ist richtig
B) nur 1 und 4 sind richtig
C) nur 1, 3 und 4 sind richtig
D) nur 2, 3 und 5 sind richtig
E) 1-5, alle sind richtig

**Frage 296**
Chronischer Alkoholmissbrauch führt zu:

1) Polyneuropathien
2) Alkoholhepatitis
3) Ösophagusvarizen
4) Erhöhtem Krebsrisiko
5) Herzrhythmusstörungen

A) nur 2 und 3 sind richtig
B) nur 1, 2 und 5 sind richtig
C) nur 2, 3 und 5 sind richtig
D) nur 2, 3, 4 und 5 sind richtig
E) 1-5, alle sind richtig

**Frage 297**
Welches der folgenden Krankheitsbilder ist bei chronischem Alkoholabusus nicht zu erwarten?

A) Leberzirrhose
B) Chronische Pankreatitis
C) Kleinhirnrindenatrophie
D) Koronare Herzkrankheit
E) Fettleber

**Frage 298**

Was ist typisch für das präsuizidale Syndrom?

1) Autoaggression
2) Mentale Fokussierung auf die Selbstmordthematik.
3) Verengtes psychisches Erleben der Umwelt.
4) Ankündigung des Suizids
5) Familiäre Disposition für endogene Depressionen.

A) nur 1, 3 und 5 sind richtig
B) nur 2, 3 und 4 sind richtig
C) nur 2, 4 und 5 sind richtig
D) nur 1, 2, 3 und 4 sind richtig
E) 1-5, alle sind richtig

**Frage 299**

Welche Aussagen zur Kategorisierung von „normal“ und „krank“ in der Psychiatrie sind zutreffend?

1) Die Schwelle zur Einstufung als „psychisch krank“ unterscheidet sich in verschiedenen Kulturen.
2) Desorientiertheit und Kommunikationsstörungen sprechen für eine psychische Erkrankung.
3) Die Einstufung als „psychisch krank“ folgt einem Zuordnungsprozess.
4) Erfüllt eine Person die Erwartungen einer Bezugsgruppe, so wird sie als „normal“ eingestuft.
5) Psychisch Kranke streben stets nach Normalität.

A) nur 1, 2 und 3 sind richtig
B) nur 1, 3 und 4 sind richtig
C) nur 2, 3 und 4 sind richtig
D) nur 2, 4 und 5 sind richtig
E) 1-5, alle Antworten sind richtig

**Frage 300**

Welche Personen werden als selbstmordgefährdet eingestuft?

1) Der Maniker
2) Der Alkoholiker
3) Patient mit Suiziden in der Familie.
4) Der Psychotiker

A) nur 2, 3 und 4 sind richtig
B) nur 2 und 3 sind richtig
C) nur 1 und 4 sind richtig
D) nur 1, 2 und 3 sind richtig
E) 1-4, alle sind richtig

**Frage 301**

Eine psychische Abhängigkeit kann hervorgerufen werden durch:

1) Morphine
2) Barbiturate
3) Alkohol
4) Kokain
5) Heroin
6) Marihuana

A) nur 1 und 5 sind richtig
B) nur 1, 2, 4 und 5 sind richtig
C) nur 1, 4, 5 und 6 sind richtig
D) nur 1, 2, 3, 4 und 5 sind richtig
E) 1-6, alle sind richtig

**Frage 302**

Eine Depression äußert sich in folgenden Zeichen:

1) Schlaflosigkeit
2) Halluzinationen
3) Interessen- und Freudlosigkeit
4) Gedankeneingebung

A) nur 2 ist richtig
B) nur 1 und 3 sind richtig
C) nur 1, 2 und 3 sind richtig
D) nur 2, 3 und 4 sind richtig
E) 1- 4, alle sind richtig

**Frage 303**

Zeichen einer endogenen Psychose sind:

1) Schizophrene Depression.
2) Manische und depressive Phasen.
3) Optische Halluzinationen.
4) Zwiesprache mit nicht gegenwärtigen Personen.
5) Suizidgedanken.

A) nur 1, 4 und 5 sind richtig
B) nur 2, 3 und 5 sind richtig
C) nur 1, 2 und 4 sind richtig
D) nur 2, 3, 4 und 5 sind richtig
E) 1-5, alle sind richtig

**Frage 304**

Zu den Zeichen der Schizophrenie gehört/gehören:

1) Optische Halluzinationen
2) Gedankenabreißen
3) Gefühlsarmut
4) Misstrauen, aggressive Gespanntheit
5) Liebeswahn

A) nur 3 ist richtig
B) nur 2 und 5 sind richtig
C) nur 1, 2 und 4 sind richtig
D) nur 2, 4 und 5 sind richtig
E) 1-5, alle sind richtig

**Frage 305**

Ein hirnorganisches Psychosyndrom (HOPS) kann sich mit folgenden Zeichen äußern:

1) Halluzinationen
2) Manie oder Depression
3) Kopfschmerzen
4) Verwirrtheit
5) Sprachstörungen

A) nur 3 ist richtig
B) nur 2 und 5 sind richtig
C) nur 1, 2 und 4 sind richtig
D) nur 2, 4 und 5 sind richtig
E) 1-5, alle sind richtig

**Frage 306**

Neurose: Welche Aussage ist falsch?

A) Sie äußert sich in spezifischer Angst vor bestimmten Situationen.
B) Sie ist oft begleitet von einer grundlosen Heiterkeit
C) Das Selbsterleben ist geprägt von einem Gefühl der Unzulänglichkeit.
D) Sie kann sich in Schluckstörungen äußern.
E) Sie kann einhergehen mit Kopfschmerzen, Zittern, Unruhe.

**Frage 307**

Auf die Schizophrenie trifft zu:

A) Sie zählt zu den endogenen Depressionen.
B) Sie ist gekennzeichnet durch Wahn und Halluzination.
C) Patienten erleben ein abendliches Stimmungstief.
D) Antriebsmangel und depressive Verstimmung sind häufig anzutreffen.
E) Oft wird ein Halbseitenkopfschmerz angegeben.

**Frage 308**

Welche Punkte sind bei der Therapie der Anorexia nervosa zu beachten?

1) Um die Lust auf Essen zu wecken, sollte zu sportlichen Aktivitäten angeregt werden.
2) Aufgrund der lebensbedrohlichen Gewichtsreduktion ist oft die Ernährung über eine Magensonde nötig.
3) Die Patientin sollte so schnell wie möglich in ihre gewohnte familiäre Umgebung entlassen werden.
4) Wegen ihrem hohen Aktivitätsniveau sollten die Patientinnen notfalls zur Bettruhe gezwungen werden.
5) Die Überwindung der Identitätskrise steht im Mittelpunkt der Behandlung.

A) nur 3 und 4 sind richtig
B) nur 1, 2 und 5 sind richtig
C) nur 1, 3 und 5 sind richtig
D) nur 2, 3 und 5 sind richtig
E) nur 2, 4 und 5 sind richtig

**Frage 309**

Chronischer Alkoholismus führt häufig zu:

1) Chronischer Pankreatitis
2) Kardiomyopathie
3) Hodenatrophie
4) Gynäkomastie
5) Megaloblastischer Anämie

A) nur 1, 2 und 3 sind richtig
B) nur 1, 2 und 5 sind richtig
C) nur 3, 4 und 5 sind richtig
D) nur 1, 2, 3 und 4 sind richtig
E) 1-5, alle sind richtig

**Frage 310**

Ordnen Sie den Manien aus Liste 1 die entsprechenden Beschreibungen aus Liste 2 zu.

Liste 1

1. Pyromanie
2. Kleptomanie
3. Poriomanie

Liste 2

a. Verhaltensstörung, die durch Stehlen ohne materielles Interesse gekennzeichnet ist.
b. Drang zum unvermittelten, impulsiven Weglaufen oder Umherirren.
c. Krankhafter Impuls, Feuer zu legen.

A) 1a, 2b, 3c
B) 1a, 2c, 3a
C) 1b, 2a, 3c
D) 1c, 2a, 3b
E) 1c, 2b, 3a

**Frage 311**

Chronische Müdigkeit zählt nicht zu den typischen Symptomen der/des:

A) Eisenmangelanämie
B) Schlafapnoe-Syndroms
C) Hypotonie
D) Endogene Depression
E) Schizophrenie

**Frage 312**

Welche Aussagen gelten für das Krankheitsbild der Manie?

1) Sie ist gekennzeichnet durch eine inadäquat gehobene Stimmung.
2) Aufgrund der ausgeprägten Aktivität herrscht ein erhöhtes Schlafbedürfnis.
3) Die Patienten pflegen einen assoziationsreichen Sprachstil.
4) Oft ist die soziale Leistungsfähigkeit eingeschränkt.
5) Die Patienten sehen sich nicht als Kranke.

A) nur 1 und 2 sind richtig
B) nur 2 und 3 sind richtig
C) nur 1, 2 und 5 sind richtig
D) nur 1, 3, 4 und 5 sind richtig
E) 1-5, alle Aussagen sind richtig

**Frage 313**

Depression: typische Zeichen sind:

1) Reduziertes Selbstwertgefühl
2) Antriebsstörung
3) Schlafstörungen
4) Appetitminderung
5) Gedankenlautwerden
6) Das Gefühl, von außen bestimmt zu werden.

A) nur 3 und 4 sind richtig
B) nur 1, 2 und 3 sind richtig
C) nur 3, 4 und 6 sind richtig
D) nur 1, 2, 3 und 4 sind richtig
E) 1-6, alle sind richtig

**Frage 314**

Welche der folgenden Aussagen gilt für die manisch-depressive Erkrankung?

A) Das Alter der Erstmanifestation liegt nach dem 50. Lebensjahr.
B) Als bipolare affektive Störung, verläuft sie typischerweise in Phasen.
C) In der manischen Phase ist das Denken verlangsamt und einfallsarm.
D) Patienten zeigen meist ein aggressives Verhalten.
E) Zwischen den Erkrankungsphasen tritt keine Remission auf.

**Frage 315**

Die Schizophrenie zählt zu den:

A) Verhaltensstörungen
B) Neurotischen Störungen
C) Organischen Psychosen
D) Endogenen Psychosen
E) Manisch-depressiven Störungen

**Frage 316**

Ordnen Sie den Krankheitsbildern der Liste 1 die passenden Symptome der Liste 2 zu.

Liste 1

a. Depression
b. Schizophrenie
c. frühkindlicher Autismus

Liste 2

1. Halluzinationen und Wahn
2. Niedergeschlagene Stimmung, innere Unruhe, Antriebslosigkeit.
3. schwere Kontakt- und Kommunikationsstörung, verzögerte Sprachentwicklung.

A) a1, b2, c3
B) a2, b3, c1
C) a2, b1, c3
D) a3, b2, c1
E) a3, b1, c2

**Frage 317**

Welche Aussagen zum Krankheitsbild der Neurosen sind zutreffend?

1) Neurosen sind psychische Störungen mit wenig oder gar nicht eingeschränktem Realitätskontakt.
2) Ihre Wurzeln liegen meist in ungelösten Kindheitskonflikten.
3) Sie zählen zu den endogenen Psychosen.
4) Wahnideen sind eines ihrer typischen Symptome.

A) nur 1 und 2 sind richtig
B) nur 1 und 4 sind richtig
C) nur 2 und 3 sind richtig
D) nur 1, 2 und 4 sind richtig
E) 1-4, alle sind richtig

**Frage 318**

Für die Schizophrenie gilt nicht:

A) Formale Denkstörungen
B) Wahnvorstellungen
C) Halluzinationen
D) Störungen der Affektivität
E) Im schizophrenen Schub erlebt der Patient eine Krankheitseinsicht.

**Frage 319**

Welche der folgenden Aussagen gilt nicht für die Manie?

A) Sie wird zu den affektiven Psychosen gerechnet.
B) Sie ruft häufig Zwangshandlungen hervor.
C) Wahnideen, insbesondere Größenwahn, treten typischerweise auf.
D) Sie mündet oft in ein materielles Verschwendungsverhalten.
E) Der Patient erlebt ein Gefühl von ungewöhnlicher Gesundheit und Leistungsfähigkeit.

**Frage 320**
Welche Zeichen passen nicht zum Krankheitsbild der „larvierten Depression“?

A) Herzbeschwerden
B) Gestörte Sexualfunktion
C) Gesteigerte Unternehmungslust
D) Rückenschmerzen
E) Verdauungsbeschwerden

**Frage 321**
Welche Angst liegt einer Schulphobie zugrunde?

A) Angst vor der Lehrperson.
B) Angst vor den Mitschülern.
C) Angst vor schlechten Noten.
D) Angst vor geschlossenen Räumen.
E) Trennungsangst

**Frage 322**
Welche Patientenaussage/n lässt/lassen Sie an eine Phobie denken?

1) Ich habe ein allgemeines Angstgefühl und fühle mich von Außen gesteuert.
2) Ich habe Angst in Fahrstühlen und überfüllten Räumen.
3) Ich habe panische Angst vor Spinnen.

A) nur 1 ist richtig
B) nur 3 ist richtig
C) nur 1 und 2 sind richtig
D) nur 2 und 3 sind richtig
E) 1-3, alle sind richtig

**Frage 323**
Welche Symptome finden Sie bei der Anorexia nervosa?

1) Bluthochdruck
2) Reduzierte Körpertemperatur
3) Wiederkehrende Diarrhö
4) Hypokaliämie
5) Übertriebene körperliche Aktivität

A) nur 2 und 3 sind richtig
B) nur 4 und 5 sind richtig
C) nur 1, 2, 3 und 4 sind richtig
D) nur 2, 3, 4 und 5 sind richtig
E) 1-5, alle sind richtig

**Frage 324**
Bei welcher Patientenaussage schließen Sie auf eine Agoraphobie (Straßenangst)?

1) Ich wage mich nicht auf die Straße, weil ich mich dort mit einem Virus infizieren könnte.
2) Ich gehe ungern auf die Straße hinaus, weil ich dann immer die Alleebäume zählen muss.
3) Immer wenn ich auf die Straße gehe, überfällt mich eine unbestimmte Angst.

A) nur 1 ist richtig
B) nur 3 ist richtig
C) nur 1 und 2 sind richtig
D) nur 1 und 3 sind richtig
E) nur 2 und 3 sind richtig

**Frage 325**
Welche Aussage gilt nicht für die Angstneurose?

A) Anhaltende Angstfreiheit kann durch Meiden der auslösenden Situationen erreicht werden.
B) Organisch bedingte Angstzustände (z.B. bei Hyperthyreose) müssen diagnostisch von Angstneurosen unterschieden werden.
C) Angstneurosen können sich in körperlichen Symptomen äußern.
D) Die Depression ist eine häufige Begleiterkrankung der Angstneurose.
E) Die Ursache der Angstneurose liegt in frühkindlichen psychischen Konflikten.

**Frage 326**

Zwangsneurosen äußern sich typischerweise als:

1) Drang, selbst als sinnlos erlebte Stereotypien ständig zu wiederholen.
2) Verhaftetsein in Vorstellungen und Ideen, die nicht willentlich zu beeinflussen sind.
3) Gedankeneingebung

A) nur 1 ist richtig
B) nur 3 ist richtig
C) nur 1 und 2 sind richtig
D) nur 1 und 3 sind richtig
E) 1-3, alle sind richtig

**Frage 327**

Ein Patient erzählt, dass er sein vorgegebenes Arbeitspensum nicht erreichen könne, weil er vor Beginn der eigentlichen Arbeit immer seine Werkbank aufräumen müsse. Bei Unterlassen des Aufräumens würden sich Angstzustände einstellen. Welche Diagnose ist am ehesten zutreffend?

A) Zwangsneurose
B) Schizophrenie
C) Organische Psychose
D) Arbeitsphobie
E) Generalisierte Angststörung

**Frage 328**

Schafft es ein Zwangsneurotiker, sich über seine Zwänge hinwegzusetzen, oder wird er von deren Ausführung abgehalten, so:

1) kommt es zu einer Remission.
2) läuft er Gefahr, in eine Psychose abzugleiten.
3) treten starke Affekte auf.
4) setzt er sich einer Selbstmordgefahr aus.

A) nur 1 ist richtig
B) nur 3 ist richtig
C) nur 2 und 3 sind richtig
D) nur 3 und 4 sind richtig
E) nur 2, 3 und 4 sind richtig

**Frage 329**

Ordnen Sie den Begriffen aus Liste 1 die richtigen übergeordneten Krankheiten aus Liste 2 zu.

Liste 1

a. Absencen
b. Schizophrenie
c. Debilität
d. Platzangst

Liste 2

1. Endogene Psychosen
2. Oligophrenien
3. Epilepsien
4. Neurosen

A) A) a1, b3, c2, d4
B) B) a1, b4, c2, d3
C) C) a3, b1, c2, d4
D) D) a3, b4, c1, d2
E) E) a4, b1, c2, d3

**Frage 330**

Eine physische Drogenabhängigkeit wird hervorgerufen durch:

1) Alkohol
2) Kokain
3) Morphine
4) Barbiturate
5) Heroin
6) Haschisch

A) nur 1 und 5 sind richtig
B) nur 1, 2, 4 und 5 sind richtig
C) nur 1, 4, 5 und 6 sind richtig
D) nur 1, 2, 3, 4 und 5 sind richtig
E) 1-6, alle sind richtig

**Frage 331**
Eine endogene Depression ist häufig verbunden mit:

1) Meteorismus
2) Schmerzempfindung in der Oberbauchregion.
3) Fremdheitsempfindung gegenüber dem eigenen Körper.

A) nur 2 ist richtig
B) nur 1 und 2 sind richtig
C) nur 1 und 3 sind richtig
D) nur 2 und 3 sind richtig
E) 1-3, alle sind richtig

**Frage 332**
An welches Phänomen denken Sie bei folgender Patientenschilderung: „ Als ich in der Dämmerung unterwegs war, verkannte ich einen Strauch als einen streunenden Hund.“?

A) Eine optische Halluzination
B) Eine Zoophobie
C) Eine illusionäre Verkennung
D) Eine Nyktalopie
E) Eine Wahnvorstellung

**Frage 333**
Welche Verhaltensmuster zeigt ein Patient mit Kardiophobie?

1) Er ignoriert seine Beschwerden.
2) Er leidet an Selbstunsicherheit und sucht symbiotische Beziehungen.
3) Er verliert das Vertrauen in seine autonome Herztätigkeit.
4) Er zeigt ein aggressives Verhalten.
5) Er zeigt einen ausgeprägten Leistungswillen.

A) nur 1 und 2 sind richtig
B) nur 2 und 3 sind richtig
C) nur 1, 4 und 5 sind richtig
D) nur 2, 3 und 4 sind richtig
E) nur 1, 2, 4 und 5 sind richtig

**Frage 334**
Welche Maßnahme zählt nicht zu den adäquaten Therapieformen einer Herzneurose?

A) Sedierende Psychopharmaka
B) Entspannungsverfahren wie Autogenes Training
C) Psychotherapie
D) Digitalisierung
E) Bewegungstherapie

**Frage 335**
Für Herzneurosen gilt:

1) Erstmanifestation nach dem 45. Lebensjahr.
2) Hauptsymptome sind innere Unruhe, Herzschmerz, Herzrasen, Angst.
3) Typisch ist die Angst, an einer Herzkrankheit zu sterben.
4) Krankheitsauslösende Faktoren können Trennungssituationen sein.
5) Digitalisglykoside sind geeignete Therapeutika.

A) nur 1 und 3 sind richtig
B) nur 2 und 3 sind richtig
C) nur 2, 3 und 4 sind richtig
D) nur 2, 4 und 5 sind richtig
E) 1-5, alle sind richtig

**Frage 336**
Nicht zutreffend für Patienten mit einer Kardiophobie ist:

A) Sie bagatellisieren ihre ausgeprägten Angstzustände.
B) Sie leiden unter Trennungsangst.
C) Sie halten sich strikt an ärztliche Vorschriften.
D) Sie können unter Depressionen leiden.
E) Allein die Anwesenheit eines Arztes führt zum Rückgang ihrer Beschwerden.

**Frage 337**
Anamnese und körperliche Untersuchung einer 18-jährigen Patientin weisen auf eine ausgeprägte Anorexia nervosa hin. Welche Aussage zu diesem Krankheitsbild trifft nicht zu?

A) Der Altersgipfel liegt zwischen dem 10. und 25. Lebensjahr.
B) Es besteht keine Krankheitseinsicht der Patientin.
C) Die Sterblichkeit liegt bei 5%.
D) Es sind deutlich mehr Frauen als Männer betroffen.
E) Spontanremissionen treten bei 80% auf.

**Frage 338**
Für das Krankheitsbild der Magersucht gilt nicht:

A) Bei weiblichen Patienten liegt häufig ein Konflikt mit ihrer geschlechtlichen Identität zugrunde.
B) Das oft bizarre Essverhalten wird möglichst auch vor engsten Angehörigen verborgen.
C) Gelegentlich tritt auch ein der Bulimie ähnliches hyperphages Essverhalten auf.
D) In der Regel fehlt jede Krankheitseinsicht und der ausgeprägte Autonomieanspruch führt häufig zu Konflikten.
E) Der Gewichtsverlust verursacht Antriebslosigkeit und Dauermüdigkeit.

**Frage 339**
Welche Aussagen gelten für die Anorexia nervosa?

1) Sie wird auch als Pubertätsmagersucht bezeichnet, weil sie in dieser Lebensphase gehäuft auftritt.
2) Hypothalamustumore finden sich häufig als Ursache.
3) Mädchen sind wesentlich häufiger betroffen als Jungen.
4) Zentrale Symptome sind Nahrungsverweigerung mit folgender Kachexie und sekundäre Amenorrhö.
5) Begleitsymptom ist häufig eine Obstipation aufgrund von Laxanzienabusus.

A) nur 2 und 4 sind richtig
B) nur 1, 3 und 4 sind richtig
C) nur 1, 2, 3 und 5 sind richtig
D) nur 1, 3, 4 und 5 sind richtig
E) 1-5, alle sind richtig

**Frage 340**
Welche Symptome finden sich bei anorektischen Patientinnen?

1) Sie suchen Anerkennung durch hohes Leistungs- und Aktivitätsniveau.
2) In der Familienanamnese zeigt sich häufig ein Konfliktverhältnis zur Mutter.
3) Ihr Kreislauf zeigt oft Hypotonie und Bradykardie.
4) Sie wirken teilnahmslos und inaktiv.
5) Ihre Körperwahrnehmung zeigt eine Kluft zwischen idealer und realer Figur.

A) nur 1 und 3 sind richtig
B) nur 4 und 5 sind richtig
C) nur 2, 3 und 4 sind richtig
D) nur 3, 4 und 5 sind richtig
E) nur 1, 2, 3 und 5 sind richtig

**Frage 341**
Welche Methode eignet sich nicht zur Therapie der Magersucht?

A) Verhaltenstherapie
B) Gabe von Sexualhormonen
C) Hochkalorische Sondenernährung
D) Familientherapie
E) Fundierte Psychotherapie

**Frage 342**
In Ihrer Praxis stellt Ihnen eine Mutter ihre 16-jährige Tochter vor. Das Mädchen wirkt intelligent ist aber eher eigensinnig und wenig gesprächig. Wegen dem geringen Körpergewicht von 34 kg bei einer Körpergröße von 1,64 m äußert die Mutter den Verdacht auf heimliches Erbrechen. Körperliche Untersuchung und Labor zeigen keinen pathologischen Befund außer der ausgeprägten Kachexie. Welche weiteren Symptome stützen Ihre Diagnose?

1) Sekundäre Amenorrhö
2) Gestörtes Essverhalten
3) Fehlende Krankheitseinsicht.
4) Antriebslosigkeit und Müdigkeit
5) Polyurie, Polydipsie

A) nur 1 und 4 sind richtig
B) nur 4 und 5 sind richtig
C) nur 1, 2 und 3 sind richtig
D) nur 2, 3 und 5 sind richtig
E) 1-5, alle sind richtig

**Frage 343**
Welche Symptome können Sie in der Anamnese eines Alkoholkranken finden?

1) Tremor am Morgen
2) Schlafstörungen
3) Übelkeit am Morgen
4) Gedächtnislücken
5) Familiäre Häufung
6) Leistungsabfall

A) 1-6, keine ist richtig.
B) nur 3, 4 und 5 sind richtig
C) nur die 1, 3, 5 und 6 sind richtig
D) nur die 1, 2, 3, 4 und 5 sind richtig
E) 1-6, alle sind richtig

**Frage 344**
Als psychosomatische Erkrankungen gelten:

1) Reizblase
2) Anorexia nervosa
3) Reizdarm
4) Herzinfarkt
5) Kardiophobie

A) nur 2 und 3 sind richtig
B) nur 3 und 4 sind richtig
C) nur 1, 2, 3 und 5 sind richtig
D) nur 2, 3, 4 und 5 sind richtig
E) 1-5, alle sind richtig

**Frage 345**
Ordnen Sie den Therapieformen der Liste 1 die passenden Aussagen aus Liste 2 zu.

Liste 1

a. Verhaltenstherapie
b. Psychoanalyse
c. Gesprächspsychotherapie
d. Familientherapie

Liste 2

1. Der Therapeut dient dem Patienten als „Spiegel" seiner Emotionen und vermittelt Ihm so Einsicht in seine Konflikte.
2. Problematisches Erleben und Verhalten werden durch störungsspezifische Verfahren verändert.
3. Psychische Vorgänge werden anhand der freien Assoziation des Patienten oder durch Traumdeutung bearbeitet.
4. Angehörige werden in die therapeutische Arbeit miteinbezogen.

A) a1, b2, c3, d4
B) a2, b3, c1, d4
C) a3, b1, c2, d4
D) a4, b1, c3, d2
E) a4, b3, c1, d2

**Frage 346**

Phobien: Welche der Aussagen ist nach psychoanalytischem Verständnis falsch?

A) Sie basieren typischerweise auf einem Konflikt, der ins Unterbewusste verdrängt wurde.
B) Phobiker verschieben ursprünglich intrapsychische Angsterlebnisse auf Reize oder Gefahren aus der Außenwelt.
C) Der zugrunde liegende psychodynamische Konflikt ist oft sexueller Natur.
D) Ein ausgeprägter Drang zur Selbstbeobachtung bestimmt das Verhältnis zum eigenen Körper.
E) Sie haben Berührungspunkte mit den hysterischen Neurosen.

**Frage 347**

Eine Mutter berichtet von ihrem wiederkehrenden drängenden Impuls, ihr geliebtes Kind zu verletzen. Zur Ablenkung von diesen Impulsen sucht sie ständig nach Abzählbarem. Welche Aussage über das geschilderte Krankheitsbild ist richtig?

1) Die Frau leidet an einer Phobie.
2) Sie leidet an einer Zwangsneurose.
3) Die Suche nach Abzählbarem ist als Abwehrmechanismus zu interpretieren.

A) nur 1 ist richtig
B) nur 2 ist richtig
C) nur 3 ist richtig
D) nur 1 und 3 sind richtig
E) nur 2 und 3 sind richtig

**Frage 348**

Eine 45-jährige Frau kann ihrer Arbeit als Museumsangestellte nicht mehr nachgehen weil sie seit geraumer Zeit panische Angst vor den ausgestellten ethnologischen Masken empfindet. Konnte sie ursprünglich nur die entsprechenden Räume nicht betreten, so bricht sie mittlerweile schon beim Anblick des Gebäudes in Panik aus. Alle Versuche, sich von dieser Angst abzulenken, sind gescheitert. In der Kindheitsanamnese berichtet sie von einem Schreckensereignis während eines Faschingsumzugs. An welche Diagnose denken Sie?

A) Akute Angstattacke
B) Phobie
C) Zwangsneurose
D) Konversionsneurose
E) Hypochondrie

**Frage 349**

Zentrale Elemente der klassischen psychoanalytischen Einzeltherapie sind:

1) Die Therapieeinheiten finden regelmäßig und langfristig statt.
2) Zur Unterstützung werden Familienmitglieder in die Therapie mit einbezogen.
3) Indem der Patient auf einer Couch liegt, soll seine freie Assoziationsfähigkeit angeregt werden.
4) Traumdeutung wird als einer der Schlüssel zum Unterbewusstsein eingesetzt.

A) nur 1 und 2 sind richtig
B) nur 1 und 3 sind richtig
C) nur 3 und 4 sind richtig
D) nur 1, 3 und 4 sind richtig
E) 1-4, alle sind richtig

**Frage 350**

Welche Begleiterscheinungen sind bei einem Patienten mit Kardiophobie zu erwarten?

1) Erhöhtes Risiko eines Myokardinfarktes.
2) Synkope infolge von Kreislaufstörungen.
3) Steigende Selbstbeobachtung im Sinne einer Hypochondrie.
4) Tendenz zur Ausbildung einer Alkoholkrankheit.
5) Tendenz zum Missbrauch von Sedativa.

A) nur 3 ist richtig
B) nur 3 und 5 sind richtig
C) nur 2, 3 und 5 sind richtig
D) nur 1, 2, 3 und 4 sind richtig
E) 1-5, alle sind richtig

**Frage 351**

Eine Patientin verliert nach 28 Jahren Ehe Ihren Partner. Mit welchen Folgen rechnen Sie?

1) Ihr Immunsystem ist geschwächt.
2) Im ersten Folgejahr trägt sie ein erhöhtes Sterberisiko.
3) Die Gefahr eines Selbstmordes ist erhöht.
4) Verstarb der Gatte plötzlich, so verkraftet sie das leichter als den Tod nach einer langwierigen Erkrankung.

A) nur 2 ist richtig
B) nur 2 und 3 sind richtig
C) nur 3 und 4 sind richtig
D) nur 1, 2 und 3 sind richtig
E) 1-4, alle sind richtig

**Frage 352**

Ein Patient beklagt, dass er seine eigenen Gedanken wie von außen gesprochen wahrnimmt und mit ihnen in Dialog tritt. Dadurch fühle er sich in seinem Sozialverhalten empfindlich gestört. An welche psychologische Störung denken Sie?

A) Gedankeneingebung
B) Zönästhesien
C) Ideenflucht
D) Gedankenlautwerden
E) Gedankenausbreitung

**Frage 353**

Welche Aussage zur Posttraumatischen Belastungsstörung ist falsch?

A) Sie tritt mit einer zeitlichen Verzögerung nach einem extrem belastenden Erlebnis auf.
B) Sie kann nur bei Bestehen einer psychischen Disposition auftreten.
C) Das Trauma wird andauernd wieder erlebt. (Albträume)
D) Sie kann von vegetativer Übererregbarkeit begleitet sein.
E) Die Entwicklung eines depressiven Syndroms ist wahrscheinlich.

**Frage 354**

Die Klinik der Manie zeigt keine:

A) Insomnie
B) Ideenflucht
C) Leiblichen Beeinflussungserlebnisse
D) Libidosteigerung
E) Gehobenheit der Vitalgefühle

**Frage 355**

Typisches Merkmal einer Phobie ist:

A) Halluzination
B) Zerstörungswut
C) Trennungsangst
D) Vermeidungsverhalten
E) Ich-Erlebensstörung

**Frage 356**
Bei einer Depression auftretende Symptome sind:

1) Interessen- und Freudlosigkeit.
2) Gefühl der Fremdbestimmtheit.
3) Appetitminderung.
4) Suizidgedanken
5) Gedankenlautwerden

A) nur 3 und 4 sind richtig
B) nur 1, 2 und 3 sind richtig
C) nur 1, 3 und 4 sind richtig
D) nur 1, 2, 3 und 4 sind richtig
E) 1-5, alle sind richtig

**Frage 357**
Ein Patient kommt zu Ihnen und klagt über somatische Beschwerden. Sie vermuten als Hintergrund der Beschwerden eine Angststörung. Welches klinische Zeichen würde zu Ihrer Vermutung am wenigsten passen?

A) Schweißausbrüche
B) Gewichtszunahme
C) Zittern (Tremor)
D) Mundtrockenheit
E) Herzklopfen

**Frage 358**
Meist stereotyp automatisch ablaufende, gelegentlich willkürlich beeinflussbare, plötzlich einsetzende, rasche Zuckungen einzelner Muskeln oder Muskelgruppen (z.B. Zwinkern, Achselzucken, Kopfdrehen) bezeichnet man am besten mit dem Terminus:

A) Autismus
B) Ballismus
C) Tic
D) Ataxie
E) Absence

**Frage 359**
Welche Merkmale sind für eine Bulimia nervosa kennzeichnend?
(Wählen Sie 3 Merkmale!)

A) Elektrolytstörung
B) Obstipation
C) selbst induziertes Erbrechen
D) Adynamie
E) verminderte Intelligenz

**Frage 360**
Sie werden von Angehörigen zu einem alkoholkranken Patienten gerufen, weil dieser aggressiv und unruhig wäre und panische Angst entwickeln würde.
Der Patient berichtet Ihnen, dass er im Haus eine Vielzahl fremder Stimmen höre, die ihn verhöhnen, ängstigen und schlecht über ihn reden würden.
Trotz der augenscheinlich starken Angst (er verlangt nach Polizeischutz) schildert der Patient die ihn ängstigenden Ereignisse geordnet und ohne erkennbare Bewusstseinsstörung.
Es handelt sich am ehesten:

A) Bakterielle Enzephalitis
B) Alkoholhalluzinose
C) Schizophrenie
D) Akutes Zieve-Syndrom
E) Alkoholdelir

**Frage 361**
Ein 32-jähriger bisher gesunder Bauarbeiter klagt über plötzliche und anfallsweise Angstzustände bei der Arbeit an hohen Gebäuden oder auf hohen Gerüsten.
Er bekomme Todesangst mit Schweißausbrüchen, Herzrasen und Schwindelattacken. Er fürchte nun aufgrund dieser Ängste seine Arbeit nicht mehr zur Zufriedenheit seines Chefs erledigen zu können und bald entlassen zu werden.

Welche Therapie halten Sie für angebracht, um die Ängste des Patienten zu mindern?

A) Psychoanalyse
B) Expositionstherapie
C) Hypnose
D) Beruhigungsmittel vom Tranquilizer-Typ (Valium® )
E) Rückatmung in Plastiktüte, sobald der Angstanfall beginnt.

**Frage 362**
Eine 34-jährige bei der klinischen Untersuchung organisch gesund erscheinende Sekretärin kommt auf anraten der Schwester zu Ihnen in die Praxis.
Sie klagt über starke Unruhe, Nervosität, Schlafstörungen und Probleme mit den Arbeitkollegen.
Diese würden sie kontrollieren und Protokolle ihrer Gedanken und Arbeitsunterlagen verschlüsselt ins Internet stellen um ihr später damit schaden zu können.
Wenn sie morgens ins Büro fahre, würden ihr von befreundeten, ihr aber unbekannten Personen regelmäßig verschlüsselte Botschaften im Autoradio übermittelt, um sie vor den Kollegen zu warnen.
Welche Erkrankung halten Sie bei diesen Anamnesedaten für die wahrscheinlichste?

A) Soziophobie
B) Schizophrenie
C) Depression
D) Enzephalitis
E) Illusion

**Frage 363**
Eine finanziell gut gestellte 68-jährige Patientin kommt mit ihrer Tochter zu Ihnen in die Praxis.
Die Tochter berichtet, dass die Mutter in den letzten Wochen mehrere Kilo an Gewicht abgenommen hätte und in letzter Zeit ihren Haushalt und ihre Sozialkontakte vernachlässige.
Die Mutter selbst beschwert sich, dass sie zum Heilpraktiker gehen müsse, obwohl sie „doch kein Geld habe“ und „die Behandlung nicht bezahlen könne“.
Bei Anamnese und körperlicher Untersuchung ist die Patientin örtlich, zeitlich und zur Person orientiert. Sie spricht leise und langsam, wirkt teilnahms- und interesselos. Welche der folgenden Diagnosen ist die wahrscheinlichste?

A) depressive Störung mit psychotischen Symptomen
B) beginnende Schizophrenie
C) isolierter Verarmungswahn
D) Demenz
E) chronische zerebrale Durchblutungsstörung

**Frage 364**
Eine an einer Schizophrenie erkrankte 44-jährige Patientin berichtet, dass sie an der rechten Wange, manchmal auch auf dem Handrücken, eine schwer beschreibbare unangenehme Hitze verspüre, so als ob sie mit einer kleinen wandernden Herdplatte im Körper herumlaufen würde.
Wie würden Sie dieses psychopathologische Phänomen am ehesten benennen?

A) Zönästhesie
B) Parästhesie
C) Dermatozoenwahn
D) Wahneinfall
E) Denkzerfahrenheit

**Frage 365**

Ein 35-jähriger Bankangestellter wird von seiner Ehefrau zu Ihnen in die Praxis gebracht, weil er „völlig aus dem Häuschen“ sei.
Nach Anamnese und Befunderhebung haben Sie die Verdachtsdiagnose einer akuten Psychose.
Während der Anamneseerhebung äußert der Patient, dass das Skelett, welches zu Demonstrationszwecken im Untersuchungszimmer steht, bedeute, dass er bald sterben müsse.
Bei diesem psychopathologischen Phänomen handelt es sich am ehesten um ein(e)

A) Illusion
B) Halluzination
C) Wahnwahrnehmung
D) Déjà-vu-Erlebnis
E) Phobie

**Frage 366**

Eine an einer Psychose erkrankte Patientin berichtet Ihnen, dass ihr Nachbar seit zwei Wochen sein Auto immer rückwärts in die Garage fährt.
„Damit will er mir sagen, dass er mich liebt“.
Um welches psychopathologische Phänomen handelt es sich hier am ehesten?

A) wahnhafte Personenverkennung
B) Wahnwahrnehmung
C) Illusionäre Verkennung
D) Visuelle Halluzination
E) Folie à deux (induzierter Wahn)

**Frage 367**

Eine 26-jährige Patientin war vor mehreren Wochen Opfer einer Vergewaltigung.
Nun berichtet sie Ihnen über Schlafstörungen und Albträume. Zudem sei sie angespannt und nervös und fühle sich gefühlsmäßig verarmt und abgestumpft.
Obwohl sie versuche, jede Erinnerung an das Geschehen zu vermeiden, würden sich immer wieder Bilder der Erinnerung aufdrängen, denen sie dann hilflos ausgeliefert sei.
Welche Diagnose halten Sie für die wahrscheinlichste?

A) Depression
B) Hypothyreose
C) posttraumatische Belastungsstörung
D) Panikstörung
E) Phobie

**Frage 368**

Eine 25-jährige Patientin schildert, dass sie immer wieder ohne äußeren Anlass und sehr plötzlich anfallsartig unter Schweißausbrüchen, Herzrasen, Atemnot, Schwindel und Schwarzwerden vor den Augen leide.
Sie habe deshalb immer Angst, plötzlich ohnmächtig zu werden.
Nach einigen Minuten würde es ihr dann zwar wieder gut gehen, aber sie würde unter den Attacken sehr leiden.
Sie denken am ehesten an

A) Herzneurose
B) Hypochondrie
C) Hyperthyreose
D) Hyperventilation
E) Panikstörung

**Frage 369**

Ein 36-jähriger Immobilienmakler verspürt während er zuhause im Wohnzimmer ein Buch liest plötzlich und ohne erkennbaren Anlass Zittern, Atemnot, Herzrasen, Schwindel, Kribbelgefühl im Gesicht und an den Händen und Todesangst.
Bei der körperlichen Untersuchung finden Sie einen Blutdruck von 150/95 mmHg und eine regelmäßige Pulsfrequenz von 98/min.
Das Atemgeräusch ist vesikulär, bei der Herzauskultation erheben Sie keinen pathologischen Befund. Am Hals ist ein Schilddrüsenknoten tastbar.
Die von Ihnen abgenommen Blut- und Urinwerte zeigen keinerlei Auffälligkeiten. Der TSH-Wert liegt im Normbereich.
Welche Diagnose halten Sie für die wahrscheinlichste?

A) Panikattacke mit Hyperventilation
B) Hyperthyreose
C) Herzinfarkt
D) Hypothyreose
E) Phäochromozytom

**Frage 370**

Eine 25-jährige Mutter von 3-jährigen Zwillingen kommt zu Ihnen und schildert unter Tränen, dass sie immer wieder von unsinnigen und ängstigenden Vorstellungen gepeinigt werde.
Immer wenn sie spitze Haushaltsgeräte wie Scheren, Messer, Gabeln oder Stricknadeln sehen würde, würde sie der Gedanke quälen, dass sie aus der Fassung geriete und ihren Kindern Böses antun könne.
Das sei eigentlich ganz unsinnig, da sie ihre Kinder doch so sehr lieben würde.
Bei dem geschilderten psychopathologischen Symptom handelt es sich am ehesten

A) Zwangsgedanken
B) Schizophrenie
C) Depression
D) Gedankenlautwerden
E) Panikattacke

**Frage 371**

Sie werden vom Ehemann zu einer 62-jährigen Patientin gerufen, die Sie seit Monaten wegen einer depressiven Verstimmung behandeln.
Die Patientin sitzt bewegungs- und teilnahmslos mit starrer Mimik auf einem Stuhl. Obwohl sie bei Bewusstsein ist, reagiert sie nicht auf Ansprache.
Den Zustand der Patientin würden Sie bezeichnen als

A) Koma
B) Stupor
C) Parese
D) Morbus Parkinson
E) Delir

**Frage 372**

Ein 33-jähriger Patient berichtet im Verlauf einer akuten Psychose, dass er das eigenartige Körpergefühl habe, als ob sein Herz sich frei nach oben und unten bewege.
Wie würden Sie dieses psychopathologische Phänomen am ehesten nennen?

A) Illusion
B) Halluzination
C) Zönästhesie
D) Zwangsgedanke
E) Wahn

**Frage 373**
Ein Patient mit einer Psychose berichtet, dass ihm seine Gedanken von Außerirdischen ins Gehirn gestrahlt würden. Die überirdischen Mächte hätten alle eigenen Gedanken aus seinem Hirn entfernt und würden ihn durch die Gedankenstrahlung nach ihren Wünschen manipulieren.
Wie würden Sie dieses psychopathologische Phänomen am ehesten benennen?

A) Zwangsgedanke
B) Gedankeneingebung
C) Halluzination
D) Denkzerfahrenheit
E) Gedankenlautwerden

**Frage 374**
Welche Aussage zur Depression trifft zu?
(Wählen Sie 3 Aussagen!)

A) eine Depression bleibt bei Ärzten und Heilpraktikern zunächst häufig unerkannt
B) In der Regel dauert eine Depression ca. ein bis zwei Wochen
C) Depressionen werden bei Männern häufiger diagnostiziert als bei Frauen
D) Schlafstörungen mit gestörtem 24-Stunden-Rhyhtmus sind bei Depressionen häufig.
E) Antriebshemmung, zu der oft auch eine Denkhemmung gehört, sind Symptome.

**Frage 375**
Eine 17-jährige Patientin leidet seit 3 Jahren unter dem Zwang, sich ständig die Hände waschen zu müssen.
Sie leidet unter der dauernden Angst, schmutzige Hände zu haben, weil andere Familienmitglieder oder Fremde „unsauber arbeiten" würden und deshalb die Wohnung verschmutzt sei.
Eine Vielzahl mehr oder weniger unsinniger Rituale soll verhindern, dass ihre Wohnung mit schmutzigen oder giftigen Substanzen kontaminiert wird. Ihr ganzes Leben ist auf diese Sauberkeitsrituale hin ausgerichtet.
Welches Krankheitsbild wird hier beschrieben?

A) Klaustrophobie
B) sensitiver Beziehungswahn
C) Schizophrenie
D) Zwangsstörung
E) Gedankeneingebung

**Frage 376**
Suizidversuch / Suizid.
Welche Aussagen treffen zu?
(Wählen sie 3 Aussagen!)

A) Schizophrene Patienten haben ein erhöhtes Suizidrisiko
B) Depressive Patienten haben kein erhöhtes Suizidrisiko
C) Männer begehen seltener Suizide als Frauen
D) Frauen begehen häufiger Suizidversuche als Männer
E) In Deutschland sterben jährlich zwischen 11 000 und 13 000 Menschen durch Suizid (mehr als durch Verkehrsunfälle).

**Frage 377**
Zu den formalen Denkstörungen zählen:
(Wählen Sie 3 Antworten!)

A) Denkzerfahrenheit
B) Gedankensperre
C) Halluzination
D) Denkhemmung
E) Delir

**Frage 378**
Typische Kennzeichen der Aufmerksamkeitsdefizit-Hyperaktivitätsstörung (ADHS) sind:
(Wählen Sie 3 Antworten!)

A) Zwangshandlungen
B) Auftreten der Störung bereits in den ersten Lebensjahren
C) Essstörungen
D) Störungen in der Verhaltenssteuerung
E) oft mangelnde Ausdauer beim Spielen und motorische Unruhe

**Frage 379**

Ein Patient berichtet, er würde von starken Angstgefühlen überwältigt, wenn er seine Hochhauswohnung verlassen müsse.
Große weite Flächen, öffentliche Plätze und Kaufhäuser könne er nicht mehr ohne starke unüberwindlich scheinende Angstgefühle betreten.
Schon die Vorstellung im Hochhaus in den Fahrstuhl zu steigen, um das Haus zu verlassen und in die Stadt zu fahren, rufe starke Angsterscheinungen hervor.
Wie würden Sie diese Angststörung am ehesten benennen?

A) Klaustrophobie
B) Soziale Phobie
C) Agoraphobie
D) Panikstörung
E) Arachnophobie

**Frage 380**

Eine Ihnen bekannte, sehr lebenslustige 43-jährige Patientin kommt zu Ihnen in die Sprechstunde. Sie fühle sich seit 1 Monat müde, abgespannt und niedergeschlagen. Sie hätte keine Freude mehr am Leben und würde sich deshalb aus ihrem sozialen Umfeld (Freunde, Arbeitskollegen) immer mehr zurückziehen. Sie hätte Schlafstörungen, würde morgens früh aufwachen und könne dann nicht mehr einschlafen. Selbst das Erledigen kleiner Aufgaben würde sie sehr fordern und sie würde deshalb ihren Haushalt nicht mehr in den Griff bekommen und hätte deshalb auch Probleme mit ihrem Mann.
Ihr Leben hätte so nur noch wenig Sinn und würde ihr keine Freude mehr machen.
Welche psychische Störung liegt bei dieser Patientin am ehesten vor?

A) Depression
B) posttraumatische Belastungsstörung
C) Schizophrenie
D) Soziophobie
E) Zwangsneurose

**Frage 381**

Dämmerzustände können bei folgenden Erkrankungen auftreten:

1) Epilepsie
2) pathologischer Rausch
3) Hysterie
4) Schädel-Hirn-Trauma

A) nur 1 und 2 sind richtig
B) nur 2 und 3 sind richtig
C) nur 3 und 4 sind richtig
D) nur 1, 2 und 4 sind richtig
E) 1-4, alle sind richtig

**Frage 382**

Bei welcher der folgenden Krankheiten sind Erinnerungslücken für die Zeit der Erkrankung besonders charakteristisch?

A) Schizophrenie
B) endogene Depression
C) schwere Zwangsneurose
D) pathologischer Alkoholrausch
E) Multiple Sklerose

**Frage 383**
Welche der folgenden Formen sind typisch für ein Alkoholentzugsdelir?

1) vegetative Zeichen (z. B. Schwitzen, Pulsbeschleunigung)
2) Desorientiertheit
3) optische (und seltener akustische) Halluzinationen
4) Amnesie nach Beendigung des Delirs (Erinnerungslücken für diesen Zeitraum)

A) nur 1 und 2 sind richtig
B) nur 2 und 3 sind richtig
C) nur 3 und 4 sind richtig
D) nur 1, 2 und 3 sind richtig
E) 1-4, alle sind richtig

**Frage 384**
Welche der folgenden Therapieformen würde man für die Behandlung einer isolierten phonischen Störung (z. B. Spinnen-/ Katzenphobie) am ehesten wählen, wenn ein symptomatisches Vorgehen vorgesehen ist?

A) Gesprächstherapie
B) Große Analyse
C) Verhaltenstherapie
D) Gruppentherapie
E) Autogenes Training

**Frage 385**
Kriterien für eine Bulimie (Anorexia nervosa) sind:

1) andauernde Beschäftigung mit Essen und Heißhungerattacken, bei denen große Mengen von Nahrung in kurzer Zeit konsumiert werden.
2) selbstinduziertes Erbrechen, Laxanzien-Abusus, restriktive Diät
3) krankmachende Furcht, dick zu werden
4) Übergewicht von mindestens 30 %

A) nur 1 ist richtig
B) nur 1 und 3 sind richtig
C) nur 2 und 3 sind richtig
D) nur 1, 2 und 3 sind richtig
E) nur 2, 3 und 4 sind richtig

**Frage 386**
Erhöhte Suizidgefährdung besteht bei Personen, die an folgenden Erkrankungen leiden:

1) Sucht
2) Schizophrenie
3) Herzneurose
4) endogene Depression

A) nur 1 und 4 sind richtig
B) nur 2 und 3 sind richtig
C) nur 2, 3 und 4 sind richtig
D) nur 1, 2 und 4 sind richtig
E) 1-4, alle sind richtig

# AUGE
# (A/P, PATHOLOGIE)

**Frage 387**
Wie nennt man die akute Infektion der Zeis- oder Moll-Drüsen des Augenlides mit Staphylokokken?

A) Chalazion
B) Hordeolum externum
C) Molluscum contagiosum
D) Xanthelasma
E) Skotom

**Frage 388**
Welche der angegebenen Krankheiten können Folge einer Embryopathie sein?

1) Grauer Star
2) Angeborene Herzfehler
3) Mukoviszidose
4) Trisomie 21

A) nur 1 und 2 sind richtig
B) nur 1 und 3 sind richtig
C) nur 2 und 3 sind richtig
D) nur 3 und 4 sind richtig
E) nur 1, 2 und 3 sind richtig

**Frage 389**
Eine Untersuchung des Augenhintergrundes ist angezeigt bei:

1) Diabetes mellitus
2) Netzhautablösung
3) Arterielle Hypertonie
4) Multiple Sklerose
5) Gehirntumor

A) nur 1 ist richtig
B) nur 1 und 4 sind richtig
C) nur 1, 4 und 5 sind richtig
D) nur 2, 3, und 5 sind richtig
E) 1-5, alle sind richtig

**Frage 390**
Wie viele der sechs äußeren Augenmuskeln innerviert der N. oculomotorius?

A) 6
B) 3
C) 2
D) 4
E) 5

**Frage 391**
Welche Zeichen ist/sind typisch für eine Ablatio retinae?

1) Sehen von Doppelbildern
2) Sehen von Schleiern und Blitzen
3) Rot-Grün-Schwäche
4) Gesichtsfeldausfälle
5) Blendungsgefühl

A) nur 1 ist richtig
B) nur 2 und 4 sind richtig
C) nur 1, 2 und 5 sind richtig
D) nur 2, 3 und 4 sind richtig
E) 1-5, alle sind richtig

**Frage 392**
Welche Aussage über die Fovea centralis des Auges ist richtig?

1) Sie ist der Ort des schärfsten Sehens.
2) Sie bezeichnet die Austrittsstelle des N. opticus.
3) Hier liegen besonders viele Netzhautgefäße.
4) An dieser Stelle enthält die Netzhaut nur Zapfen.
5) Sie ist die Durchtrittspforte der Netzhautgefäße.

A) nur 1 und 4 sind richtig
B) nur 1, 2 und 4 sind richtig
C) nur 1, 4 und 5 sind richtig
D) nur 3, 4 und 5 sind richtig
E) 1-5, alle sind richtig

**Frage 393**
Der Graue Star bezeichnet:

A) eine Linsentrübung
B) ein hängendes Augenlid
C) ein gerötetes Auge
D) einen erhöhten Augeninnendruck
E) eine Umstülpung des Lides nach außen

**Frage 394**
Was enthält der Glaskörper (Corpus vitreum)?

A) Eine von elastischem Knorpel umhüllte, wasserklare Flüssigkeit.
B) Ausgefällte Tränenflüssigkeit
C) Stäbchen und Zapfen
D) Eine gallertartige Substanz mit 99% Wasseranteil.
E) Glatte Muskulatur zur Linsen-Akkommodation.

**Frage 395**
Wie äußert sich ein akuter Glaukomanfall?

1) Steinhart tastbarer Augapfel.
2) Nystagmus
3) Heftige Augenschmerzen
4) Übelkeit bis zum Erbrechen.
5) Nebelsehen und Farbringe

A) nur 1, 2 und 4 sind richtig
B) nur 2, 3 und 4 sind richtig
C) nur 3, 4 und 5 sind richtig
D) nur 1, 3, 4 und 5 sind richtig
E) 1-5, alle sind richtig

**Frage 396**
Ablatio retinae: Typische Zeichen sind:

1) Alterssichtigkeit
2) Plötzlicher Sehverlust
3) Starke Augenschmerzen
4) Sehen von Schleiern und Lichtblitzen
5) Gesichtsfeldausfälle

A) nur 2 und 3 sind richtig
B) nur 4 und 5 sind richtig
C) nur 1, 2 und 5 sind richtig
D) nur 1, 3 und 4 sind richtig
E) 1-5, alle sind richtig

**Frage 397**
Ein für den grünen Star nicht typisches Symptom ist:

A) Erhöhter intraokularer Druck
B) Störung des Farbensehens
C) Gesichtsfeldausfälle
D) Hornhautödem
E) Schmerzen im Auge

**Frage 398**
Welcher Bauteil des Fotoapparats lässt sich mit der Retina des Auges vergleichen?

A) Die Linse
B) Die Blende
C) Der Film
D) Der Sucher
E) Der Verschluss

**Frage 399**
Symptome des Glaukoms sind:

1) Erhöhung des Augeninnendrucks
2) Augenschmerzen
3) Tastbare Härte des Augapfels.
4) Übelkeit bis zum Erbrechen
5) Rötung der Bindehaut

A) nur 1 ist richtig
B) nur 1 und 2 sind richtig
C) nur 2, 3 und 4 sind richtig
D) nur 1, 2, 4 und 5 sind richtig
E) 1-5, alle sind richtig

**Frage 400**

Welchem Bauteil des Fotoapparates entspricht die Iris des Auges?

A) Der Linse
B) Dem Film
C) Der Blende
D) Dem Verschluss
E) Dem Sucher

**Frage 401**

Zeichen der Ablatio retinae sind:

1) Gesichtsfeldausfälle
2) Sehen von Schleiern
3) Lichtblitze
4) Rot-Grün-Schwäche
5) Isolierte Störung des Farbensehens

A) nur 1 ist richtig
B) nur 1 und 2 sind richtig
C) nur 1, 2 und 3 sind richtig
D) nur 1, 2, 4 und 5 sind richtig
E) 1-5, alle sind richtig

**Frage 402**

Welche der Aussagen zum Hordeolum ist zutreffend?

1) Es ist eine akute Staphylokokken-Infektion der Lidranddrüsen.
2) Es ist eine bakterielle Entzündung der Glandula lacrimalis.
3) Es ist eine schmerzfreie Entzündung der Meibom-Drüsen.
4) Die Therapie besteht in einer operativen Ausschälung.
5) Zur Therapie wird Wärmeapplikation und lokale Antibiotikagabe verwendet.

A) nur 1 und 5 sind richtig
B) nur 1, 2 und 4 sind richtig
C) nur 1, 4 und 5 sind richtig
D) nur 2, 3 und 4 sind richtig
E) nur 2, 3 und 5 sind richtig

**Frage 403**

Welche Aussagen über die Tränenflüssigkeit sind zutreffend?

1) Sie mündet über den Ductus nasolacrimalis in den venösen Kreislauf.
2) Sie gleicht Unebenheiten der Kornea aus.
3) Sie enthält Lysozym, welches eine bakterizide Wirkung hat.
4) Sie dient der Reinigung der Hornhaut.
5) Sie verhindert die Austrocknung des Auges.

A) nur 2 und 4 sind richtig
B) nur 1, 2 und 4 sind richtig
C) nur 1, 2, 4 und 5 sind richtig
D) nur 2. 3, 4 und 5 sind richtig
E) 1-5, alle sind richtig

**Frage 404**

Welche Aussagen zum grauen Star sind zutreffend?

1) Er kann Folge einer Allgemeinerkrankung wie Diabetes mellitus sein.
2) Er tritt am häufigsten als Altersstar auf.
3) Tritt als Strahlenkatarakt nach Einwirken ionisierender Strahlung auf.
4) Kann auch angeboren sein.
5) Kann Folge einer traumatischen Augapfelperforation sein.

A) nur 1, 2 und 4 sind richtig
B) nur 1, 2, 3 und 4 sind richtig
C) nur 1, 2, 3 und 5 sind richtig
D) nur 2, 3, 4 und 5 sind richtig
E) 1-5, alle Aussagen sind richtig

**Frage 405**
Welche Strukturen begrenzen die hintere Augenkammer?

1) Regenbogenhaut
2) Linse
3) Glaskörper
4) Ziliarkörper

A) nur 2 und 4 sind richtig
B) nur 1, 2 und 3 sind richtig
C) nur 1, 2 und 4 sind richtig
D) nur 1, 3 und 4 sind richtig
E) 1-4, alle sind richtig

**Frage 406**
Wie viele der Augenmuskeln sind gerade?

A) 1
B) 4
C) 5
D) 3
E) 2

**Frage 407**
Was bedeutet „Grauer Star“?

A) Unregelmäßige Krümmung der Hornhaut
B) Linsentrübung
C) Erhöhung des Augeninnendrucks
D) Altersweitsichtigkeit
E) Bindehautentzündung

**Frage 408**
Unter Katarakt versteht man:

A) Einen erhöhten intraokularen Druck
B) Eine Linsentrübung
C) Eine Entzündung der Hornhaut
D) Die Entzündung der Regenbogenhaut
E) Die Netzhautveränderung bei Diabetes mellitus

**Frage 409**
Unter Astigmatismus versteht man:

A) Eine Störung der Pupillenmotorik
B) Eine unregelmäßige Krümmung der Hornhaut
C) Die Altersweitsichtigkeit
D) Eine Form der Glaskörpertrübung
E) Eine Sonderform des Strabismus

**Frage 410**
Wo wird das Kammerwasser gebildet?

A) In der vorderen Augenkammer
B) In der hinteren Augenkammer
C) Im Glaskörper (Corpus vitreum)
D) Im Kammerwinkel
E) Im Schlemm-Kanal

**Frage 411**
Das Sehen von Blitzen und schwarzen Flecken ist Symptom einer/eines:

A) Neuritis Nervi Optici
B) Netzhautablösung
C) Akuten Glaukomanfalles
D) Hirnödems
E) Makuladegeneration

**Frage 412**
Was bedeutet Strabismus?

A) Hornhautablagerungen
B) Schielen
C) Erhöhung des Augeninnendrucks
D) Fehlerhafte Hornhautkrümmung
E) Altersweitsichtigkeit

**Frage 413**
Welche der angegebenen Strukturen haben den größten Anteil an der Lichtbrechung des Auges?

1) Die Hornhaut
2) Die Linse
3) Die Lederhaut
4) Die Netzhaut
5) Das Kammerwasser

A) nur 2 ist richtig
B) nur 1 und 2 sind richtig
C) nur 1, 2 und 3 sind richtig
D) nur 2, 3, und 5 sind richtig
E) nur 3, 4, und 5 sind richtig

**Frage 414**

Ordnen Sie die Begriffe der Liste 2 den richtigen Strukturen der Liste 1 zu:

Liste 1

a. Hornhaut
b. Zapfenzellen
c. gelber Fleck
d. Stäbchenzellen

Liste 2

1. Ort des schärfsten Sehens
2. Schwarz-Weiß-Sehen
3. Farbensehen
4. Lichtbrechung

A) a1, b2, c3, d4
B) a1, b2, c4, d3
C) a3, b1, c4, d2
D) a4, b2, c1, d3
E) a4, b3, c1, d2

**Frage 415**

Welches Begriffspaar ist falsch?

A) Myopie – Kurzsichtigkeit
B) Katarakt – Linsentrübung
C) Glaukom – erhöhter Augeninnendruck
D) Skotom – umschriebener Gesichtsfeldausfall
E) Strabismus – Netzhautablösung

**Frage 416**

Welche der angegebenen Strukturen haben Anteil an der Lichtbrechung des Auges?

1) Aderhaut
2) Linse
3) Netzhaut
4) Glaskörper
5) Kammerwasser

A) nur 1 und 3 sind richtig
B) nur 2 und 4 sind richtig
C) nur 2, 3 und 4 sind richtig
D) nur 2, 4 und 5 sind richtig
E) 1-5, alle sind richtig

**Frage 417**

Was gilt für die Weitsichtigkeit?

A) Häufigste Ursache ist ein zu langer Augapfel.
B) Das scharfe Sehen ferner Objekte ist eingeschränkt.
C) Ihr liegt eine Linsentrübung zugrunde.
D) Tritt häufig als Alterssichtigkeit auf.
E) Die Brechkraft der Linse ist zu stark.

**Frage 418**

Was gilt für das Gerstenkorn?

A) Es ist eine chronische Entzündung.
B) Es bildet einen derben, druckunempfindlichen Knoten.
C) Es ruft starke Schmerzen hervor.
D) Therapie der Wahl ist die operative Entfernung.
E) Es basiert auf einem Verschluss der Drüsen-Ausführungsgänge.

**Frage 419**

Die Augenmuskeln werden innerviert durch:

1) III. N. oculomotorius
2) IV. N. trochlearis
3) VI. N. abducens
4) V. N. trigeminus
5) VIII. N. Vestibulocochlearis

A) nur 2 und 3 sind richtig
B) nur 1, 2 und 3 sind richtig
C) nur 1, 2, 3 und 4 sind richtig
D) nur 2, 3, 4 und 5 sind richtig
E) 1-5, alle sind richtig

**Frage 420**

Was gilt für den Gelben Fleck?

A) In seinem Zentrum liegt die Fovea centralis, der Ort des schärfsten Sehens.
B) Hier treten die Netzhautgefäße ein.
C) Er enthält keine Sinneszellen.
D) Er ist ein Zeichen für Hornhautablagerungen.
E) Er bezeichnet die Verfärbung der Sklera bei Ikterus.

**Frage 421**

Welche Teile des Auges bilden seinen Akkommodationsapparat?

1) Linse
2) Hornhaut
3) Netzhaut
4) Iris

A) nur 1 und 4 sind richtig
B) nur 2 und 3 sind richtig
C) nur 3 und 4 sind richtig
D) nur 1, 2 und 3 sind richtig
E) 1-4, alle sind richtig

**Frage 422**

Symptome eines akuten Glaukomanfalls sind:

1) Heftige Kopfschmerzen
2) Lichtblitze
3) Drehschwindel
4) Nebelsehen und Farbringe
5) Rötung der Bindehaut

A) nur 1 und 2 sind richtig
B) nur 2 und 4 sind richtig
C) nur 1, 4 und 5 sind richtig
D) nur 1, 2, 4 und 5 sind richtig
E) 1-5, alle sind richtig

**Frage 423**

Welche Symptome zeigt eine Konjunktivitis?

1) Rotes Auge
2) Brennen und Jucken im Auge
3) Lichtscheu
4) Sekretion
5) Schwellung

A) nur 1, 2, 3 und 4 sind richtig
B) nur 1, 2, 4 und 5 sind richtig
C) nur 1, 3, 4 und 5 sind richtig
D) nur 2, 3, 4 und 5 sind richtig
E) 1-5, alle sind richtig

**Frage 424**

Erhöhter Augeninnendruck gilt als wichtige Ursache der (des) von:

A) Netzhautablösung
B) Glaukoms
C) Weitsichtigkeit
D) Linsentrübung
E) Trachoms

**Frage 425**

Wie heißt der Bereich, den man mit unbewegtem Auge wahrnimmt, das auf einen Punkt fixiert wird?

A) Blickfeld
B) Sehbahn
C) Gesichtsfeld
D) Visus
E) Hordeolum

**Frage 426**

Welcher Teil des Auges ist zuständig für das Farbensehen?

A) Die Zapfen
B) Die Stäbchen
C) Die Iris
D) Die Aderhaut
E) Der Ziliarkörper

**Frage 427**
Welche Vorgänge sind an der Nah-Akkommodation des Auges beteiligt?

1) Der Krümmungsgrad der Linse wird vergrößert (Aufwölbung).
2) Der Krümmungsgrad der Linse wird verkleinert (Abflachung).
3) Die Ziliarmuskeln sind entspannt, die Aufhängefasern der Linse angespannt.
4) Die Pupille wird enger.
5) Die Pupille wird weiter.

A) nur 4 ist richtig
B) nur 1 und 4 sind richtig
C) nur 1, 3 und 4 sind richtig
D) nur 2, 3, und 5 sind richtig
E) nur 3, 4, und 5 sind richtig

**Frage 428**
Die Alterssichtigkeit ist verursacht durch:

A) Abnahme der Eigenelastizität der Linse
B) Atrophie der inneren Augenmuskeln
C) Atrophie der äußeren Augenmuskeln
D) Zunehmende Linsentrübung
E) Einen zu kurzen Augapfel

**Frage 429**
Welche anatomischen Strukturen begrenzen die vordere Augenkammer?

1) Hornhaut
2) Linse
3) Glaskörper
4) Iris
5) Netzhaut

A) nur 2 ist richtig
B) nur 1 und 2 sind richtig
C) nur 1, 2 und 4 sind richtig
D) nur 2, 3, und 5 sind richtig
E) nur 3, 4, und 5 sind richtig

**Frage 430**
Welche Stelle im Augenhintergrund wird als Ort des schärfsten Sehens bezeichnet?

1) Die Macula lutea
2) Der blinde Fleck
3) Der gelbe Fleck
4) Die Papilla nervi optici
5) Die Macula densa

A) nur 2 ist richtig
B) nur 1 und 3 sind richtig
C) nur 1, 2 und 3 sind richtig
D) nur 2, 3, und 5 sind richtig
E) nur 3, 4, und 5 sind richtig

**Frage 431**
Die mittlere Augenhaut besteht aus:

1) Lederhaut (Sklera)
2) Aderhaut (Chorioidea)
3) Ziliarkörper (Corpus ciliare)
4) Bindehaut (Konjunktiva)
5) Regenbogenhaut (Iris)

A) nur 1, 2 und 3 sind richtig
B) nur 1, 2 und 4 sind richtig
C) nur 1, 3 und 4 sind richtig
D) nur 2, 3 und 5 sind richtig
E) nur 2, 4 und 5 sind richtig

**Frage 432**
Für die Gonoblennorrhö gilt:

1) Sie ist eine Konjunktivitis bei Neugeborenen.
2) Die Infektion mit Gonokokken findet bei der Geburt statt.
3) Sie ist durch prophylaktische Maßnahmen weltweit verschwunden.
4) Zur Vorbeugung wird die Credé-Prophylaxe eingesetzt.
5) Die starke Entzündung gefährdet die Hornhaut.

A) nur 1 und 3 sind richtig
B) nur 1, 2 und 3 sind richtig
C) nur 1, 2, 3 und 4 sind richtig
D) nur 1, 2, 4 und 5 sind richtig
E) 1-5, alle Aussagen sind richtig

**Frage 433**
Lidödeme können auftreten bei:

1) Konjunktivitis
2) Myxödem
3) Anaphylaxie

A) nur 1 ist richtig
B) nur 1 und 2 sind richtig
C) nur 1 und 3 sind richtig
D) nur 2 und 3 sind richtig
E) 1-3, alle sind richtig

**Frage 434**
Ursache einer Mydriasis (Pupillenerweiterung) kann/können sein:

1) Dunkelheit
2) Koma
3) Akuter Glaukomanfall
4) Drogenmissbrauch
5) Angst, Erregung

A) nur 1 und 2 sind richtig
B) nur 4 und 5 sind richtig
C) nur 1, 2 und 4 sind richtig
D) nur 3, 4 und 5 sind richtig
E) 1-5, alle sind richtig

**Frage 435**
Welches ist die dringlichste Maßnahme bei Augenverätzungen (neben der Verständigung des Notarztes)?

A) Gabe von antibiotischen Augentropfen
B) Gabe von schmerzstillenden Augentropfen
C) Gründliches Ausspülen mit Wasser
D) Ausspülen mit Milch
E) Anlegen eines ruhig stellenden Verbandes

**Frage 436**
Welche Erkrankung geht oft mit einer blauen Verfärbung der Skleren einher?

A) Akute Virushepatitis
B) Glasknochenkrankheit (Osteogenesis imperfecta)
C) Alkoholkrankheit
D) Skleritis
E) Streptokokkeninfektion

**Frage 437**
Welche klinischen Zeichen gehören zum Horner-Symptomenkomplex?

1) Exophthalmus
2) Enophthalmus
3) Mydriasis
4) Ptosis
5) Miosis

A) nur 3 ist richtig
B) nur 2 und 5 sind richtig
C) nur 1, 2 und 4 sind richtig
D) nur 2, 4 und 5 sind richtig
E) 1-5, alle sind richtig

**Frage 438**
Welche anatomische Struktur des Auges bildet die Tränenflüssigkeit?

1) Die Tränendrüsen
2) Die Tränenkanälchen
3) Die Innenlidranddrüsen

A) nur 1 ist richtig.
B) nur 1 und 2 sind richtig
C) nur 1 und 3 sind richtig
D) nur 2 und 3 sind richtig
E) 1-3, alle sind richtig

**Frage 439**
Die Funktionen der Linse sind:

1) Akkommodation
2) Adaption
3) Lichtbrechung

A) nur 1 ist richtig
B) nur 1 und 2 sind richtig
C) nur 2 und 3 sind richtig
D) nur 1 und 3 sind richtig
E) 1-3, alle sind richtig

**Frage 440**

Für Weitsichtigkeit (Hyperopie) gilt:

1) Zur Korrektur werden Sammellinsen (konvex) eingesetzt.
2) Zur Korrektur werden Zerstreuungslinsen (konkav) eingesetzt.
3) Ursache ist meist ein zu kurz gebauter Augapfel.
4) Ursache ist meist ein zu lang gebauter Augapfel.

A) nur 1 und 3 sind richtig
B) nur 1 und 4 sind richtig
C) nur 2 und 3 sind richtig
D) nur 2 und 4 sind richtig
E) 1-4, alle sind richtig

**Frage 441**

Welche Hautschicht des Auges bildet die Iris?

A) Die Lederhaut
B) Die Aderhaut
C) Die Hornhaut
D) Die Netzhaut
E) Die Bindehaut

**Frage 442**

Kann eine Irisdiagnose eine klinische Untersuchung ersetzen?

A) Nein
B) Ja
C) Nur bei Ergänzung durch Herz- und Lungenauskultation.
D) Nur bei Ergänzung durch eine sorgfältige Anamnese.
E) Nur bei ausreichender Sensibilität.

**Frage 443**

Die Retina liegt:

A) zwischen Regenbogenhaut und Iris.
B) zwischen Iris und Hornhaut.
C) direkt innen auf der Lederhaut.
D) zwischen Glaskörper und Aderhaut.
E) zwischen Aderhaut und Lederhaut.

**Frage 444**

Ziel der Irisdiagnostik (Augendiagnose) ist:

A) die Diagnose von Augenkrankheiten.
B) die Untersuchung des Augenhintergrundes.
C) das Erkennen von Sehfehlern.
D) das Finden von Erkrankungen innerer Organe durch Beobachtung der Iris.
E) die Verbesserung der Nah- und Fern-Akkommodation.

**Frage 445**

Wo und in welchem Ausmaß tauschen der linke und der rechte Sehnerv Anteile ihrer Fasern aus?

A) Im Chiasma opticum zu einem Viertel
B) Im Chiasma opticum zur Hälfte
C) Im Chiasma opticum zu drei Viertel
D) In der primären Sehrinde des Hinterhauptslappens zu einem Drittel
E) In der primären Sehrinde des Hinterhauptslappens zu zwei Dritteln

**Frage 446**

Welche der angegebenen Erkrankungen verursacht am ehesten keine Lidödeme?

A) Hypothyreose
B) Glomerulonephritis
C) Hyperthyreose
D) Xanthelasmen
E) Herzinsuffizienz

**Frage 447**
Sehstörungen können auftreten als Folge einer:

1) Methylalkoholvergiftung
2) Multiplen Sklerose
3) Digitalisvergiftung
4) Verabreichung von Muskelrelaxanzien
5) Iritis

A) nur 1 und 3 sind richtig
B) nur 2 und 3 sind richtig
C) nur 2, 3 und 5 sind richtig
D) nur 1, 2, 3 und 5 sind richtig
E) 1-5, alle sind richtig

**Frage 448**
Für welche Infektionskrankheit sind Doppelbilder typisch?

A) Paratyphus
B) Botulismus
C) Tetanus
D) Milzbrand
E) Ornithose

**Frage 449**
Ein Kreislaufstillstand führt zu weiten Pupillen:

A) Innerhalb der ersten 2 Minuten
B) Nach 4 Minuten
C) Nach 6 Minuten
D) Nach 8 Minuten
E) Nach 10 Minuten

**Frage 450**
Welches der angegebenen Symptome finden Sie nicht bei M. Basedow in Kombination mit endokriner Ophthalmopathie?

A) Kayser-Fleischer-Kornealring
B) Exophthalmus
C) Graefe-Zeichen
D) Glänzendes Auge
E) Langsamer und seltener Lidschlag

**Frage 451**
Die Anamnese einer 78-jährigen Patientin ergibt: unvermittelt einsetzende Schmerzen am rechten Auge, verbunden mit Nebelsehen. Das betroffene Auge zeigt eine Rötung und Mydriasis. Palpatorisch zeigt sich ein steinharter Bulbus. An welche Krankheit denken Sie?

A) Hirnblutung
B) Akuter Glaukom-Anfall (Winkelblockglaukom)
C) Verschluss der Arteria centralis retinae
D) Arteriitis temporalis
E) Sehnerventzündung

**Frage 452**
Welcher Teil des Auges produziert das Kammerwasser?

A) Die Tränendrüse
B) Die Ganglienzellen der Retina
C) Das Hornhautendothel
D) Das Ziliarkörperepithel
E) Die Lidranddrüsen

**Frage 453**
Welche der folgenden Aussage/n ist/sind zutreffend?

1) Für das Farbensehen sind die Zapfen zuständig.
2) Für das Hell-Dunkel-Sehen (Dämmerungssehen) sind die Stäbchen zuständig.
3) Die vordere Augenkammer wird durch den Glaskörper und die Retina begrenzt.
4) Beim akuten Glaukomanfall ist die Pupille oft erweitert und unregelmäßig entrundet.
5) Der Sympathikus verengt, der Parasympathikus erweitert die Pupille.

A) nur 4 ist richtig
B) nur 1 und 2 sind richtig
C) nur 1, 2 und 4 sind richtig
D) nur 1, 2 und 5 sind richtig
E) 1-5, alle sind richtig

**Frage 454**
Orientierende Palpation des Augeninnendrucks mit den Fingern. Es gilt:
(Wählen Sie 2 Antworten)

A) Kontraindiziert bei Verdacht auf akuten Glaukomanfall, da Gefahr der Augapfelruptur besteht
B) Das chronische Glaukom kann durch Fingerpalpation mit ausreichender Sicherheit diagnostiziert werden
C) Untersucht wird mit beiden Daumen in Rückenlage des Patienten
D) Die Oberfläche der Hornhaut muss dabei nicht mit Lokalanästhetikum betäubt werden
E) Der Seitenvergleich rechtes Auge / linkes Auge ist wichtig

**Frage 455**
Das Doppelbildersehen ist ein typisches Symptom bei
(Wählen Sie 3 Antworten!)

A) Botulismus
B) Multiple Sklerose
C) M. Parkinson
D) Lähmung des N. abducens
E) Glaukom

**Frage 456**
Bei der Untersuchung eines Patienten fällt ein einseitiges Hervortreten des Augapfels aus der Orbita (Exophthalmus) auf. Dieses Symptom kann hindeuten auf

1) endokrine Orbitopathie („Glotzauge") bei M. Basedow
2) Horner-Syndrom
3) Sinus-cavernosus-Thrombose
4) Tumor der Nasennebenhöhlen
5) Retinoblastom (bösartiger Netzhauttumor)

A) nur 1 und 2 sind richtig
B) nur 3 und 4 sind richtig
C) nur 1, 2 und 5 sind richtig
D) nur1, 3, 4 und 5 sind richtig
E) 1-5, alle sind richtig

**Frage 457**
Bei welcher der im Folgenden aufgezählten Hirnnerven führt bei seiner Lähmung zu einer Ptosis (einem Herabhängen) des Oberlids?

A) N. oculomotorius
B) N. facialis
C) N. trigeminus
D) N. opticus
E) N. vestibulocochlearis

**Frage 458**
Eine 63-jährige weitsichtige Dame klagt über rezidivierendes Auftreten einseitiger Augenschmerzen. Während der Schmerzperioden würde sie eine deutliche Sehverschlechterung bemerken, um Lichtquellen herum würde sie Lichtkreise sehen.
Sie vermuten am ehesten

A) Katarakt
B) Glaukom
C) Arcus senilis
D) Fremdkörper
E) Keratitis (Hornhautentzündung)

**Frage 459**

Eine 73-jährige Patientin die gerne und viel liest, berichtet ihnen Folgendes:
Bei einem ihrer Augen würden die Buchstaben beim Lesen genau dort verschwinden, wo sie gerade hinschauen würde. Dies würde das Lesen mit beiden Augen unmöglich machen, sodass sie sich das kranke Auge nun beim Lesen immer zuhalten müsse.
Diese Anamnese deutet am ehesten auf

A) Scheuklappenblindheit durch Hypophysentumor
B) Anisokorie
C) Mydriasis
D) Zentralskotom
E) Katarakt

**Frage 460**

Sie prüfen die Sehschärfe bei einem Schulkind, welches Ihnen berichtet, dass es die Tafelaufschriebe nicht mehr lesen könne und sich deshalb im Klassenraum ganz nach vorne habe setzen müssen. Ihre Aufschriebe im Heft und Lehrbücher auf ihrem Arbeitsplatz könne sie dagegen gut lesen.
Es handelt sich hier am ehesten um

A) Presbyopie
B) Glaukom
C) Myopie (Kurzsichtigkeit)
D) Makuladegeneration
E) Hypermetropie (Hyperopie, Weitsichtigkeit)

**Frage 461**

Welche der folgenden Augenveränderungen ist am ehesten mit dem Krankheitsbild des Morbus Bechterew verknüpft?

A) Glaukom
B) Katarakt
C) Iritis, Iridozyklitis
D) Neuritis nervi optici
E) Chalazion (Hagelkorn)

**Frage 462**

Welcher der im Folgenden aufgezählten Augenanteile trägt am meisten zur Brechkraft des Auges bei?

A) Hornhaut (Kornea)
B) Linse
C) Glaskörper
D) Iris
E) Netzhaut

**Frage 463**

Symptome des akuten und chronischen grünen Stars (Glaukom) sind:

1) Übelkeit, Erbrechen
2) gerötete Augen
3) Doppelbilder sehen
4) Regenbogensehen
5) Schmerz am / hinter dem betroffenen Auge

A) nur 1 und 5 sind richtig
B) nur 2, 3 und 4 sind richtig
C) nur 1, 2 und 4 sind richtig
D) nur 1, 2, 4 und 5 sind richtig
E) 1-5, alle sind richtig

## HNO (A/P)

**Frage 464**
Welcher Nerv versorgt die Binnenmuskulatur der Zunge motorisch?

A) N. accessorius
B) N. lingualis
C) N. glossopharyngeus
D) N. hypoglossus
E) N. mandibularis

**Frage 465**
Wo findet sich mehrschichtiges, unverhorntes Plattenepithel?

A) In der Tunica mucosa des Magens
B) Auf der Innenwand der Harnblase
C) In der Schleimhaut der Bronchien
D) In der Mundhöhle
E) Im Endokard der Herzwand

**Frage 466**
Was ist keine Funktion des Speichels?

A) Die Durchfeuchtung der Nahrung
B) Das Abtöten von Bakterien
C) Die Fettverdauung
D) Die Kohlenhydratspaltung
E) Das Herauslösen von Geschmacksstoffen

**Frage 467**
Die Drüsen der Mundschleimhaut bilden:

A) Gastrin
B) Insulin
C) Trypsin
D) Ptyalin haltigen Speichel
E) Keines der Genannten

**Frage 468**
Zu den Mittelohrmuskeln zählen:

1) M. stapedius
2) M. masseter
3) M. tensor tympani
4) M. temporalis
5) M. pterygoideus medialis

A) nur 1 und 3 sind richtig
B) nur 2 und 5 sind richtig
C) nur 1, 2 und 4 sind richtig
D) nur 2, 4 und 5 sind richtig
E) 1-5, alle sind richtig

**Frage 469**
Welche anatomischen Strukturen liegen im Innenohr?

1) Schnecke
2) Trommelfell
3) Amboss
4) Labyrinth
5) Steigbügel

A) nur 1 ist richtig
B) nur 1 und 2 sind richtig
C) nur 1 und 4 sind richtig
D) nur 2 und 5 sind richtig
E) nur 1, 3, 4 und 5 sind richtig

**Frage 470**
Nasennebenhöhle(n) mit Verbindung zur Nasenhöhle ist/sind:

1) Die Kieferhöhlen
2) Die Stirnbeinhöhle
3) Die Siebbeinhöhlen
4) Die Keilbeinhöhlen

A) nur 1 ist richtig
B) nur 1 und 2 sind richtig
C) nur 1, 2 und 3 sind richtig
D) nur 1, 2 und 4 sind richtig
E) 1-4, alle Aussagen sind richtig

**Frage 471**
Welche der folgenden Aussagen sind zutreffend?

1) Die Mündungen der Kieferhöhlen liegen im mittleren Nasengang.
2) Der Ductus nasolacrimalis mündet in den unteren Nasengang.
3) Die Nasenhöhle ist mit Flimmerepithel ausgekleidet.
4) Der Sinus frontalis mündet in den oberen Nasengang.

A) nur 2 und 3 sind richtig
B) nur 3 und 4 sind richtig
C) nur 1, 2 und 3 sind richtig
D) nur 1, 2 und 4 sind richtig
E) nur 2, 3 und 4 sind richtig

**Frage 472**
Welche Lagebeschreibung der paarigen Gaumenmandeln (Tonsillae palatinae) ist richtig?

A) Vor dem vorderen Gaumenbogen.
B) Hinter dem hinteren Gaumenbogen.
C) Zwischen den beiden Gaumenbögen.
D) An der Rachenhinterwand zwischen. den Öffnungen der Ohrtrompete.
E) Beiderseits der Kehlkopfdeckel.

**Frage 473**
Zu den Gehörknöchelchen zählen:

1) Jochbein
2) Amboss
3) Siebbeinzellen
4) Hammer
5) Steigbügel

A) nur 1 und 2 sind richtig
B) nur 2 und 4 sind richtig
C) nur 2, 4 und 5 sind richtig
D) nur 1, 2 und 3 sind richtig
E) 1-5, alle sind richtig

**Frage 474**
Der überwiegende Teil der Zungenmuskulatur besteht aus:

A) Glatter Muskulatur
B) Quer gestreifter Muskulatur
C) Längs gestreifter Muskulatur
D) Quer- und längs gestreifter Muskulatur
E) Quer gestreifter und glatter Muskulatur

**Frage 475**
Wo finden sich Geschmacksrezeptoren?

1) Auf dem Zungenrücken
2) Im Bereich des Zungengrundes
3) Im Bereich von Gaumen und Kehldeckel

A) nur 1 ist richtig
B) nur 1 und 2 sind richtig
C) nur 1 und 3 sind richtig
D) nur 2 und 3 sind richtig
E) 1-3, alle sind richtig

**Frage 476**
Welcher Teil gehört nicht zum Kehlkopfskelett?

A) Schildknorpel
B) Stellknorpel
C) Ringknorpel
D) Stimmknorpel
E) Kehldeckel

**Frage 477**
Welche Struktur ist die Grenze zwischen äußerem Ohr und Mittelohr?

A) Der äußere Gehörgang
B) Das Trommelfell
C) Der Amboss
D) Die Ohrtrompete
E) Das ovale Fenster

**Frage 478**
Welcher Teil des Innenohres registriert Beschleunigungen?

A) Die Cochlea (Schnecke)
B) Die Kette der Gehörknöchelchen
C) Das Trommelfell
D) Die Bogengänge und die beiden Vorhofsäckchen.
E) Das Corti-Organ

**Frage 479**
Welcher Anteil des Kehlkopfes bestimmt seine äußere Form?

A) Der Stellknorpel
B) Der Ringknorpel
C) Der Schildknorpel
D) Der Kehldeckel
E) Die Stimmlippen

**Frage 480**
Welche der folgenden Aussagen über die Schnecke (Cochlea) sind richtig?

1) Das ovale Fenster überträgt die mechanischen Schwingungen der Gehörknöchelchenkette auf die Perilymphe in der Schnecke.
2) Die Schnecke enthält auch das Gleichgewichtsorgan.
3) Die Haarzellen nehmen mit ihren kleinen Härchen die Schwingungen in der Schnecke auf.
4) Die Schnecke liegt im Felsenbein.
5) Die Haarzellen der Schnecke leiten ihre Reize an den II. Hirnnerven weiter.

A) nur 1 und 3 sind richtig
B) nur 1, 3 und 4 sind richtig
C) nur 1, 2 und 5 sind richtig
D) nur 1, 3 und 5 sind richtig
E) 1-5, alle sind richtig

**Frage 481**
Welche der angeführten Strukturen stehen mit dem Hauptraum der Nasenhöhle in Verbindung?

1) Kieferhöhle
2) Stirnhöhle
3) Augapfel
4) Keilbeinhöhle
5) Siebbeinzellen

A) nur 1 ist richtig
B) nur 2 und 5 sind richtig
C) nur 1, 2 und 5 sind richtig
D) nur 1, 3 und 4 sind richtig
E) 1-5, alle sind richtig

**Frage 482**
Aus welcher Gewebeart bestehen die Stimmbänder?

A) Mehrschichtigem Zylinderepithel
B) Mehrstufigem Flimmerepithel
C) Fettgewebe
D) Bindegewebe
E) Mehrschichtigem, unverhorntem Plattenepithel

**Frage 483**
Wo liegt die Mündung des Ausführungsganges der Ohrspeicheldrüse?

A) Gegenüber dem 2. unteren Molaren
B) Gegenüber dem 2. oberen Molaren
C) Auf der Unterzungenkarunkel (Caruncula sublingualis)
D) Am oberen Tonsillenpol
E) Am Foramen caecum linguae

**Frage 484**
Wo mündet der Ausführungsgang der Glandula submandibularis?

A) Gegenüber dem 2. unteren Mahlzahn
B) Gegenüber dem 2. oberen Mahlzahn
C) Auf der Unterzungenkarunkel (Caruncula sublingualis)
D) Am oberen Tonsillenpol
E) Am Foramen caecum linguae

**Frage 485**
Über welche Teile des Ohres können Sie mit der Otoskopie Befunde erheben?

1) Innenohr
2) Mittelohr
3) Trommelfell
4) Äußerer Gehörgang

A) nur 4 ist richtig
B) nur 2 und 4 sind richtig
C) nur 3 und 4 sind richtig
D) nur 2, 3 und 4 sind richtig
E) 1-4, alle sind richtig

**Frage 486**
Wo kreuzen sich die Wege von Atemluft und Speisen?

A) In den Choanen (Nasen-Rachenübergang)
B) In der Mundhöhle
C) Im Larynx (Kehlkopf)
D) Im Pharynx (Rachen)
E) Überhaupt nicht

**Frage 487**
An welchen Funktionen hat die Zunge Anteil?

1) Geschmacksempfindung
2) Geruchempfindung
3) Kauen
4) Infektabwehr

A) nur 2 ist richtig
B) nur 1 und 3 sind richtig
C) nur 1, 3 und 4 sind richtig
D) nur 2, 3 und 4 sind richtig
E) 1- 4, alle sind richtig

**Frage 488**
Das Trommelfell liegt zwischen:

A) äußerem und innerem Gehörgang.
B) Paukenhöhle und Warzenfortsatz.
C) Außen- und Mittelohr.
D) Innenohr und Paukenhöhle.
E) Mittelohr und Ohrtrompete.

**Frage 489**
Welche Aussagen zur Tuba auditiva Eustachii sind richtig?

1) Sie verbindet Außenohr und Mittelohr.
2) Sie verbindet zwischen Epipharynx und Mittelohr.
3) Sie dient dem Luftdruckausgleich zwischen Innenohr und Mittelohr.
4) Sie dient der Belüftung der Paukenhöhle.
5) Sie verstärkt die mechanischen Schwingungen der Gehörknöchelchen.

A) nur 3 ist richtig
B) nur 2 und 4 sind richtig
C) nur 1, 2 und 4 sind richtig
D) nur 2, 4 und 5 sind richtig
E) 1-5, alle sind richtig

**Frage 490**
Zu den drei Gehörknöchelchen zählen:

1) Hammer
2) Mastoidzellen
3) Mondbein
4) Amboss
5) Felsenbein
6) Steigbügel
7) Hakenbein

A) nur 1, 2 und 5 sind richtig
B) nur 1, 3, 4 und 5 sind richtig
C) nur 2, 6 und 7 sind richtig
D) nur 1, 4 und 6 sind richtig
E) nur 1, 3 und 6 sind richtig

**Frage 491**
Worüber können Sie mit Hilfe einer Ohrspiegelung Aussagen treffen?

1) Ohrtrompete
2) Trommelfell
3) Hörvermögen
4) Zustand des Gehörganges
5) Mittelohr

A) nur 1 und 5 sind richtig
B) nur 2 und 4 sind richtig
C) nur 1, 2 und 4 sind richtig
D) nur 2, 4 und 5 sind richtig
E) 1-5, alle sind richtig

**Frage 492**
Über welche Struktur im Ohr erfolgt der Druckausgleich?

A) Die Bogengänge
B) Das runde Fenster
C) Die Ohrtrompete
D) Den äußeren Gehörgang
E) Das ovale Fenster

**Frage 493**
Welcher Test überprüft den Gleichgewichtssinn?

A) Romberg-Test
B) Rinne-Test
C) Weber-Test
D) Schellong-Test
E) Schober-Zeichen

**Frage 494**
Welche anatomische Struktur bildet das eigentliche Hörorgan?

1) Die Bogengänge
2) Das Labyrinth
3) Die Gehörknöchelchen
4) Die Cochlea

A) nur 4 ist richtig
B) nur 1 und 4 sind richtig
C) nur 2 und 3 sind richtig
D) nur 3 und 4 sind richtig
E) 1-4, alle sind richtig

**Frage 495**
Mit welchen Tests kann das Hörvermögen überprüft werden?

1) Römer-Test
2) Weber-Test
3) Romberg-Test
4) Rinne-Test
5) Audiometrie

A) nur 3 ist richtig
B) nur 2 und 5 sind richtig
C) nur 1, 2 und 4 sind richtig
D) nur 2, 4 und 5 sind richtig
E) 1-5, alle sind richtig

**Frage 496**
Die Funktion der Ohrtrompete ist:

1) Verbindung zwischen Mittel- und Außenohr
2) Übertragung von Schallwellen
3) Belüftung des Mittelohres
4) Dämpfung von Ohrgeräuschen
5) Luftdruckausgleich

A) nur 3 ist richtig
B) nur 2 und 5 sind richtig
C) nur 3 und 5 sind richtig
D) nur 2, 4 und 5 sind richtig
E) 1 - 5, alle sind richtig

**Frage 497**
Auf welchem Weg erfolgt die Übertragung der Schallenergie im Mittelohr?

A) Malleus → Incus → Stapes → Fenestra cochleae
B) Incus → Malleus → Stapes → Fenestra vestibuli
C) Malleus → Incus → Stapes → Fenestra vestibuli
D) Incus → Stapes → Malleus → Fenestra vestibuli
E) Stapes → Incus → Malleus → Fenestra cochleae

**Frage 498**
Der Ausführgang der Glandula parotidea mündet

A) in die Tuba auditiva
B) gegenüber dem 2. oberen Molaren (Backenzahn) in den Mundvorhof
C) gegenüber dem 2. unteren Molaren (Backenzahn) in den Mundvorhof
D) in den Hypopharynx
E) in den Epi- oder Nasopharynx

**Frage 499**
Normalbefunde am Trommelfell (Membrana tympani) sind:
Wählen Sie zwei Antworten

A) Es ist etwa 1,5 mm dick.
B) Es liegt zwischen Mittelohr und Innenohr.
C) Bei der Otoskopie ist der Lichtreflex vorne unten sichtbar.
D) Der Hammergriff zeichnet sich sichtbar auf dem Trommelfell ab.
E) Das Trommelfell ist deutlich nach außen (Richtung äußerer Gehörgang) vorgewölbt.

# HNO (PATHOLOGIE)

**Frage 500**
Ordnen Sie den Symptomen aus Liste 1 die entsprechenden Erkrankungen aus Liste 2 zu.

Liste 1

a. Grauweiße, nicht blutende Beläge der Tonsillen
b. Nasale Stimme
c. Schmerzverstärkung beim Vorbeugen
d. Süßlich fauliger Mundgeruch

Liste 2

1. Streptokokkenangina
2. akute Sinusitis
3. akute Rhinitis
4. Diphtherie

A) a1, b3, c2, d4
B) a1, b4, c2, d3
C) a2, b1, c3, d4
D) a3, b2, c1, d4
E) a4, b3, c2, d1

**Frage 501**
Was ist bei Erkrankung der Bogengänge gestört?

A) Das Gehör
B) Die Bewegungskoordination
C) Der Druckausgleich
D) Der Gleichgewichtssinn
E) Der Geruchssinn

**Frage 502**
Ordnen Sie den Erkrankungen aus Liste 1 die entsprechende Lokalisation der Störung aus Liste 2 zu.

Liste 1

a. Otitis media
b. Morbus Menière
c. Zerumen

Liste 2

1. Innenohr
2. Äußerer Gehörgang
3. Mittelohr

A) a1, b3, c2
B) a2, b1, c3
C) a2, b3, c1
D) a3, b1, c2
E) a3, b2, c1

**Frage 503**
Eine akute Entzündung des Sinus maxillaris zeigt folgende Symptome:

1) Eitrigen Schnupfen
2) Erschwerte Nasenatmung
3) Druck- und Klopfschmerz im Kieferbereich.
4) Juckreiz

A) nur 1 und 3 sind richtig
B) nur 1 und 4 sind richtig
C) nur 2 und 4 sind richtig
D) nur 1, 2 und 3 sind richtig
E) nur 2, 3 und 4 sind richtig

**Frage 504**
Für die akute Epiglottitis gilt:

A) Sie ist viral bedingt.
B) Im Labor zeigt sich eine Leukopenie.
C) Zu ihren Symptomen zählen Heiserkeit und bellender Husten.
D) Die zentrale Therapie besteht in einer Sedierung des Kindes und der Raumluftbefeuchtung.
E) Sie ist ein Notfall. Häufig ist eine Intubation nötig.

**Frage 505**
Die Laryngitis ist eine:

A) Entzündung des Rachens
B) Mandelentzündung
C) Kehlkopfentzündung
D) Nasennebenhöhlenentzündung
E) Entzündung des äußeren Gehörgangs

**Frage 506**
Wodurch kann eine Rhinorrhö ausgelöst werden?

1) Rhinitis allergica
2) Rhinitis infectiosa
3) Schädelbasisfraktur

A) nur 2 ist richtig
B) nur 1 und 2 sind richtig
C) nur 1 und 3 sind richtig
D) nur 2 und 3 sind richtig
E) 1-3, alle sind richtig

**Frage 507**
Das Zerumen:

1) Deutet auf schlechte Hygiene hin.
2) Kann Schallleitungsstörungen verursachen
3) Kann nur instrumentell beseitigt werden.
4) Wird im inneren Teil des äußeren Gehörganges sezerniert.
5) Ist Nährboden für Krankheitserreger.

A) nur 2 ist richtig
B) nur 2 und 3 sind richtig
C) nur 1, 2, 3 und 4 sind richtig
D) nur 2, 3, 4 und 5 sind richtig
E) 1-5, alle sind richtig

**Frage 508**
Eine behinderte Nasenatmung bei Kleinkindern kann verursacht sein durch:

1) Vergrößerung der Rachenmandel
2) Septumdeviation
3) Fremdkörper

A) nur 2 ist richtig
B) nur 1 und 2 sind richtig
C) nur 1 und 3 sind richtig
D) nur 2 und 3 sind richtig
E) 1-3, alle sind richtig

**Frage 509**
Ursache(n) einer Dysphonie können sein:

1) Stimmlippenknötchen
2) Laryngitis
3) Kehlkopfkarzinom
4) Hypothyreose

A) nur 1 und 2 sind richtig
B) nur 2 und 3 sind richtig
C) nur 3 und 4 sind richtig
D) nur 1, 2 und 3 sind richtig
E) 1-4, alle sind richtig

**Frage 510**
Bei einem plötzlichen Hörsturz liegt die Störung im/in:

A) Den Bogengängen
B) Der Paukenhöhle
C) Innenohr
D) Der Tuba auditiva
E) Äußeren Gehörgang

**Frage 511**
Was ist eine Laryngitis?

A) Eine Entzündung der Gaumenmandel
B) Eine Kehlkopfentzündung
C) Eine Entzündung der Rachenmandel
D) Eine Entzündung der Luftröhre
E) Eine Entzündung der Nasennebenhöhlen

**Frage 512**
Was ist nicht Ursache einer Heiserkeit?

A) Eine Überanstrengung der Stimmbänder
B) Ein Stimmbandkarzinom
C) Eine Rechtsherzinsuffizienz
D) Eine traumatische Einwirkung auf den Larynx.
E) Eine Stimmlippenlähmung

**Frage 513**
Was kann Auslöser einer Schallempfindungsschwerhörigkeit sein?

A) Fixierung eines Gehörknöchelchen.
B) Durchblutungsstörung des Innenohres
C) Trommelfellperforation
D) Zerumenpfropf
E) Otitis media

**Frage 514**
Welche Erkrankung liegt vor, wenn beim Weber-Test der Ton auf die kranke Seite projiziert wird?

A) Menière Krankheit
B) Otitis media
C) Hörsturz
D) Hörnervenläsion
E) Akustikusneurinom

**Frage 515**
Für folgende Anginaformen ist charakteristisch:

1) Angina catarrhalis: Rötung und Schwellung im Tonsillenbereich
2) Angina lacunaris: Eiterpröpfchen, Kryptenbildung
3) Angina Plaut-Vincenti: beidseitiger geschwüriger schmerzhafter Zerfall
4) Diphtherie: leicht abwischbare Beläge

A) keine der Aussagen 1-4 ist richtig
B) nur 1 und 2 sind richtig
C) nur 2 und 4 sind richtig
D) nur 1, 2 und 3 sind richtig
E) 1-4, alle sind richtig

**Frage 516**
Eine Schädigung des Gleichgewichtsorgans prüfen Sie mittels

A) Untersuchung des Mittelohrs
B) Schellong-Test
C) Romberg-Test
D) Weber-Rinne-Test
E) Ohrspiegelung

**Frage 517**
Welche Komplikationen kann eine Mittelohrentzündung zur Folge haben?

1) Hirnhautentzündung
2) Mastoiditis
3) Otitis interna
4) Herdenzephalitis
5) Fazialislähmung

A) nur 2 und 3 sind richtig
B) nur 1, 2 und 4 sind richtig
C) nur 1, 3 und 4 sind richtig
D) nur 1, 3 und 5 sind richtig
E) 1-5, alle sind richtig

**Frage 518**
Karies wird hervorgerufen durch:

1) Echten deutschen Bienenhonig
2) Apfelsaft
3) Grünen Tee
4) Quark
5) Raffinierten Zucker

A) nur 5 ist richtig
B) nur 1 und 5 sind richtig
C) nur 2 und 3 sind richtig
D) nur 1, 2 und 5 sind richtig
E) nur 2, 3 und 5 sind richtig

**Frage 519**
Nicht Symptom einer Streptokokkenangina ist/sind:

A) Schwellung der submandibulären Lymphknoten
B) Einzelne Beläge (Stippchen) auf den Tonsillen.
C) Grau-gelbe, nicht abwischbare Beläge
D) Hohes Fieber mit Schüttelfrost
E) Halsschmerzen v. a. beim Schlucken

**Frage 520**

Welche pathologischen Veränderungen des Trommelfells können Sie mit der Otoskopie erheben?

1) Vorwölbung
2) Retraktion
3) Lichtreflexänderung

A) nur 1 ist richtig
B) nur 1 und 2 sind richtig
C) nur 1 und 3 sind richtig
D) nur 2 und 3 sind richtig
E) 1-3, alle sind richtig

**Frage 521**

Welche der folgenden Aussagen sind zutreffend?

1) Nonnensausen ist ein auskultatorisch nachweisbares Geräusch in den Jugularvenen, das durch erhöhte Blutströmungsgeschwindigkeit infolge einer Anämie verursacht wird.
2) Der Virchow-Lymphknoten liegt hinter dem Schlüsselbeinansatz des rechten M. sternocleidomastoideus.
3) Eine im Sitzen gestaute V. jugularis externa (Halsvene) zeigt eine Rechtsherzinsuffizienz an.
4) Das Hertoghe-Zeichen beschreibt das Fehlen der lateralen Augenbrauen bei Hypothyreose.
5) Anisokorie beschreibt eine seitendifferente Weite der Pupillen, Miosis beschreibt eine Pupillenverengung.

A) nur 1 und 5 sind richtig
B) nur 1, 3 und 4 sind richtig
C) nur 2, 3 und 5 sind richtig
D) nur 1, 3, 4 und 5 sind richtig
E) 1-5, alle sind richtig

**Frage 522**

Welche der folgenden Zuordnungen von Krankheitsbild und Symptomatik ist falsch?

A) Peutz-Jeghers-Syndrom → periorale Melaninpigmentation
B) Morbus Osler → periorale stecknadelkopfgroße rote Flecken (Teleangiektasien) infolge Kapillargefäßerweiterung.
C) Sklerodermie → radiäre Falten um den Mund (Tabaksbeutelmund)
D) Windpocken → Koplik-Flecken der Mundschleimhaut
E) Abwehrschwäche, schwere konsumierende Erkrankungen →.Candida albicans der Mundschleimhaut

**Frage 523**

Was gehört nicht zum typischen Bild der Aphthen?

A) Hauptlokalisation ist die Bauchhaut.
B) Erosive Schleimhautveränderungen
C) Weiße Fibrinbeläge
D) Roter Hof
E) Sehr schmerzhaft

**Frage 524**

Welche der Aussagen zur Prüfung der Nervenaustrittspunkte (NAP) sind richtig?

1) Die Nervenaustrittspunkte werden auf Druckschmerzhaftigkeit überprüft.
2) Eine Sinusitis kann mit druckschmerzhaften Nervenaustrittspunkten einhergehen.
3) Die idiopathische Fazialisparese kann mittels NAP-Prüfung diagnostiziert werden.

A) nur 2 ist richtig
B) nur 1 und 2 sind richtig
C) nur 1 und 3 sind richtig
D) nur 2 und 3 sind richtig
E) 1-3, alle sind richtig

**Frage 525**
Welche(s) Symptom(e) ist/sind typisch für die einseitige Parese des N. laryngeus recurrens?

1) Ruhedyspnoe
2) Verlust der Singstimme
3) Rasche Stimmermüdung

A) nur 2 ist richtig
B) nur 1 und 2 sind richtig
C) nur 1 und 3 sind richtig
D) nur 2 und 3 sind richtig
E) 1-3, alle sind richtig

**Frage 526**
Was führt zum charakteristischen Brillenhämatom?

A) Eine Schädelbasisfraktur
B) Ein Erysipel
C) Eine Otitis media mit Trommelfell-perforation
D) Ein Nasenbeinbruch
E) Eine Thrombozytopenie bei M. Werlhof

**Frage 527**
Ein Unfallpatient blutet aus Nase und Ohr. Was diagnostizieren Sie?

A) Subarachnoidalblutung
B) Commotio cerebri
C) Schädelbasisfraktur
D) Contusio cerebri
E) Nasenbeinbruch

**Frage 528**
Welche Symptome finden Sie bei einem Kind mit Polypen (Adenoide)?

1) Nasenflügeln
2) Nächtliches Schnarchen
3) Exspiratorischer Stridor
4) Rezidivierende Otitis media
5) Mundatmung

A) nur 1, 2 und 3 sind richtig
B) nur 1, 4 und 5 sind richtig
C) nur 2, 3 und 4 sind richtig
D) nur 2, 4 und 5 sind richtig
E) 1-5, alle sind richtig

**Frage 529**
In der Phytotherapie werden zur Husten-stillung eingesetzt:

1) Fenchel
2) Arnika
3) Schafgarbe
4) Anis
5) Isländisches Moos
6) Salbei
7) Spitzwegerich

A) nur 5 und 7 sind richtig
B) nur 1, 5, 6 und 7 sind richtig
C) nur 4, 5 und 6 sind richtig
D) nur 2, 4, 5 und 6 sind richtig
E) nur 3, 4, 5, 6 und 7 sind richtig

**Frage 530**
Welche Erstmaßnahme treffen Sie bei einem Säugling mit Fieber?

A) Harnuntersuchung
B) Stuhluntersuchung
C) Otoskopie
D) Blutabnahme und Bestimmung der BSG.
E) Reflexprüfung

**Frage 531**
Krankheitszeichen der Mittelohr-entzündung ist/sind:

1) Fieber
2) Stechende Schmerzen im Ohr
3) Drehschwindel
4) Innenohr-Schwerhörigkeit
5) Druckschmerzhafter Processus mastoideus.

A) nur 2 ist richtig
B) nur 1 und 5 sind richtig
C) nur 1, 2 und 5 sind richtig
D) nur 2, 3 und 4 sind richtig
E) 1-5, alle sind richtig

**Frage 532**
Was kann eine Otitis media auslösen?

1) Ein Tubenkatarrh
2) Übergreifen einer Entzündung aus dem Hirnbasisbereich.
3) Scharlach
4) Eine Trommelfellruptur
5) Hämatogene Streuung im Rahmen einer Sepsis.

A) nur 5 ist richtig
B) nur 2 und 5 sind richtig
C) nur 1, 2 und 4 sind richtig
D) nur 2, 4 und 5 sind richtig
E) 1 - 5, alle sind richtig

**Frage 533**
Was liegt einer Schalleitungsschwerhörigkeit zugrunde?

1) Läsion des N. vestibulocochlearis
2) Luxation der Gehörknöchelchenkette
3) Degeneration der HWS
4) Degeneration von Haarzellen im Corti-Organ.
5) Cerumen obturans

A) nur 5 ist richtig
B) nur 2 und 5 sind richtig
C) nur 1, 2 und 4 sind richtig
D) nur 2, 4 und 5 sind richtig
E) 1-5, alle sind richtig

**Frage 534**
Welcher Anteil des Ohres registriert schnelle Drehungen?

A) Cochlea
B) Paukenhöhle
C) Bogengänge
D) Vestibulum
E) Tuba auditiva

**Frage 535**
Welche anatomische Struktur ist bei der Seekrankheit irritiert?

A) Zerebellum
B) N. vestibulocochlearis
C) Paukenhöhle
D) Äußerer Gehörgang
E) Vestibularapparat

**Frage 536**
Welche Aussagen zum Hörsturz sind richtig?

1) Die Störung liegt im Mittelohr
2) Die Störung liegt im Innenohr
3) Er kann viral verursacht sein.
4) Er entsteht nach Trommelfellruptur.
5) Entsteht durch Mikrozirkulationsstörungen.

A) nur 3 ist richtig
B) nur 2 und 5 sind richtig
C) nur 1, 2 und 4 sind richtig
D) nur 2, 3 und 5 sind richtig
E) 1-5, alle sind richtig

**Frage 537**
Bei welcher Erkrankung kann eine Lähmung des Gaumensegels auftreten?

A) Pertussis
B) Diphtherie
C) Kinderlähmung
D) Mumps
E) Tetanus

**Frage 538**
Bei welcher Erkrankung eines Kindes ist die Erhebung der Familienanamnese diagnostisch besonders wichtig?

1) Asthma bronchiale
2) Neurodermitis
3) Rhinitis allergica

A) nur 1 ist richtig
B) nur 3 ist richtig
C) nur 1 und 2 sind richtig
D) nur 2 und 3 sind richtig
E) 1-3, alle sind richtig

**Frage 539**
Welche Zuordnung von Krankheitsbild und entsprechendem Symptom ist falsch?

A) Scharlach → Himbeerzunge
B) M. Cushing → Vollmondgesicht
C) Fazialisparese → Hängender Mundwinkel
D) Akromegalie → Progenie
E) Schwangerschaft → Striae rubrae

**Frage 540**
Welche Maßnahmen dienen der Kariesprophylaxe?

1) Professionelle Zahnreinigung
2) Zuckerhaltige Nahrungsmittel meiden
3) Verwendung fluoridierter Zahnpaste

A) nur 1 ist richtig
B) nur 2 ist richtig
C) nur 1 und 2 sind richtig
D) nur 2 und 3 sind richtig
E) 1-3, alle sind richtig

**Frage 541**
Welche Sofortmaßnahme ist bei massivem Nasenbluten indiziert?

A) Gabe von Antikoagulantien
B) Überstreckung des Kopfes nach hinten und Auflegen warmer Umschläge.
C) Stabile Seitenlage und Patient beruhigen.
D) Hochlagerung des Oberkörpers mit nach vorne geneigtem Kopf und zusammenpressen der Nasenflügel.

**Frage 542**
Eine Mutter kommt mir Ihrer 4-jährigen Tochter in Ihre Sprechstunde. Sie schildert folgende Symptome: laufende Nase, häufige Mundatmung, nächtliches Schnarchen und mehrere Mittelohrentzündungen im letzten Jahr. Was könnte Ursache dieser Beschwerden sein?

A) Mononukleose
B) Angina Plaut-Vincenti
C) Hyperplasie der Rachenmandel
D) Sinusitis
E) Tonsillitis

**Frage 543**
Was ist bei der Anwendung von rezeptfreien Nasentropfen (z.B. Nasivin®, Otriven®, Olynth®) zu beachten?

A) Sie können zur Langzeittherapie verwendet werden.
B) Sie sind Therapeutika der Wahl bei allergischer und infektiöser Rhinitis.
C) Sie sollten nur über einen begrenzten Zeitraum sorgsam angewendet werden.
D) Sind in der Bevölkerung kaum bekannt und werden selten angewendet.
E) Sie können keine Dauerschäden der Nasenschleimhaut verursachen.

**Frage 544**
Richtige Aussagen zur Epiglottitis sind:

1) Sie kommt vor allem bei Schulkindern vor.
2) Diagnostisch ist eine umfangreiche Racheninspektion zweckmäßig.
3) Sie geht mit starken Schluckschmerzen einher.
4) Oft kommt eine Hypersalivation vor.
5) Sie ist mit hohem Fieber assoziiert.
6) Sie ist eine viral verursachte Erkrankung.

A) nur 1 und 3 sind richtig
B) nur 3, 4 und 5 sind richtig
C) nur 1, 2, 3 und 5 sind richtig
D) nur 2, 3, 4 und 6 sind richtig
E) 1-6, alle sind richtig

**Frage 545**
Kennzeichen der Menière-Krankheit sind:

1) Einseitiger Tinnitus mit Druckgefühl im Ohr.
2) Einseitiger Hörverlust im tief frequenten Bereiche.
3) Sie führt immer zur völligen Ertaubung beider Ohren.
4) Dreh- oder Schwankschwindel
5) Sie wird durch eine Läsion des N. vestibulocochlearis verursacht.

A) nur 1 und 3 sind richtig
B) nur 2 und 4 sind richtig
C) nur 1, 2 und 4 sind richtig
D) nur 2, 3 und 4 sind richtig
E) 1-5, alle sind richtig

**Frage 546**
Für welche Erkrankung ist ein blutiger Husten bzw. ein blutiges Sputum nicht typisch?

A) Bronchiektasen
B) Lungenstauung
C) Lungentuberkulose
D) Idiopathischer Spontanpneumothorax
E) Bronchialkarzinom

**Frage 547**
Eine Mutter kommt mit ihrem 8-jährigen Sohn in Ihre Praxis. Das Kind leidet seit wenigen Tagen unter einem reduzierten Allgemeinbefinden und klagt über Schluckbeschwerden. Ihre klinische Untersuchung ergibt mäßig geschwollene, jedoch belagfreie Tonsillen, und kleine, von einem roten Hof umgebene Bläschen im Bereich des weichen Gaumens. Sie messen eine Körpertemperatur von 38°C. Was ist Ihre Diagnose?

A) Pfeiffer-Drüsenfieber
B) Adenoide Vegetation
C) Angina Plaut-Vincenti
D) Toxoplasmose
E) Herpangina

**Frage 548**
Zu den Befunden bzw. Symptomen eines Morbus Menière gehören
(wählen sie drei Antworten!)

A) Drehschwindel mit Übelkeit und Erbrechen
B) Hörverlust im Tieftonbereich
C) Ohrgeräusch (Tinnitus)
D) Mittelohrentzündung (Otitis media)
E) gesteigertes Hörempfinden (Hyperakusis)

**Frage 549**
Typisches Merkmal einer Aphthe ist:

A) Aphthen sind schmerzhafte, von einem entzündlichen Randsaum umgebene Erosionen der Mundschleimhaut
B) Aphthen finden sich vor allem palmar an der Handfläche
C) Die Aphthe ist eine Primäreffloreszenz.
D) Im Rahmen einer Multiplen Skerose treten häufig Aphthen an der Bauchhaut auf.
E) Die Aphthe ist eine Präkanzerose

# ORTHOPÄDIE (A/P)

**Frage 550**

Wie ist ein Brustwirbel aufgebaut?

1) Wirbelkörper
2) Wirbelbogen
3) Griffelfortsatz
4) Dornfortsatz
5) Gelenkfortsätze

A) nur 1 und 5 sind richtig
B) nur 2 und 4 sind richtig
C) nur 1, 2 und 4 sind richtig
D) nur 1, 2, 4 und 5 sind richtig
E) 1-5, alle sind richtig

**Frage 551**

Welche der genannten Aussagen definiert die Diaphyse?

A) Sie ist der Muskelansatzhöcker an dem große Muskeln die nötige Befestigung finden.
B) Sie ist eine knorpelige Zone der Röhrenknochen, die während des Längenwachstums vorkommt.
C) Sie bezeichnet das proximale und distale Gelenkende eines Röhrenknochens.
D) Sie ist die auf Röntgenbildern sichtbar verdichtete Linie der ehemaligen Wachstumszone.
E) Die Diaphyse (Schaft) ist der zwischen den beiden Gelenkenden liegende Teil des Röhrenknochens.

**Frage 552**

Bei der systematischen Tastuntersuchung der Wirbelsäule dient der „Vertebra prominens" als Orientierungshilfe.
Welchem der angegebenen Wirbelsegmente entspricht er?

A) Atlas
B) Axis
C) 7. Halswirbel
D) 3. Brustwirbel
E) 4. Lendenwirbel

**Frage 553**

Was ist die anatomische Grundlage für Abnutzungserscheinungen am Gelenkknorpel?

A) Die in großen Mengen vorkommenden Glykogenpartikel der Chondrozyten.
B) Die Kollagenfibrillen der Extrazellulärmatrix.
C) Das Fehlen von Knorpelzellen.
D) Die Gefäßfreiheit des Knorpelgewebes.
E) Die auf Druck geringfügige Verformbarkeit des Knorpels.

**Frage 554**

Ordnen Sie den verschiedenen Knorpeltypen aus Liste 1 die entsprechenden Vorkommen in Liste 2 zu.

Liste 1

a. Hyaliner Knorpel
b. Faserknorpel
c. Elastischer Knorpel

Liste 2

1. Symphyse
2. Nasenseptum
3. Zwischenwirbelscheiben

A) a1, b2, c3
B) a1, b3, c2
C) a2, b1. c3
D) a3, b1, c2
E) a3, b2, c1

**Frage 555**

Welcher Körperteil ist knorpelfrei?

A) Die adulte Schädelkalotte.
B) Die Zwischenwirbelscheiben
C) Die Luftröhre
D) Das Kehlkopfskelett
E) Die Gelenke

**Frage 556**

Welche Mechanismen sind für die Ernährung des Knorpelgewebes notwendig?

1) Die vaskuläre Versorgung.
2) Ernährung durch Diffusion aus der Gelenkflüssigkeit.
3) Be- und Entlastungsvorgänge an den Gelenkenden der Knochen
4) Die Zusammensetzung der Synovia.
5) Die Filtrationsrate der semipermeablen Membranen.

A) nur 1 und 5 sind richtig
B) nur 2 und 4 sind richtig
C) nur 1, 4 und 5 sind richtig
D) nur 2, 3 und 4 sind richtig
E) 1-5, alle sind richtig

**Frage 557**

Funktionen der Knochenhaut sind:

1) Die Blutbildung
2) Die Kallusbildung
3) Die Ernährung und das Dickenwachstum des Knochens
4) Der Schutz des Knochens
5) Der Entgiftung des Knochens
6) Das Längenwachstum des Knochens

A) nur 1, 3 und 5 sind richtig
B) nur 1, 2 und 4 sind richtig
C) nur 2, 3 und 4 ist richtig
D) nur 2, 3, 4 und 5 sind richtig
E) 1 - 6, alle sind richtig

**Frage 558**

Welche der folgenden Aussage(n) über Menisken ist/sind richtig?

1) Sie haben die Gestalt von Halbmonden und bestehen aus Faserknorpel
2) Innerer und äußerer Meniskus sind mit dem jeweiligen Kollateralband verwachsen.
3) Die Menisken synostosieren mit der Kniescheibe.
4) Jedes Kniegelenk besitzt einen Meniskus medialis und einen Meniskus lateralis.
5) Zu den Aufgaben der Menisken zählt der Ausgleich von Passungenauigkeiten zwischen den Gelenkflächen von Femur, Tibia und Fibula.

A) nur 1 ist richtig
B) nur 1 und 4 sind richtig
C) nur 2, 3 und 4 sind richtig
D) nur 2, 3 und 5 sind richtig
E) 1-5, alle sind richtig

**Frage 559**

Ordnen Sie den unterschiedlichen Gelenkformen aus Liste 1 die richtigen Vorkommen aus Liste 2 zu.

Liste 1

a. Kugelgelenk
b. Eigelenk
c. Sattelgelenk

Liste 2

1. Karpometakarpalgelenk des Daumens
2. Hüftgelenk
3. Gelenk zwischen Atlas und den 4. Kondylen des Hinterhauptbeins.

A) a1, b2, c3
B) a2, b1, c3
C) a2, b3, c1
D) a3, b1, c2
E) a3, b2, c1

**Frage 560**

Das Gelenk mit dem größten Bewegungsradius ist das:

A) Hüftgelenk
B) Schultergelenk
C) Ellbogengelenk
D) Kniegelenk
E) Sprunggelenk

**Frage 561**
Durch welche anatomischen Besonderheiten unterscheidet sich der Daumen von den Fingern?

1) Der Daumen besitzt kein Mittelglied.
2) Das Daumengrundgelenk ermöglicht einen größeren Bewegungsradius.
3) Der Daumen besitzt eine eigene Muskulatur.
4) Der Daumen ermöglicht das exakte Greifen.

A) nur 1 ist richtig
B) nur 1 und 4 sind richtig
C) nur 1, 2 und 3 sind richtig
D) nur 2, 3 und 4 sind richtig
E) 1-4, alle sind richtig

**Frage 562**
Welchen Namen trägt der erste Halswirbel?

A) Atlas
B) Dens axis
C) Vertebrae cervicales
D) Vertebra prominens
E) Os sacrum

**Frage 563**
Welcher Knochen ist für die Bildung des Außenknöchels verantwortlich?

A) Tibia
B) Fibula
C) Fersenbein
D) Sprungbein
E) Kahnbein

**Frage 564**
Zu den Funktionen des Skelettapparates zählt/zählen?

1) Stützfunktion
2) Protektion
3) Hormonproduktion
4) Speicherfunktion
5) Aktiver Bewegungsablauf

A) nur 3 ist richtig
B) nur 1 und 5 sind richtig
C) nur 1, 2 und 4 sind richtig
D) nur 3, 4 und 5 sind richtig
E) 1-5, alle sind richtig

**Frage 565**
Welche Funktion haben die Menisken des Kniegelenks?

A) Sie sind Produktionsort der Gelenkschmiere.
B) Sie versorgen die Gelenkflächen mit Nährstoffen.
C) Durch sie wird der Bandapparat stabilisiert.
D) Sie gleichen Passungenauigkeiten der Gelenkflächen aus.
E) Sie verhindern das Abknicken nach außen.

**Frage 566**
Wie wird das Gitterwerk aus dünnen Platten und Bälkchen (Trabekeln) im Inneren eines Knochens genannt?

A) Corticalis
B) Apophyse
C) Spongiosa
D) Periost
E) Markhöhle

**Frage 567**
Welche der angegebenen Knochenstrukturen hat keinen Anteil an der Wirbelsäule?

A) BWS (Brustwirbelsäule)
B) Sitzbein
C) LWS (Lendenwirbelsäule)
D) Steißbein
E) HWS (Halswirbelsäule)

**Frage 568**
Welche skelettale Struktur des Erwachsenen enthält kein Knorpelgewebe?

A) Die Schädelkalotte
B) Das Kehlkopfskelett
C) Die Zwischenwirbelscheiben
D) Die Ohrmuschel
E) Das Nasenseptum

**Frage 569**
Der Columna vertebralis werden folgende knöcherne Strukturen zugeordnet:

1) Steißbein
2) Brustwirbel
3) Sitzbein
4) Brustbein
5) Halswirbel

A) nur 1 ist richtig
B) nur 1 und 5 sind richtig
C) nur 1, 3 und 4 sind richtig
D) nur 1, 2 und 5 sind richtig
E) 1-5, alle sind richtig

**Frage 570**
Die Epiphyse ist:

A) Die Wachstumszone eines Knochen
B) Die Knochenmarkhöhle
C) Das Gelenkende eines Knochens
D) Ein Muskelansatzhöcker
E) Die Hirnanhangsdrüse

**Frage 571**
Welche der folgenden Aussagen über die Menisken sind zutreffend?

1) Sie sind aus kollagenem Bindegewebe mit Faserknorpelmaterial aufgebaut.
2) Sie haben die Form eines Halbmondes.
3) Der mediale (innere) Meniskus ist mit dem Innenband verwachsen.
4) Sie sind mittels Bindegewebe teilweise mit der Patella verwachsen.
5) Der laterale (äußere) Meniskus ist mit dem Außenband verwachsen.

A) nur 1 und 3 sind richtig
B) nur 2 und 4 sind richtig
C) nur 1, 2 und 3 sind richtig
D) nur 2, 4 und 5 sind richtig
E) nur 1, 2, 3 und 5 sind richtig

**Frage 572**
Aus welchen knöchernen Strukturen besteht der Unterarm?

1) Radius
2) Elle
3) Fibula
4) Ulna
5) Tibia

A) nur 1 und 4 sind richtig
B) nur 2 und 4 sind richtig
C) nur 1, 2 und 4 sind richtig
D) nur 1, 2, 4, und 5 sind richtig
E) 1-5, alle sind richtig

**Frage 573**
Welche der folgenden Kurzdefinitionen beschreibt den Kallus?

A) Durch natürliche Frakturheilung entstehende knöcherne Narbe.
B) Er ist ein Produkt der Kallikreinsynthese.
C) Schädeldach
D) Fersenbein
E) Die Querverbindung der beiden Großhirnhälften untereinander.

**Frage 574**
Die Anzahl der Handwurzelknochen einer Hand beträgt:

A) 5
B) 6
C) 9
D) 8
E) 10

**Frage 575**
In welchem Wirbelsäulenabschnitt gibt eseine natürlich vorkommende Lordose?

A) An der BWS
B) Am Steißbein
C) Am Kreuzbein
D) An der HWS
E) Keine Antwort auftreffend

**Frage 576**
Welche der folgenden anatomischen Strukturen zählen zu den Fußwurzelknochen?

1) Mondbein
2) Keilbein
3) Kopfbein
4) Würfelbein
5) Kahnbein

A) nur 1 und 2 sind richtig
B) nur 1, 2 und 4 sind richtig
C) nur 2, 3 und 4 sind richtig
D) nur 2, 4 und 5.sind richtig
E) 1-5, alle sind richtig

**Frage 577**
Zu der proximalen Reihe der Handwurzelknochen zählt:

A) Großes Vieleckbein
B) Kleines Vieleckbein
C) Kopfbein
D) Dreieckbein
E) Hakenbein

**Frage 578**
Welche der folgenden knöchernen Strukturen kann der Handwurzel nicht zugeordnet werden?

A) Os scaphoideum
B) Os lunatum
C) Os pisiforme
D) Os hamatum
E) Os occipitale

**Frage 579**
Wo findet sich der Trochanter minor (kleiner Rollhügel)?

A) An der Fibula
B) An der Tibia
C) Am Femur
D) Am Humerus
E) Am Kreuzbein

**Frage 580**
Die Kennzeichen eines synovialen (echten) Gelenkes sind:

1) Ein gewebefreier Gelenkspalt
2) Gleitbeutel
3) Gelenkkapsel
4) Gelenkkörper

A) nur 1 ist richtig
B) nur 1, 2 und 3 sind richtig
C) nur 1, 2 und 4 sind richtig
D) nur 1, 3 und 4 sind richtig
E) 1-4, alle sind richtig

**Frage 581**
Der typische Brustwirbel besteht aus:

1) Gelenkfortsatz
2) Dornfortsatz
3) Griffelfortsatz
4) Wirbelbogen
5) Wirbelkörper

A) nur 1 und 5 sind richtig
B) nur 2 und 4 sind richtig
C) nur 1, 2 und 4 sind richtig
D) nur 1, 2, 4 und 5 sind richtig
E) 1-5, alle sind richtig

**Frage 582**
Aus welchen knöchernen Anteilen besteht die Handwurzel?

1) Kopfbein
2) Erbsenbein
3) Trapezbein
4) Würfelbein

A) nur 1 und 3 sind richtig
B) nur 2 und 4 sind richtig
C) nur 3 und 4 sind richtig
D) nur 1, 2 und 3 sind richtig
E) 1-4, alle sind richtig

**Frage 583**
Der Knochenhaut direkt anliegend ist die:

A) Spongiosa
B) Compacta
C) Substantia nigra
D) Knochenmarkhöhle
E) Endost

**Frage 584**
Am grundlegenden Aufbau eines echten Gelenkes ist/sind beteiligt:

1) Blutgefäße und Nerven
2) Bänder
3) Sehnen
4) Muskelgewebe
5) Knorpelgewebe

A) nur 3 ist richtig
B) nur 2 und 5 sind richtig
C) nur 1, 2 und 4 sind richtig
D) nur 3, 4 und 5 sind richtig
E) 1 - 5, alle sind richtig

**Frage 585**
Welche der genannten Krümmungen der Wirbelsäule kommt physiologisch vor?

A) Halslordose
B) Lendenkyphose
C) Lendenskoliose
D) Sakrallordose
E) Brustlordose

**Frage 586**
Das Mondbein zählt zu:

A) Den Fußwurzelknochen
B) Den Mittelfußknochen
C) Dem knöchernen Becken
D) Den Handwurzelknochen
E) Den Mittelhandknochen

**Frage 587**
Aus wie vielen Hals-, Brust- und Lendenwirbeln ist die Columna vertebralis aufgebaut?

A) 8 Hals-, 12 Brust-, 5 Lendenwirbel
B) 7 Hals-, 12 Brust-, 5 Lendenwirbel
C) 5 Hals-, 12 Brust-, 7 Lendenwirbel
D) 7 Hals-, 15 Brust-, 5 Lendenwirbel
E) Keine Aussage ist richtig.

**Frage 588**
Welche Knochen sind an der Bildung des Beckengürtels beteiligt?

1) Darmbein
2) Schambein
3) Sitzbein
4) Felsenbein
5) Sesambein

A) nur 1, 2 und 3 sind richtig
B) nur 1, 3 und 4 sind richtig
C) nur 1, 3 und 5 sind richtig
D) nur 1, 2, 3 und 5 sind richtig
E) 1-5, alle sind richtig

**Frage 589**
Welcher Gelenkform wird das Hüftgelenk zugeordnet?

A) Scharniergelenk
B) Eigelenk
C) Planes Gelenk
D) Zapfengelenk
E) eingeschränktes Kugelgelenk

**Frage 590**
Die aktiven Osteoblasten zählen beim Gesunden zu den:

A) Zellen des Endosts.
B) Knochenbildungszellen
C) Zellen des Periosts
D) Knochenabbauzellen
E) Knorpelbildungszellen

**Frage 591**
Welcher Muskelursprung ist nicht am Becken zu finden?

A) M. iliacus
B) M. trapezius
C) M. gluteus maximus
D) M. gluteus minimus
E) M. tensor fasciae latae (Schenkelbindenspanner)

**Frage 592**
Welche der folgenden Aussagen zum Schienbein sind richtig?

1) Es bildet mit seinem distal gelegenen Anteil den Innenknöchel.
2) Es bildet mit seinem distal gelegenen Anteil den Außenknöchel.
3) Proximal besitzt es einen inneren und einen äußeren Gelenkknorren.
4) Es hat keinen direkten Anteil am Kniegelenk.

A) nur 1 und 3 sind richtig
B) nur 1 und 4 sind richtig
C) nur 2 und 4 sind richtig
D) nur 1, 3 und 4 sind richtig
E) nur 2, 3 und 4 sind richtig

**Frage 593**
Welche der folgenden Aussagen zum Atlas (C1 = 1. Halswirbel) sind richtig?

1) Ein Gelenk vermittelt die Verbindung zum Hinterhauptsbein.
2) Er ist hauptsächlich aus einem weiten Knochenring aufgebaut.
3) Er besitzt einen ausgeprägten Wirbelkörper.
4) Er hat eine Gelenkverbindung mit dem Schläfenbein.
5) Seine Verbindung zum Schädelknochen wird durch ein Eigelenk gewährleistet.

A) nur 3 und 5 sind richtig
B) nur 1, 2 und 5 sind richtig
C) nur 1, 3 und 5 sind richtig
D) nur 2, 3 und 4 sind richtig
E) nur 2, 4 und 5 sind richtig

**Frage 594**
Der knöcherne Anteil des Brustkorbs wird gebildet von:

1) Lendenwirbel
2) Brustwirbel
3) Schlüsselbeinen
4) Schulterblätter
5) Brustbein

A) nur 2 und 5 sind richtig
B) nur 4 und 5 sind richtig
C) nur 1, 4 und 5 sind richtig
D) nur 2, 3 und 4 sind richtig
E) nur 2, 3 und 5 sind richtig

**Frage 595**
Welche der folgenden echten Gelenke zählen zu den Kugelgelenken?

1) Ellenbogengelenk
2) Schultergelenk
3) Daumengrundgelenk
4) Hüftgelenk

A) nur 2 und 3 sind richtig
B) nur 2 und 4 sind richtig
C) nur 3 und 4 sind richtig
D) nur 1, 3 und 4 sind richtig
E) 1-4, alle sind richtig

**Frage 596**
Welche der angegebenen Funktionen wird vom M. quadriceps femoris (vierköpfiger Oberschenkelmuskel) durchgeführt?

A) Außenrotation im Kniegelenk.
B) Extension des Oberschenkels im Hüftgelenk.
C) Flexion des Kniegelenks

D) Beugung des Oberschenkels im Hüftgelenk und Streckung des Unterschenkels im Kniegelenk.
E) Flexion des Oberschenkels im Hüftgelenk und des Unterschenkels im Kniegelenk.

**Frage 597**
Als Substantia spongiosa bezeichnet man:

A) den Knochenanteil zwischen den Epiphysen.
B) die aus Bindegewebe aufgebaute Knochenhaut.
C) die Knochenwachstumszone.
D) die, der Gelenkfläche angrenzende Knochenstruktur.
E) den schwammartig strukturierten Raum eines Röhrenknochens, der Knochenmark beinhaltet.

**Frage 598**
Der Bewegungsvorgang der Flexion beschreibt:

A) Eine Drehung nach innen
B) Eine Streckung
C) Eine Drehung nach außen
D) Eine Kreisbewegung
E) Keine Antwort richtig

**Frage 599**
Den Antagonisten bezeichnet man auch als einen:

A) Auswärtsdreher
B) Beuger
C) Gegenspieler
D) Mitspieler
E) Keine Antwort richtig

**Frage 600**
Die direkte Verknöcherung ist:

A) Die Knochenbildung aus hyalinem Knorpel.
B) Die Knochenbildung ohne Periost.
C) Die Knochenbildung aus embryonalem Zwischengewebe ohne knorpelige Zwischenstufe.
D) Die Frakturheilung.
E) Keine Antwort richtig.

**Frage 601**
Wesentlichen Anteil an der hormonellen Regulation des Knochenstoffwechsels haben:

1) Thyroxin
2) Parathormon
3) Aldosteron
4) Kalzitonin
5) Adrenalin

A) nur 1 und 5 sind richtig
B) nur 2 und 4 sind richtig
C) nur 3 und 5 sind richtig
D) nur 1, 2 und 4 sind richtig
E) 1-5, alle sind richtig

**Frage 602**
An der Bildung des Kniegelenks ist/sind nicht beteiligt:

1) Femur
2) Kniescheibe
3) Fibula
4) Tibia
5) Kahnbein

A) nur 1 ist richtig
B) nur 2 und 3 sind richtig
C) nur 3 und 5 sind richtig
D) nur 1, 2 und 4 sind richtig
E) nur 3, 4 und 5 sind richtig

**Frage 603**
Die Summe aller Handwurzelknochen eines Menschen beträgt:

A) 10
B) 7
C) 8
D) 14
E) 16

**Frage 604**
Welches der folgenden Gelenke bildet die Form eines Sattelgelenkes?

A) Das Daumengrundgelenk
B) Die Wirbelgelenke
C) Das Ellbogengelenk
D) Das Daumenwurzelgelenk
E) Das obere Sprunggelenk

**Frage 605**
Aus welchem Grund werden die Rippen acht bis zehn auch „falsche Rippen" genannt?

A) Weil sie nur aus Rippenknorpel aufgebaut sind.
B) Weil sie eine direkte Gelenkverbindung zum Sternum haben.
C) Weil sie mit dem Sternum nur indirekt (über Knorpelgewebe) in Verbindung stehen.
D) Weil sie frei zwischen den Muskeln der seitlichen Bauchwand enden.
E) Weil sie beim Großteil der Menschen nicht vorhanden sind.

**Frage 606**
Aus wie vielen Wirbeln ist die Brustwirbelsäule aufgebaut?

A) 5
B) 7
C) 10
D) 12
E) 13

**Frage 607**
Aus wie vielen Wirbeln ist die Lendenwirbelsäule aufgebaut?

A) 6
B) 7
C) 5
D) 4
E) 3

**Frage 608**
Aus wie vielen Wirbeln ist die Halswirbelsäule aufgebaut?

A) 5
B) 6
C) 7
D) 8
E) 9

**Frage 609**
Durch wie viele Gelenke ist der rechte Schultergürtel mit dem Stamm verbunden?

A) Nicht durch Gelenke, sondern nur muskulär verbunden.
B) 1
C) 2
D) 3
E) 4

**Frage 610**
Die hormonelle Regulation des Knochenstoffwechsels erfolgt durch:

1) Parathormon
2) Adrenalin
3) Erythropoetin (EPO)
4) Kalzitonin
5) Noradrenalin

A) nur 3 ist richtig
B) nur 1 und 4 sind richtig
C) nur 1, 2 und 4 sind richtig
D) nur 3, 4 und 5 sind richtig
E) 1-5, alle sind richtig

**Frage 611**
Nicht zu den Schädelknochen gehört das:

A) Stirnbein
B) Keilbein
C) Pflugbein
D) Schläfenbein
E) Nasenbein

**Frage 612**
Welche Energielieferanten werden für die Muskelkontraktion benötigt?

1) ADP
2) ATP
3) Ketonkörper
4) Jod
5) Glukose

A) nur 3 ist richtig
B) nur 1 und 4 sind richtig
C) nur 2 und 5 sind richtig
D) nur 2, 4 und 5 sind richtig
E) nur 1, 3, 4 und 5 sind richtig

**Frage 613**
Keine typische Gelenkform ist:

A) Scharniergelenk
B) Walzengelenk
C) Sattelgelenk
D) Eigelenk
E) Rad- oder Zapfengelenk

**Frage 614**
Im Knochen wird/werden produziert:

1) Hormone
2) Thrombozyten
3) Vitamin E
4) Leukozyten
5) Knochengrundsubstanz

A) nur 3 ist richtig
B) nur 2 und 5 sind richtig
C) nur 1, 2 und 4 sind richtig
D) nur 2, 4 und 5 sind richtig
E) 1-5, alle sind richtig

**Frage 615**
Welche der folgenden Knochen bilden den Unterschenkel?

1) Ulna
2) Radius
3) Wadenbein
4) Schienbein
5) Speiche

A) nur 3 ist richtig
B) nur 3 und 4 sind richtig
C) nur 1, 3 und 4 sind richtig
D) nur 2, 4 und 5 sind richtig
E) 1-5, alle sind richtig

**Frage 616**
Das Schultergelenk wird von folgenden Knochen gebildet:

1) Humerus
2) Femur
3) Scapula
4) 1. Rippe
5) Schlüsselbein

A) nur 3 ist richtig
B) nur 1 und 3 sind richtig
C) nur 1, 2 und 4 sind richtig
D) nur 3, 4 und 5 sind richtig
E) 1-5, alle sind richtig

**Frage 617**
Die größte Fläche des Brustkorbs bedeckt der:

A) M. latissimus dorsi
B) M. rectus abdominis
C) M. pectoralis major
D) M. deltoideus
E) Mm. intercostales

**Frage 618**
Das knöcherne Becken als Ursprung haben folgende Muskeln:

1) M. iliacus
2) M. trapezius
3) M. gluteus maximus
4) M. gluteus minimus
5) M. tensor fasciae latae (Schenkelbindenspanner)

A) nur 3 und 4 sind richtig
B) nur 1, 3 und 4 sind richtig
C) nur 2, 3 und 5 sind richtig
D) nur 1, 3, 4 und 5 sind richtig
E) 1-5, alle sind richtig

**Frage 619**
Zu den Muskeln der Halsregion zählt/zählen:

1) Der M. deltoideus
2) Der M. sternocleidomastoideus
3) Der M. coracobrachialis
4) Der M. trapezius
5) Das Platysma

A) nur 3 ist richtig
B) nur 2 und 5 sind richtig
C) nur 1, 2 und 4 sind richtig
D) nur 2, 4 und 5 sind richtig
E) 1-5, alle sind richtig

**Frage 620**
Zu den Unterarmknochen zählen:

1) Die Ulna
2) Der Humerus
3) Der Speiche
4) Der Fibula
5) Der Elle

A) nur 1 ist richtig
B) nur 1 und 5 sind richtig
C) nur 3 und 5 sind richtig
D) nur 1, 2 und 5 sind richtig
E) nur 1, 3 und 5 sind richtig

**Frage 621**
Richtige Aussagen zu den Menisken sind:

1) Sie haben die Form eines Halbmondes und werden aus Faserknorpel aufgebaut.
2) Der mediale Meniskus ist äußerst selten von Verletzungen betroffen.
3) Die Funktion der Menisken ist der Ausgleich von Passungenauigkeiten zwischen Femur und Fibula.
4) Der mediale Meniskus zeigt physiologische Verwachsungen mit der Patella.
5) Durch die Anwesenheit der Menisken hat das Femur keinerlei Kontakt zur Tibia und Fibula.

A) nur 1 ist richtig
B) nur 1 und 5 sind richtig
C) nur 1, 2 und 5 sind richtig
D) nur 2, 3 und 4 sind richtig
E) 1-5, alle sind richtig

**Frage 622**
Am Aufbau eines Wirbels ist nicht beteiligt:

A) Der Wirbelbogen
B) Der Dornfortsatz
C) Die Querfortsätze
D) Der Gallertkern
E) Das Wirbelloch

**Frage 623**
Welche Funktionen können dem Skelettsystem zugeordnet werden?

1) Blutbildung
2) Hormonsekretion
3) Stützfunktion
4) Bewegung
5) Protektive Funktion

A) nur 1 und 3 sind richtig
B) nur 2 und 4 sind richtig
C) nur 1, 3 und 5 sind richtig
D) nur 1, 3, 4 und 5 sind richtig
E) 1-5, alle sind richtig

**Frage 624**
Welche der folgenden anatomischen Strukturen ist nicht an der Bildung des Ellbogengelenks beteiligt?

1) Ulna
2) Discus articularis
3) Radius
4) Humerus
5) Meniscus articularis

A) nur 1 ist richtig
B) nur 2 und 3 sind richtig
C) nur 2 und 5 sind richtig
D) nur 1, 2 und 4 sind richtig
E) nur 3, 4 und 5 sind richtig

**Frage 625**
Eine richtige Aussage zur Muskulatur ist:

A) Die quer gestreifte Muskulatur kontrahiert langsamer als die glatte Muskulatur.
B) Die glatte Muskulatur ermüdet nicht so schnell wie die quer gestreifte Muskulatur.
C) Glatte Muskulatur ist die Struktur der Skelettmuskeln.
D) Die glatte Muskulatur ist willentlich beeinflussbar.
E) Glatte Muskulatur ist die Struktur des Herzmuskels.

**Frage 626**
Zu den Funktionen des M. pectoralis major (großer Brustmuskel) zählen:

1) Adduktion des Armes
2) Abduktion des Armes
3) Extension des Armes
4) Flexion des Armes
5) Außenrotation des Armes
6) Innenrotation des Armes

A) nur 1 und 5 sind richtig
B) nur 1 und 6 sind richtig
C) nur 2 und 3 sind richtig
D) nur 2 und 5 sind richtig
E) nur 2 und 6 sind richtig

**Frage 627**
Der Beuger im Hüftgelenk ist der:

A) M. adductor magnus
B) M. gluteus maximus
C) M. iliopsoas
D) M. gluteus medius
E) M. triceps surae

**Frage 628**
Die vordere (oberflächliche) Bauchwandmuskulatur wird gebildet von:

1) M. obliquus externus abdominis
2) M. obliquus internus abdominis
3) M. transversus abdominis
4) M. pyramidalis
5) M. psoas major

A) nur 3, 4 und 5 sind richtig
B) nur 2, 3 und 5 sind richtig
C) nur 1, 2, 3 und 4 sind richtig
D) nur 1, 2, 3 und 5 sind richtig
E) 1-5, alle sind richtig

**Frage 629**
Aus glatter Muskulatur aufgebaut ist:

A) Die hintere Bauchwandmuskulatur.
B) Das Zwerchfell
C) Die Herzmuskulatur
D) Die Darmwand
E) Der M. cremaster

**Frage 630**
Am Hals findet man den:

1) M. sternocleidomastoideus
2) M. brachioradialis
3) Deltamuskel
4) M. iliopsoas
5) Trapezmuskel

A) nur 1 und 5 sind richtig
B) nur 1, 2 und 3 sind richtig
C) nur 1, 4 und 5 sind richtig
D) nur 1, 3, 4 und 5 sind richtig
E) 1-5, alle sind richtig

**Frage 631**
Glatte Muskulatur ist anzutreffen:

1) In der Skelettmuskulatur
2) Im Urogenitaltrakt
3) Im Verdauungskanal
4) In der Herzmuskulatur

A) nur 1 und 4 sind richtig
B) nur 2 und 3 sind richtig
C) nur 3 und 4 sind richtig
D) nur 2, 3 und 4 sind richtig
E) 1-4, alle sind richtig

**Frage 632**

Welche der folgenden Aussagen zum Diaphragma (Zwerchfell) sind zutreffend?

1) Es trennt die Brust- von der Bauchhöhle.
2) Die Innervation erfolgt durch den N. phrenicus.
3) Es ist aus glatter Muskulatur aufgebaut.
4) Bei seiner Kontraktion vergrößert sich der Bauchraum.
5) Es ist der wichtigste Atemmuskel.

A) nur 1, 2 und 5 sind richtig
B) nur 1, 3 und 4 sind richtig
C) nur 1, 3 und 5 sind richtig
D) nur 2, 4 und 5 sind richtig
E) nur 3, 4 und 5 sind richtig

**Frage 633**

Dokumentieren Sie die Flexion und Extension nach der Neutral-Null-Methode bei einem Patienten mit einer Streckhemmung von 20 Grad im Ellbogengelenk.

A) Flex/Ext: 130 - 20 - 0
B) Flex/Ext: 130 - 0 - 20
C) Flex/Ext: 0 - 20 - 130
D) Flex/Ext: 20 - 0 - 130
E) Flex/Ext: -20 - 130 – 0

**Frage 634**

Welche Aussagen zur Schober-Methode sind zutreffend?

1) Ihre Dokumentation erfolgt in „cm".
2) Sie wird beim liegenden Patienten durchgeführt.
3) Sie dient der Überprüfung der gesamten Wirbelsäule.
4) Mit dieser Methode lässt sich eine physiologische Skoliose diagnostizieren.

A) nur 1 ist richtig
B) nur 1 und 3 sind richtig
C) nur 1, 2 und 3 sind richtig
D) nur 2, 3 und 4 sind richtig
E) 1-4, alle sind richtig

**Frage 635**

Was verstehen Sie unter einem positiven Trendelenburg-Zeichen?

A) Beim Einbeinstand auf der erkrankten Seite, sinkt das Becken auf der gesunden Seite ab.
B) Der Patient schleift beim Gehen das gesunde Bein am Boden nach.
C) Eine Schwäche des M. iliopsoas
D) Eine Ermüdungserscheinung des M. tibialis anterior verbunden mit Schmerzen entlang des Muskels.
E) Die Unfähigkeit aus dem Sitzen aufzustehen

# ORTHOPÄDIE (PATHOLOGIE)

**Frage 636**
Welche Antwort ist falsch?
Bei chronischer Polyarthritis finden sich:

A) Inappetenz
B) Parästhesien in den Fingern und Muskelschwund
C) Fingergrundgelenkschwellung
D) Muskelschmerz
E) Abgeschlagenheit

**Frage 637**
Ein 51-jähriger Handelsvertreter, leicht übergewichtig, kommt humpelnd und hüpfend in Ihre Sprechstunde. Er sei frühmorgens um 5.00 Uhr mit heftigen Schmerzen im Kniegelenk aufgewacht. Das Gelenk sei geschwollen und er verspüre Schmerzen bei der geringsten Bewegung und Erschütterung. Auf Befragen gibt er an, dass er am Abend zuvor zu einem richtig festlichen Essen eingeladen gewesen sei. An welches Krankheitsbild denken Sie?

A) Baker Zyste
B) Fettstoffwechselerkrankung
C) Diabetes mellitus
D) Rheumatoide Arthritis
E) Akuter Gichtanfall

**Frage 638**
Mit welchen Komplikationen müssen Sie bei einer offenen Knochenfraktur rechnen?

1) Fettembolie
2) Verletzung der Umgebungsnerven
3) Verletzung der Umgebungsgefäße.
4) Infektiöse Osteomyelitis
5) Arthrose als Spätfolge

A) nur 1 und 2 sind richtig
B) nur 1, 2 und 4 sind richtig
C) nur 2, 3 und 4 sind richtig
D) nur 1, 2, 3 und 4 sind richtig
E) 1-5, alle sind richtig

**Frage 639**
Die Perthes-Krankheit zeigt eine aseptische Knochennekrose im Bereich:

A) Der BWS
B) Des Hüftgelenkskopfs
C) Des Sprunggelenks
D) Der Tibiakondylen
E) Des Humeruskopfes

**Frage 640**
Die primäre Lokalisation der akuten Osteomyelitis ist meistens:

A) Die Epiphyse
B) Die Diaphyse
C) Die Knochenhaut
D) Die Kompakta
E) Die Metaphyse

**Frage 641**
Welche der folgenden Aussagen zum Morbus Dupuytren ist/sind zutreffend?

1) Sie ist eine Narben bildende Umwandlung der Sehnenscheiden.
2) Sie führt zur Beugekontraktur der Finger.
3) Man erkennt sie an, mit der Haut verwachsenen, derben Strängen und Knoten an der Handinnenfläche.
4) Bevorzugt betroffen sind der vierte und fünfte Finger.

A) nur 1 ist richtig
B) nur 1 und 3 sind richtig
C) nur 2 und 3 sind richtig
D) nur 1, 2 und 4 sind richtig
E) nur 2, 3 und 4 sind richtig

**Frage 642**
Bei welchem der folgenden Krankheitsbilder tritt der sog. „Anfangsschmerz" auf?

A) Während eines akuten Schubes einer rheumatoiden Arthritis
B) Bei der Arthrose
C) Beim M. Bechterew
D) Bei der Polyarthritis
E) Bei der Infektarthritis

**Frage 643**
Welche Probleme können nach einem Knochenbruch auftreten?

1) Infektiöse Osteomyelitis
2) Fettembolie
3) Maligne Entartung
4) Verletzung der Gefäß- Nervenstraße
5) Schock

A) nur 1 und 2 sind richtig
B) nur 2 und 4 sind richtig
C) nur 1, 2 und 4 sind richtig
D) nur 1, 2, 4 und 5 sind richtig
E) 1-5, alle sind richtig

**Frage 644**
Welche der angeführten Behandlungen wenden Sie bei einer schmerzhaften, degenerativen Schultererkrankung nicht an?

A) Kühlende Umschläge
B) Ruhigstellung mittels Armschlinge für 2 Wochen
C) Physiotherapie
D) Analgetika
E) Akupunktur

**Frage 645**
Nicht zu den Diagnosekriterien einer rheumatoiden Arthritis zählt:

A) Morgensteifigkeit
B) Schmerzhaftigkeit von mindestens einem Gelenk.
C) Nachweis antinukleärer Antikörper
D) Laborchemischer Nachweis von Rheumafaktoren.
E) Subkutane Rheumaknoten

**Frage 646**
Ein Patient klagt über einen morgendlichen Anlaufschmerz im rechten Hüftgelenk, der im Laufe des Vormittags verschwindet. An welches Krankheitsbild denken Sie am ehesten?

A) Arthrose
B) Akuter Gichtanfall
C) Arthritis
D) Akuter Schub einer rheumatoiden Arthritis
E) Polyneuropathie

**Frage 647**
Kein Symptom der rheumatoiden Arthritis ist:

A) Inappetenz
B) Atrophie des Daumenballens und Sensibilitätsstörungen der Finger I - III
C) Fehlender Faustschluss
D) Schmerzhafte Gelenkschwellungen.
E) Leichte Ermüdbarkeit

**Frage 648**
Welche der folgenden Aussagen zum Krankheitsbild des Morbus Bechterew ist richtig?

A) Die Erkrankung verläuft großteils beschwerdefrei.
B) Betroffen sind vor allem Frauen zwischen dem 15. und 35. Lebensjahr.
C) Die Erkrankung kommt in 95% der Fälle nach wenigen Jahren zum Stillstand.
D) Am stärksten betroffen sind die Iliosakralgelenke.
E) Durch forcierte Physiotherapie ist die Versteifung der Wirbelsäule reversibel.

**Frage 649**
In Ihrer Sprechstunde klagt ein 30-jähriger Patient über ein allgemeines Schwächegefühl, nächtliche Rückenschmerzen und Morgensteifigkeit. Auch gibt er Probleme mit den Augen an (lichtempfindlich). An welches Krankheitsbild denken Sie am ehesten?

A) M. Scheuermann
B) M. Bechterew
C) Spondylolisthesis
D) Diskusprolaps
E) Osteoporose

**Frage 650**
Sie betreuen eine 50-jährige Patientin mit schmerzhaft verdickten Fingerendgelenken. Im Labor zeigen sich keine Entzündungsparameter und der Rheumafaktor ist ebenfalls negativ. An welches Krankheitsbild denken Sie?

A) Akuter Gichtanfall
B) Rheumatoide Arthritis
C) Heberden-Polyarthrose
D) Bakterielle Arthritis
E) Karpaltunnelsyndrom

**Frage 651**
Welches der folgenden Gelenke erfordert nach einem traumatischen Ereignis eine möglichst frühe Mobilisation?

A) Oberes Sprunggelenk
B) Kniegelenk
C) Hüftgelenk
D) Handgelenk
E) Schultergelenk

**Frage 652**
Welche der folgenden Faktoren fördern die Etablierung einer Osteoporose?

1) Klimakterium
2) Übergewicht
3) Hyperthyreose
4) Immobilisation
5) Malabsorption

A) nur 4 und 5 sind richtig
B) nur 1, 3 und 4 sind richtig
C) nur 3, 4 und 5 sind richtig
D) nur 1, 3, 4 und 5 sind richtig
E) 1-5, alle sind richtig

**Frage 653**
Welche der angegebenen Symptome treffen auf das Krankheitsbild der rheumatoiden Arthritis zu?

1) Morgensteifigkeit
2) Subkutane Knoten
3) Symmetrischer Gelenkbefall
4) Schwellung der Fingerendgelenke
5) Anfangsschmerz

A) nur 1, 2 und 5 sind richtig
B) nur 2, 3 und 4 sind richtig
C) nur 1, 2 und 3 sind richtig
D) nur 2, 3, 4 und 5 sind richtig
E) 1-5, alle sind richtig

**Frage 654**
Welche der folgenden Aussagen zur chronischen Polyarthritis ist nicht zutreffend?

A) Sie ist eine destruierende Gelenkerkrankung mit entzündlicher Systemreaktion.
B) Männer sind wesentlich häufiger betroffen.
C) Sie kommt familiär gehäuft vor.
D) Die Erkrankung kann sich auch extraartikulär z. B. in Lunge, Herz, Auge manifestieren.
E) Hauptsächlich betroffen sind die Hand- und Fingergelenke.

**Frage 655**

Welche der angegebenen Symptome sind kennzeichnend für die chronische Polyarthritis?

1) Leichte Ermüdbarkeit und subfebrile Temperaturen
2) Abweichung der Zehen nach lateral und kranial (Hammerzehen)
3) Vitale Bedrohung durch neurogene Paresen, Myokarditis, Pleuraerguss etc.
4) Funktionseinbußen wie fehlender Faustschluss.
5) Zu den Frühsymptomen zählt eine symmetrische Schwellung der Hand- und Fingergrundgelenke.

A) nur 1 und 2 sind richtig
B) nur 1, 2 und 4 sind richtig
C) nur 1, 2 und 3 sind richtig
D) nur 1, 2, 4 und 5 sind richtig
E) 1-5, alle sind richtig

**Frage 656**

Welche der angeführten Symptome zeigen sich beim Morbus Bechterew?

1) Extravertebralarthritiden (z. B. rezidivierende Kniegelenkergüsse)
2) Völlige Verknöcherung der Wirbelsäule in großbogiger Kyphose
3) Rezidivierende Diarrhö
4) Nächtliche Rückenschmerzen
5) Schlaffe Extremitätenlähmung

A) nur 1 und 2 sind richtig
B) nur 1, 2 und 4 sind richtig
C) nur 1, 2 und 3 sind richtig
D) nur 1, 2, 4 und 5 sind richtig
E) 1-5, alle sind richtig

**Frage 657**

Morbus Bechterew: Welche Symptome können sind typisch?

1) Atemabhängiger Thoraxschmerz
2) Bewegungseinschränkung in der Wirbelsäule.
3) Nächtliche Schmerzen im Iliosakralgelenk.
4) Iridozyklitis
5) Allgemeine Schwäche

A) nur 1 und 2 sind richtig
B) nur 1, 2 und 5 sind richtig
C) nur 1, 2 und 3 sind richtig
D) nur 1, 2, 4 und 5 sind richtig
E) 1-5, alle sind richtig

**Frage 658**

Richtige Aussagen zur chronischen Polyarthritis ist/sind:

1) Sie ist eine in Schüben, progredient verlaufende Erkrankung der Gelenke.
2) Im Frühstadium sind vorwiegend die kleinen Gelenke betroffen.
3) Labordiagnostisch können Rheumafaktoren nachgewiesen werden.
4) In der Gelenkkapsel wird läppchenförmiges Granulationsgewebe gebildet (Pannus).

A) nur 1 ist richtig
B) nur 1 und 2 sind richtig
C) nur 2 und 3 sind richtig
D) nur 3 und 4 sind richtig
E) 1-4, alle sind richtig

**Frage 659**

Wundheilungsstörungen können hervorgerufen werden durch:

1) Zinkmangel
2) Diabetes mellitus
3) Vitamin C-Mangel
4) Das Cushing-Syndrom

A) nur 2 ist richtig
B) nur 1 und 3 sind richtig
C) nur 2 und 4 sind richtig
D) nur 2, 3 und 4 sind richtig
E) 1-4, alle sind richtig

**Frage 660**
Welche der angegebenen Kurzdefinitionen ist nicht zutreffend?

A) Fraktur = Bruch
B) Luxation = Verrenkung
C) Distorsion = Zerrung
D) Contusio = Prellung
E) Empyem = Eiteransammlung in einer nicht vorgebildeten Höhle

**Frage 661**
Was verstehen Sie unter einem sog. Brillenhämatom?

A) Es ist ein häufiges Zeichen bei einer Fraktur der Schädelbasis.
B) Es kann Vorzeichen eines akuten Glaukomanfalles sein.
C) Es ist eine typische Verletzung beim Boxsport.
D) Es ist ein Zeichen des anaphylaktischen Schocks.
E) Es zählt zu den Leitsymptomen bei Masern.

**Frage 662**
Zu den typischen Symptomen einer Spondylitis ankylosans (M. Bechterew) zählen:

1) Ruheschmerz im Iliosakralgelenk.
2) Iritis in der Anamnese
3) Atemabhängiger Thoraxschmerz
4) Achillessehnenschmerzen
5) Vorbeugen nur eingeschränkt möglich.

A) nur 2 und 4 sind richtig
B) nur 1, 2 und 5 sind richtig
C) nur 1, 3 und 5 sind richtig
D) nur 2, 3, 4 und 5 sind richtig
E) 1-5 alle sind richtig

**Frage 663**
Bei welcher der folgenden Erkrankungen gibt es eine „tanzende Patella“?

A) Bei der Schleimbeutelentzündung
B) Beim Kniegelenkserguss
C) Bei einer Ruptur der Kollateralbänder
D) Beim Meniskuseinriss
E) Bei einer Fraktur der Patella

**Frage 664**
Zutreffend für die Scheuermann-Krankheit ist/sind:

1) Er führt zu einer degenerativen Veränderung der Zwischenwirbelscheiben.
2) Kommt bei Jugendlichen vor.
3) Entstehen einer fixierten Kyphose durch Keilbildung möglich.
4) Kann Skoliosen ausbilden.

A) nur 1 und 2 sind richtig
B) nur 2 und 3 sind richtig
C) nur 3 und 4 sind richtig
D) nur 2, 3 und 4 sind richtig
E) 1-4, alle sind richtig

**Frage 665**
Die wahrscheinlichste Ursache einer Scheinlähmung des Unterarms im Kleinkindalter ist ein/eine:

A) Läsion des Plexus brachialis
B) Radiusköpfchensubluxation durch ruckartiges Ziehen am Arm.
C) Intrakranielles Hämatom
D) Grünholzfraktur
E) Staphylokokkeninfektion

**Frage 666**
Ursachen einer Osteoporose können sein:

1) Immobilität
2) Alter
3) Sexualhormonmangel
4) Glukokortikoidgabe
5) Cushing-Syndrom

A) nur 1, 2 und 4 sind richtig
B) nur 2, 4 und 5 sind richtig
C) nur 1, 2, 3 und 4 sind richtig
D) nur 1, 2, 4 und 5 sind richtig
E) 1-5, alle sind richtig

**Frage 667**
Bandscheibenläsionen treten gehäuft auf in/im:

A) Kreuzbein
B) Steißbein
C) Der Lendenwirbelsäule
D) Der Brustwirbelsäule
E) Der Halswirbelsäule

**Frage 668**
Kennzeichnende Krankheitszeichen der rheumatoiden Arthritis (chronische Polyarthritis) sind:

1) Im Frühstadium: Morgensteifigkeit der kleinen Fingergelenke.
2) Asymmetrischer, springender Befall der großen Gelenke.
3) Rheumafaktornachweis im Serum.
4) Erhöhter Anti-Streptolysin-Titer.
5) Rheumaknoten

A) nur 1 ist richtig
B) nur 1 und 3 sind richtig
C) nur 2, 3 und 4 sind richtig
D) nur 1, 3 und 5 sind richtig
E) 1-5, alle sind richtig

**Frage 669**
Welcher der angegebenen Faktoren spielt bei der Entstehung der Osteoporose keine Rolle?

A) Inaktivität
B) Hyperthyreose
C) Chronischer Alkoholabusus
D) Menopause
E) Kalzitonin-Überschuss

**Frage 670**
Welche der folgenden Aussagen sind typisch für die Spondylitis ankylosans (Morbus Bechterew)?

1) Beginn der Krankheit vor dem 55. Lebensjahr.
2) Es entsteht eine Verknöcherung der Iliosakralgelenke.
3) Frauen sind häufiger betroffen.
4) Das Antigen HLA-B27 kommt häufig vor.
5) Therapeutikum der 1. Wahl sind Beta-Lactam-Antibiotika.

A) nur 4 und 5 sind richtig
B) nur 1, 2 und 4 sind richtig
C) nur 1, 4 und 5 sind richtig
D) nur 3, 4 und 5 sind richtig
E) 1-5, alle sind richtig

**Frage 671**
Richtige Aussagen über die Osteoporose sind:

1) Kennzeichnend ist ein mangelhafter Einbau von Mineralstoffen in den Knochen mit Zunahme der elastischen bzw. bindegewebigen Knochenanteile.
2) Männer sind nicht von der Osteoporose betroffen.
3) Übergewicht begünstigt die Osteoporoseentwicklung.
4) Magersucht begünstigt die Osteoporoseentwicklung.
5) Kortisontherapie begünstigt die Osteoporoseentwicklung.

A) nur 3, 4 sind richtig
B) nur 4, 5 sind richtig
C) nur 1, 2, 3 sind richtig
D) nur 1, 3, 4, 5 sind richtig
E) 1-5, alle sind richtig

**Frage 672**
Eine 43-jährige Patientin klagt über Bewegungsschmerz und verstärkte Schmerzen in den Fingergrundgelenken am Morgen. Wie lautet Ihre Diagnose?

A) Arthrose
B) Karpaltunnelsyndrom
C) Akuter Gichtanfall
D) Chronische Polyarthritis
E) Dupuytren-Kontraktur

**Frage 673**
Mit welchen Komplikationen rechnen Sie nach einer Wirbelkörperfraktur?

1) Zentrale Lähmung infolge einer Rückenmarkläsion.
2) Harninkontinenz
3) Wirbelsäulenverkrümmung
4) Pneumothorax
5) Kammerflimmern

A) nur 1 ist richtig
B) nur 1 und 3 sind richtig
C) nur 1, 2 und 3 sind richtig
D) nur 1, 2 und 5 sind richtig
E) 1-5, alle sind richtig

**Frage 674**
Welche gegen Widerstand durchgeführte Handgelenksbewegung löst den für den Tennisellbogen typischen Schmerz aus?

A) Ulnarabduktion der Hand.
B) Radialabduktion der Hand.
C) Extension im Handgelenk
D) Flexion im Handgelenk
E) Pronation des Unterarmes.

**Frage 675**
Welche der Aussagen zum Spreizfuß sind richtig?

1) Häufigste, durch Absenken der Längswölbung hervorgerufene, Deformation des Fußes.
2) Häufig zeigt sich beim Gehen und Stehen ein Belastungsschmerz.
3) Er kann zu Deformation der Zehen führen.
4) Eine dauerhafte, operative Rekonstruktion des Gewölbes ist möglich.

A) nur 2 ist richtig
B) nur 1 und 3 sind richtig
C) nur 2 und 3 sind richtig
D) nur 1, 2 und 3 sind richtig
E) 1-4, alle sind richtig

**Frage 676**
Ordnen Sie den Begriffen aus Liste 1 die richtigen Übersetzungen aus Liste 2 zu:

Liste 1

a. Luxation
b. Kontusion
c. Distorsion

Liste 2

1. Verstauchung
2. Verrenkung
3. Prellung

A) a3, b1, c2
B) a2, b1, c3
C) a3, b2, c1
D) a1, b2, c3,
E) a2, b3, c1

**Frage 677**
Sichere Frakturzeichen sind?

1) Knochenreiben (Crepitatio)
2) Abnorme Beweglichkeit
3) Schmerzen
4) Sichtbare Knochenfragmente
5) Hämatombildung

A) nur 1, 2 und 3 sind richtig
B) nur 1, 2 und 4 sind richtig
C) nur 1, 4 und 5 sind richtig
D) nur 2, 3 und 4 sind richtig
E) nur 3, 4 und 5 sind richtig

**Frage 678**

Zu den typischen Zeichen der rheumatoiden Arthritis zählt/zählen:

1) Synovialitische Schwellung in den Fingerendgelenken.
2) Morgensteifigkeit, die mehr als 1 Stunde andauert.
3) Dupuytren Kontrakturen
4) Symmetrischer Befall mehrerer Gelenke.
5) Ausbildung von Rheumaknoten

A) nur 2 ist richtig
B) nur 1 und 2 sind richtig
C) nur 2, 3 und 4 sind richtig
D) nur 2, 4 und 5 sind richtig
E) 1-5, alle sind richtig

**Frage 679**

Für welche der angegebenen Verletzungen ist das Schubladenphänomen typisch?

A) Diskusprolaps
B) Ruptur eines Kollateralbandes
C) Sprunggelenksverstauchung
D) Kreuzbandriss
E) Meniskuseinriss

**Frage 680**

Die häufigste maligne Knochen- und Knochenmarkserkrankung ist:

A) Das Liposarkom
B) Das Osteosarkom
C) Das Rhabdomyosarkom
D) Die Akromegalie
E) Die Osteomyelitis

**Frage 681**

Die typischen Symptome der rheumatoiden Arthritis sind:

1) Chorea minor
2) Subfebrile Temperaturen
3) Erhöhte BSG
4) Weitgehend symmetrisch verteilte Gelenkschwellungen.
5) Schwere Abgeschlagenheit und Schmerz.

A) nur 1, 3 und 5 sind richtig
B) nur 1, 2, 3 und 4 sind richtig
C) nur 1, 2, 4 und 5 sind richtig
D) nur 2, 3 4 und 5 sind richtig
E) 1-5, alle sind richtig

**Frage 682**

Welche der folgenden Aussagen über den Morbus Bechterew (Spondylitis ankylopoetica) ist richtig?

A) Er ist eine im Wachstum entstandene Wirbelsäulendeformation.
B) Er ist eine tuberkulöse Knochenerkrankung.
C) Er ist gekennzeichnet durch chronische Entzündung der Gelenke im Bereich der Columna vertebralis.
D) Das typische Erscheinungsbild ist eine ausgeprägte Lordose der BWS.
E) Er zählt zu den häufigen Komplikationen nach Wirbelkörperfrakturen.

**Frage 683**

Eine Knochenfraktur wird als kompliziert eingestuft, wenn:

A) die Wirbelsäule betroffen ist.
B) der Patient ohne Bewusstsein ist.
C) Knochenfragmente die Haut nach außen durchstoßen.
D) Hämatome im Bereich der Fraktur auftreten.
E) der Patient über massive Schmerzen klagt.

**Frage 684**

Die „tanzende Patella“ entsteht bei:

A) einer Flüssigkeitsansammlung in der Bursa synovialis.
B) einem Meniskuseinriss.

C) einer Baker Zyste.
D) einer Ruptur eines Kollateralbandes.
E) einem Kniegelenkerguss.

**Frage 685**
Komplikationen bei langer Bettlägerigkeit sind:

1) Dekubitus
2) Lungenembolie
3) Pneumonie
4) Osteoporose

A) nur 1 und 3 sind richtig
B) nur 1 und 4 sind richtig
C) nur 2 und 4 sind richtig
D) nur 1, 3 und 4 sind richtig
E) 1-4, alle sind richtig

**Frage 686**
Sie werden zu einem weiblichen Säugling gerufen, der multiple Hämatome am Bauch und den Extremitäten hat. Das Kind ist deutlich untergewichtig, Sie finden eine Rippenfraktur.
Was liegt am ehesten vor?

A) Sturz vom Wickeltisch
B) Rachitis
C) Zöliakie
D) Kindesmisshandlung
E) Hämophilie A

**Frage 687**
Infolge von Rippenserienbrüchen und die dadurch bedingte Instabilität des Brustkorbes kommt es zu einer Einwärtsbewegung bei Inspiration und zu einer Auswärtsbewegung bei Exspiration.
Wie wird diese Atmung genannt?

A) Orthopnoe
B) Apnoe
C) Biot-Atmung
D) Paradoxe Atmung
E) Inverse Atmung

**Frage 688**
Bösartige Erkrankungen im Kindesalter sind:

1) Hypernephroides Karzinom
2) Neuroblastom
3) Morbus Hodgkin
4) Leukämie
5) Osteosarkom

A) nur 1, 2 und 4 sind richtig
B) nur 1, 3 und 5 sind richtig
C) nur 2, 3 und 4 sind richtig
D) nur 2, 4 und 5 sind richtig
E) 1-5, alle sind richtig

**Frage 689**
Welche der folgenden Erkrankungen kann/können sich auch auf Gelenke auswirken?

1) Rheumatisches Fieber
2) Psoriasis
3) Tripper
4) Tuberkulose
5) Hämophilie B

A) nur 1 ist richtig
B) nur 1 und 5 sind richtig
C) nur 1, 3 und 5 sind richtig
D) nur 2, 3 und 4 sind richtig
E) 1-5, alle sind richtig

**Frage 690**
Die Folgen einer Hypokaliämie können sein:

1) Extrasystolen
2) Diarrhö
3) Obstipation
4) Vermehrtes Schwitzen
5) Ödeme

A) nur 1, 2 und 3 sind richtig
B) nur 1, 3 und 5 sind richtig
C) nur 2, 3 und 4 sind richtig
D) nur 1, 2, 4 und 5 sind richtig
E) 1-5, alle sind richtig

**Frage 691**

Welche der folgenden Aussagen über das rheumatische Fieber sind zutreffend?

1) Es treten keine Langzeitschäden an den Gelenken auf.
2) Typisch sind schmerzhafte Fingerendgelenke.
3) Im Blut sind Antigen-Antikörper Immunkomplexe nachweisbar.
4) Die Arthritis wird unmittelbar durch betahämolysierende Streptokokken hervorgerufen.

A) nur 1, 3 sind richtig
B) nur 2, 3 sind richtig
C) nur 2, 4 sind richtig
D) nur 1, 3, 4 sind richtig
E) 1-4, alle sind richtig

**Frage 692**

Mit welchen Problemen rechnen Sie bei bettlägerigen Patienten?

1) Dekubitus
2) Tiefe Beinvenenthrombose
3) Pneumonie
4) Osteoporose

A) nur 1 und 3 sind richtig
B) nur 1 und 4 sind richtig
C) nur 2 und 4 sind richtig
D) nur 1, 3 und 4 sind richtig
E) 1-4, alle sind richtig

**Frage 693**

Welches der folgenden Zeichen gibt Ihnen Hinweis auf eine Parese der Mm. glutei?

A) Lasègue-Zeichen
B) Bragard-Zeichen
C) Ott-Zeichen
D) Rovsing-Zeichen
E) Trendelenburg-Zeichen

**Frage 694**

Welches der folgenden Untersuchungszeichen wird durch eine Dehnung des N. ischiadicus ausgelöst und gibt Hinweis auf einen Diskusprolaps?

A) Rovsing-Zeichen
B) Courvoisier-Zeichen
C) Ott-Zeichen
D) Lasègue-Zeichen
E) Trendelenburg-Zeichen

**Frage 695**

Aufschluss über die Beweglichkeit der LWS gibt das:

A) Rovsing-Zeichen
B) Trendelenburg-Zeichen
C) Schober-Zeichen
D) Mennell-Zeichen
E) Courvoisier-Zeichen

**Frage 696**

Mit welchem klinischen Untersuchungszeichen können Schmerzen im Iliosakralgelenk überprüft werden?

A) Schober-Zeichen
B) Mennell-Zeichen
C) Trendelenburg-Zeichen
D) Courvoisier-Zeichen
E) Lasègue-Zeichen

**Frage 697**

Zu den sicheren Frakturzeichen zählen:

1) Functio laesa
2) Fehlstellung
3) Abnorme Beweglichkeit
4) Tumor
5) Dolor

A) nur 1 und 2 sind richtig
B) nur 2 und 3 sind richtig
C) nur 1, 2 und 3 sind richtig
D) nur 2, 3 und 5 sind richtig
E) 1-5, alle sind richtig

**Frage 698**
Welches der angegebenen Symptome zählt zu den sicheren Frakturzeichen?

A) Crepitatio
B) Schmerzen in Ruhe und bei Bewegung
C) Abnorme Beweglichkeit
D) Tumor
E) Eingeschränkte Funktion

**Frage 699**
Bei welchem der folgenden Krankheitsbilder kommt das Brillenhämatom vor?

A) Bei der Commotio cerebri
B) Bei der Schädelbasisfraktur
C) Bei der Contusio cerebri
D) Beim Boxsport
E) Beim anaphylaktischen Schock

**Frage 700**
Ein unterernährter männlicher Säugling zeigt bei der klinischen Untersuchung multiple Hämatome an Extremitäten und Bauch. Auch die rechte 8. Rippe ist gebrochen. Welche Diagnose stellen Sie am ehesten?

A) Sturz vom Wickeltisch
B) Rachitis
C) Zöliakie
D) Kindesmisshandlung
E) Hämophilie A

**Frage 701**
Sie treffen auf eine Frau, die mit ihrem Fahrrad gestürzt ist. Sie ist ansprechbar und orientiert. Die körperliche Untersuchung ergibt mehrere Abschürfungen an Beinen und Schulter und eine geschlossene Fraktur des rechten Unterarmes. Welche weiteren Maßnahmen ergreifen Sie?

1) Stabile Seitenlage
2) Fraktur mit Druckverband versorgen
3) Patientin in Rückenlage belassen
4) Stabilisierung des Bruches

A) nur 1 und 3 sind richtig
B) nur 2 und 3 sind richtig
C) nur 3 und 4 sind richtig
D) nur 1, 2 und 4 sind richtig
E) nur 2, 3 und 4 sind richtig

**Frage 702**
Sie werden zu einem aus Nase und Ohr blutenden, bewusstlosen Patienten gerufen. An welche Verletzung/ Erkrankung denken Sie?

A) Contusio cerebri
B) Commotio cerebri
C) Subarachnoidalblutung
D) Gehirnerschütterung und Schädelbasisfraktur
E) Zerebrale Hirnmassenblutung

**Frage 703**
In welchem Alter tritt die Scheuermann-Krankheit normalerweise auf?

A) Zwischen 1. und 5. Lebensjahr
B) Zwischen 5. und. 10. Lebensjahr
C) Zwischen 10. und 15. Lebensjahr
D) Nach dem 50. Lebensjahr
E) Nach dem 65. Lebensjahr

**Frage 704**
Wo kommt das Osteosarkom meistens vor?

A) Am Sternum
B) In der Halswirbelsäule
C) Im Kniegelenkbereich
D) An der Schädelbasis
E) Am Iliosakralgelenk

**Frage 705**

Welche Aussagen über das Ewing-Sarkom sind richtig?

1) Hauptsächlich betroffen sind männliche Kinder von 5 bis 15 Jahren
2) Es ist ein den Knochen betreffender Tumor.
3) Die Prognose ist schlecht
4) Die Prognose ist gut.
5) Einzige sinnvolle Therapieform ist die Operation.

A) nur 1 , 2 und 3 sind richtig
B) nur 1 , 2 und 4 sind richtig
C) nur 2 , 3 und 4 sind richtig
D) nur 2 , 4 und 5 sind richtig
E) nur 3 , 4 und 5 sind richtig

**Frage 706**

Nicht zu den Frühsymptomen des Morbus Bechterew zählt:

A) Sakroiliitis mit morgendlicher Steifigkeit.
B) Sensibilitätsstörungen mit segmentaler Ausstrahlung
C) Iridozyklitis
D) Arthritis des Kniegelenks
E) Allgemeine Schwäche

**Frage 707**

Welche der Aussagen über Arthropathien (Gelenkerkrankungen) sind zutreffend?

1) Akuter Krankheitsbeginn mit Gelenkschmerzen, Fieber und Schüttelfrost ist typisch für die Arthrose.
2) Anfallsartig, meist nachts einsetzende Schmerzen im Großzehengrundgelenk sind typisch für die rheumatoide Arthritis.
3) Morgendliche Schmerzen in der LWS und Morgensteifigkeit sind typische Frühsymptome des Morbus Bechterew.
4) Schmerzen, v.a. in den großen Gelenken, sind typisch für das fortgeschrittene Stadium der Lyme-Borreliose.

A) nur 1 und 2 sind richtig
B) nur 2 und 3 sind richtig
C) nur 3 und 4 sind richtig
D) nur 1, 2 und 3 sind richtig
E) 1-4, alle sind richtig

**Frage 708**

Leitsymptome der Schädelbasisfraktur ist/sind:

1) Brillenhämatom
2) Pharyngeal-nasale Liquorrhoe
3) Bewusstlosigkeit
4) Reversible, einseitige Erblindung
5) Plötzlich einschießende, massive Kopfschmerzen

A) nur 4 ist richtig
B) nur 1 und 2 sind richtig
C) nur 1, 2 und 4 sind richtig
D) nur 2, 4 und 5 sind richtig
E) 1-5, alle sind richtig

**Frage 709**

Um welche der folgenden Krankheiten könnte es sich bei einer isolierten Schwellung des Unterschenkels handeln?

1) Rechtsherzinsuffizienz
2) Akute Unterschenkel-Osteomyelitis
3) Erysipel
4) Nephrotisches Syndrom
5) Tiefe Beinvenenthrombose

A) nur 3 ist richtig
B) nur 2 und 4 sind richtig
C) nur 2, 3 und 5 sind richtig
D) nur 2, 4 und 5 sind richtig
E) 1-5, alle sind richtig

**Frage 710**
Prädilektionsstellen für einen Diskusprolaps sind:

1) Halswirbelsäule
2) Brustwirbelsäule
3) Lendenwirbelsäule
4) Lendenwirbelsäule/Kreuzbein
5) Kreuzbein/Steißbein

A) nur 1 und 2 sind richtig
B) nur 2 und 3 sind richtig
C) nur 3 und 4 sind richtig
D) nur 3 und 5 sind richtig
E) nur 4 und 5 sind richtig

**Frage 711**
Richtige Aussagen über die Scheuermann Krankheit sind:

1) Sie manifestiert sich ab dem 50. Lebensjahr.
2) Sie tritt im Adoleszentenalter auf.
3) Hauptlokalisation ist die HWS.
4) Hauptlokalisation ist Th 11-L 2
5) Sie führt zur Keilwirbelbildung und fixiertem Rundrücken.
6) Sie ist mit obligaten Rückenschmerzen verbunden.

A) nur 1, 2 und 3 sind richtig
B) nur 1, 3 und 5 sind richtig
C) nur 2, 3 und 4 sind richtig
D) nur 2, 4 und 5 sind richtig
E) 1-6, alle sind richtig

**Frage 712**
Ursachen einer Arthrose können sein:

1) Übergewicht
2) Störungen im Hormonhaushalt
3) Störungen im Stoffwechsel
4) Entzündliche Gelenkerkrankungen
5) Abnutzungserscheinungen

A) nur 3 ist richtig
B) nur 2 und 5 sind richtig
C) nur 1, 2 und 4 sind richtig
D) nur 2, 4 und 5 sind richtig
E) 1-5, alle sind richtig

**Frage 713**
Welcher der folgenden Begriffe definiert die Osteoporose am ehesten?

A) Knochenentkalkung
B) Knochenbruch
C) Knochenabbau
D) Knochenerweichung
E) Knochenanbau

**Frage 714**
Welche der folgenden Aussagen über die Bursitis ist richtig?

A) Sie ist eine Entzündung der Bursa omentalis (Bauchfelltasche).
B) Sie ist die Entzündung eines Schleimbeutels
C) Sie ist eine Entzündung der Gebärmutter.
D) Sie ist eine Entzündung des äußeren Gehörganges
E) Keine der Aussagen ist richtig

**Frage 715**
Welche der folgenden Aussagen zur Spondylolisthesis (Wirbelgleiten) ist richtig?

A) Sie ist eine reaktive Arthrose der kleinen Wirbelgelenke.
B) Sie ist eine Entzündung der Wirbel.
C) Das Abgleiten eines Wirbels über einen anderen.
D) .Sie ist eine chronisch-entzündlich-rheumatische Erkrankung der Wirbelsäule.
E) Entzündung des Bandscheibenraumes.

**Frage 716**
Die optimale Lagerung nach einer Wirbel- oder Beckenfraktur ist:

A) Oberkörper hochlagern
B) Stabile Seitenlage
C) Schocklage (in Rückenlage Beine hoch, Kopf tief und überstrecken)
D) Rückenlage
E) Sitzposition

**Frage 717**
Eine ältere Patientin klagt in der Sprechstunde über ziehende Schmerzen im Rücken. Welche folgenschwere Erkrankung könnte vorliegen?

A) Osteomalazie
B) Diskusprolaps
C) Metastasen eines Karzinoms
D) Chronische Polyarthritis
E) Osteoporose

**Frage 718**
Nach wie vielen Stunden ist es nicht mehr erlaubt, eine Schnittwunde primär mittels Naht zu verschließen?

A) Nach 6-10 Stunden
B) Nach 10-14 Stunden
C) Nach 14-20 Stunden
D) Nach 24 Stunden
E) Eine Wunde kann immer mit Naht verschlossen werden.

**Frage 719**
Welche bakterielle Infektionskrankheit kann Wochen nach Abklingen der eigentlichen Infektion zu einem Rheumatischen Fieber' führen?

A) Tuberkulose
B) Scharlach
C) Keuchhusten
D) Diphtherie
E) Syphilis

**Frage 720**
Sie kommen an einen Unfallort, bei dem ein achtjähriges Mädchen von einem Auto angefahren wurde. Das Kind ist ansprechbar und durstig, reagiert jedoch verzögert. Bei der körperlichen Untersuchung finden Sie eine 3 cm lange Schnittwunde am rechten Unterarm und mehrere Prellungen am rechten Fuß. Welche der folgenden Notfallmaßnahmen sollten durchgeführt werden?

1) Legen eines venösen Zuganges
2) Genaueste Untersuchung der Wunde; um eine Fraktur auszuschließen.
3) Die Bewusstseinslage regelmäßig kontrollieren und dokumentieren.
4) Wasser in kleinen Schlucken verabreichen, um den Durst zu stillen.

A) nur 1 und 2 sind richtig
B) nur 1 und 3 sind richtig
C) nur 1, 2 und 3 sind richtig
D) nur 2, 3 und 4 sind richtig
E) 1-4, alle sind richtig

**Frage 721**
Langzeitfolge der idiopathischen (echten) Skoliose der Wirbelsäule ist:

A) Ein muskulärer Schiefhals
B) Ein beidseitiger Schulterhochstand
C) Eine Abweichung der Taillendreiecke und einseitiger Beckentiefstand
D) Eine Verengung des Wirbelkanals im betroffenen Bereich.
E) Ein anatomischer Beinlängenunterschied.

**Frage 722**
Welches der folgenden Symptome ist nicht typisch für das primäre Fibromyalgiesyndrom (Weichteilrheumatismus)?

A) Schlafstörungen, Müdigkeit
B) Chronischer Kopfschmerz
C) Erhöhte Blutsenkungsgeschwindigkeit
D) Druckschmerzpunkte an Rumpf und Extremitäten.
E) Frauen sind öfter betroffen als Männer.

**Frage 723**
Welche Diagnose können Sie bei einem positiven Trendelenburg-Zeichen stellen?

A) Lumbago (Hexenschuss)
B) Insuffizienz der Mm. gluteus medius et minimus.
C) Schlaffe Lähmung des M. rectus femoris.
D) Insuffizienz des M. triceps surae.
E) Ausfall der Unterschenkelextensoren.

**Frage 724**
Ein Patient leidet unter akuter Arthritis, verbunden mit starken Schmerzen, Schwellung und Überwärmung mehrerer Gelenke. Welche symptomatische Therapie ist sinnvoll?

A) Lokale Kryo(Kälte-)therapie
B) Akupunktur
C) Hochfrequenzelektrotherapie
D) Klassische Massage
E) Fußreflexzonenmassage

**Frage 725**
Eine Lumbalgie mit Sensibilitätsstörungen am lateralen Unterschenkel, am Fußrücken und der großen Zehe spricht am ehesten für eine Wurzelläsion von:

A) L2
B) L3
C) L5
D) S2
E) Th12

**Frage 726**
Kennzeichnendes Symptom einer Epicondylitis radialis humeri (=Tennisellbogen) ist:

A) Eine Bursitis am Ellbogengelenk.
B) Eine Kompression des N. medianus.
C) Eine Luxation des Radiusköpfchens mit massiver Schwellung des Ellbogens.
D) Ein lokaler, oft heftiger Druckschmerz am Epicondylus lateralis humeri.
E) Einklemmungserscheinungen und schmerzhafte Bewegungsbehinderung des Ellbogens durch Arthrose.

**Frage 727**
Um die Kyphosierung und Versteifung der Wirbelsäule infolge einer Spondylitis ankylopoetica u.U. vermeiden zu können, ist welche der folgenden Therapien am sinnvollsten?

A) Klassische Rückenmassage wöchentlich.
B) Regelmäßiger Aufenthalt in einem Thermalbad mit Sauna.
C) Wärmende Umschläge.
D) Tägliches Rückentraining, Atemübungen und Bewegungstherapie zur Schulung der aufrechten Haltung
E) Regelmäßige Kuraufenthalte am Toten Meer

**Frage 728**
Welcher der folgenden Bewegungsabläufe ist bei einer Läsion des N. tibialis in der Region der Kniekehle am stärksten eingeschränkt?

A) Der Zehenstand
B) Das betroffene Bein kann nicht mehr über das andere geschlagen werden
C) Die Anhebung des Fußes im Sprunggelenk

D) Der Fersenstand .
E) Die Pronation des Fußes

**Frage 729**
Ein 22-jähriger Patient mit einer Läsion des N. fibularis aufgrund einer Fibulaköpfchenfraktur zeigt welche der folgenden Ausfallerscheinungen?

A) Der Zehenspitzengang ist nicht mehr möglich.
B) Der Fersengang ist nicht mehr möglich.
C) Eine Streckung im Kniegelenk ist nicht mehr möglich.
D) Einen Sensibilitätsausfall an der Fußsohle und am medialen Unterschenkel.
E) Der Patient zeigt ein positives Trendelenburg Zeichen.

**Frage 730**
Eine Hyperkalzämie liegt vor bei einer/einem:

1) Hyperparathyreoidismus
2) Akuten Nierenversagen
3) Vitamin-D-Intoxikation
4) Immobilisation bei Osteoporose

A) nur 1 und 3 sind richtig
B) nur 2 und 4 sind richtig
C) nur 1, 2 und 3 sind richtig
D) nur 2, 3, und 4 sind richtig
E) 1-4, alle sind richtig

**Frage 731**
Eine Trichterbrust erkennt man an:

A) Einer trichterförmigen Vorwölbung des Sternums.
B) Einer Vorwölbung der linken Thoraxwand über dem Herzen (z.B. bei Fallot-Trilogie)
C) Einer bogenförmigen Einziehung des Brustbeines in den Brustraum.
D) Einem starren Brustkorb und einer erweiterten unteren Thoraxapertur.
E) Einer Verschmälerung des Thorax durch eine beidseitige Atrophie des M. pectoralis major.

**Frage 732**
Welcher Laborbefund ist bei einer Vitamin-D-Mangel-Rachitis nicht zu erwarten?

A) Hypokalzurie
B) Erhöhte alkalische Serum-Phosphatase-Aktivität
C) Normaler Serum-Parathormon-Spiegel
D) Hypophosphatämie
E) Normokalzämie

**Frage 733**
Eine klassische Massage bewirkt keine:

A) Hyperämie der Muskulatur.
B) Reduktion einer venösen Stauung.
C) Tonisierung von hypotoner Muskulatur.
D) Reinnervation gelähmter Muskulatur.
E) Detonisierung von hypertoner Muskulatur.

**Frage 734**
Für das Ott-Zeichen gilt
(Wählen Sie 3 richtige Aussagen!)

A) ist eine Maßzahl für die Beweglichkeit der Brustwirbelsäule (BWS) bei Beugung
B) zeigt Bewegungseinschränkungen der Lendenwirbelsäule an
C) ist bei M. Bechterew (Spondylitis ankylosans) vermindert
D) ist eine Maßzahl für die Beweglichkeit der Brustwirbelsäule (BWS) bei Streckung
E) Der Dornfortsatz C7 ist bei der Untersuchung des Ott-Zeichens von Bedeutung.

**Frage 735**
Ein Patient klagt über Schmerzen im linken Fuß nach längerem Gehen.
Bei der körperlichen Untersuchung finden Sie am linken Fuß dicke schmerzhafte Hornhautschwielen unter den Köpfchen des II. und III. Mittelfußknochens.
Dies deutet am ehesten auf

A) eine chronische Fußpilzerkrankung (Tinea pedis)
B) eine Überlastungsfraktur („Marschfraktur")
C) einen Hallux valgus
D) eine Plattfuß
E) Spreizfuß

**Frage 736**
Ein Tennisspieler bekommt einen Tennisball auf den gestreckten Zeigefinger der linken Hand.
Danach verbleibt der verletzte Zeigefinger in Beugestellung des Endgelenks und kann nicht mehr aktiv im Endgelenk gestreckt werden.
Es handelt sich am wahrscheinlichsten um

A) Schwanenhalsdeformität
B) Abriss der Zeigefingerstrecksehne
C) Riss der Streckaponeurose über dem Fingermittelgelenk („Knopflochdeformität")
D) Fraktur des linken Zeigefingers
E) Abriss der langen Beugesehne des Zeigefingers

**Frage 737**
Nach einem Sturz über den Skistock klagt ein Skifahrer über Schmerzen im Gebiet der linken Hand.
Bevor Sie den Patienten untersuchen überlegen Sie, welche Kapsel-, Band- bzw. Gelenkverletzungen der Hand bei Skifahrern typisch sind.
Eine typische Handverletzung beim Skifahrer ist

A) Mittelhandfraktur
B) Handgelenksfraktur
C) Ausriss des ulnaren Seitenbandes am Daumengrundgelenk
D) Bennett-Fraktur
E) Ulnardeviation der Finger II-V

**Frage 738**
Was versteht man unter einer Bennett-Fraktur?

A) Radiusfraktur an typischer Stelle
B) Humeruskopffraktur
C) Oberschenkelhalsfraktur
D) Luxationsfraktur an der Basis des ersten Mittelhandknochens
E) Schädelbasisfraktur

**Frage 739**
Der „Tennisarm" ist am ehesten

A) eine Sehnenentzündung am Ansatz der Unterarmstreckmuskulatur
B) eine Ellbogenarthrose durch mechanische Überlastung des Gelenks
C) eine aseptische Knochennekrose im Bereich des Radiusköpfchens
D) eine chronische Bursitis im Ellbogengelenk
E) eine Entzündung der Knochenhaut (Periostitis)

**Frage 740**
Das Auftreten eines Fersenschmerzes ist charakteristisch für das Krankheitsbild

A) M. Scheuermann
B) M. Perthes
C) Rheumatoide Arthritis
D) M. Bechterew
E) M. Conn

**Frage 741**

Nach einem Verkehrsunfall bleiben bei einem Patienten Bewegungseinschränkung der oberen und unteren Extremität zurück.
Ihr Kollege untersucht die Beweglichkeit der beiden Kniegelenke und notiert das Ergebnis im Untersuchungsbogen.
Rechts: Streckung/Beugung 0/30/30
Links: Streckung/Beugung 10/0/130
Welche Aussagen zur Beweglichkeit der unteren Extremität würden Sie aufgrund dieses Messergebnisses treffen?
(Wählen Sie zwei Antworten!)

A) Das linke Kniegelenk ist normal beweglich.
B) Das rechte Kniegelenk ist in 30 Grad Beugestellung versteift.
C) Das linke Knieglenk hat ein Beugedefizit von 10 Grad und kann nur um 130 Grad gebeugt werden.
D) Das rechte Kniegelenk kann um 30 Grad gestreckt und um 30 Grad gebeugt werden
E) Ihr Kollege hat einen Fehler gemacht: Ein solches Messergebnis ist nach der Neutral-0-Methode nicht möglich.

**Frage 742**

Bei einer 44-jährigen Patientin vermuten Sie eine Rheumatoide Arthritis (primär chronische Polyarthritis).
Welche Untersuchungsbefunde würden Ihre Verdachtsdiagnose sichern?
(Wählen Sie 3Antworten!)

A) Schmetterlingserythem im Gesicht
B) Erythema migrans der Bauchhaut
C) symmetrische Schwellung der Fingergrundgelenke
D) Rheumaknoten
E) Morgensteifigkeit der Gelenke

**Frage 743**

Typische Symptome des Morbus Bechterew:
(Wählen Sie 3 Antworten!)

A) Sensibilitätsstörungen der unteren Extremitäten
B) nächtliche Rückenschmerzen
C) „Bambusstabwirbelsäule"
D) atemabhängiger Thoraxschmerz
E) Entwicklung einer Katarakt

**Frage 744**

Welche Antwort ist richtig.
Am Iliosakralgelenk untersucht man das

A) Schober-Zeichen
B) Brudzinski-Zeichen
C) Kernig-Zeichen
D) Mennell-Zeichen
E) Schubladenphänomen

**Frage 745**

Sie wollen bei einer Patientin mit Rheumatoider Arthritis den Verlauf der systemischen Entzündungsaktivität mit einem Laborwert im Verlauf dokumentieren.
Welcher Laborwert würde sich Ihrer Meinung nach dazu am besten eignen?

A) Blutsenkungsreaktion
B) HLA-B27
C) CRP (C-reaktives Protein)
D) PSA
E) HBA1c

**Frage 746**

Nach einem Sturz auf die nach oben abgewinkelte (dorsalextendierte) Hand klagt eine 23-jährige Patientin über Schmerzen im Bereich der Tabatière.
Dort ist auch ein deutlicher Druckschmerz auszulösen.
Was vermuten Sie am ehesten?

A) Pseudarthrose
B) Sudeck-Syndrom
C) Unterarmfraktur
D) Bennett-Fraktur
E) Kahnbeinfraktur (Scaphoidfraktur)

**Frage 747**
Die Scheuermann-Krankheit

1) ist eine krankhafte Veränderung der Zwischenwirbelscheiben
2) tritt im jugendlichen Alter auf
3) kann durch Keilbildung zu einer fixierten Kyphose führen
4) kann zu Skoliosen führen

A) nur 1 und 2 sind richtig
B) nur 2 und 3 sind richtig
C) nur 3 und 4 sind richtig
D) nur 2, 3 und 4 sind richtig
E) 1-4, alle sind richtig

**Frage 748**
Der Spreizfuß

1) ist die häufigste Fußdeformation durch Absenkung des Längsgewölbes
2) kann Schmerzen bei Belastung (Gehen, Stehen) verursachen
3) führt sekundär zu Zehendeformationen (Hammerzehe, Krallenzehe)
4) kann durch einen operativen Eingriff dauerhaft aufgerichtet werden

A) nur 2 ist richtig
B) nur 1 und 3 sind richtig
C) nur 2 und 3 sind richtig
D) nur 1, 2 und 3 sind richtig
E) 1-4, alle sind richtig

**Frage 749**
Die Dupuytren-Kontraktur

1) ist eine Bindegewebsumwandlung der Sehnenscheiden mit narbiger Schrumpfung
2) führt zu einer Beugekontraktur der Finger
3) erkennt man an derben, druckempfindlichen Knötchen in der Hohlhand, die mit der darüberliegenden Haut verbacken sind und sie einziehen.
4) befällt vorzugsweise den 4. und 5. Finger.

A) nur 1 ist richtig
B) nur 1 und 3 sind richtig
C) nur 2 und 3 sind richtig
D) nur 1, 2 und 4 sind richtig
E) nur 2, 3 und 4 sind richtig

**Frage 750**
Welche der folgenden Antworten über Gelenkerkrankungen ist/sind richtig?

1) Die Arthrose beginnt mit Gelenkschmerzen nach akutem Krankheitsbeginn mit Fieber, Schüttelfrost und Hautrötung.
2) Eine anfallsartig, schmerzhafte Entzündung in einem Gelenk ist typisch für die rheumatoide Arthritis (chronische Polyarthritis).
3) Der M. Bechterew beginnt mit morgendlichen, tief sitzenden Kreuzschmerzen.
4) Die Lyme-Arthritis (Borreliose) tritt im fortgeschrittenen Stadium mit Schmerzen besonders in den großen Gelenken auf.

A) nur 1 und 2 sind richtig
B) nur 2 und 3 sind richtig
C) nur 3 und 4 sind richtig
D) nur 1, 2 und 3 sind richtig
E) 1-4, alle sind richtig

**Frage 751**

Der lumbale Bandscheibenvorfall

1) kann eine Kompression der Nervenenden hervorrufen
2) verursacht meist plötzlich auftretenden Schmerz (Lumbalgie, Hexenschuss), der in das Bein, das Gesäß, den Ober- und Unterschenkel ausstrahlt
3) kann sensible und motorische Ausfälle im Bein hervorrufen
4) kann zur Blasen- oder Mastdarmlähmung führen

A) nur 1 und 2 sind richtig
B) nur 2 und 3 sind richtig
C) nur 1, 2 und 3 sind richtig
D) nur 2, 3 und 4 sind richtig
1-4, alle sind richtig

# DERMATOLOGIE (A/P)

**Frage 752**
Die Pacini-Körperchen im subkutanen Bindegewebe gehören zu den:

A) Druckrezeptoren
B) Vibrationsrezeptoren.
C) Schmerzrezeptoren
D) Chemorezeptoren .
E) Thermorezeptoren.

**Frage 753**
Bei welchem der folgenden Organe besteht die Oberfläche aus mehrschichtigem, verhorntem Plattenepithel?

A) Ösophagus
B) Haut
C) Vagina
D) Harnblase
E) Trachea

**Frage 754**
Fettzellen finden sich vorwiegend in der/im:

A) Dermis
B) Epidermis
C) Subkutis
D) Kutis
E) Stratum granulosum

**Frage 755**
Welche der folgenden Schichten gehört nicht zur Epidermis?

A) Stratum lucidum
B) Stratum papillare
C) Stratum corneum
D) Stratum granulosum
E) Stratum spinosum

**Frage 756**
Nicht zu den charakteristischen Zelltypen der Epidermis zählen die:

A) Meissner-Tastkörperchen
B) Melanozyten
C) Basalzellen
D) Keratinozyten
E) Hornzellen

**Frage 757**
Am Aufbau der Dermis ist/sind beteiligt:

1) Elastische Fasern
2) Kollagene Fasern
3) Die Hornschicht

A) nur 1 ist richtig
B) nur 3 ist richtig
C) nur 1 und 2 sind richtig
D) nur 1 und 3 sind richtig
E) 1-3, alle sind richtig

**Frage 758**
Nicht zu den Aufgaben der Haut zählt die:

A) Schutzfunktion
B) Spezifische Abwehr
C) Unspezifische Abwehr
D) Vitaminsynthese
E) Speicherfunktion

**Frage 759**
Welche der folgenden Aussagen zur Schweißbildung sind zutreffend?

1) Durch Sympathikusaktivierung kommt es u. a. zur Schweißbildung.
2) Die Schweißbildung erfolgt nur in den unbehaarten Körperregionen.
3) Schwitzen hat eine thermoregulatorische Funktion.
4) Schweiß ist leicht alkalisch.
5) Bestimmte Inhaltsstoffe der Nahrung fördern die Schweißbildung.

A) nur 1 und 2 sind richtig
B) nur 1, 2, 4 und 5 sind richtig
C) nur 1, 3 und 5 sind richtig
D) nur 4 und 5 sind richtig
E) 1-5, alle sind richtig

**Frage 760**
Zu den sekundären Effloreszenzen zählen

1) Die Abschürfung
2) Die Quaddel
3) Das Geschwür
4) Die Zyste
5) Das Bläschen

A) nur 3 ist richtig
B) nur 1 und 3 sind richtig
C) nur 1, 3 und 4 sind richtig
D) nur 2, 3 und 4 sind richtig
E) 1-5, alle sind richtig

**Frage 761**
Nicht zu den kutanen Mechanosensoren zählen die:

A) Ruffini-Körperchen
B) Pacini-Körperchen
C) Krause-Endkolben
D) Beta-Rezeptoren
E) Meissner-Tastkörperchen

**Frage 762**
Zu den Aufgaben der Haut zählt nicht:

A) Schutzfunktion
B) Thermoregulation
C) Immunabwehr
D) Regulation des Wasserhaushaltes
E) Blutzuckerregulation

**Frage 763**
Welche der folgenden Schichten sind am Aufbau der Epidermis beteiligt?

1) Stratum basale
2) Stratum spinosum
3) Stratum granulosum
4) Stratum papillare
5) Stratum corneum

A) nur 1, 2 und 3 sind richtig
B) nur 1, 3 und 4 sind richtig
C) nur 2 , 3 und 5 sind richtig
D) nur 1, 2, 3 und 5 sind richtig
E) 1-5, alle sind richtig

**Frage 764**
In Ihrer Sprechstunde ist eine Patientin, die über starken Juckreiz an Ihren Händen klagt. Bei der Untersuchung finden sich an der Streckseite der Finger eine unscharf begrenzte, flächenhafte Rötung, feinlamellöse Schuppung und stecknadelkopfgroße, nässende Bläschen. An den teilweise schon in Abheilung befindlichen Stellen bilden sich keine Narben. An welches Krankheitsbild denken Sie?

A) Masern
B) Röteln
C) Akutes Kontaktekzem
D) Neurodermitis
E) Impetigo contagiosa

**Frage 765**
Welche der folgenden Aussagen über Drüsen ist falsch?

A) Endokrine Drüsen sezernieren ihre Produkte über Ausführungsgänge direkt ins Blut.
B) Talg- und Speicheldrüsen zählen zu den exokrinen Drüsen.
C) Exokrine Drüsen geben ihre Sekrete an innere oder äußere Körperoberflächen ab.
D) Endokrine Drüsen sezernieren Hormone.
E) Das Pankreas hat sowohl eine endokrine als auch eine exokrine Drüsenfunktion.

**Frage 766**
Die kontinuierliche, unsichtbare Schweißabgabe zur Hautdurchfeuchtung und Wärmeabgabe beträgt pro Tag:

A) 0,1 l
B) 0,5 l
C) 1,2 l
D) 1,5 l
E) 1,8 l

**Frage 767**

Keine Gefäße befinden sich in der:

1) Epidermis
2) Dermis
3) Subcutis

A) nur 1 ist richtig
B) nur 2 ist richtig
C) nur 1 und 2 sind richtig
D) nur 1 und 3 sind richtig
E) 1-3, alle sind richtig

**Frage 768**

Zu den Hautanhangsgebilden zählen:

1) Nägel
2) Haare
3) Speicheldrüsen
4) Milchdrüsen
5) Schweißdrüsen
6) Talgdrüsen
7) Meibom-Drüsen

A) nur 1, 2 und 5 sind richtig
B) nur 2 , 3, 4 und 5 sind richtig
C) nur 1, 2, 4, 5, 6 und 7 sind richtig
D) nur 1, 2, 3, 4, 5 und 7 sind richtig
E) 1-7, alle sind richtig

**Frage 769**

Für die besondere Härte und Widerstandsfähigkeit der Nägel verantwortlich ist das/die:

A) Keratansulfat
B) Keratin
C) Keratom
D) Keratozele
E) Kerasin

**Frage 770**

Welche der folgenden Aussagen zum Schwitzen beim ruhenden Menschen ist/sind zutreffend?

1) Die Steuerung der Schweißbildung erfolgt durch den Sympathikus.
2) Durch einen Schweißausbruch kann der Flüssigkeitsverlust pro Stunde auf 500 ml steigen.
3) Die Schweißsekretion wird als Wärmeabgabe wirksam, wenn das Wasser auf der Haut verdunstet.
4) Eine Verdunstung erfolgt nur, wenn die Außentemperatur höher als die Körpertemperatur ist.

A) nur 1 ist richtig
B) nur 2 und 4 sind richtig
C) nur 3 und 4 sind richtig
D) nur 1, 2 und 3 sind richtig
E) 1-4, alle sind richtig

**Frage 771**

Wo befinden sich die Meissner-Tastkörperchen?

A) Im Stratum spinosum
B) Im Stratum granulosum
C) Im Stratum basale
D) Im Stratum papillare
E) Im Stratum reticulare

**Frage 772**

In der Haut findet sich eine Vielzahl von Rezeptoren mit unterschiedlichsten Aufgaben.

Welche Zuordnungen von Funktion und Rezeptor treffen zu?

(Wählen Sie 3 Antworten!)

A) Chemorezeption – Merkel-Zellen
B) Vibrationsempfindung – Vater-Pacini-Lamellenkörperchen
C) Schmerz- und Temperaturempfindung – freie Nervenendigungen
D) Chemorezeption – Ruffini-Körperchen
E) Berührungsrezeption – Meissner-Körperchen

**Frage 773**

Welche der folgenden Strukturen liegen nicht in der Epidermis?

(Wählen Sie 2 Antworten!)

A) Keratinozyten
B) subkutane Knötchen
C) Melanozyten
D) Merkel-Zellen
E) Meissner-Tastkörperchen

# DERMATOLOGIE PATHOLOGIE

**Frage 774**
Welche der folgenden Aussagen zum Hautsymptom der Makula ist nicht richtig?

A) Die Makula wird den Primäreffloreszenzen zugeordnet.
B) Die Macula tritt als Hautsymptom bei Exanthemen auf.
C) Maculae können von roter Farbe sein.
D) Die Macula ist durch eine Zunahme der Zellzahl gekennzeichnet.
E) Maculae können von brauner Farbe sein.

**Frage 775**
Welche der folgenden Definitionen beschreibt das Hautsymptom der Papula?

A) Mit Flüssigkeit gefüllter, sichtbarer Hohlraum in der Haut.
B) Volumenzunahme der Haut mit beetartiger Erhebung und Juckreiz.
C) Tiefreichender Substanzdefekt der Haut mit schlechter Heilungstendenz.
D) Solide Volumenzunahme der Haut durch Zunahme der Zellzahl.
E) Schmerzhafter Einriss der Haut, der bis in die Dermis reicht.

**Frage 776**
Ordnen Sie den Krankheitsbildern aus Liste 1 die entsprechenden Hautveränderungen aus Liste 2 zu.

Liste 1

a. Arterielle Hypertonie
b. Anämie
c. Nebennierenunterfunktion
d. Hepatitis
e. Herz-Lungenerkrankung

Liste 2

1. Blässe
2. Gelbfärbung
3. Rötung
4. Blau-Violettverfärbung
5. Vermehrte Pigmentierung

A) a1, b4, c5, d2, e3
B) a2, b5, c4, d3, e2
C) a3, b1, c5, d2, e4
D) a4, b1, c5, d2, e3
E) a5, b1, c3, d2, e4

**Frage 777**
Welche Hautreaktion ruft das Bakterium Borrelia burgdorferi hervor?

A) Erythema infectiosum
B) Erythema anulare rheumaticum
C) Impetigo vulgaris
D) Erythema chronicum migrans
E) Knotenrose

**Frage 778**
Welche der folgenden Aussagen zum malignen Melanom ist zutreffend?

A) Häufiges Auftreten bereits im Kindesalter.
B) Es ist in jedem Fall ein makroskopisch sichtbar pigmentierter Tumor.
C) Es streut nicht über die Lymphknoten.
D) Die Prognose ist auch von der Tumordicke abhängig.
E) Sein Vorkommen begrenzt sich auf die Haut.

**Frage 779**
Welcher der folgenden Hautbefunde ist bei einer Leberzirrhose nicht zu finden?

A) Lacklippen
B) Caput medusae
C) Café-au-lait-Flecken
D) Gefäßspinnen
E) Ikterus

**Frage 780**

Welche der folgenden Symptome geben Hinweis auf eine Exsikkose?

1) Trockene Haut und Schleimhäute
2) Alveoläres Lungenödem
3) Reduzierter Hautturgor
4) Durst

A) nur 1 und 2 sind richtig
B) nur 1 und 3 sind richtig
C) nur 2 und 3 sind richtig
D) nur 1, 3 und 4 sind richtig
E) nur 2, 3 und 4 sind richtig

**Frage 781**

Welche der folgenden Aussagen zum Myxödem bei Hypothyreose ist nicht richtig?

A) Durch Druck auf die myxödematösen Bereiche entstehen Dellen.
B) Die myxödematösen Veränderungen finden sich vorwiegend im Gesicht.
C) Begleitet wird das Myxödem bei Hypothyreose auch von trockener, kühler und schuppiger Haut.
D) Die myxödematösen Veränderungen finden sich an den Extremitäten.
E) Begleitet wird das Myxödem bei Hypothyreose von blasser und rauer Haut.

**Frage 782**

Ein 22-jähriger Patient klagt über v. a. nächtlichen Juckreiz in den Kniegelenken, am Kopf, Hals und Schulter. Bei der Untersuchung zeigt sich eine gerötete, glanzlose, trockene Haut mit vergröbertem Oberflächenrelief. Die besagten Stellen sind schuppig, nässen und bilden teilweise Krusten. An welches Krankheitsbild denken Sie?

A) Mikrobielles Ekzem
B) Allergisches Kontaktekzem
C) Atopisches Ekzem (Neurodermitis)
D) Seborrhoisches Ekzem
E) Psoriasis vulgaris

**Frage 783**

Für das maligne Melanom gilt nicht:

A) Das maligne Melanom geht von den Melanozyten der Haut aus.
B) Das maligne Melanom metastasiert kaum.
C) Das maligne Melanom zeigt weltweit steigende Neuerkrankungsraten bei der weißen Bevölkerung.
D) Hautbezirke, die jucken, bluten, sich farblich verändern oder größer werden, sind melanomverdächtig.
E) Es gibt auch „amelanotische“, kaum pigmentierte Melanome.

**Frage 784**

Welche der folgenden Aussagen trifft auf die Psoriasis (Schuppenflechte) nicht zu?

A) Zu den Prädilektionsstellen zählen Ellbogen, Knie, Lumbosakralregion.
B) Es finden sich scharf begrenzte erythematöse Plaques mit silberweißer Schuppung.
C) Häufig finden sich stecknadelkopfgroße, napfförmige Einziehungen der Nägel.
D) Die Schuppenflechte kann mit einer Arthritis einhergehen.
E) Mit Antibiotika erzielt man gute Therapieerfolge.

**Frage 785**
Welche der folgenden Aussagen zur Urtikaria ist/sind richtig?

1) Typisch sind Papeln und Pusteln.
2) Typisch sind Quaddeln, die sich großflächig ausbreiten können.
3) Therapie der Wahl sind Glukokortikoide.
4) Ursache können allergische Reaktionen, nicht allergische- sowie physikalische Einflüsse sein.
5) Alte Menschen sind vermehrt betroffen.

A) nur 2 ist richtig
B) nur 2 und 4 sind richtig
C) nur 1, 2 und 3 sind richtig
D) nur 2, 3 und 4 sind richtig
E) 1-5, alle sind richtig

**Frage 786**
Welches der folgenden Symptome zeigt sich bei einem malignen Hauttumor nicht?

A) Juckreiz
B) Blutungsneigung
C) Gute Verschieblichkeit gegenüber der Umgebung.
D) Schnelle Größenzunahme eines Nävus
E) Zunahme der Pigmentierung

**Frage 787**
Scharf begrenzte, erythematöse, mit silberweißen Schuppen bedeckte, oft juckende Herde, die vor allem an Ellenbogen, Knie und behaartem Kopf auftreten, sind kennzeichnend für welche der folgenden Erkrankungen?

A) Psoriasis
B) Neurodermitis
C) Pilzerkrankung
D) Windpocken
E) Impetigo contagiosa

**Frage 788**
Akute, rote, juckende Ödeme im Bereich der Dermis, die meist innerhalb weniger Stunden wieder verschwinden, sind typisch für die/das:

A) Erysipel
B) Atopisches Ekzem
C) Urtikaria
D) Erythema migrans
E) Lyell-Syndrom

**Frage 789**
Mögliche Ursache(n) einer Urtikaria kann/können sein:

1) Insektengift
2) Medikamente
3) Lebensmittel

A) nur 2 ist richtig
B) nur 1 und 2 sind richtig
C) nur 1 und 3 sind richtig
D) nur 2 und 3 sind richtig
E) 1-3, alle sind richtig

**Frage 790**
Welche der folgenden Erkrankungen können mit Hautjucken einhergehen?

1) Atopisches Ekzem
2) Morbus Hodgkin
3) Niereninsuffizienz
4) Leukämie
5) Hyperthyreose

A) nur 1, 2 und 3 sind richtig
B) nur 1, 3 und 4 sind richtig
C) nur 1, 2 , 3 und 4 sind richtig
D) nur 2, 3, 4 und 5 sind richtig
E) 1-5, alle sind richtig

**Frage 791**

Welche der folgenden Symptome treten bei der Fischschuppenkrankheit (Ichthyosis vulgaris) auf?

1) Sie zeigt eine symmetrisch auftretende, vermehrte und fest haftende Horn- und Schuppenbildung.
2) Sie ist durch einen roten Randsaum scharf begrenzt.
3) Es können warzenartige Knoten vorkommen. .
4) Die Schweiß- und Talgproduktion ist reduziert.
5) Die Haut ist anfällig für atopische Ekzeme und Kontaktekzeme.

A) nur 4 und 5 sind richtig
B) nur 1, 3 und 4 sind richtig
C) nur 1, 4 und 5 sind richtig
D) nur 2, 4 und 5 sind richtig
E) 1-5, alle sind richtig

**Frage 792**

Das Basaliom:

1) zählt zu den malignen Tumoren.
2) bildet sehr selten Metastasen.
3) zeigt ein infiltrierendes Wachstum
4) kommt vor allem in der Gesichtsregion vor.

A) nur 1 und 2 sind richtig
B) nur 2 und 3 sind richtig
C) nur 3 und 4 sind richtig
D) nur 1, 2 und 3 sind richtig
E) nur 2, 3 und 4 sind richtig

**Frage 793**

In Ihrer Sprechstunde berichtet ein Patient über ein juckendes, sich in Farbe und Form veränderndes Muttermal. Die körperliche Untersuchung erhärtet Ihren Verdacht auf ein malignes Melanom. Was sind Ihre weiteren Maßnahmen?

A) Sie behandeln den Nävus mit einer entzündungshemmenden Tinktur.
B) Sie beobachten den Nävus über 10 Tage und entscheiden sich dann für eine ev. operative Entfernung.
C) Entfernung des Nävus mittels Kryotherapie.
D) Sie empfehlen einen Kuraufenthalt am Meer, da sich dort der Nävus wieder zurückbilden kann.
E) Sie überweisen den Patienten sofort an einen Facharzt, um den Nävus auf ev. Malignität abklären zu lassen.

**Frage 794**

Typische Symptome des malignen Melanoms sind:

1) Schnelles Wachstum eines Nävus.
2) Anschwellen der zugehörigen Lymphknoten.
3) Entstehung einer höckerigen Oberfläche.
4) Zunahme der Pigmentierung.
5) Schmerzen.

A) nur 2 und 3 sind richtig
B) nur 3 und 4 sind richtig
C) nur 1, 2, 3 und 4 sind richtig
D) nur 2, 3, 4 und 5 sind richtig
E) 1-5, alle sind richtig

**Frage 795**

Zeichen der Verbrennung 2. Grades ist/sind:

1) Serumexsudation
2) Abheben der Epidermis vom Korium mit Blasenbildung.
3) Abheilung mit Narbe

A) nur 1 ist richtig
B) nur 1 und 2 sind richtig
C) nur 1 und 3 sind richtig
D) nur 2 und 3 sind richtig
E) 1-3, alle sind richtig

**Frage 796**

Welches der folgenden Kennzeichen ist nicht typisch für das Basaliom?

A) Ein langsames, infiltrierendes Wachstum
B) Frühe Metastasierung
C) Eine oberflächlich ulzerierende Ausbreitung.
D) Ein häufigeres Auftreten bei älteren Menschen.
E) Das Vorkommen an chronisch Licht exponierten Stellen

**Frage 797**

Charakteristisch für die Psoriasis vulgaris ist:

1) Prädilektionsstellen sind die Streckseiten der Extremitäten, die Iliosakralregion und die behaarte Kopfhaut.
2) Bei Ausbruch des Exanthems besteht das größte Infektionsrisiko.
3) UV-Strahlen können die Krankheit reaktivieren.
4) Die Erkrankung wird begleitet von Gelenkentzündungen.
5) Die Erkrankung wird durch Schimmelpilz hervorgerufen.

A) nur 1 ist richtig
B) nur 1 und 4 sind richtig
C) nur 1, 2 und 5 sind richtig
D) nur 2, 3 und 4 sind richtig
E) 1-5, alle sind richtig

**Frage 798**

Das Anamnesegespräch, i.e.S. die Medikamentenanamnese, ist bei Erkrankungen der Haut besonders wichtig, weil Medikamente

1) Hauterkrankungen triggern können.
2) Hauterkrankungen verschleiern können.
3) die für Hauterkrankungen typischen Symptome verändern können.
4) den Krankheitsverlauf beeinflussen können.

A) nur 1 und 2 sind richtig
B) nur 1, 2 und 4 sind richtig
C) nur 1, 3 und 4 sind richtig
D) nur 2, 3 und 4 sind richtig
E) 1-4, alle sind richtig

**Frage 799**

Wenn Sie eine Hautfalte am Abdomen eines Säuglings bilden und deren Rückbildung beobachten, erhalten Sie Informationen über

1) den Hydrationszustand
2) das subkutane Fettgewebe
3) den Muskeltonus
4) die Hautelastizität

A) nur 1 und 4 sind richtig
B) nur 2 und 3 sind richtig
C) nur 2 und 4 sind richtig
D) nur 1, 2 und 4 sind richtig
E) nur 1, 3 und 4 sind richtig

**Frage 800**

Symptome der Verbrennung 2. Grades ist/sind:

1) Erythem
2) Subepidermale Blasenbildung
3) Nekrose
4) Berührungsschmerz
5) Narbenbildung

A) nur 1 ist richtig
B) nur 1 und 5 sind richtig
C) nur 1, 3 und 5 sind richtig
D) nur 2, 4 und 5 sind richtig
E) nur 1, 2 und 4 sind richtig

**Frage 801**
Primärmaßnahmen bei der Versorgung von Verbrennungen und Verbrühungen am Unfallort sind:

1) Die Verbrennungsquelle beseitigen und mit kaltem Wasser kühlen.
2) Den Patienten beruhigen und ggf. Analgetika verabreichen.
3) Legen eines intravenösen Zugangs.
4) Abdecken der Wunden mit sterilem Tüchern.
5) Trockenlegen der Wunde mit Mehl oder Puder.

A) nur 1, 2 und 4 sind richtig
B) nur 1, 3 und 5 sind richtig
C) nur 2, 4 und 5 sind richtig
D) nur 1, 2, 3 und 4 sind richtig
E) 1-5, alle sind richtig

**Frage 802**
Frühsymptom einer großflächigen Verbrennung ist ein/eine:

A) Hyperthermie
B) Hypovolämischer Schock
C) Gespannter Puls
D) Polydipsie
E) Hypertonie

**Frage 803**
Welche der folgenden Aussagen über das Basaliom ist richtig?

A) Es bildet häufig und früh Metastasen.
B) Es wächst infiltrierend und sollte deshalb chirurgisch entfernt werden.
C) Aufgrund seiner Gutartigkeit kann auf eine Entfernung verzichtet werden.
D) Es tritt vorwiegend in Ellenbeugen und Kniegelenken auf.
E) Basaliome kommen vorwiegend im Kindesalter vor.

**Frage 804**
Zutreffende Aussage über das Basaliom ist:

A) Es zählt zu den benignen Tumoren und muss nicht entfernt werden.
B) Es bildet in einem sehr frühen Stadium bereits Metastasen und muss entfernt werden.
C) Durch sein infiltrierendes Wachstum wird es als semimaligne eingestuft und sollte entfernt werden.
D) Frauen sind wesentlich häufiger betroffen.
E) UV-Licht kann zur Abheilung des Basalioms führen.

**Frage 805**
Veränderungen eines Muttermals, die auf eine maligne Entartung hinweisen können, sind:

1) Juckreiz
2) Rötlicher entzündlicher Hof um das Muttermal
3) Schmerzen
4) Schnelle Größenzunahme
5) Entstehung einer höckerigen Oberfläche

A) nur 1, 2 und 3 sind richtig
B) nur 1, 3 und 4 sind richtig
C) nur 1, 2, 3 und 4 sind richtig
D) nur 2, 3, 4 und 5 sind richtig
E) 1-5, alle sind richtig

**Frage 806**
Pruritus kann auftreten bei:

1) Gallengangverschluss
2) Krätze
3) Windpocken
4) Hypothyreose
5) Ekzem

A) nur 1, 2 und 4 sind richtig
B) nur 1, 2 und 5 sind richtig
C) nur 2, 3, 4 und 5 sind richtig
D) nur 1, 2, 4 und 5 sind richtig
E) 1-5, alle sind richtig

**Frage 807**
Bei welcher der folgenden Erkrankungen ist das Auftreten von Juckreiz möglich?

1) Leberinsuffizienz
2) Gallenblasenerkrankungen
3) Lebensmittelunverträglichkeit
4) Krätze
5) Psychische Belastung

A) nur 2 und 4 sind richtig
B) nur 1, 3 und 4 sind richtig
C) nur 3, 4 und 5 sind richtig
D) nur 1, 2, 4 und 5 sind richtig
E) 1-5, alle sind richtig

**Frage 808**
Zu welchen Krankheitsbildern gehört Juckreiz?

1) Leberzirrhose
2) Diabetes mellitus
3) Niereninsuffizienz (Urämie)
4) Lebensmittelallergie
5) Krätze

A) nur 1, 2 und 4 sind richtig
B) nur 1, 2 und 5 sind richtig
C) nur 2, 3, 4 und 5 sind richtig
D) nur 1, 2, 4 und 5 sind richtig
E) 1-5, alle sind richtig

**Frage 809**
Zum Steckbrief des Erysipels passt:

A) Keine Eintrittspforte nötig.
B) Durch Staphylococcus aureus übertragen.
C) Durch Streptokokken übertragen
D) Ausbreitung über Blutweg
E) Antibiotika sind kontraindiziert.

**Frage 810**
Die Tuberculosis cutis (Hauttuberkulose):

1) ist eine seltene Manifestation der Tuberkulose.
2) wird nicht von Mycobacterium tuberculosis hervorgerufen.
3) zeigt einen harmlosen Verlauf.

A) keine Aussage ist richtig
B) nur 1 ist richtig
C) nur 2 ist richtig
D) nur 1 und 3 sind richtig
E) nur 2 und 3 sind richtig

**Frage 811**
Welche der folgenden Erkrankungen äußert sich auch in Hautveränderungen?

1) Mukoviszidose
2) Diabetes mellitus
3) Spondylitis ankylosans
4) Lungenentzündung

A) nur 2 ist richtig
B) nur 1 und 2 sind richtig
C) nur 2 und 3 sind richtig
D) nur 2 und 4 sind richtig
E) nur 1, 2 und 4 sind richtig

**Frage 812**
Kein klassisches Entzündungszeichen ist:

A) Rubor
B) Tumor
C) Pruritus
D) Dolor
E) Calor

**Frage 813**
Welche der folgenden Eigenschaften können der Psoriasis zugeordnet werden?

1) Scharf begrenzte, erythematöse Flecken mit silberweißen Schuppen.
2) Scharf begrenzte, symmetrische Herde, mit fettiger Schuppung.
3) Effloreszenzen an den Beugeseiten von Knie und Ellbogen.

4) Phänomen des blutigen Taus.
5) Besserung des Krankheitsbildes durch UV-Strahlen.

A) nur 1 und 4 sind richtig
B) nur 4 und 5 sind richtig
C) nur 1, 4 und 5 sind richtig
D) nur 2, 3 und 5 sind richtig
E) 1-5, alle sind richtig

**Frage 814**
Die Uhrglasnägel sind Symptom einer/eines:

1) Lungenemphysems
2) Herzerkrankung
3) Psoriasis vulgaris
4) Lebererkrankung
5) Nierenerkrankung

A) nur 2 ist richtig
B) nur 1 und 2 sind richtig
C) nur 1, 2 und 4 sind richtig
D) nur 2, 4 und 5 sind richtig
E) 1-5, alle sind richtig

**Frage 815**
Welche der folgenden Erkrankungen zählt nicht zu den Komplikationen, die bei Scharlach auftreten können?

A) Myokarditis
B) Glomerulonephritis
C) Rheumatisches Fieber
D) Nierenbeckenentzündung
E) Otitis media

**Frage 816**
Welche der folgenden Hautbilder können Hinweise auf eine karzinomatöse Veränderung sein?

1) Trotz Therapie nicht abheilende, nässende Hautveränderung.
2) Makulopapulöses konfluierendes Exanthem, das vom Kopf nach kaudal fortschreitet und in feine Schuppen übergeht.
3) Sichtbare Veränderung eines Muttermals.
4) Dunkelbraune, schnell wachsende Knötchen.
5) Zart erhabenes Erythem, das sich zentrifugal ausbreitet und in der Mitte abblasst.
6) Erhöhte Pigmentierung und scharfe Begrenzung eines Muttermals.

A) nur 1, 3 und 6 sind richtig
B) nur 2, 3 und 6 sind richtig
C) nur 1, 2, 5 und 6 sind richtig
D) nur 1, 3, 4 und 6 sind richtig
E) 1-6, alle sind richtig

**Frage 817**
Erblich bedingte Hauterkrankungen ist/sind:

1) Verruca vulgaris
2) Variola
3) Neurofibromatose
4) Erysipel
5) Fischschuppenkrankheit

A) nur 5 ist richtig
B) nur 3 und 5 sind richtig
C) nur 1, 2 und 4 sind richtig
D) nur 2, 3 und 5 sind richtig
E) 1-5, alle sind richtig

**Frage 818**
Symptom(e) der Urtikaria ist/sind:

1) Unscharf begrenzte, livid-rötliche und druckdolente Knoten an Knie- und Fußgelenken.
2) Beetartige Anhebung der Hautoberfläche mit roter oder weiße Farbe und Juckreiz.
3) Schmetterlingserythem im Gesicht.
4) Rötung, feinlamellöse Schuppung und Erosionen mit eitrigen Krusten im Wangenbereich
5) Zungenschwellung, Glottis-/Larynxödem, Asthmaanfall

A) nur 3 ist richtig
B) nur 2 und 5 sind richtig
C) nur 1, 2 und 4 sind richtig
D) nur 2, 4 und 5 sind richtig
E) 1-5, alle sind richtig

**Frage 819**
Virale Hautkrankheiten sind:

1) Herpes genitalis
2) Impetigo bullosa
3) Akne
4) Furunkel
5) Warzen

A) nur 5 ist richtig
B) nur 1 und 5 sind richtig
C) nur 1, 2 und 4 sind richtig
D) nur 2, 4 und 5 sind richtig
E) 1-5, alle sind richtig

**Frage 820**
Die Himbeerzunge ist typisch für:

A) Die Masern
B) Die Windpocken
C) Scharlach
D) Lebererkrankungen
E) Die perniziöse Anämie

**Frage 821**
Die Schuppenflechte findet man normalerweise:

1) Beugeseitig an Ellbogen- und Kniegelenk.
2) Streckseitig an Ellbogen- und Kniegelenk.
3) Auf der behaarten Kopfhaut
4) Im Interdigitalraum
5) In der vorderen und hinteren Schweißlinie

A) nur 3 ist richtig
B) nur 2 und 3 sind richtig
C) nur 1, 2 und 4 sind richtig
D) nur 2, 3 und 5 sind richtig
E) 1-5, alle sind richtig

**Frage 822**
Mögliche Ursache(n) für Juckreiz in der Analregion ist/sind:

1) Enterobiasis
2) Nahrungsmittelallergie
3) Candida albicans
4) Hämorrhoiden
5) Zeckenstich

A) nur 3 ist richtig
B) nur 2 und 5 sind richtig
C) nur 1, 2 und 4 sind richtig
D) nur 2, 4 und 5 sind richtig
E) 1-5, alle sind richtig

**Frage 823**
Ein Erysipel am Unterschenkel kann folgende Symptome hervorrufen:

1) Schmerzhafte, scharf begrenzte ödematöse Rötung
2) Rötung mit flammenförmigen Ausläufern.
3) Fieber und Schüttelfrost
4) Hautschuppung

A) nur 2 und 3 sind richtig
B) nur 1 und 4 sind richtig
C) nur 1, 2 und 3 sind richtig
D) nur 2, 3 und 4 sind richtig
E) 1-4, alle sind richtig

**Frage 824**
Welche der folgenden Aussagen zur Impetigo contagiosa (Borkenflechte) sind zutreffend?

1) Sie tritt vorwiegend im Gesicht, an Kopf- und Extremitäten auf.
2) Es zeigen sich Papeln, auf denen sich Bläschen bilden.
3) Sie bildet honiggelbe Krusten.
4) Sie ist eine allergische Reaktion und zählt zum atopischen Formenkreis.
5) Sie heilt unter Narbenbildung ab.

A) nur 2 und 3 sind richtig
B) nur 1, 2 und 3 sind richtig
C) nur 1, 2 und 4 sind richtig
D) nur 2, 4 und 5 sind richtig
E) 1-5, alle sind richtig

**Frage 825**
Candida albicans: Was trifft zu?

1) Candida albicans zählt zur Spezies der Spulwürmer.
2) Laborchemisch lässt sich eine Infektion mit Candida albicans nachweisen.
3) Nur epitheliale Oberflächen werden von Candida albicans befallen.
4) Ein schwere Infektion mit Candida albicans kann bei immunsupprimierten Patienten auftreten.
5) Candida albicans zählt zu den obligat pathogenen Krankheitserregern.

A) nur 2 und 4 sind richtig
B) nur 2 und 5 sind richtig
C) nur 1, 2 und 4 sind richtig
D) nur 2, 4 und 5 sind richtig
E) 1-5, alle sind richtig

**Frage 826**
Eine Entzündung der Talgdrüsenfollikel kann folgende Hautkrankheiten auslösen:

1) Phlegmone
2) Impetigo contagiosa
3) Karbunkel
4) Furunkel
5) Akne

A) nur 3 ist richtig
B) nur 3 und 4 sind richtig
C) nur 1, 3 und 4 sind richtig
D) nur 2, 4 und 5 sind richtig
E) 1-5, alle sind richtig

**Frage 827**
Die richtige Definition eines Abszesses lautet:

A) Ansammlung von Eiter im Interstitium.
B) Ansammlung von Eiter in Lymphgefäßen.
C) Ansammlung von Eiter in einem vorgebildeten Gewebehohlraum.
D) Ansammlung von Eiter in einem nicht vorgebildeten Gewebehohlraum.
E) Ansammlung von Eiter im Blutkreislauf.

**Frage 828**
Bei welchen der folgenden Infektionskrankheiten bilden sich Exantheme?

1) Windpocken
2) Masern
3) Kinderlähmung
4) Mumps

A) nur 1 und 2 sind richtig
B) nur 2 und 3 sind richtig
C) nur 2 und 4 sind richtig
D) nur 3 und 4 sind richtig
E) nur 1, 2 und 3 sind richtig

**Frage 829**
Frühsymptom einer schwerwiegenden Verbrennung ist:

A) Eine Polydipsie
B) Ein hypovolämischer Schock
C) Eine arterielle Hypertonie
D) Eine Hyperthermie
E) Ein erhöhter zentraler Venendruck

**Frage 830**
Die Primärversorgung am Unfallort bei großflächigen Verbrennungen II. und III. Grades besteht aus:

1) Metallinefolie
2) Wunddesinfektion
3) Entfernen von eingebrannten Fremdkörpern.
4) Brandsalbe
5) Steriler, trockener Abdeckung

A) nur 1 ist richtig
B) nur 3 ist richtig
C) nur 5 ist richtig
D) nur 1 und 5 sind richtig
E) nur 2 und 4 sind richtig

**Frage 831**

Sofortmaßnahmen unmittelbar nach dem Eintreten einer Verbrennung sind?

1) Abdecken der Brandwunde mit handelsüblichen Brandbinden.
2) Legen eines intravenösen Zugangs
3) Kühlung mit fließendem kaltem Wasser.
4) Ev. Schmerzmittel verabreichen
5) Mineralwasser zum Trinken geben, um einen hypovolämischen Schock zu verhindern.

A) nur 3 ist richtig
B) nur 4 ist richtig
C) nur 2 und 3 sind richtig
D) nur 2, 3 und 4 sind richtig
E) 1-5, alle sind richtig

**Frage 832**

Für die Behandlung mit kaltem Wasser als Primärmaßnahme bei Verbrennungen gilt/gelten folgende Aussage(n):

1) Es darf nur destilliertes Wasser verwendet werden.
2) Sie wird angewendet, um Folgen von thermischen Schäden zu minimieren.
3) Es sollte mindestens 10°C kaltes Wasser verwendet werden.

A) nur 1 ist richtig
B) nur 2 ist richtig
C) nur 1 und 2 sind richtig
D) nur 2 und 3 sind richtig
E) 1-3, alle sind richtig

**Frage 833**

In einer Großküche verbrennt sich ein Auszubildender den linken Arm mit kochendem Wasser. Welche Erstversorgungsmaßnahme ist am sinnvollsten?

A) Auftragen einer Brandsalbe und Wundverband mit steriler Kompresse.
B) Wundverband mit steriler Kompresse und stabile Seitenlage.
C) Kühlung mit Eiswasser und Schocklagerung.
D) Kühlung mit Wasser von etwa 15-20°C und anschließender steriler Wundabdeckung.
E) Überwachung des Bewusstseins ohne weitere Maßnahmen.

**Frage 834**

Ein 3-jähriges Mädchen hat sich mit heißer Milch den Oberkörper verbrüht und dabei Verbrennungen II. Grades erlitten. Die Erstversorgung besteht aus:

A) Trockenlegen der Wunde mit Puder.
B) Die Wunde mit Eiweiß bedecken
C) Kühlen mit ca. 20°C kaltem Wasser.
D) Anlegen eines Wundverbandes
E) Versorgen der Wunde mit Brandsalbe

**Frage 835**

Die Desinfektion der Haut sollte stattfinden vor einer:

1) Akupunktur
2) Operation
3) Injektion
4) Blutabnahme

A) nur 1 ist richtig
B) nur 1 und 3 sind richtig
C) nur 2 und 3 sind richtig
D) nur 1, 2 und 3 sind richtig
E) 1-4, alle sind richtig

**Frage 836**
Welche der folgenden Zeichen sind für die Psoriasis charakteristisch?

1) Weißliche, nicht wegwischbare Beläge der Schleimhäute.
2) Bevorzugtes Auftreten: Behaarte Kopfhaut, Knie und Ellenbogen.
3) Sie kann mit einer Arthropathie einhergehen.
4) Sie zeigt scharf begrenzte erythematöse und juckende Herde, mit silbriggrauer Schuppung.

A) nur 1 ist richtig
B) nur 3 und 4 sind richtig
C) nur 1, 3 und 4 sind richtig
D) nur 2, 3 und 4 sind richtig
E) 1-4, alle sind richtig

**Frage 837**
Die Nesselsucht kann hervorgerufen werden durch:

1) Insektengift
2) Medikamente
3) Nahrungsmittel
4) Kontaktreiz
5) Kältereiz

A) nur 1 und 3 sind richtig
B) nur 2 und 3 sind richtig
C) nur 2, 3 und 5 sind richtig
D) nur 1, 2, 3 und 5 sind richtig
E) 1-5, alle sind richtig

**Frage 838**
Richtige Aussage(n) über den Furunkel ist/sind:

1) Er ist eine schmerzhafte, tief sitzende knotige Entzündung mit zentralem Eiterpfropf.
2) Bei Lokalisation oberhalb der Lippenlinie, kann es aufgrund der venösen Verbindung ins Schädelinnere zu einer Enzephalitis kommen.
3) Die Entzündung wird durch Staphylokokken verursacht.
4) Die Bildung von Furunkeln wird durch ein geschwächtes Immunsystem begünstigt.
5) Bei Lokalisation oberhalb der Lippenlinie, kann als Komplikation eine Sinus-cavernosus-Thrombose entstehen.

A) nur 1 ist richtig
B) nur 2 und 4 sind richtig
C) nur 3, 4 und 5 sind richtig
D) nur 1, 2 und 3 sind richtig
E) 1-5, alle sind richtig

**Frage 839**
Nicht zutreffend für das Masernexanthem ist:

A) Sein Ursprung liegt hinter den Ohren.
B) Es hat ein makulopapulöses Erscheinungsbild.
C) Es ist ein konfluierendes Exanthem.
D) Das Fieber fällt bei Ausbreitung des Exanthems.
E) Es mündet in eine feine Schuppung.

**Frage 840**
Welche Morphologie und Symptome zeigt die Urtica?

A) Flüchtige, umschriebene, beetartige Erhebung der Haut durch ein Ödem mit Juckreiz.
B) Über dem Hautniveau liegendes, bis 1 cm großes Knötchen.
C) Veränderung der Hautfarbe, ohne Veränderung des Hautniveaus.
D) Mit Flüssigkeit gefülltes subepidermales Bläschen.
E) Mit Eiter gefüllter Hohlraum, meist intraepidermal lokalisiert.

**Frage 841**
In Ihrer Praxis ist ein Patient mit Fieber und Schüttelfrost. Bei der klinischen Untersuchung finden Sie rechts druckschmerzhafte Inguinal-Lymphknoten, eine flächenhafte Rötung und Schwellung am rechten Unterschenkel und einen massiven Fusspilz. Welche Diagnose stellen Sie?

A) Tiefe Beinvenenthrombose
B) Erysipel
C) Erysipeloid
D) Erythrasma
E) Toxin-Schock-Syndrom

**Frage 842**
Typische Kennzeichen des Caput medusae ist/sind:

A) Elastische Eindrückbarkeit des Schädels aufgrund unvollständiger Verknöcherung.
B) Blaurötliche Hautdehnungsstreifen am Bauch.
C) Abflachung des Hinterhauptlappens und Vorspringen des Stirnbeinlappens.
D) Pathologische, makroskopisch sichtbare Erweiterung der subkutanen Bauchvenen.
E) Multiple flächenhafte Hautblutungen und Keloide der Bauchhaut.

**Frage 843**
Welche der folgenden Aussagen zum Dermographismus ist falsch?

A) Ursache des Dermographismus ruber ist eine Erweiterung von Hautgefäßen.
B) Neurovegetative Dysregulationen können mit dem Dermographismus überprüft werden.
C) Durch Bestreichen der Haut mit einem Stift lässt sich der Dermographismus prüfen.
D) Der Dermographismus albus zeigt sich durch Auftreten von Striae distensae.
E) An atopischer Diathese erkrankte Menschen können auffällige Dermographismus-Befunde haben.

**Frage 844**
Mit welcher pathophysiologischen Veränderung ist nach einer schweren Verbrennung nicht zu rechnen?

A) Volumenmangel
B) Vasokonstriktion der Kapazitätsgefäße
C) Hämatokritabfall
D) Erhöhte Kapillarpermeabilität
E) Ödeme in den verbrannten Hautbereichen.

**Frage 845**
Welches der folgenden Viren ist für die Stomatitis aphthosa verantwortlich?

A) Herpes-simplex-Virus Typ 1 (HSV 1)
B) Epstein-Barr-Virus
C) Cytomegalie-Virus
D) Varicella-Zoster-Virus
E) Coxsackie-Virus-B5

**Frage 846**
Sie wollen bei Ihrer Patientin in der Krankenakte eine Hautveränderung notieren.
Es handelt sich um eine im Hautniveau liegende Verfärbung.
Welche Termini sind fachlich richtig? (Wählen Sie 2 Antworten!)

A) Makula
B) Primäreffloreszenz
C) Sekundäreffloreszenz
D) Papula
E) Cicatrix

**Frage 847**

Ein Bauarbeiter erkrankt immer wieder an Basaliomen der Rumpfhaut. Er war früher im Erzbergbau tätig. Welcher der folgenden Stoffe kann aufgrund beruflicher Exposition für die multiplen Basaliome verantwortlich sein?

A) Molybdän
B) Arsen
C) Blei
D) Chrom
E) Nickel

**Frage 848**

Ein Patient klagt über plötzlich aufgetretene stark juckende Hautveränderungen. Sie finden am ganzen Körper, vor allem an Hals und Armen scharf umschriebene, flach über das Hautniveau erhabene, hellrote und stark juckende Effloreszenzen. Welcher Begriff würde diese Hauterscheinung am besten beschreiben?

A) Makula
B) Papula
C) Vesicula
D) Urtika
E) Squama

**Frage 849**

Welche der folgenden klinischen Zeichen finden sich bei einer Schuppenflechte (Psoriasis)?
(Wählen Sie 3 Antworten!)

A) Kerzen-Phänomen
B) Phänomen des letzten Häutchens
C) Bell-Phänomen
D) Phänomen des blutigen Taus (Auspitz-Phänomen)
E) Argyll-Robertson-Phänomen

**Frage 850**

Ein 9-jähriger Junge hat sich beim Teekochen mit heißem Wasser verbrüht. Er hat zweitgradige Verbrennungen im Gesicht, am vorderen Rumpf, an beiden Unterarmen und an beiden Händen
Wie viel Prozent der Körperoberfläche sind von den Verbrühungen betroffen?

A) ca. 10-15%
B) weniger als 20%
C) zwischen 25% und 40%
D) zwischen 45% und 55%
E) mehr als 55%

**Frage 851**

Für welche Erkrankung sprechen die folgenden Symptome am ehesten? Hautrötung mit ödematöser Schuppung, anschließend Papeln und Bläschen, später nässende verkrustende und schuppende Flächen, Juckreiz, meist narbenlose Abheilung.

A) Masern
B) Röteln
C) akutes Kontaktekzem
D) Neurodermitis
E) Impetigo contagiosa

**Frage 852**

Für welche Krankheit sprechen die folgenden Symptome: Glanzlose und trockene Haut mit vergröbertem Oberflächenrelief; besonders im Bereich des Gesichtes, am Hals, im Nacken, an der Brust, den Schultern und an den Gelenkbeugen sieht man Knötchen mit zentraler Kruste und schuppender Hautrötung, quälender Juckreiz, besonders nachts.

A) Seborrhoisches Ekzem
B) Allergisches Ekzem
C) Neurodermitis
D) Psoriasis
E) Basaliom

**Frage 853**

Für welche Krankheit sprechen die folgenden Symptome:

Scharf begrenzte, unregelmäßig konfigurierte Hautrötung von Punkt- bis Handtellergröße, mit groblamellärer, silbrig glänzender Schuppung, vorwiegend an den Ellenbogen, den Knien, im Kreuz, am behaarten Kopf und in den Hautfalten?

A) Psoriasis
B) Neurodermitis
C) Hautpilz
D) Krätze
E) Vitiligo

# GYNÄKOLOGIE, UROLOGIE (AP, PATHO)

**Frage 854**

Was versteht man unter den Begriff „Adnexe"?

A) Gebärmutterhals und Scheide
B) Die sekundären Geschlechtsmerkmale
C) Eierstöcke und Eileiter
D) Eileiter und Gebärmutter
E) Eierststöcke, Eileiter und Gebärmutter

**Frage 855**

Sekundäre Geschlechtsmerkmale sind:

1) Körperbehaarung
2) Bart
3) Nebenhoden
4) Prostata
5) Tiefe Stimme

A) nur 1 und 2 sind richtig
B) nur 2 und 5 sind richtig
C) nur 1, 2 und 5 sind richtig
D) nur 2, 3 und 4 sind richtig
E) nur 1, 2, 3 und 5 sind richtig

**Frage 856**

Welchen Zeitraum der Pubertät umfasst die Pubarche?

A) Das Auftreten der ersten Menstruation.
B) Den Beginn des Wachstums der Schamhaare.
C) Allmähliche Entwicklung der weiblichen Brustwarze.
D) Den maximalen Wachstumsschub der Pubertät.
E) Größenwachstum und Geschlechtsreifung des Hodens.

**Frage 857**

Welche Vorgänge finden in der zweiten Hälfte des Menstruationszyklus statt?

1) Anstieg des Gelbkörperhormons
2) Follikelreifung
3) Vorbereitung des Organismus auf eine ev. Schwangerschaft.
4) Anstieg der Basaltemperatur
5) Gelbkörperbildung

A) nur 1, 2 und 4 sind richtig
B) nur 1, 2 und 5 sind richtig
C) nur 2, 4 und 5 sind richtig
D) nur 1, 3, 4 und 5 sind richtig
E) 1-5, alle sind richtig

**Frage 858**

Was versteht man unter dem „Corpus luteum" (Gelbkörper)?

A) Den sprungreifen tertiären Follikel (Graaf-Follikel).
B) Den gesprungenen Tertiärfollikel der v.a. das Gelbkörperhormon produziert.
C) Die vernarbte Ovaroberfläche.
D) Der Uterus nach Einnistung der Blastozyste.
E) Die befruchtete Oozyte (Eizelle)

**Frage 859**

Welches der folgenden Hormone bewirkt den Anstieg der Basaltemperatur in der zweiten Zyklushälfte?

A) Der Anstieg des Progesteron
B) Der Anstieg des FSH
C) Der Anstieg des Prolaktin
D) Der Anstieg des Östrogen
E) Der Anstieg des LH

**Frage 860**

Welchen Zeitraum der Pubertät umfasst die Thelarche?

A) Das Auftreten der ersten Menstruation.
B) Den Beginn des Wachstums der Schamhaare.
C) Die allmähliche Entwicklung der Brustdrüse und Brustwarze.
D) Den Zeitraum der Follikelreifung.
E) Den Zeitraum des maximalen Längenwachstums der Pubertät.

**Frage 861**

Welche der folgenden Aussagen zum Mammakarzinom ist nicht richtig?

A) 1% aller Mammakarzinome treten bei Männern auf.
B) Es sind alle Quadranten der Brustdrüse gleich häufig betroffen.
C) Die Einziehung einer Mamille und die sog. Apfelsinenhaut können sichtbare Zeichen eines Karzinoms sein.
D) Brustkrebs ist der häufigste maligne Tumor der Frau.
E) Häufigstes Vorkommen zwischen 40. und 70. Lebensjahr.

**Frage 862**

Wo trifft man auf den Begriff des „Ping-Pong-Effekts“?

A) Bei den Kinderkrankheiten
B) Bei den Geschlechtskrankheiten
C) Bei den Pilzerkrankungen
D) Bei Erkrankungen des rheumatischen Formenkreises.
E) Bei den bakteriellen Infektionskrankheiten

**Frage 863**

Typische Kennzeichen des Mammakarzinoms ist/sind:

1) Es bildet sehr früh Metastasen
2) Die axillären Lymphknoten sind häufig von Metastasierungen betroffen
3) Es ist der häufigste maligne Tumor der Frau
4) Es tritt meist zwischen dem 60. und 70. Lebensjahr auf.
5) Blutiges Sekret aus der Brustwarze zählt zu den häufigen Frühsymptomen.

A) nur 1 ist richtig
B) nur 1 und 2 sind richtig
C) nur 2 und 3 sind richtig
D) nur 1, 2 und 3 sind richtig
E) nur 1, 3, 4 und 5 sind richtig

**Frage 864**

Welches der folgenden Symptome eines noch nicht diagnostizierten Ovarialkarzinoms veranlasst eine Frau, den Arzt aufzusuchen?

A) Akutes Abdomen
B) Eine Auftreibung des Abdomens
C) Blutungen nach der Menopause
D) Starke Schmerzen in der Blasenregion
E) Vergrößerte Inguinallymphknoten

**Frage 865**

Welches der folgenden Symptome weist am wenigsten auf ein Mammakarzinom hin?

A) Tastbare axilläre Lymphknoten
B) Wenig verschieblicher und tastbarer Knoten in der Brust.
C) Brustziehen vor der Regelblutung.
D) Einseitige Brustwarzeneinziehung.
E) Flächenhafte Hautrötung der Mamma.

**Frage 866**

Typisches Kennzeichen des Vena-cava-Syndroms in der Schwangerschaft ist:

A) Sodbrennen
B) Flimmern vor den Augen, Ohrensausen, Kopfschmerz.
C) Arterielle Hypertonie.
D) Gesteigertes Herzminutenvolumen
E) Besserung beim Aufrichten oder in linker Seitenlage.

**Frage 867**

Zeichen eines Zervixkarzinoms können sein:

1) Kontaktblutungen nach dem Geschlechtsverkehr.
2) Zyklusunabhängige Schmierblutungen
3) Brauner Ausfluss
4) Postmenopausale Blutungen
5) Eine hochgradige Zellveränderung im Zervix-Abstrich.

A) nur 1, 3 und 4 sind richtig
B) nur 2, 3 und 5 sind richtig
C) nur 1, 2, 3 u. 4 sind richtig
D) nur 2, 3, 4 u. 5 sind richtig
E) 1-5, alle sind richtig

**Frage 868**

Eine 25-jährige Frau wird notfallmäßig aufgenommen. Ihre Hauptsymptome sind zunehmender Spannungsschmerz im rechten Unterbauch und Schmerzen in der Regio rectalis. Anamnestisch gibt die Patientin Schwindelanfälle und Schmierblutungen in den letzten Tagen an.
Ihre letzte Menstruation war vor ca. 6 Wochen. In der klinischen Untersuchung zeigt sich: Temperatur und BSG normwertig, RR 95/65, Puls 115, Abwehrspannung und Auftreibung im rechten Unterbauch.
Wie lautet Ihre Diagnose?

A) Cholelithiasis (Gallensteinleiden)
B) Tubarabort
C) Divertikulitis
D) Akute Appendizitis
E) Zystitis

**Frage 869**

Eine Dysmenorrhoe ist:

A) eine Schmierblutung während der Schwangerschaft.
B) eine schmerzhafte Menstruation.
C) eine menstruationsähnliche Blutung ohne Eisprung.
D) eine kurz dauernde Blutung zur Zyklusmitte.
E) ein Ausbleiben der Menstruation.

**Frage 870**

Bei einer Fetopathie erfolgt die Schädigung des ungeborenen Kindes:

A) bei der Imprägnation (Eindringen des Spermiums in das Ei).
B) in der 1. – 3. Woche post conceptionem.
C) vor Abschluss der Organogenese.
D) in der Zeit der Organogenese.
E) nach Abschluss der Organogenese.

**Frage 871**

Wie viele Wochen dauert eine normale Schwangerschaft?

A) 32
B) 36
C) 40
D) 44
E) 48

**Frage 872**

Kein Brustkrebsrisikofaktor ist/sind:

A) Mehrere Geburten und häufiges Stillen
B) Familiäre Belastung
C) Adipositas
D) Proliferierende Formen der Mastopathie
E) Frühe Menarche

**Frage 873**

Welches Kriterium entspricht der Definition der WHO für Frühgeborene?

A) Kinder mit einem Geburtsgewicht unter 2800 g.
B) Kinder mit einem Kopfumfang unter 34 cm
C) Kinder mit einer Geburtslänge unter 45 cm
D) Geburt im Zeitraum von der 22. bis zur vollendeten 36. Schwangerschaftswoche.
E) Lanugobehaarung an Rücken und Schulter.

**Frage 874**

Welches der folgenden Symptome ist nicht typisch bei einer Endometriose?

A) Dysmenorrhoe
B) Kohabitationsschmerzen
C) Kreuzschmerzen
D) Amenorrhö
E) Verstärkte, verlängerte Menstruation.

**Frage 875**

Notfallmäßig wird eine 30-jährige Frau aufgenommen. Sie ist während eines Spaziergangs über einen Bach gesprungen und unmittelbar danach haben heftige linkssseitige Peritonealschmerzen eingesetzt. In der Anamnese gibt Sie an, schon einige Wochen leichte Schmerzen im Unterbauch zu verspüren, die mit einer Zunahme des Bauchumfanges einhergingen. Ihre letzte Menstruation war vor drei Wochen. Welche Diagnose ist am wahrscheinlichsten?

A) Abort
B) Amenorrhö
C) Stieldrehung eines Ovarialtumors
D) Tubargravidität
E) Endometriumkarzinom

**Frage 876**

Die adäquate Empfehlung für eine Schwangere im ersten Trimenon, die gegen Röteln nicht immunisiert ist und Kontakt mit dem Virus hatte, ist:

A) Eine sofortige aktive Rötelnschutzimpfung.
B) Eine sofortige passive Rötelnschutzimpfung.
C) Eine sofortige passiv-aktive Kombinationsimpfung.
D) Eine rein serologische Verlaufskontrolle und bei Eintreten einer Infektion die Durchführung einer Pränataldiagnostik.
E) Sofortige Durchführung einer antiviralen Therapie.

**Frage 877**

Kein Symptom einer Hodentorsion ist:

A) Plötzlich auftretender, heftiger Hodenschmerz.
B) Skrotalödem
C) Schmerzausstrahlung in den Unterbauch
D) Fehlender Kremasterreflex.
E) Eiter und Bakterien im Urin.

**Frage 878**

Ein 13-jähriger Junge erleidet während eines Basketballspiels ohne jegliche Fremdeinwirkung plötzliche, heftigste Schmerzen im rechten Hoden und in der Inguinalregion, die von Übelkeit und Erbrechen begleitet sind.

Auslöser dieser Beschwerden ist eine:

A) Orchitis
B) Varikozele
C) Spermatozystis
D) Samenstrangtorsion
E) Leistenhernie

**Frage 879**
Im Frühstadium ist ein Prostatakarzinom:

A) normalerweise asymptomatisch.
B) gekennzeichnet durch häufiges, jedoch geringes- und vermehrtes nächtliches Harnlassen.
C) charakterisiert durch verminderten Harnstrahl.
D) in über 70% der Fälle verbunden mit Kreuzschmerzen.
E) gekennzeichnet durch Ischuria paradoxa.

**Frage 880**
Ein 26-jähriger Patient kommt in Ihre Praxis. Er leidet an einer massiven Schwellung des Skrotums verbunden mit starken Schmerzen und hohem Fieber. In der Anamnese gibt er eine druckempfindliche Schwellung der linken Ohrspeicheldrüse vor ca. einer Woche an. Er hat keine Beschwerden bei der Harnentleerung. Welche Diagnose stellen Sie?

A) Primär bakterielle Nebenhodenentzündung
B) Hydatidentorsion
C) Samenstrangtorsion
D) Mumpsorchitis
E) Primär bakterielle Hodenentzündung

**Frage 881**
Welche der folgenden Aussagen zur benignen Prostatahyperplasie ist nicht richtig?

A) Sie beginnt in der zentralen Zone, die die Harnröhre umgibt.
B) Sie ist der Ursprung von Prostatakarzinomen.
C) Sie kann zu einem lebensbedrohlichen Harnrückstau in die Niere führen.
D) Sie schafft begünstigende Faktoren für Harnwegsinfekte.
E) Sie zählt zu den häufigen Erkrankungen ab dem 50. Lebensjahr.

**Frage 882**
Zu den häufigsten Ursachen von Blasenentleerungsstörungen bei Männern ab dem 50. Lebensjahr zählt/zählen:

A) eine Entzündungen der Prostata.
B) das Prostatakarzinom.
C) akute Harnwegsinfektionen mit E. coli.
D) die benigne Prostatahyperplasie.
E) eine Balkenblase.

**Frage 883**
Welches der folgenden Symptome eines noch nicht diagnostizierten Blasenkrebses ist meist Anlass für Patienten, einen Arzt aufzusuchen?

A) Flankenschmerz
B) Schmerzen im Nierenbecken
C) Vermehrter nächtlicher Harndrang
D) Schmerzlose Makrohämaturie
E) Harnverhaltung

**Frage 884**

Eine falsche Aussage zum Maldescensus testis (Störung des „Hodenabstiegs“) ist:

A) Er kann zur Infertilität führen.
B) Er sollte bis zum 2. Lebensjahr medikamentös oder chirurgisch behoben werden.
C) Er kann zu einem Kryptorchismus führen.
D) Er ist mit einer erhöhten Tumorbildung verbunden.
E) Bei der Geburt liegen die Hoden noch im Leistenkanal und wandern im Laufe des 1. Lebensjahres ins Skrotum.

**Frage 885**

Eine 29-jährige Grundschullehrerin kommt sichtlich beunruhigt zu Ihnen in die Praxis.
Sie wisse durch einen positiv ausgefallenen Schwangerschaftstest seit heute, dass sie im ersten Monat schwanger sei.
Sie hätte noch keine Röteln gehabt und sei auch nicht gegen Röteln geimpft.
Ein Rötelnantikörpertiter sei nie bestimmt worden. In der Schule wären in den letzten Tagen Schüler an Röteln erkrankt.
Welche Vorgehensweise halten Sie für angebracht.

A) Sie beglückwünschen die werdende Mutter und beruhigen die Mutter, da eine Rötelninfektion bei Erwachsenen normalerweise keine bleibenden Schäden hinterlässt.
B) Sie raten der Patientin zu einer vom Hausarzt durchzuführenden aktiven Impfung zu Beginn des zweiten Trimenons (4. Monat)
C) Sie raten der Patientin zu einer vom Hausarzt durchzuführenden passiven Impfung zu Beginn des zweiten Trimenons (4. Monat)
D) Sie raten der Patientin zu einer vom Hausarzt oder Gynäkologen durchzuführenden sofortigen aktiven und passiven Impfung.
E) Sie halten keine der hier vorgeschlagenen Vorgehensweisen für angebracht.

**Frage 886**

Ein 68-jähriger Patient kommt zu einem Gesundheitscheck in ihre Praxis.
Bei der rektal-digitalen Austastung fällt eine derbe, schmerzlos vergrößerte Prostata auf. Symptome im Sinne einer benignen Prostatahyperplasie (z.B. Miktionsprobleme) werden verneint.
Der Patient gibt jedoch an, aufgrund solcher Probleme vor 5 Jahren - durch die Harnröhre hindurch - an der Prostata operiert worden zu sein (transurethrale Prostataresektion = TUR-P).
Der von Ihnen abgenommene PSA-Wert ist mit 13 ng/mL (normal: < 4 ng/mL) erhöht. Welche Diagnose stellen Sie?

A) Rezidivierende benigne Prostatahyperplasie
B) Narbenrestgewebe nach Prostataresektion
C) Prostatakarzinom (trotz vorhergehender TUR-P)
D) chronische Prostatitis
E) Normalbefund nach TUR-P

**Frage 887**
Varikozele:
Welche Aussagen sind richtig?
(Wählen Sie 2 Aussagen!)

A) Sie dient als Umgehungskreislauf bei Leberzirrhose.
B) Es handelt sich um erweiterte und geschlängelte Venen im Hodensack (Skrotum)
C) Sie kann Ursache für eine Infertilität (Unfruchtbarkeit) des Mannes sein.
D) Sie ist eine Präkanzerose.
E) Sie ist nur sonographisch bzw. angiographisch nachweisbar.

**Frage 888**
Welche anatomisch-topographische Angabe zur Lage des Uterus im kleinen Becken ist richtig?

A) Anteversio – Retroflexio
B) Retroflexio – Retroversio
C) Anteversio – Anteflexio
D) Anteflexio – Anteversio
E) Abduktion – Pronation

**Frage 889**
Welche Antworten sind richtig?
(Wählen Sie 2 Antworten!)

A) Während der Lutealphase des Menstruationszyklus liegt die Basaltemperatur höher als in der Follikelphase
B) produziert der Gelbkörper Progesteron
C) kommt es zum Eisprung (Ovulation)
D) erreicht der LH-Wert im Plasma seinen Höchststand
E) reift im Follikel das Ei heran.

**Frage 890**
Prostatakarzinom:
Welche Aussagen sind richtig?
(Wählen Sie 3 Aussagen!)

A) Es geht von der Außendrüse der Prostata aus.
B) Es metastasiert häufig ins Skelettsystem
C) Es entsteht auf dem Boden einer benignen Prostatahyperplasie
D) Es ist der häufigste bösartige Tumor des Mannes.
E) Das Erkrankungsalter liegt in der Regel vor dem 55. Lebensjahr.

**Frage 891**
In welcher zeitlichen Reihenfolge treten die genannten Pubertätsmerkmale bei Mädchen in der Regel auf?

A) Pubarche – Thelarche – Menarche
B) Menarche – Thelarche – Pubarche
C) Thelarche – Pubarche – Menarche
D) Pubarche – Menarche – Thelarche
E) Thelarche – Menarche – Pubarche

**Frage 892**
Wodurch kann eine Embryopathie entstehen?

1) Rötelnerkrankung während der Schwangerschaft
2) Sauerstoffmangel des Embryos
3) Alkoholgenuss der Mutter während der Schwangerschaft
4) Toxoplasmose-Erkrankung in der Schwangerschaft

A) nur 1 und 3 sind richtig
B) nur 2 und 4 sind richtig
C) nur 1, 2 und 4 sind richtig
D) nur 1, 3 und 4 sind richtig
E) 1-4, alle sind richtig

# LABOR

**Frage 893**
Richtige Aussagen zu Funktion und Einteilung von Enzymen sind:

1) Sie initiieren und beschleunigen chemische Reaktionen im Körper.
2) Sie funktionieren wie Biokatalysatoren.
3) Sie werden im Zuge von chemischen Reaktionen verbraucht.
4) Sie zählen zu den Hormonen.

A) nur 1 und 2 sind richtig
B) nur 1 und 4 sind richtig
C) nur 2 und 3 sind richtig
D) nur 3 und 4 sind richtig
E) nur 1, 2 und 4 sind richtig

**Frage 894**
Im Blutkreislauf des Gesunden befinden sich keine:

A) T-Lymphozyten
B) Retikulozyten
C) Basophile Granulozyten
D) Plasmazellen
E) Monozyten

**Frage 895**
Die physiologische Erythrozytenkonzentration des Erwachsenen liegt bei:

A) 2,0 Millionen/µl
B) 2,5 Millionen/µl
C) 3,0 Millionen/µl
D) 3,5 Millionen/µl
E) 5,0 Millionen/µl

**Frage 896**
Wie sind die Symptome bei Kaliummangel (z. B. durch Diuretika)?

1) Herzrhythmusstörungen
2) Muskelschwäche
3) Verstopfung (Obstipation)
4) gesteigerte Reflexe

A) nur 1 ist richtig
B) nur 2 und 3 sind richtig
C) nur 1, 2 und 3 sind richtig
D) nur 2, 3 und 4 sind richtig
E) 1-4, alle sind richtig

**Frage 897**
Ab welcher Keimzahl spricht man von einer signifikatnen (pathologischen) Bakteriurie im Spontanurin einer Frau?

A) 1 Mill./ml
B) 100.000/ml
C) 10.000/ml
D) 1000/ml
E) 100/ml

**Frage 898**
Bei welchen Erkrankungen tritt eine Hämaturie auf?

1) Prostatakarzinom
2) Nephrolithiasis (Nierensteine)
3) Nierenpapillom
4) hämorrhagische Diathese
5) Hepatitis

A) nur 1 und 2 sind richtig
B) nur 2 und 3 sind richtig
C) nur 1, 3 und 4 sind richtig
D) nur 1, 2, 3 und 4 sind richtig
E) 1-5, alle sind richtig

**Frage 899**
Welche der Aussagen ist falsch?

A) Die Granulozyten machen 40–75% der Leukozyten aus.
B) Erythropoetin wird in der Niere gebildet und dient als Wachstumsfaktor für die Bildung der Erythrozyten während der Hämatopoese.
C) Die Hauptaufgabe der Lymphozyten ist die Erkennung von Fremdstoffen z.B. Bakterien und Viren.
D) Basophilie entsteht bei Parasitenbefall und allergischen Reaktionen.
E) Die neutrophilen Granulozyten sind Bestandteil des angeborenen, unspezifischen Abwehrsystems.

**Frage 900**
Welches Verhältnis wird durch den Hämatokrit beschrieben?

A) Das Verhältnis von Zellvolumen zu Blutvolumen.
B) Das Verhältnis von Erythrozyten zu Retikulozyten im venösen Blut.
C) Das Verhältnis von Zellgewicht zu Plasmagewicht.
D) Das Verhältnis von Zellvolumen zu Plasmavolumen.
E) Das Verhältnis von Erythrozyten zu neutrophilen Granulozyten im venösen Blut.

**Frage 901**
Blut der Blutgruppe AB besitzt folgende Serumeigenschaften:

A) Anti A
B) Anti B
C) Keine Serumantikörper
D) Anti A und Anti B
E) Alle Aussagen falsch.

**Frage 902**
Eine richtige Aussage ist:

A) Die Monozyten machen 50% der Leukozyten aus.
B) B-Lymphozyten sind zur Phagozytose befähigt.
C) Alle Blutkörperchen entspringen einer gemeinsamen pluripotenten Stammzelle.
D) Die Monozyten sind Vorläuferzellen der Mikrophagen.
E) Myeloblasten können physiologisch in geringer Anzahl im Blut auftreten.

**Frage 903**
Die Erythrozyten welcher Blutgruppe agglutinieren im Serum der Blutgruppe 0?

1) Blutgruppe A
2) Blutgruppe B
3) Blutgruppe AB

A) 1-3, alle sind falsch
B) nur 3 ist richtig
C) 1 und 3 sind richtig
D) 2 und 3 sind richtig
E) 1-3, alle sind richtig

**Frage 904**
Eine Linksverschiebung des Blutbildes ist gegeben bei:

1) Einer Übersegmentierung der eosinophilen Granulozyten
2) Einer Übersegmentierung der basophilen Granulozyten
3) Einer Vermehrung der stabkernigen neutrophilen Granulozyten
4) Manchen bakteriellen Infektionen.

A) nur 1 ist richtig
B) nur 1 und 4 sind richtig
C) nur 3 und 4 sind richtig
D) nur 1, 2 und 3 sind richtig
E) nur 2, 3 und 4 sind richtig

**Frage 905**
Ein Plasmaalbumin-Mangel entsteht nicht aufgrund einer/eines:

A) Proteinmangelernährung
B) Synthesestörungen im lymphoretikulären Gewebe.
C) Schweren Leberschadens
D) Exsudativen Enteropathie.
E) Großflächigen Verbrennung.

**Frage 906**
Eine verlängerte Blutgerinnungszeit kann hervorgerufen werden durch eine:

A) Erkrankung der Leber
B) Splenektomie
C) Thrombozytose
D) Gastritis
E) Thrombopenie

**Frage 907**

Für die Bestimmung der Blutsenkungsgeschwindigkeit nach WESTERGREN wird benötigt:

1) 1,6 ml Blut aus der A. radialis
2) Ein senkrecht stehendes Glas- oder Kunststoffröhrchen.
3) Eine Zentrifuge
4) 0,4 ml Kochsalzlösung (NaCl)
5) Zwei Stunden Zeit

A) nur 2 ist richtig
B) nur 2 und 5 sind richtig
C) nur 1, 2 und 5 sind richtig
D) nur 2, 3 und 5 sind richtig
E) nur 2, 4 und 5 sind richtig

**Frage 908**

Was braucht man für die Bestimmung der BSG nach WESTERGREN nicht?

A) 0,4 ml 3,8% Natriumzitratlösung
B) Ein senkrecht stehendes Glas- oder Kunststoffröhrchen.
C) Ein Mikroskop
D) 1,6 ml Venenblut
E) 2 Stunden Zeit

**Frage 909**

Wie wirkt sich ein Folsäure- oder Vitamin-B-12 Mangel auf das hämatologische Bild nicht aus?

A) Verminderte Retikulozytenzahl
B) Makrozytäre Anämie
C) Herabgesetzte Hb-Konzentration im Blut
D) Verminderter Hb-Gehalt der einzelnen Erythrozyten
E) Herabgesetzte Erythrozytenzahl

**Frage 910**

Zeichen einer hypochromen Anämie ist:

A) Normaler Hb-Gehalt, jedoch erniedrigte Erythrozytenzahl.
B) Verminderter Hämoglobingehalt, bei erniedrigter bis normaler Erythrozytenzahl.
C) Verminderte Sauerstoffsättigung des Hämoglobins bei normaler Erythrozytenzahl
D) Erhöhter Hämoglobingehalt der einzelnen Erythrozyten bei verminderter Erythrozytenzahl.
E) Verminderte Erythrozytenzahl und verminderter Hämoglobingehalt.

**Frage 911**

Bei welcher der folgenden pathologischen Veränderungen ist nicht mit einer Leukopenie zu rechnen?

A) Typhusinfektionen
B) Masern
C) Bei toxischer Schädigung des Knochenmarks (z.B. durch Benzol)
D) Bei akutem Blutverlust.
E) Medikamentenallergie (z.B. durch Chloramphenicol)

**Frage 912**

Eine Leukopenie kann/können hervorrufen:

1) Myokardinfarkt
2) Virusinfektionen
3) Schwere körperliche Arbeit
4) Miliartuberkulose

A) 1-4, alle sind falsch
B) nur 4 ist richtig
C) nur 2 und 4 sind richtig
D) nur 1, 2 und 3 sind richtig
E) 1-4, alle sind richtig

**Frage 913**
In welcher Form verändern sich Hämoglobin und Erythrozyten bei der Eisenmangelanämie?

A) Erythrozytenzahl und Hämoglobin vermindert.
B) Erythrozytenzahl und Hämoglobin erhöht.
C) Erythrozytenzahl vermindert und Hämoglobin erhöht.
D) Erythrozytenzahl erhöht und Hämoglobin vermindert.
E) Es bilden sich makrozytäre, hyperchrome Erythrozyten.

**Frage 914**
Eine Erhöhung der Plasmaproteinkonzentration kann hervorgerufen werden durch eine:

1) Dehydratation
2) Glomerulonephritis
3) Monoklonale Gammopathie (z.B. M. Waldenström)

A) 1-3, keine ist richtig
B) nur 1 und 2 sind richtig
C) nur 1 und 3 sind richtig
D) nur 2 und 3 sind richtig
E) 1-3, alle sind richtig

**Frage 915**
Welche der folgenden Zustände können Ursache einer Eosinophilie sein?

1) Rekonvaleszenzphase nach einer bakteriellen Infektion.
2) Heuschnupfen
3) Wurmbefall
4) Nebennierenrindeninsuffizienz

A) nur 1 und 2 sind richtig
B) nur 2 und 3 sind richtig
C) nur 1, 2 und 3 sind richtig
D) nur 1, 3 und 4 sind richtig
E) 1-4, alle sind richtig

**Frage 916**
Was führt nicht zu einer Leukozytose?

A) Appendizitis
B) Morbus Cushing
C) Hypersplenismus
D) Lymphatische Leukämie
E) Akute Blutverluste

**Frage 917**
Die Erhöhung der Kreatinkinase-Aktivität (CK) im Plasma oder Serum,

1) wird aussagekräftiger, wenn zusätzlich das Isoenzym CK-MB (Myokardtyp) bestimmt wird.
2) kommt bei einer Myositis vor.
3) kann bei intensivem Krafttraining auftreten.
4) ist noch eine Woche nach einem Herzinfarkt nachweisbar.

A) nur 1 und 2 sind richtig
B) nur 2 und 4 sind richtig
C) nur 3 und 4 sind richtig
D) nur 1, 2 und 3 sind richtig
E) 1-4, alle sind richtig

**Frage 918**
Ein Flüssigkeitsvolumen von 1 ml entspricht bei einer wässrigen Lösung:

A) 10-15 Tropfen
B) 20-25 Tropfen
C) 40-45 Tropfen
D) 50-55 Tropfen
E) 60-75 Tropfen

**Frage 919**
Welche Zuordnung von Stoffwechselvorgang und seinem Abbauprodukt ist richtig?
Purinstoffwechsel und Harnsäure
Muskelstoffwechsel und Kreatinin
Blutfarbstoffabbau und Bilirubin
Kohlenhydratabbau und Ammoniak
Eiweißstoffwechsel und Harnstoff

A) nur 2 und 3 sind richtig
B) nur 3 und 4 sind richtig
C) nur 1, 2, 3 und 5 sind richtig
D) nur 2, 3, 4 und 5 sind richtig
E) 1-5, alle sind richtig

**Frage 920**
Auf eine Erkrankung der Leber deuten folgende, in der Harnstix-Untersuchung nachweisbare Substanzen hin:

1) Urobilinogen
2) Bilirubin
3) Leukozyten
4) Glukose
5) Erythrozyten

A) nur 1 und 2 sind richtig
B) nur 1, 2 und 3 sind richtig
C) nur 1, 3 und 4 sind richtig
D) nur 1, 2, 3 und 4 sind richtig
E) 1-5. alle sind richtig

**Frage 921**
Ein 25-jähriger Mann kommt in Ihre Sprechstunde und klagt über Gliederschmerzen, Schmerzen im Oberbauch und Durchfall. Sein Harn ist dunkel und schäumt. Wie lautet Ihre Diagnose?

A) Virushepatitis
B) Cholera
C) Typhus
D) Gastroenteritis
E) Nephritis

**Frage 922**
Aus welchem Grund wird der HbA1c Wert im Blut eines Diabetikers bestimmt?

A) Um noch bestehende Insulinreserven des Pankreas zu ermitteln.
B) Um die momentane Höhe des Blutzuckerspiegels zu kontrollieren.
C) Um den Säure-Basen-Haushalt zu kontrollieren.
D) Um den durchschnittlichen Blutzuckerwert der letzten 6 – 8 Wochen zu bestimmen. (Langzeit-Blutzuckerwert)
E) Um eventuelle Insulinresistenzen zu ermitteln.

**Frage 923**
Die orale Glukose Intoleranz:

1) kann zur Frühdiagnose eines Diabetes mellitus Typ1 herangezogen werden.
2) kann zur Frühdiagnose eines Diabetes mellitus Typ2 herangezogen werden.
3) kann Hinweis auf eine Hauterkrankung mit Pruritus geben.
4) ist verbunden mit Sensibilitätsstörungen der Nerven, Polydipsie und Polyurie.

A) nur 1 ist richtig
B) nur 1 und 2 sind richtig
C) nur 1, 2 und 3 sind richtig
D) nur 2, 3 und 4 sind richtig
E) 1-4, alle sind richtig

**Frage 924**
Welcher der folgenden hämatologischen Laborparameter ist bei der Gicht erhöht?

A) Harnstoff
B) Harnsäure
C) Albumin
D) Troponin
E) Rheumafaktor

**Frage 925**
Typische Symptome der akuten Pyelonephritis sind:

1) Klopf- und Druckschmerz im Bereich des Nierenbeckens.
2) Beinödeme
3) Hämaturie
4) Starke Proteinurie
5) Leukozyturie

A) nur 1 und 5 sind richtig
B) nur 1, 3 und 5 sind richtig
C) nur 1, 2, 3 und 4 sind richtig
D) nur 1, 2, 3 und 5 sind richtig
E) 1-5, alle sind richtig

**Frage 926**

Auf eine Erkrankung der Niere deuten folgende, in der Harnstix-Untersuchung nachweisbare Substanzen hin.

1) Proteine
2) Leukozyten
3) Nitrit
4) Bilirubin
5) Keton

A) nur 1 und 2 sind richtig
B) nur 1, 2 und 3 sind richtig
C) nur 1, 3 und 4 sind richtig
D) nur 1, 2, 3 und 4 sind richtig
E) 1-5, alle sind richtig

**Frage 927**

Eine Hämaturie ist zu erwarten bei einem/einer:

1) Blasentumor
2) Nierenzellkarzinom
3) Nierenpapillom
4) Hämorrhagischen Diathese
5) Virushepatitis

A) nur 1 und 2 sind richtig
B) nur 2 und 3 sind richtig
C) nur 1, 3 und 4 sind richtig
D) nur 1, 2, 3 und 4 sind richtig
E) 1-5, alle sind richtig

**Frage 928**

Urinzylinder im Harnsediment sind typisch für eine:

1) Glomerulonephritis
2) Harnröhrenentzündung
3) Pyelonephritis
4) Blasenentzündung
5) Nierenkolik

A) nur 1 und 3 sind richtig
B) nur 2 und 4 sind richtig
C) nur 1, 2 und 3 sind richtig
D) nur 1, 3, 4, und 5 sind richtig
E) 1-5, alle sind richtig

**Frage 929**

Welche der folgenden Substanzen finden Sie bei der akuten Glomerulonephritis im Harn?

1) Erythrozyten
2) Ketonkörper
3) Bakterien
4) Proteine
5) Leukozyten

A) nur 1 und 4 sind richtig
B) nur 1, 2 und 3 sind richtig
C) nur 1, 4 und 5 sind richtig
D) nur 2, 3 und 5 sind richtig
E) 1-5, alle sind richtig

**Frage 930**

Bei welcher der folgenden Erkrankungen rechnen Sie mit einer signifikanten Bakteriurie

1) Nierenbeckenentzündung
2) Glomerulonephritis
3) Harnblasenentzündung
4) Leberentzündung

A) nur 1 und 2 sind richtig
B) nur 1 und 3 sind richtig
C) nur 2 und 4 sind richtig
D) nur 1, 2 und 3 sind richtig
E) 1-4, alle sind richtig

**Frage 931**

Eine Erythrozyturie kann verursacht werden durch:

1) Störungen der Blutgerinnung
2) Nierensteine
3) Wilms-Tumor
4) Polyzystische Nieren
5) Harnwegsinfektionen

A) nur 1, 2 und 5 sind richtig
B) nur 2, 3 und 4 sind richtig
C) nur 2, 3 und 5 sind richtig
D) nur 1, 3, 4 und 5 sind richtig
E) 1-5, alle sind richtig

**Frage 932**
Ordnen Sie den Erkrankungen aus Liste 1 die entsprechenden charakteristischen Symptome aus Liste 2 zu.

Liste 1

a. Nephrotisches Syndrom
b. Glomerulonephritis
c. Harnblasenentzündung
d. Diabetes insipidus

Liste 2

1. Hämaturie
2. Proteinurie > 3g/d
3. Polyurie
4. Dysurie

A) a1, b2, c3, d4
B) a2, b1, c4, d3
C) a2, b4, c1, d3
D) a3, b2, c1, d4
E) a4, b1, c2, d3

**Frage 933**
Wie viele Bakterien müssen im Spontanurin einer Frau nachweisbar sein, um von einer Bakteriurie sprechen zu können?

A) 1.000.000./ml
B) 100.000/ml
C) 10.000/ml
D) 1.000/ml
E) 100/ml

**Frage 934**
Auf welche der folgenden Krankheiten kann das Auftreten von Erythrozyten im Harnsediment hinweisen?

1) Harnwegsinfektion
2) Schrumpfniere
3) Harnblasentumor
4) Nierenentzündung
5) Verletzung der Harnleiter

A) nur 2 ist richtig
B) nur 1 und 2 sind richtig
C) nur 2 und 3 sind richtig
D) nur 1, 2, 3 und 5 sind richtig
E) nur 1, 3, 4 und 5 sind richtig

**Frage 935**
Ursache einer Hyperkaliämie?

A) Morbus Addison
B) Cushing Syndrom
C) Schleifendiuretika
D) Abführmittelmissbrauch
E) Erbrechen und Durchfall

**Frage 936**
Welche der folgenden Aussagen ist nicht richtig?

A) Bei einem akuten Gichtanfall ist der Harnstoff im Blut erhöht.
B) Die Bestimmung der Schilddrüsenhormonwerte T3, T4 und TSH im Blut sind bei Verdacht auf Hyperthyreose sinnvoll.
C) Bei Nephropathien mit reduzierter Leistung des Nierenparenchyms steigen Harnstoff und Kreatinin an.
D) Infolge einer Leberzirrhose kommt es zu einer Verminderung der Albumine.
E) Um eine virale von einer bakteriellen Infektion unterscheiden zu können, ist die Bestimmung der Leukozytenzahl und das Differenzialblutbild hilfreich.

**Frage 937**
Wodurch wird das spezifische Gewicht des Harns erhöht?

1) Biergenuss
2) Teegenuss
3) Massives Schwitzen
4) Proteine im Harn

A) nur 4 ist richtig
B) nur 1 und 3 sind richtig
C) nur 3 und 4 sind richtig
D) nur 1, 2 und 3 sind richtig
E) 1-4, alle sind richtig

**Frage 938**
Mit dem Harnstreifen kann nicht ermittelt werden:

A) pH-Wert des Harn
B) Nitrit im Harn
C) Glukose im Harn
D) Erythrozyten im Harn.
E) Leukozytenzylinder im Harn

**Frage 939**
Normale Laborwerte des Mannes sind:

1) Kalium: 3,6 - 4,8 mmol/l (3,6 - 4,8 mval)
2) Magnesium: 0,73 - 1,06 mmol/l (1,8 - 2,6 mg/dl)
3) Harnsäure: 214 - 488 µmol/l (3,6 - 8,2 mg/dl)
4) Cholesterin: (Risikogrenze: > 5,2 mmol/l (> 200 mg/dl)
5) Gamma-GT: 6 - 28 U/l

A) nur 1 und 2 sind richtig
B) nur 1, 2 und 4 sind richtig
C) nur 2, 3 und 4 sind richtig
D) nur 1, 2, 4 und 5 sind richtig
E) 1-5, alle sind richtig

**Frage 940**
Die Harnstoffkonzentration im Serum wird beeinflusst durch die:

1) Nierenfunktion
2) Purinzufuhr
3) Proteinzufuhr
4) Kohlenhydratzufuhr

A) nur 1 ist richtig
B) nur 2 ist richtig
C) nur 1 und 3 sind richtig
D) nur 2 und 4 sind richtig
E) 1-4, alle sind richtig

**Frage 941**
Welche der folgenden Aussagen ist nicht richtig?

A) Eine Eosinophilie findet sich oft bei parasitären Erkrankungen, allergischen Reaktionen (z.B. Urtikaria) und in der Heilphase nach Infekten.
B) Die Polyglobulie und die Polycythaemia vera sind gekennzeichnet durch eine erhöhte BSG.
C) Starke körperliche Belastung und Akromegalie können zu einer Eosinopenie führen.
D) Bei der myeloischen Leukämie und vielen Infektionskrankheiten wie Malaria und Tuberkulose findet sich eine erhöhte Monozytenkonzentration im Blut.
E) Eine Lymphozytose findet sich bei vielen Infektionen (Mumps, Röteln, infektiöse Mononukleose, Malaria, Typhus u. a.) und bei der lymphatischen Leukämie.

**Frage 942**
Normale Blutwerte sind:

1) Leukozyten 9000/µl
2) Thrombozyten 300 000/µl
3) BSG bis 20 mm/2h (Männer)
4) C-reaktives Protein (CRP) bis 8 mg/l
5) Hämoglobin 11,5 g/dl (Männer)

A) nur 1 und 2 sind richtig
B) nur 4 und 5 sind richtig
C) nur 1, 3 und 4 sind richtig
D) nur 1, 2, 3 und 4 sind richtig
E) 1-5, alle sind richtig

**Frage 943**
Welche der folgenden Aussagen ist falsch?

A) GOT, GPT und Gamma-GT sind jene Laborwerte, die zur Abklärung einer Pankreatitis herangezogen werden.
B) Die wichtigsten Laborparameter bei Verdacht auf Herzinfarkt sind Laktatdehydrogenase, Kreatinkinase-MB und Troponin.
C) Der Nachweis von Glukose im Harn mittels Urinstixuntersuchung, kann zum Screening eines Diabetes mellitus verwendet werden.
D) Für die Diagnose einer Anämie ist die Bestimmung der Erythrozyten, des Hämatokrits und des Hämoglobins notwendig.
E) Die Blutgerinnung wird mittels Quick-Test und PTT überprüft.

**Frage 944**
Für die Bestimmung der Blutsenkungsgeschwindigkeit nach WESTERGREN braucht man:

1) 3 Anteile Blut und 1 Anteil Natriumzitrat.
2) 4 Anteile Blut und 1 Anteil Natriumzitrat.
3) 1,6 ml Blut und 0,4 ml Kalziumzitrat.
4) 1 ml Blut und 1 ml Natriumzitrat.

A) 1-4, alle Angaben sind falsch
B) nur 2 ist richtig
C) nur 4 ist richtig
D) nur 1 und 3 sind richtig
E) nur 2 und 3 sind richtig

**Frage 945**
Glukose ist im Harn nachweisbar bei:

1) Diabetes insipidus
2) Diabetes mellitus
3) Nierenfunktionsstörungen
4) Starkem Schwitzen

A) nur 2 ist richtig
B) nur 1 und 2 sind richtig
C) nur 2 und 3 sind richtig
D) nur 2, 3 und 4 sind richtig
E) 1-4, alle sind richtig

**Frage 946**
Bilirubin ist im Urin nachweisbar bei einer/einem:

1) Darmerkrankung
2) Hämolytischem Ikterus
3) Intrahepatischen Ikterus
4) Posthepatischen Verschlussikterus

A) nur 4 ist richtig
B) nur 2 und 4 sind richtig
C) nur 3 und 4 sind richtig
D) nur 2, 3 und 4 sind richtig
E) 1-4, alle sind richtig

**Frage 947**
Eine richtige Aussage zur Blutkörperchensenkungsgeschwindigkeit ist:

A) Zur Bestimmung benötigt man eine Zentrifuge.
B) Die Methode wird mit gerinnbarem Blut durchgeführt.
C) Bei Entzündungen ist die BSG erhöht.
D) Das Ergebnis ist von der Plasmazusammensetzung unabhängig.
E) Normal sind 30 mm Senkung in 2 Stunden.

**Frage 948**
Die physiologische Erythrozytenkonzentration pro $mm^3$ Blut beträgt:

A) 1 Mio./$mm^3$
B) 5 Mio./$mm^3$
C) 10 Mio./$mm^3$
D) 15 Mio./$mm^3$
E) 20 Mio./$mm^3$

**Frage 949**
Die physiologische Thrombozyten-konzentration pro $mm^3$ Blut beträgt:

A) 60.000
B) 100.000
C) 300.000
D) 500.000
E) 800.000

**Frage 950**
Zur Diagnose einer erhöhten Blutungs-bereitschaft können herangezogen werden:

1) Die Prothrombinzeit
2) Die partielle Thromboplastinzeit
3) Die Blutungszeit
4) Die Blutgerinnungszeit
5) Der Rumpel-Leede-Test

A) nur 1 und 5 sind richtig
B) nur 3 und 5 sind richtig
C) nur 1, 3 und 5 sind richtig
D) nur 1, 3, 4 und 5 sind richtig
E) 1-5, alle sind richtig

**Frage 951**
Welcher der folgenden Blutwerte ist nicht physiologisch?

A) Hämoglobin: 15 g/dl
B) Neutrophile: 60% der Leukozyten
C) Hämatokrit:47%
D) Basophile: 0,5% der Leukozyten
E) Thrombozyten 20 000/$mm^3$

**Frage 952**
Bei welcher der folgenden Erkrankungen kann eine Eosinophilie auftreten?

1) Asthma bronchiale
2) Wurmerkrankungen
3) Morbus Hodgkin
4) Scharlach

A) nur 1 und 2 sind richtig
B) nur 2 und 3 sind richtig
C) nur 3 und 4 sind richtig
D) nur 1, 3 und 4 sind richtig
E) 1-4, alle sind richtig

**Frage 953**
Welche der folgenden Erkrankungen zeigt eine Eosinophilie?

1) Morbus Addison
2) Trichinose
3) Typhus abdominalis
4) Chronisch myeloische Leukämie
5) Masern

A) nur 2 ist richtig
B) nur 1 und 2 sind richtig
C) nur 3 und 5 sind richtig
D) nur 1, 2 und 4 sind richtig
E) nur 1, 2, 4 und 5 sind richtig

**Frage 954**
Bei welcher Erkrankung findet sich keine Bilirubinurie?

A) Parenchymikterus
B) Gallestau durch Pankreas-kopfkarzinom
C) Hämolyse
D) Rotor- und Dubin-Johnson-Syndrom
E) Verschlussikterus

**Frage 955**
Ein erhöhtes Gamma-GT ist Folge eines/einer:

1) Leberschadens durch Intoxikation
2) Chronischen Hepatitis
3) Akuten Hepatitis
4) Gallenblasentumors
5) Cholestatischen Ikterus

A) nur 1, 2 und 3 sind richtig
B) nur 1, 3 und 4 sind richtig
C) nur 1, 2, 3 und 4 sind richtig
D) nur 2, 3, 4 und 5 sind richtig
E) 1-5, alle sind richtig

**Frage 956**
Wo liegt der Normwert des Nüchternblutzuckers?

A) 40-70 mg/dl
B) 70-120 mg/dl
C) 100-160 mg/dl
D) 120-180 mg/dl
E) 160-180 mg/dl

**Frage 957**
Für die Nierenfunktion signifikante Blutwerte sind:

1) Harnstoff
2) Kreatinin
3) Kalium
4) Hb-Wert
5) pH-Wert

A) nur 1, 3 sind richtig
B) nur 1, 2, 3 sind richtig
C) nur 1, 3, 5 sind richtig
D) nur 1, 2, 3, 4 sind richtig
E) 1-5, alle sind richtig

**Frage 958**
Welche Erkrankung geht nicht mit einer Erhöhung des Urobilinogens im Harn einher?

A) Pyelonephritis
B) Hämolytischer Anämie
C) Cholezystitis
D) Leberzirrhose
E) Virushepatitis

**Frage 959**
Über welche Erkrankungen können Harnteststreifen Aufschluss geben?

1) Nierenerkrankungen
2) Myokardinfarkt
3) Diabetes mellitus
4) Lebererkrankungen
5) Bauchspeicheldrüsenerkrankungen

A) nur 1 und 4 sind richtig
B) nur 1, 3 und 4 sind richtig
C) nur 1, 4 und 5 sind richtig
D) nur 1, 2, 3 und 4 sind richtig
E) 1-5, alle sind richtig

**Frage 960**
Welcher Urin wird zur Messung des spezifischen Gewichtes herangezogen, um eine Aussage bezüglich der Nierenfunktion zu erhalten?

A) Mittelstrahlurin
B) Morgenurin
C) Spontanurin
D) 24-Stunden-Urin
E) Katheterurin

**Frage 961**
Richtige Aussage(n) zur Farbe des Urins ist/sind:

1) Rotbrauner bis dunkelbrauner Harn enthält Bilirubin.
2) Braunschwarzer Harn entsteht bei massiver Hämolyse.
3) Dunkelgelber Harn entsteht bei Diabetes mellitus.
4) Roter, getrübter Harn entsteht durch Blutbeimischungen.

A) nur 1 ist richtig
B) nur 4 ist richtig
C) nur 1 und 3 sind richtig
D) nur 1, 2 und 4 sind richtig
E) 1-4, alle sind richtig

**Frage 962**
Wann tritt eine Leukozyturie auf?

Bei Leukämie
Bei akuter Pyelonephritis
Bei Urethritis
Bei Tuberkulose der Nieren

A) nur 2 ist richtig
B) nur 2 und 3 sind richtig
C) nur 1, 2 und 3 sind richtig
D) nur 2, 3 und 4 sind richtig
E) 1-4, alle sind richtig

**Frage 963**
Ein chronisches Nierenversagen zeigt als Erstes eine Erhöhung von:

A) Natrium
B) Kreatinin
C) Kalium
D) Harnstoff
E) Harnsäure

**Frage 964**
Was lässt sich mit Harnteststreifen nachweisen?

1) Kalium
2) Nitrat
3) Ketonkörper
4) Bilirubin
5) pH-Wert

A) nur 3 ist richtig
B) nur 2 und 5 sind richtig
C) nur 1, 2 und 5 sind richtig
D) nur 3, 4 und 5 sind richtig
E) 1-5, alle sind richtig

**Frage 965**
Welche Stoffe sind durch Urinstreifen nachweisbar?

1) Blut (Hämoglobin und Erythrozyten)
2) Eiweiß
3) Spezifisches Gewicht
4) Ketonkörper
5) Bilirubin
6) Urobilinogen
7) Nitrat

A) nur 2, 3 und 7 sind richtig
B) nur 2, 4 und 6 sind richtig
C) nur 2, 3, 4 und 5 sind richtig
D) nur 1, 2, 3, 4, 5 und 6 sind richtig
E) 1-7, alle sind richtig

**Frage 966**
Welche der folgenden Mikroorganismen, die einen Harnwegsinfekt auslösen können, sind im Lichtmikroskop sichtbar?

1) Bakterien
2) Viren
3) Pilze
4) Trichomonaden

A) nur 4 ist richtig
B) nur 1 und 3 sind richtig
C) nur 1 und 4 sind richtig
D) nur 1, 2 und 3 sind richtig
E) 1-4, alle sind richtig

**Frage 967**
Welche Erkrankung führt zu einer Hyperkaliämie?

A) Cushing-Syndrom
B) Durchfall
C) Morbus Addison
D) Erbrechen
E) Laxanzien

**Frage 968**
Welche der folgenden Erkrankungen führt zu einer Erhöhung der Leukozyten?

1) Adnexitis
2) Coma diabeticum
3) Cushing-Syndrom
4) Gravidität
5) Myokardinfarkt

A) nur 2 und 3 sind richtig
B) nur 3 und 4 sind richtig
C) nur 1, 2, 3 und 4 sind richtig
D) nur 2, 3, 4 und 5 sind richtig
E) 1-5, alle sind richtig

**Frage 969**
Die Blutsenkungsgeschwindigkeit kann normal sein bei:

1) Tuberkulosepatienten
2) Gesunden Menschen
3) Polycythaemia vera
4) Tumorpatienten

A) nur 1 ist richtig
B) nur 1 und 3 sind richtig
C) nur 2 und 3 sind richtig
D) nur 1, 2 und 3 sind richtig
E) 1-4, alle sind richtig

**Frage 970**
Beim gesunden Erwachsenen ist die physiologische Leukozytenzahl mit:

1) 3500 /µl erniedrigt
2) 4000 /µl erniedrigt
3) 4000 /µl normal
4) 9000 /µl erhöht

A) nur 1 und 3 sind richtig
B) nur 1 und 2 sind richtig
C) nur 2 und 4 sind richtig
D) nur 1, 2 und 4 sind richtig
E) nur 1, 3 und 4 sind richtig

**Frage 971**
Welcher der angegebenen Blutsenkungswerte gilt/gelten nach zwei Stunden als normal für Frauen?

1) 10 mm
2) 12 mm
3) 20 mm
4) 32 mm

A) nur 1 ist richtig
B) nur 1 und 3 sind richtig
C) nur 2 und 3 sind richtig
D) nur 1, 2 und 3 sind richtig
E) nur 2, 3 und 4 sind richtig

**Frage 972**
Welche Normwerte gelten im Differenzialblutbild?

1) Eosinophile 2 - 4%
2) Basophile 0 - 1%
3) Neutrophile 30 – 40%
4) Segmentkernige 50 - 70%
5) Monozyten 2 - 6%
6) Übersegmentierte 8 – 10%
7) Lymphozyten 25 - 40%

A) nur 1, 2, 3, 5 und 6 sind richtig
B) nur 1, 2, 4, 5 und 7 sind richtig
C) nur 2, 3, 5, 6 und 7 sind richtig
D) nur 1, 4, 5 und 7 sind richtig
E) 1-7, alle sind richtig

**Frage 973**
Bei der sekundären Anämie infolge einer chronischen Erkrankung ist:

1) Das Speichereisen im Knochenmark erhöht.
2) Der Serumeisenspiegel erniedrigt.
3) Das Serumferritin erniedrigt.

A) nur 1 ist richtig
B) nur 1 und 2 sind richtig
C) nur 1 und 3 sind richtig
D) nur 2 und 3 sind richtig
E) 1 - 3 = alle sind richtig

**Frage 974**
Beim Menschen sind Malariaerreger nachweisbar in/im:

A) Eosinophilen Granulozyten
B) Speichel
C) Erythrozyten
D) Stuhl
E) Harn

**Frage 975**
Eine Erhöhung des indirekten, unkonjugierten Bilirubin findet sich bei:

A) Hepatitis A
B) Hämolyse
C) Hepatitis B
D) Verschluss im Gallenblasengang
E) Zwölffingerdarm-Karzinom

**Frage 976**
Für welchen Patienten ist die jährliche Untersuchung auf okkultes Blut im Stuhl nicht ausreichend für das Kolonkarzinomscreening?

A) Einen 40-jährigen mit Reizdarmsyndrom.
B) Einen 48-jährigen nach endoskopischer Entfernung eines Dickdarmpolypen vor 4 Monaten.
C) Eine 50-jährige ohne Symptome, deren Bruder an einem Dickdarmkarzinom verstarb und deren Schwester an Brustkrebs leidet.
D) Einen 60-jährigen, der vor einem Jahr an einer Antibiotika assoziierten Kolitis erkrankt war.
E) Einen 70-jährigen Beschwerdefreien.

**Frage 977**
Als Screening-Parameter zur Früherkennung, wie auch zur Verlaufskontrolle des Prostatakarzinoms geeigneter Laborwert:

A) LDH (Laktatdehydrogenase)
B) AFP (Alphafetoprotein)
C) PSA (Prostata-spezifisches Antigen)
D) AP (Alkalische Phosphatase)
E) CEA (Carcinoembryonales Antigen)

**Frage 978**
Das Feld zum Nachweis von Hämoglobin am Harnteststreifen reagiert auch auf:

A) Haptoglobin
B) Bence-Jones-Protein
C) Erythrozyten
D) Myoglobin
E) Bilirubin

**Frage 979**
Der Hämatokrit ist nicht erhöht bei:

A) Gravidität
B) Dehydratation durch starkes Schwitzen
C) Massivem, wässrigem Durchfall
D) Polyglobulie
E) Polycythaemia vera

**Frage 980**
Wann findet sich eine Hyperkaliämie?

A) Bei akuter Azidose
B) Bei Hyperaldosteronismus
C) Bei Laxanzienabusus
D) Bei Durchfall
E) Bei Erbrechen

**Frage 981**
Eine ausgeprägte hämolytische Anämie erhöht im Blutplasma typischerweise die/das:

A) Glutamatdehydrogenase
B) Hämopexin
C) Haptoglobin
D) unkonjugierte Bilirubin
E) Transferrin

**Frage 982**
Für welche der angegebenen malignen Erkrankungen ist das AFP (Alphafetoprotein) der typische Tumormarker?

A) Das hepatozelluläre Karzinom
B) Das Dickdarmkarzinom
C) Das follikuläre Schilddrüsenkarzinom
D) Das papilläre Schilddrüsenkarzinom
E) Das Prostatakarzinom

**Frage 983**
Bei einem 58-jährigen Mann ohne Beschwerden sind zwei von drei Proben des Hämoccult ®-Tests positiv. Welche weiteren Untersuchungen veranlassen Sie?

A) Darmspiegelung
B) Wiederholung des Hämoccult® -Testes
C) Bestimmung des CEA (Carcinoembryonales Antigen)
D) Enddarmspiegelung
E) Ultraschalluntersuchung des Dickdarms

**Frage 984**
Welche Aussage(n) zum Bilirubin trifft/treffen zu?

1) Indirektes Bilirubin ist im Harn nachweisbar.
2) Bei Hämolyse tritt vermehrt direktes Bilirubin auf.
3) Bilirubin entsteht beim Abbau des Hämoglobins.
4) Bereits geringe Bilirubinerhöhungen zeigen schwere Krankheiten an.
5) Indirektes, unkonjugiertes Bilirubin ist wasserlöslich.

A) nur 2 ist richtig
B) nur 3 ist richtig
C) nur 4 ist richtig
D) nur 1, 2, 3 und 5 sind richtig
E) nur 1, 3, 4 und 5 sind richtig

**Frage 985**
Für den Kaliumhaushalt gilt:

1) Hypokaliämie tritt häufig bei bestimmten Diuretika auf.
2) Hypokaliämie kann durch Laxanzienabusus hervorgerufen werden.
3) Der extrazelluläre Kaliumspiegel steht in Relation zum pH-Wert des Blutes.
4) Eine unsachgemäße Blutabnahme kann einen falsch erniedrigten Kaliumwert ergeben.

A) nur 1 und 3 sind richtig
B) nur 2 und 4 sind richtig
C) nur 1, 2 und 3 sind richtig
D) nur 2, 3, und 4 sind richtig
E) 1-4, alle sind richtig

**Frage 986**
Typischer Laborbefund einer Eisenmangelanämie ist:

A) Serumkonzentration des Bilirubins erhöht.
B) Serumkonzentration des Ferritins vermindert.
C) Serumkonzentration des Haptoglobins vermindert.
D) Erhöhtes MCV (mittleres korpuskuläres Volumen)
E) Massive Erhöhung der Retikulozyten im Blut.

**Frage 987**
Welche Zuordnung von Tumormarker und entsprechendem Tumor ist falsch?

A) Carbohydrat-Antigen 19-9 → (exokrines) Bauchspeicheldrüsenkarzinom
B) Carcinoembryonales Antigen → Mammakarzinom
C) Alphafetoprotein → Leberkarzinom
D) Calcitonin → papilläres Schilddrüsenkarzinom
E) Cancer Antigen 125 →(epitheliales) Ovarialkarzinom

**Frage 988**
Wann sind die eosinophilen Granulozyten erhöht?

1) Bei allergischen Erkrankungen
2) Bei Wurmbefall
3) Bei einer Lymphogranulomatose
4) Bei Scharlach
5) In der Heilphase nach Infekten.

A) nur 1 ist richtig
B) nur 1 und 2 sind richtig
C) nur 2 und 5 sind richtig
D) nur 1, 2, 3 und 4 sind richtig
E) 1-5, alle sind richtig

**Frage 989**
Ihr Patient hat eine deutlich erhöhte Leukozytenzahl im Blut.
Welche der folgenden Erkrankungen würde in ihren differenzialdiagnostischen Überlegungen als Ursache dieser Leukozytose die geringste Rolle spielen?

A) akute Leukämie
B) chronische Leukämie
C) Vitamin-B12-Mangel
D) Lymphome
E) Systemische Therapie mit Glukokortikoiden (Kortison)

**Frage 990**
Sie haben bei einem Ihrer Patienten Bilirubin im Urin nachgewiesen.
Was kommt ursächlich in Frage?
(Wählen Sie zwei Antworten!)

A) Gallengangsstein im Ductus choledochus
B) Hämolytische Anämie
C) Hepatitis
D) entzündliche Darmerkrankung
E) Diabetes mellitus

**Frage 991**
Eine 23-jährige Patientin, die sich seit einigen Tagen zunehmend müde und schlapp fühlt, kommt zu Ihnen in die Praxis.
Nachdem sie Urin abgegeben hat, wird sie zunehmend somnolent und bricht dann im Wartezimmer bewusstlos zusammen.
Der Urinbefund:
Keton: stark positiv
Bilirubin: negativ
Urobilinogen: schwach positiv
Nitrit: negativ
pH: 6
Glukose: stark positiv
Protein: negativ
Sie denken zuerst an:

A) Alkoholentzugsdelir
B) Nebennierenrindeninsuffizienz
C) diabetisches ketoazidotisches Koma
D) akutes Nierenversagen mit Urämie
E) Leberausfallkoma mit hepatischer Enzephalopathie

**Frage 992**
Ursachen für eine Hyperkaliämie können sein: (Wählen Sie 2 Antworten!)

A) akute Nebennierenrindeninsuffizienz
B) Hyperaldosteronismus
C) Conn-Syndrom
D) Niereninsuffizienz
E) Cushing-Syndrom

**Frage 993**
Welche Stoffe sind durch Urinstreifen nachweisbar?

1) Leukozyten
2) Eiweiß
3) Glukose
4) Ketonkörper
5) Bilirubin
6) pH-Wert
7) Nitrat

A) nur 2, 3 und 7 sind richtig
B) nur 2, 4 und 6 sind richtig
C) nur 2, 3, 4 und 5 sind richtig
D) nur 1, 2, 3, 4, 5 und 6 sind richtig
E) 1-7, alle sind richtig

**Frage 994**
Die neutrophilen Granulozyten

1) sind mit 70 % im Blutausstrich zu hoch, denn allein die normale Anzahl der Lymphozyten beträgt schon 25-40 %.
2) haben phagozytierende Eigenschaften
3) spielen bei den Abwehrvorgängen des Körpers eine Rolle, indem sie Antikörper gegen Bakterien und Viren bilden.
4) sind bei Infektionen in der ersten Phase der Krankheit erhöht.

A) nur 4 ist richtig
B) nur 2 und 3 sind richtig
C) nur 2 und 4 sind richtig
D) nur 1, 2 und 3 sind richtig
E) nur 2, 3 und 4 sind richtig

**Frage 995**
Eine Linksverschiebung im Blutbild liegt vor bei

1) einer Übersegmentierung der neutrophilen Granulozyten
2) einer Übersegmentierung der eosinophilen Granulozyten
3) einer Vermehrung der jugendlichen Formen der neutrophilen Granulozyten
4) bei manchen akuten bakteriellen Infektionen

A) nur 1 ist richtig
B) nur 1 und 4 sind richtig
C) nur 3 und 4 sind richtig
D) nur 1, 2 und 3 sind richtig
E) nur 2, 3 und 4 sind richtig

**Frage 996**
Zucker kann man im Urin nachweisen bei

1) Diabetes insipidus
2) Diabetes mellitus
3) Funktionsstörung der Tubuli
4) körperlicher Anstrengung

A) nur 2 ist richtig
B) nur 1 und 2 sind richtig
C) nur 2 und 3 sind richtig
D) nur 2, 3 und 4 sind richtig
E) 1-4, alle sind richtig

**Frage 997**
Das spezifische Gewicht des Urins steigt durch

1) Alkoholgenuss
2) Kaffeegenuss
3) Eiweiß im Urin
4) starkes Schwitzen

A) nur 1 und 3 sind richtig
B) nur 2 und 3 sind richtig
C) nur 3 und 4 ist richtig
D) nur 1, 2 und 3 sind richtig
E) 1-4, alle sind richtig

**Frage 998**
Bilirubin kann im Urin nachgewiesen werden bei

1) schweren Darmerkrankungen
2) hämolytischem Ikterus
3) Parenchymikterus (Lebererkrankungen)
4) Verschlussikterus (z. B. durch Gallenwegsentzündungen)

A) nur 4 ist richtig
B) nur 2 und 4 sind richtig
C) nur 3 und 4 sind richtig
D) nur 2, 3 und 4 sind richtig
E) 1-4, alle sind richtig

**Frage 999**
Für die Durchführung einer Blutsenkung nach WESTERGREN benötigt man

1) drei Teile Blut und ein Teil Natriumzitrat
2) vier Teile Blut und ein Teil Natriumzitrat
3) 1,5 ml Blut und 0,5 ml Natriumzitrat
4) 1,6 ml Blut und 0,4 ml Kalziumzitrat

A) 1-4, alle Angaben sind falsch
B) nur 2 ist richtig
C) nur 4 ist richtig
D) nur 1 und 3 sind richtig
E) nur 2 und 3 sind richtig

**Frage 1000**
In welchem Urin sollte man das spezifische Gewicht messen, um über die Leistung der Niere eine Aussage zu erhalten?

A) Mittelstrahlurin
B) Morgenurin
C) Spontanurin
D) 24-Stunden-Urin
E) Katheterurin

**Frage 1001**
Weiße Blutkörperchen werden im Urin vermehrt ausgeschieden bei

1) Leukämie
2) Infektion der Niere
3) akutem Harnwegsinfekt
4) Tuberkulose der Harnwege

A) nur 2 ist richtig
B) nur 2 und 3 sind richtig
C) nur 1, 2 und 3 sind richtig
D) nur 2, 3 und 4 sind richtig
E) 1-4, alle sind richtig

**Frage 1002**
Welche der folgenden Aussage/n ist/sind richtig?

1) Bilirubin färbt den Urin rotbraun bis dunkelbraun.
2) Bei massiver Hämolyse sieht der Urin braunschwarz aus (kaffeefarben).
3) Dunkelgelber Urin ist typisch für einen Diabetes mellitus.
4) Durch Blut wird der Urin rot verfärbt und getrübt.

A) nur 1 ist richtig
B) nur 4 ist richtig
C) nur 1 und 3 sind richtig
D) nur 1, 2 und 4 sind richtig
E) 1-4, alle sind richtig

**Frage 1003**
Welche der folgenden Mikroorganismen kann man im Urin unter dem Lichtmikroskop als Ursache einer Harnwegsinfektion sehen?

1) Bakterien
2) Viren
3) Pilze
4) Trichomonaden

A) nur 4 ist richtig
B) nur 1 und 3 sind richtig
C) nur 1 und 4 sind richtig
D) nur 1, 2 und 3 sind richtig
E) 1-4, alle sind richtig

**Frage 1004**
Eine normale Blutsenkung kann man finden bei

1) gesunden Menschen
2) Krebspatienten
3) Tuberkulosepatienten
4) Polyglobulie

A) nur 1 ist richtig
B) nur 1 und 3 sind richtig
C) nur 2 und 3 sind richtig
D) nur 1, 2 und 3 sind richtig
E) 1-4, alle sind richtig

**Frage 1005**
Eine Blutsenkung nach WESTERGREN wird verfälscht durch

1) Blutabnahme nach fettreichen Mahlzeiten
2) starke Flüssigkeitszufuhr
3) Desinfektion der Punktionsstelle mit Alkohol
4) Verwendung von 3,8 % Natriumzitrat

A) nur 2 ist richtig
B) nur 1 und 2 sind richtig
C) nur 2 und 3 sind richtig
D) nur 1, 2 und 3 sind richtig
E) nur 1, 3 und 4 sind richtig

**Frage 1006**

Die Anzahl der weißen Blutkörperchen im Blut ist beim gesunden Erwachsenen mit

1) 3000 /µl erniedrigt
2) 4000 /µl erniedrigt
3) 4000 /µl normal
4) 9000 /µl erhöht

A) nur 1 ist richtig
B) nur 1 und 2 sind richtig
C) nur 2 und 4 sind richtig
D) nur 1, 2 und 4 sind richtig
E) nur 1, 3 und 4 sind richtig

**Frage 1007**

Welcher Wert der Blutsenkung kann bei Frauen nach der zweiten Stunde noch als normal angesehen werden?

1) 8 mm
2) 10 mm
3) 20 mm
4) 30 mm

A) nur 1 ist richtig
B) nur 1 und 3 sind richtig
C) nur 2 und 3 sind richtig
D) nur 1, 2 und 3 sind richtig
E) nur 2, 3 und 4 sind richtig

# HYGIENE

**Frage 1008**
Wie werden Metallinstrumente sterilisiert?

A) Im Autoklav durch Dampfsterilisation bei 3,04 bar, für 5 min bei 134°C
B) Im Heißluftsterilisator durch trockene Hitze bei 100°C während 5 min.
C) Durch Einlegen in ein Desinfektionsbad für 30 min.
D) Durch Auskochen für 10 min.
E) Durch Waschen in einem Thermodesinfektor für 45 min. bei 93°C.

**Frage 1009**
Welche Erkrankung kann durch Desinfektionsmaßnahmen verhindert werden?

1) FSME
2) Malaria
3) Brucellose
4) Lyme-Borreliose

A) Keine der Aussagen 1-4 ist richtig.
B) nur 1 ist richtig
C) nur 2 ist richtig
D) nur 2 und 3 sind richtig
E) nur 3 und 4 sind richtig

**Frage 1010**
Was kann durch unsterile Spritzennadeln übertragen werden?

1) HIV
2) Mycobacterium tuberculosis
3) Hepatitis B
4) Hepatitis A
5) Tetanus

A) nur 1 ist richtig
B) nur 1 und 3 sind richtig
C) nur 1, 3 und 4 sind richtig
D) nur 1, 3, 4 und 5 sind richtig
E) 1-5, alle Aussagen sind richtig

**Frage 1011**
Den in Ihrer Praxis anfallenden Müll entsorgen Sie in der Regel:

A) Als Sondermüll
B) Nach thermischer Desinfektion über den Hausmüll
C) Gut verpackt als Hausmüll
D) Durch Verbrennung
E) Durch Abgaben im Krankenhaus oder Apotheken.

**Frage 1012**
Was kann mit einer Hautdesinfektion erreicht werden?

A) Keimfreiheit der Haut
B) Reduktion der Hautkeime.
C) Abtötung aller Sporen bildenden Bakterien
D) Abtötung aller pathogenen Erreger.
E) Abtötung aller Erreger.

**Frage 1013**
Welche Materialien können heißluftsterilisiert werden?

1) Gummi
2) Berufskleidung/Textilien
3) Porzellan/Glas
4) Metall

A) nur 1 ist richtig
B) nur 3 und 4 sind richtig
C) nur 2, 3 und 4 sind richtig
D) nur 1, 3 und 4 sind richtig
E) 1-4, alle sind richtig

**Frage 1014**
Hygienische Händedesinfektion; Es gilt:

A) Desinfektion vor Reinigung der Hände ist der richtige Ablauf sowohl der chirurgischen als auch der hygienischen Händedesinfektion.
B) Desinfektion vor Reinigung der Hände ist der richtige Ablauf einer chirurgischen Händedesinfektion.

C) Desinfektion vor Reinigung der Hände ist der richtige Ablauf einer hygienischen Händedesinfektion.
D) Die chirurgische Händedesinfektion erfordert lediglich eine Desinfektion.
E) Nur bei der chirurgischen Händedesinfektion erfolgt die Desinfektion vor der Reinigung der Hände.

**Frage 1015**
Welche der genannten Gegenstände Ihrer Praxis müssen Sie sterilisieren?

1) Berufsbekleidung
2) Uringläser
3) Otoskop
4) Akupunkturnadeln
5) Reflexhammer

A) nur 2 ist richtig
B) nur 2 und 4 sind richtig
C) nur 2 und 5 sind richtig
D) nur 1, 3 und 5 sind richtig
E) 1-5, alle sind richtig

**Frage 1016**
Bei welchem Krankheitserreger führt die Dampfsterilisierung über 30 min. bei 121°C nicht zur sicheren Inaktivierung?

A) Mycobacterium leprae
B) Ebola-Virus
C) Clostridium difficile
D) Creutzfeldt-Jakob-Erreger
E) HI-Virus

**Frage 1017**
Für die Desinfektion gilt nicht:

A) Sie kann mit chemischen und physikalischen Verfahren erreicht werden.
B) Pathogene Erreger werden abgetötet.
C) Ergebnis der Desinfektion ist die Keimfreiheit.
D) Hände werden mit alkoholischen Desinfektionsmitteln desinfiziert.
E) Flächendesinfektion erfolgt nach dem Motto: so viel wie nötig, so sparsam wie möglich.

**Frage 1018**
Sterilisation (Hygiene) wird definiert als:

A) Abtöten oder irreversibles Inaktivieren von Infektionserregern.
B) Abtöten oder irreversibles Entfernen aller lebensfähigen Vegetativ- und Dauerformen von pathogenen und apathogenen Mikroorganismen.
C) Gezielte Entfernung eines speziellen Mikroorganismus um dessen Verbreitung zu verhindern.
D) Gezielte Abtötung einzelner Fortpflanzungsstadien bestimmter Mikroorganismen.
E) Verfahren zur Reduktion der Keimbelastung auf einem kontaminierten Gegenstand.

**Frage 1019**
Welche Aussagen gelten für die Händedesinfektion in einer Praxis?

A) Ein geeignetes Händedesinfektionsmittel ist 90%er Alkohol.
B) Sorgsames Waschen mit Seife und Wasser ist ausreichend.
C) Ziel der Händedesinfektion ist das Abtöten aller Mikroorganismen.
D) Die Händedesinfektion ist im Praxisalltag eines Heilpraktikers nicht nötig.
E) Das Praxispersonal ist der Hauptüberträger von Krankheitskeimen.

**Frage 1020**
Ziel der hygienischen Händedesinfektion ist:

A) Die Vorbereitung auf operative Eingriffe.
B) Die Entfernung aller vegetativen Hautkeime.

C) Die Abtötung der residenten Hautflora.
D) Die Eliminierung aller Hautkeime.
E) Keine der Aussagen ist richtig.

**Frage 1021**
Womit wird die biologische Funktionstüchtigkeit des Dampfsterilisators überprüft?

A) Mit Diplokokken
B) Mit widerstandsfähigen Bakterienstämmen
C) Mit vegetativen Erdsporen
D) Mit Indikatorstreifen
E) Mit einem Thermometer

**Frage 1022**
Wie hat die Reinigung und Desinfektion eines septischen Wundgebietes zu erfolgen?

A) Kreisförmig von innen nach außen.
B) Kreisförmig von außen nach innen.
C) Septische Wunden müssen sterilisiert werden.
D) Septische Wunden werden nur gereinigt, jedoch nicht desinfiziert.
E) Eine Wunddesinfektion ist kontraindiziert.

**Frage 1023**
Häufigste Ursache für unvollständige Sterilisation bei Autoklaven ist:

A) Zu starke Luftumwälzung im Autoklaven.
B) Sterilisation über 10 Minuten bei 200°C.
C) Nichtbeachten der Ausgleichszeit
D) Verschmutztes Material
E) Zu lange Einwirkungszeit

**Frage 1024**
Wie sterilisieren Sie Metallscheren und Pinzetten?

A) Autoklav bei 2 atü, 30 min, 121° C
B) 5 min lang auskochen
C) UV-Licht
D) Einlegen in 70 %igen Alkohol
E) Einlegen in Flächendesinfektionsmittel

**Frage 1025**
Welche Aussage/n zur Desinfektion stimmt/stimmen?

1) Abtötung aller Keime und Sporen
2) Abtötung von Erregern übertragbarer Krankheiten
3) Es werden meist chemische Mittel verwendet
4) Kann mittels UV-Strahlen durchgeführt werden
5) Auch bei großflächiger Entfernung von Ungeziefer spricht man von Desinfektion

A) nur 3 ist richtig
B) nur 3 und 4 sind richtig
C) nur 1, 2 und 4 sind richtig
D) nur 1, 3 und 5 sind richtig
E) 1-5, alle sind richtig

**Frage 1026**
Wie wird die Funktionstüchtigkeit eines Autoklaven getestet?

1) durch Thermometer am Gerät
2) Watte-Färbe-Versuch (Braunfärbung)
3) Sporenpäckchen
4) Farbstreifen

A) nur 1 ist richtig
B) nur 2 und 3 sind richtig
C) nur 3 und 4 sind richtig
D) nur 2, 3 und 4 sind richtig
E) 1-4, alle sind richtig

**Frage 1027**
Eine Flächendesinfektion ist die Desinfektion

1) der Hände des Untersuchers nach jeder Patientenuntersuchung
2) der Untersuchungsliege nach Untersuchung eines infektiösen Patienten
3) der Haut des Patienten vor einer Injektion
4) des Labortisches nach Untersuchung eines Patientenmaterials

A) nur 2 ist richtig
B) nur 1 und 3 sind richtig
C) nur 2 und 4 sind richtig
D) nur 2, 3 und 4 sind richtig
E) 1-4, alle sind richtig

**Frage 1028**
Indikationen für eine Hautdesinfektion sind:

1) Injektion
2) Punktion
3) Blutabnahmen
4) Akupunktur

A) nur 1 ist richtig
B) nur 1 und 3 sind richtig
C) nur 2 und 3 sind richtig
D) nur 1, 2 und 3 sind richtig
E) 1-4, alle sind richtig

**Frage 1029**
Wie lange ist die Einwirkzeit von Aldehyden bei einer Flächendesinfektion?

A) Sekunden
B) Minuten
C) Stunden
D) ca. 1 Tag
E) mehrere Tage bis 1 Woche

**Frage 1030**
Gegenstände aus folgendem Material können in einem Heißluftsterilisator sterilisiert werden:

1) Metall
2) Textilien
3) Hartgummi
4) Glas

A) nur 1 ist richtig
B) nur 1 und 4 sind richtig
C) nur 2, 3 und 4 sind richtig
D) nur 1, 3 und 4 sind richtig
E) 1-4, alle sind richtig

**Frage 1031**
Zur Händedesinfektion sollte das Desinfektionsmittel bereitstehen:

1) in einer Sprühflasche neben der Untersuchungsliege
2) in einer Flasche mit Stöpsel neben der Untersuchungsliege
3) in einem Ständer mit Fußbedienung am Waschbecken
4) in einem Ständer mit Ellbogenbedienung am Waschbecken

A) nur 4 ist richtig
B) nur 1 und 2 sind richtig
C) nur 3 und 4 sind richtig
D) nur 1, 3 und 4 sind richtig
E) 1-4, alle sind richtig

**Frage 1032**
Was ist das Ziel einer Hautdesinfektion?

A) Abtötung aller Keime
B) Abtötung aller krankmachenden Keime
C) Abtötung aller sporenbildenden Bakterien
D) Reduzierung der Hautkeime
E) Sterilität der Haut

# BERUFSKUNDE

**Frage 1033**
Nach dem Infektionsschutzgesetz gilt Meldepflicht bei Erkrankung und Tod an:

1) Tuberkulose
2) Tularämie
3) M. Weil
4) Influenza
5) FSME

A) nur 1 ist richtig
B) nur 1 und 2 sind richtig
C) nur 3 und 5 sind richtig
D) nur 1, 2 und 3 sind richtig
E) 1-5, alle sind richtig

**Frage 1034**
Laut §7 des Infektionsschutzgesetzes besteht Meldepflicht bei Erregernachweis von:

1) Salmonellen
2) Diphtherie
3) FSME
4) Leukämie
5) Mononukleose

A) nur 1 und 2 sind richtig
B) nur 1, 2 und 3 sind richtig
C) nur 2, 3 und 4 sind richtig
D) nur 1, 2, 3 und 5 sind richtig
E) 1-5, alle sind richtig

**Frage 1035**
Meldepflicht im Erkrankungsfall besteht nach §6 des Infektionsschutzgesetzes für:

1) AIDS
2) Jede Durchfallerkrankung, die durch EHEC (enterohämorrhagische Escherichia coli) ausgelöst wird
3) Creutzfeldt-Jakob-Erkrankung
4) Meningokokken-Meningitis
5) Masern

A) nur 1 ist richtig
B) nur 1, 5 sind richtig
C) nur 1, 3, 5 sind richtig
D) nur 3, 4, 5 sind richtig
E) 1-5, alle sind richtig

**Frage 1036**
Für welche Erkrankung besteht nach dem Infektionsschutzgesetz Meldepflicht bereits bei Verdacht?

A) Masern
B) Tuberkulose
C) Legionellose
D) Malaria
E) Influenza

**Frage 1037**
Welche Erkrankung dürfen Sie als Heilpraktiker behandeln?

A) Mononukleose
B) Tripper (Gonorrhö)
C) Weicher Schanker (Ulcus molle)
D) Syphilis (Lues)
E) HIV

**Frage 1038**
Wann darf der Heilpraktiker sexuell übertragbare Krankheiten behandeln?

A) Wenn innerhalb von 24 Stunden kein Arzt. erreichbar ist.
B) Wenn er eingehende Kenntnisse besitzt.
C) Nie. (Generelles Behandlungsverbot)
D) Wenn der Patient mit der Behandlung einverstanden ist.
E) Generell erlaubt.

**Frage 1039**
Wie ist nach dem Infektionsschutzgesetz eine übertragbare Krankheit definiert?

A) Krankheiten, die von Mensch zu Mensch übertragen werden.
B) Krankheiten, die von Mensch zu Tier übertragen werden.
C) Krankheiten, die von Tier zu Mensch übertragen werden.
D) Krankheiten, die von Tier zu Tier übertragen werden.
E) Keine der Aussagen ist richtig.

**Frage 1040**
Nach §7,3 des Infektionsschutzgesetzes ist der direkte oder indirekte Nachweis folgender Erreger nichtnamentlich zu melden:

1) Treponema pallidum
2) HIV
3) Echinococcus sp.
4) Plasmodium sp.

A) nur 1 und 3 sind richtig
B) nur 2 und 4 sind richtig
C) nur 1, 2 und 4 sind richtig
D) nur 1, 3 und 4 sind richtig
E) 1-4, alle sind richtig

**Frage 1041**
Wann besteht bei Tollwut Meldepflicht?

1) Bei Verletzung durch ein tollwutkrankes Tier.
2) Bei Berührung eines tollwutkranken Tieres.
3) Bei Berührung eines tollwutverdächtigen Tieres.
4) Bei Berührung eines toten Tieres mit Tollwutverdacht.
5) Bei Berührung eines 'zahmen' Fuchses beim Waldspaziergang.

A) nur 1, 2 und 3 sind richtig
B) nur 1, 3 und 4 sind richtig
C) nur 1, 2 und 4 sind richtig
D) nur 1, 2, 3 und 5 sind richtig
E) 1-5, alle sind richtig

**Frage 1042**
Welche der folgenden Begriffe sind im §2 des Infektionsschutzgesetzes definiert?

1) Kranker
2) Krankheitsverdächtiger
3) Ansteckungsverdächtiger
4) Infektiöser
5) Ausscheider

A) nur 1 und 5 sind richtig
B) nur 2, 3 und 4 sind richtig
C) nur 1, 3 und 5 sind richtig
D) nur 1, 2, 3 und 5 sind richtig
E) 1-5, alle sind richtig

**Frage 1043**
Nach §7,3 des Infektionsschutzgesetzes ist der direkte oder indirekte Nachweis welcher Krankheitserreger nur bei konnatalen Infektionen meldepflichtig?

A) HIV
B) Gonorrhö
C) Rubellavirus
D) Lues
E) Borkenflechte

**Frage 1044**
Tollwut ist meldepflichtig bei:

1) Krankheitsverdacht, Erkrankung und Tod
2) Todesfall
3) Biss/Verletzung
4) Ansteckungsverdacht
5) Berührung eines verdächtigen Tieres.

A) nur 2 und 3 sind richtig
B) nur 3 und 4 sind richtig
C) nur 1, 2, 3 und 4 sind richtig
D) nur 2, 3, 4 und 5 sind richtig
E) 1-5, alle sind richtig

**Frage 1045**
Was definiert nach §2 Infektionsschutzgesetz eine übertragbare Krankheit?

A) Wenn sie durch Erkrankte übertragen werden kann.
B) Wenn sie ansteckungsverdächtig ist.
C) Wenn sie mittelbar oder unmittelbar auf den Menschen übertragen werden kann.
D) Wenn sie unmittelbar auf den Menschen übertragen werden kann.
E) Wenn sie mittelbar auf den Menschen übertragen werden kann.

**Frage 1046**
Scharlach ist meldepflichtig bei:

A) Es besteht keine Meldepflicht bei Scharlach.
B) Ansteckungsgefahr
C) Direktem oder indirektem Erregernachweis.
D) Erkrankung und Todesfall
E) Krankheitsverdacht, Erkrankung und Todesfall

**Frage 1047**
Für den Heilpraktiker besteht Meldepflicht und Behandlungsverbot bei:

1) Masern
2) HUS
3) Milzbrand
4) Legionellose

A) nur 2 ist richtig
B) nur 2 und 3 sind richtig
C) nur 1, 2 und 3 sind richtig
D) nur 2, 3 und 4 sind richtig
E) 1-4, alle sind richtig

**Frage 1048**
Was tun Sie bei einem jungen Mann mit Brennen beim Wasserlassen, eitrigem Ausfluss aus der Harnröhre und damit Verdacht auf Gonorrhö?

A) Patienten mit Kamillebädern behandeln.
B) Patienten auf Gonorrhö untersuchen.
C) Medikamente mitgeben und am nächsten Tag wiederbestellen.
D) Patienten zum Arzt schicken.
E) Patienten zu einem Heilpraktiker MIT längerer Berufserfahrung schicken.

**Frage 1049**
Was dürfen Sie als Heilpraktiker ohne wesentliche Einschränkungen tun?

1) Einen Diphtherie-Patienten behandeln.
2) Eine Rhinitis behandeln
3) Verschreibungspflichtige Medikamente verordnen.
4) Eine Schwangere hinsichtlich gesunder Ernährung beraten.
5) Einen kariösen Zahn extrahieren.

A) nur 1 und 3 sind richtig
B) nur 2 und 4 sind richtig
C) nur 1, 2 und 4 sind richtig
D) nur 2, 4 und 5 sind richtig
E) nur 1, 2, 4 und 5 sind richtig

**Frage 1050**
Welche Aussage(n) trifft/treffen zu?

1) Zu den sexuell übertragbaren Erkrankungen zählen u.a. Syphilis, Gonorrhö, Ulcus molle und Lymphogranuloma inguinale.
2) Ein Heilpraktiker darf Geburtshilfe nur unter Mitwirkung einer Hebamme betreiben.
3) Ein Heilpraktiker darf den Bauch einer Schwangeren, die ihn wegen Obstipation um Hilfe bittet, abtasten.

4) Ein Heilpraktiker muss den Abfall, der bei der Blutentnahme in der Praxis entsteht, grundsätzlich als Sondermüll entsorgen.
5) Im Gegensatz zu Erkrankungen der Mundhöhle darf ein Heilpraktiker die Tonsillen behandeln.

A) nur 1 ist richtig
B) nur 3 und 5 sind richtig
C) nur 1, 3 und 5 sind richtig
D) nur 1, 2, 3 und 4 sind richtig
E) 1-5, alle sind richtig

**Frage 1051**
Welche Tätigkeit darf der Heilpraktiker durchführen?

1) Ausstellen von Attesten und Bescheinigungen.
2) Behandlung von übertragbaren Krankheiten, die in den §§6, 7 und 34 des Infektionsschutzgesetzes genannt sind.
3) Beratung zur Kariesprophylaxe.
4) Untersuchung der Geschlechtsorgane.
5) Durchführung von Injektionen.

A) nur 1 ist richtig
B) nur 2 ist richtig
C) nur 3 und 5 sind richtig
D) nur 1, 3, 4 und 5 sind richtig
E) 1-5, alle sind richtig

**Frage 1052**
Welche Vorschriften macht die Medizingeräteverordnung zum Betreiben bestimmter medizinischer Geräte?

1) Für jedes derartige Gerät muss ein Gerätebuch geführt werden.
2) Die Geräte dürfen nur von entsprechend geschulten Mitarbeitern betrieben werden.
3) Die Geräte müssen regelmäßig gewartet und kontrolliert werden.
4) Jedes Gerät muss jederzeit für eine Überprüfung zugänglich sein.
5) Derartige Geräte dürfen nur durch approbierte Ärzte und deren Personal bedient werden.

A) nur 1 ist richtig
B) nur 2 und 3 sind richtig
C) nur 1, 2, 3 und 5 sind richtig
D) nur 1, 2, 3 und 4 sind richtig
E) 1-5, alle sind richtig

**Frage 1053**
Ein Heilpraktiker benutzt zur Abwendung einer lebensbedrohlichen Gefahr für seinen Patienten ein verschreibungspflichtiges Medikament.
Hierfür kann er bestraft werden

A) wegen Verstoß gegen das Arzneimittelgesetz
B) wegen Verstoß gegen die Approbationsverordnung
C) wegen Verstoß gegen die Sorgfaltspflicht aus dem BGB
D) wegen unlauteren Wettbewerbs
E) voraussichtlich überhaupt nicht

**Frage 1054**
Für wen ist eine Erlaubniserteilung zur Ausübung der Heilkunde ohne Bestallung ausgeschlossen?

1) Antragsteller jünger als 25 Jahre
2) Der Antragsteller ist drogenabhängig
3) Der Antragsteller ist approbierter Arzt
4) Der Antragsteller hat kein Abitur
5) Der Antragsteller hat die amtsärztliche Überprüfung erst nach dem 3. Versuch bestanden

A) nur 1 ist richtig
B) nur 2 ist richtig
C) nur 1, 2 und 3 sind richtig
D) nur 2, 4 und 5 sind richtig
E) 1-5, alle sind richtig

**Frage 1055**
Das Ausüben der Heilkunde im Umherziehen:

A) ist dem HP in Begleitung eines Arztes erlaubt.
B) ist rechtswidrig.
C) ist nur Ärzten erlaubt.
D) ist in verschiedenen Bundesländern unterschiedlich geregelt.
E) keine Antwort ist richtig.

**Frage 1056**
Darf ein Heilpraktiker die Heilkunde im Umherziehen ausüben?

A) Nein, unter keinen Umständen.
B) Ja, als Heilpraktiker unterliegt er hier keinen Einschränkungen.
C) Ja, jedoch nur mit einer Sondererlaubnis der unteren Verwaltungsbehörde.
D) Ja, jedoch nur nach Ablegung einer besonderen Prüfung.
E) Ja, jedoch nur in durch Heilpraktiker unterversorgten Gebieten.

**Frage 1057**
Darf der HP selbst hergestellte Mittel (Medikamente) verabreichen?

A) Ja
B) Nein
C) Nach Qualitätsprüfung durch das zuständige Gesundheitsamt
D) Nach Absprache mit dem Apotheker
E) Nach Absprache mit dem Robert-Koch-Institut (Berlin)

**Frage 1058**
Die Berufsordnung der Heilpraktikerverbände

A) ist eine rechtsverbindliche Ordnung aller Heilpraktikerverbände
B) regelt die Zusammenarbeit zwischen Heilpraktikern und Ärzten
C) regelt die Therapieeinschränkungen für Heilpraktiker
D) ist eine rechtsverbindliche Ordnung des Bundes und der Länder
E) ist eine unverbindliche Berufsordnung mehrerer Heilpraktikerverbände

**Frage 1059**
Unter welchen Voraussetzungen wird die Erlaubnis zur Ausübung des Heilpraktikerberufes nicht erteilt?

1) Einschlägige Vorstrafen
2) Kein Abitur
3) Jünger als 25 Jahre
4) Suchtmittelabhängigkeit
5) Antragsteller ist eine Gefahr für die Volksgesundheit

A) nur 3 und 5 sind richtig
B) nur 1 und 5 sind richtig
C) nur 1, 4 und 5 sind richtig
D) nur 1, 3, 4 und 5 sind richtig
E) 1-5, alle sind richtig

**Frage 1060**
Welche der folgende/n Bezeichnung/en sind auf dem Praxisschild eines Heilpraktikers zulässig?

1) Heilpraktiker
2) Homöopath
3) Heilpraktiker, Homöopathie
4) Chiropraktiker
5) Psychotherapeut

A) nur 1 und 3 sind richtig
B) nur 1, 3 und 4 sind richtig
C) nur 2, 3 und 4 sind richtig
D) nur 1, 3, 4 und 5 sind richtig
E) 1-5, alle sind richtig

**Frage 1061**
Die Bestimmung, dass Sie als Heilpraktiker Zähne nicht behandeln dürfen findet sich im/in:

A) Gesetz zur Ausübung der Zahnheilkunde
B) Heilpraktikergesetz
C) der Bestallungsordnung
D) der Approbationsordnung für Ärzte
E) der DVO

**Frage 1062**
Ein Heilpraktiker darf

1) Geburtshilfe leisten
2) Schnupfen behandeln
3) Infusionen vornehmen
4) die Diagnose Gonorrhö durch einen Abstrich sichern
5) die sog. Leberwerte im Blutserum bestimmen

A) nur 2 ist richtig
B) nur 2 und 5 sind richtig
C) nur 2, 3 und 5 sind richtig
D) nur 1, 2, 3 und 5 sind richtig
E) nur 2, 3, 4 und 5 sind richtig

**Frage 1063**
Wann dürfen Heilpraktiker Geburtshilfe leisten?

A) Grundsätzlich nie
B) Grundsätzlich immer
C) Nur mit Erlaubnis des zuständigen Amtsarztes nach vorherigem Qualifikationsnachweis
D) Nur mit Einwilligung der Schwangeren
E) Keine der vorstehenden Antworten ist richtig

**Frage 1064**
Welches ist die grundlegende gesetzliche Bestimmung zur Ausübung der Heilkunde ohne Bestallung?

A) Die Sorgfaltspflicht nach dem Bürgerlichen Gesetzbuch
B) Das Infektionsschutzgesetz
C) Das Heilpraktikergesetz
D) Die Approbationsordnung
E) Das Arzneimittelgesetz

**Frage 1065**
Dürfen Heilpraktiker Arzneimittel herstellen und an Patienten verkaufen?

A) Nur mit Genehmigung der zuständigen Amtsapothekerin.
B) Nein
C) Nur wenn HP die Rezeptur selbst entwickelt hat und das Medikament nicht verschreibungspflichtig ist.
D) Ja
E) Nur mit Erlaubnis des Gesundheitsamts.

**Frage 1066**
Welche Erkrankung(en) darf der HP behandeln?

1) Arterielle Hypertonie
2) Krätze
3) Lymphopathia venerea/Lymphogranuloma inguinale
4) Syphilis
5) Eisenmangelanämie

A) nur 1 ist richtig
B) nur 1 und 5 sind richtig
C) nur 2, 3 und 4 sind richtig
D) nur 2, 3 und 5 sind richtig
E) 1-5, alle sind richtig

**Frage 1067**
Welche gesetzliche Grundlage regelt die Heilpraktiker-Tätigkeit?

1) Infektionsschutzgesetz
2) Berufsordnung für Heilpraktiker
3) 5. Sozialgesetzbuch
4) Heilpraktikergesetz
5) Hebammengesetz

A) nur 4 ist richtig
B) nur 2 und 3 sind richtig
C) nur 2, 3 und 5 sind richtig
D) nur 2, 4 und 5 sind richtig
E) 1-5, alle sind richtig

**Frage 1068**
Die Medikamentenherstellung bei Mengen unter 1000 Stück ist dem Heilpraktiker

1) erlaubt, nach Anmeldung beim Gesundheitsamt
2) erlaubt nach Anmeldung beim Apotheker
3) erlaubt, nur bei Herstellung für die eigenen Patienten
4) erlaubt nur bei eigenen Rezepten
5) nicht erlaubt

A) nur 3 ist richtig
B) nur 5 ist richtig
C) nur 3 und 4 sind richtig
D) nur 1, 3 und 4 sind richtig
E) nur 2, 3 und 4 sind richtig

**Frage 1069**
Als Heilpraktiker dürfen Sie

1) keine rezeptpflichtigen Medikamente verschreiben
2) nicht röntgen
3) auch in Notfällen keine Geburtshilfe leisten
4) keine Wiederbelebungsmaßnahmen vornehmen
5) keine Kinder behandeln

A) nur 1 ist richtig
B) nur 1 und 2 sind richtig
C) nur 1, 2 und 3 sind richtig
D) nur 1, 2 und 4 sind richtig
E) 1-5, alle sind richtig

**Frage 1070**
Darf ein Heilpraktiker, von akuten Notfällen abgesehen, die Behandlung eines Patienten ablehnen?

A) Nein, er ist durch seine Berufsordnung zur Übernahme der Behandlung verpflichtet.
B) Nein, er ist im Rahmen der Sorgfaltspflicht zur Behandlung verpflichtet.
C) Nein, er ist aus dem Behandlungsvertrag zur Behandlung verpflichtet
D) Ja, jedoch nur, wenn seine Kenntnisse nicht ausreichen (Sorgfaltspflicht).
E) Ja, er kann die Behandlung von Patienten (sofern es sich nicht um Notfälle handelt) in jedem Fall ablehnen.

**Frage 1071**
Wann muss nach §9,3 des Infektionsschutzgesetzes die Meldung einer Infektionskrankheit erfolgen?

A) Am nächsten Tag
B) Unverzüglich, innerhalb 12 Std.
C) Am selben Tag
D) Unverzüglich, innerhalb 32 Std.
E) Unverzüglich, innerhalb 24 Std.

**Frage 1072**
Der Heilpraktiker darf

A) Poliomyelitis behandeln
B) Geburtshilfe leisten
C) Karies behandeln
D) Geschlechtsorgane untersuchen
E) Leichenscheine ausstellen

**Frage 1073**
Dürfen Sie als Heilpraktiker Herzglykoside verordnen?

A) Nein, überhaupt nicht
B) Ja, in einer Potenzierung ab D4
C) Ja, in einer Potenzierung ab D6
D) Ja, jedoch nur Digitalisglykoside
E) nur in begründeten Ausnahmen

**Frage 1074**
Dürfen Heilpraktiker eine Röntgenanlage betreiben?

A) Ja
B) Ja, wenn sie bestimmte Voraussetzungen erfüllen
C) Ja, aber nur zur Herstellung von Thorax-Röntgenbildern.
D) Prinzipiell nicht.
E) Ja, aber die Bilder müssen von Ärzten befundet werden.

**Frage 1075**
Heilpraktiker dürfen

1) Vorträge in der Volkshochschule halten.
2) Zellen mikroskopisch untersuchen.
3) in Zusammenhang mit einer Straftat Blutproben und Untersuchungen vornehmen.
4) als Geburtshelfer arbeiten.

A) nur 1 ist richtig
B) nur 1 und 2 sind richtig
C) nur 2 und 3 sind richtig
D) nur 1, 2 und 3 sind richtig
E) 1-4, alle sind richtig

**Frage 1076**
Der Heilpraktiker darf:

1) Cervix und Portio zur Krebsvorsorge untersuchen.
2) Die weibliche Brust untersuchen.
3) Die Prostata untersuchen.
4) Das Rektum austasten
5) Eine Pneumonie unabhängig von ihren Erregern behandeln.

A) 1-5, alle sind falsch
B) nur 2 ist richtig
C) nur 2 und 4 sind richtig
D) nur 2, 3 und 5 sind richtig
E) nur 1, 2, 3 und 4 sind richtig

**Frage 1077**
Welche Voraussetzungen müssen Sie erfüllen, um als Heilpraktiker tätig sein zu können?

1) Mindestalter von 25 Jahren.
2) Abgeschlossene Volksschulbildung
3) Mindestens 1 Jahr Ausbildung an einer Heilpraktikerschule.
4) Völlige geistige und körperliche Gesundheit
5) Sittliche Zuverlässigkeit
6) Deutsche Staatsbürgerschaft

A) nur 1, 2, 3, 4 und 5 sind richtig
B) nur 1, 2, 3 und 5 sind richtig
C) nur 1, 2, 4 und 5 sind richtig
D) nur 2, 4, 5 und 6 sind richtig
E) nur 1, 2, 4, 5 und 6 sind richtig

**Frage 1078**
Die Berufsordnung für Heilpraktiker schreibt vor, dass der Heilpraktiker:

1) die kostengünstigsten Methoden zur Behandlung seiner Patienten wählt
2) zur ständiger Fortbildung verpflichtet ist.
3) keine Arzneimittel selbst herstellen und verkaufen darf.
4) keine Heilungsversprechen macht
5) der Residenzpflicht unterliegt.

A) nur 3 ist richtig
B) nur 2 und 4 sind richtig
C) nur 1, 2 und 3 sind richtig
D) nur 2, 4 und 5 sind richtig
E) nur 1, 2, 3 und 4 sind richtig

**Frage 1079**
Zu den Pflichten eines Heilpraktikers gehören

1) Wirtschaftlichkeit
2) Regelmäßige Fortbildung
3) Überprüfung der eigenen Fähigkeiten
4) Residenzpflicht

5) Führen der Berufsbezeichnung Heilpraktiker

A) nur 1 und 2 sind richtig
B) nur 1, 2 und 4 sind richtig
C) nur 2, 3 und 5 sind richtig
D) nur 1, 2, 3 und 5 sind richtig
E) 1-5, alle sind richtig

**Frage 1080**
Welche der folgenden Krankheiten, die nach §6, 7 und 34 unter das Behandlungsverbot für Heilpraktiker fallen, ist nur in §34 erwähnt?

A) Krätze
B) Ornithose
C) Diphtherie
D) Lues
E) FSME

**Frage 1081**
Nach dem Infektionsschutzgesetz ist ein Ausscheider eine Person, die

1) während der Inkubationszeit Krankheitserreger ausscheidet.
2) während der Krankheit Erreger ausscheidet.
3) Krankheitserreger ausscheidet, ohne krank zu sein.
4) Krankheitserreger ausscheidet, ohne krankheitsverdächtig zu sein.
5) krank ist, ohne Erreger auszuscheiden

A) nur 1 und 3 sind richtig
B) nur 2 und 3 sind richtig
C) nur 3 und 4 sind richtig
D) nur 1, 3, 4 und 5 sind richtig
E) 1-5, alle sind richtig

**Frage 1082**
Welche Daten muss die namentliche Meldung von Patienten mit meldepflichtigen Infektionskrankheiten nach §6,1 des Infektionsschutzgesetzes an das Gesundheitsamt enthalten?

1) Name und Vorname des Patienten
2) Geschlecht
3) Tag, Monat und Jahr der Geburt
4) Anschrift der Hauptwohnung und, falls abweichend: Anschrift des derzeitigen Aufenthaltsortes

A) keine der Aussagen 1-4 ist richtig
B) nur 2 ist richtig
C) nur 1 und 2 sind richtig
D) nur 1, 2 und 4 sind richtig
E) 1-4, alle sind richtig

**Frage 1083**
Was darf bei einem kumarinpflichtigen Patienten auf keinen Fall durchgeführt werden (Quick 20 %)?

1) subkutane Injektion
2) intramuskuläre Injektion
3) intravenöse Injektion
4) Blutentnahme

A) nur 2 ist richtig
B) nur 2 und 3 sind richtig
C) nur 1, 2 und 3 sind richtig
D) nur 2, 3 und 4 sind richtig
E) 1-4, alle sind richtig

**Frage 1084**
Zu den sexuell übertragbaren Krankheiten zählen:

1) Weicher Schanker
2) HIV
3) Lymphogranuloma inguinale
4) Hepatitis B
5) Toxoplasmose

A) nur 1 und 3 sind richtig
B) nur 2 und 4 sind richtig
C) nur 1, 3 und 4 sind richtig
D) nur 1, 2, 3 und 4 sind richtig
E) 1-5, alle sind richtig

**Frage 1085**
Für welche Krankheit(en) besteht/bestehen für den Heilpraktiker zwar ein Behandlungsverbot aber keine Meldepflicht?

1) Pest
2) Tollwut
3) Meningokokken-Meningitis
4) Ornithose

A) nur 4 ist richtig
B) nur 2 und 3 sind richtig
C) nur 1, 2 und 3 sind richtig
D) nur 2, 3 und 4 sind richtig
E) 1-4, alle sind richtig

**Frage 1086**
Welche der folgenden Krankheiten dürfen Sie als Heilpraktiker nicht behandeln?

1) Botulismus
2) Diphtherie
3) Influenza
4) Rotavirus-Erkrankung
5) Windpocken

A) nur 1 und 2 sind richtig
B) nur 2 und 3 sind richtig
C) nur 2, 3 und 5 sind richtig
D) nur 1, 2, 3 und 4 sind richtig
E) 1-5, alle sind richtig

**Frage 1087**
Darf ein Schulkind mit Mumps vom Heilpraktiker behandelt werden?

A) Ja, Mumps ist nicht meldepflichtig.
B) Ja, aber Schule verständigen.
C) Nein, gesetzlich verboten.
D) Nein, ihm fehlen die nötigen Arzneimittel.
E) Ja, mit Einverständnis der Eltern.

**Frage 1088**
Welcher Ausscheider wird in §34,2 des Infektionsschutzgesetzes nicht erwähnt?

A) Choleravibrionen
B) Salmonellen
C) Corynebacterium diphtheriae
D) Shigellen
E) Tetanus-Bakterien

**Frage 1089**
Welche der folgenden Aussagen ist richtig?

A) Die Ausübung der Heilkunde im Umherziehen ist im Umkreis von 30 km erlaubt.
B) Als Heilpraktiker dürfen Sie Arzneimittel zum Zweck der Anwendung (nicht der Abgabe) herstellen.
C) Über den Antrag zur berufsmäßigen Ausübung der Heilkunde ohne Bestallung entscheidet alleine das Gesundheitsamt.
D) Auch mit Einverständnis des Patienten dürfen Sie als Heilpraktiker keine Untersuchung der Geschlechtsorgane vornehmen.
E) Meldepflichtige Erkrankungen sind spätestens 48 Std. nach erlangter Kenntnis zu melden.

**Frage 1090**
Sind homöopathische Präparate verschreibungspflichtig?

A) Ja, in genau definierten Einzelfällen.
B) Ja, immer
C) Nein, grundsätzlich nicht
D) Ja, immer wenn sie Giftstoffe in Hochpotenzen enthalten
E) Ja, wenn sie durch Ärzte verordnet werden

**Frage 1091**
Ab welcher Potenz darf Schlafmohn (Papaver somniferum) vom Heilpraktiker verordnet werden?

A) ab C4
B) ab D4
C) ab D6
D) ab C20
E) ab D12

**Frage 1092**

Wann darf der Heilpraktiker keine Geburtshilfe durchführen?

1) Gegen Bezahlung
2) Ohne Bezahlung
3) Im Notfall ohne Bezahlung.
4) Im Notfall gegen Bezahlung
5) Gegen Bezahlung unter Aufsicht einer Hebamme.

A) nur 5 ist richtig
B) nur 3 ist richtig
C) nur 2, 3 und 4 sind richtig
D) nur 1, 2, 4 und 5 sind richtig
E) 1-5, alle sind richtig

**Frage 1093**

Wo bekommen Sie Informationen über verschreibungspflichtige Arzneimittel?

1) Im BTM-Gesetz
2) In der roten Liste
3) Vom Apotheker
4) In der DVO
5) Im Infektionsschutzgesetz

A) nur 1 und 2 sind richtig
B) nur 2 und 4 sind richtig
C) nur 2, 4 und 5 sind richtig
D) nur 1, 2 und 3 sind richtig
E) 1-5, alle sind richtig

**Frage 1094**

Wo können Sie erfahren, ob ein Medikament rezeptpflichtig ist?

1) In der Apotheke
2) Im Infektionsschutzgesetz
3) In der Scribas Tabelle
4) Im Pharmaindex
5) Im Pschyrembel

A) nur 3 ist richtig
B) nur 2 und 5 sind richtig
C) nur 1, 3 und 4 sind richtig
D) nur 2, 4 und 5 sind richtig
E) 1-5, alle sind richtig

**Frage 1095**

Bei welcher Behörde hat die Anzeige einer meldepflichtigen Erkrankung zu erfolgen?

A) Gesundheitsamt, das für den Wohnsitz des Betroffenen zuständig ist.
B) Gesundheitsamt, das für den Aufenthaltsort des Betroffenen zuständig ist.
C) Gesundheitsamt, das für den Wohnsitz des behandelnden Heilpraktikers zuständig ist.
D) Gesundheitsamt, das für den Ort der Infektionsquelle zuständig ist.
E) Ortspolizeibehörde

**Frage 1096**

Welche Ausscheider der genannten Krankheitserreger sind im §34 Absatz 2 des Infektionsschutzgesetzes aufgelistet?

1) Choleravibrionen
2) Variolavirus
3) Francisella tularensis
4) Salmonella paratyphi
5) Shigellen

A) nur 3 ist richtig
B) nur 2 und 5 sind richtig
C) nur 1, 4 und 5 sind richtig
D) nur 2, 4 und 5 sind richtig
E) 1-5, alle sind richtig

**Frage 1097**

Ausscheider im Sinne des Infektionsschutzgesetzes ist eine Person,

A) bei der Erscheinungen bestehen, welche das Vorliegen einer bestimmten übertragbaren Krankheit vermuten lassen.
B) von der anzunehmen ist, dass sie Krankheitserreger ausscheidet, ohne krank oder krankheitsverdächtig zu sein.
C) die an einer übertragbaren Krankheit erkrankt ist.

D) die Krankheitserreger ausscheidet, ohne krank oder krankheitsverdächtig zu sein.
E) von der anzunehmen ist, dass sie Erreger einer übertragbaren Krankheit (Krankheitserreger) aufgenommen hat, ohne krank, krankheitsverdächtig oder Ausscheider zu sein.

**Frage 1098**
Ein Kind in einer Familie hat Masern. Die Geschwister des Kindes haben keine Symptome. Wie sind diese Geschwister im Sinne des Infektionsschutzgesetzes zu bezeichnen?

A) Ansteckungsverdächtig
B) Ausscheider
C) Krankheitsverdächtig
D) Krank
E) Ausscheidungsverdächtig

**Frage 1099**
Was droht dem Heilpraktiker, wenn er gegen das Behandlungsverbot nach §24 des Infektionsschutzgesetzes verstößt?

1) Geldstrafe
2) Freiheitsstrafe
3) Verlust der Erlaubnis
4) Jugendstrafe

A) nur 1 und 2 sind richtig
B) nur 1 und 3 sind richtig
C) nur 1, 2 und 3 sind richtig
D) nur 1, 3 und 4 sind richtig
E) 1-4, alle sind richtig

**Frage 1100**
Wie hat - nach der Berufsordnung für Heilpraktiker - ein Praxisschild auszusehen?

1) Name und Berufsbezeichnung Heilpraktiker
2) 40 x 75 cm
3) Sprechzeiten
4) Behandlungsarten
5) Telefonnummer

A) nur 1 und 3 sind richtig
B) nur 2 und 5 sind richtig
C) nur 1, 2 und 4 sind richtig
D) nur 1, 3 und 5 sind richtig
E) 1-5, alle sind richtig

**Frage 1101**
Was dürfen Sie als Heilpraktiker nicht?

1) Geschlechtsorgane untersuchen.
2) Heilbehandlungen nach der Reichsversicherungsordnung durchführen-
3) Mundsoor behandeln
4) Vier Praxen führen
5) Ornithose behandeln
6) Apothekenpflichtige Medikamente verschreiben
7) Uneingeschränkt werben
8) Den Umzug in neue Praxisräume in der Tageszeitung anzeigen
9) Impfen

A) nur 4, 6 und 8 sind richtig
B) nur 4, 6, 7 und 8 sind richtig
C) nur 2, 3, 5, 7 und 9 sind richtig
D) nur 1, 3, 4, 5, 6 und 9 sind richtig
E) 1 - 9, alle sind richtig

**Frage 1102**
Ein Heilpraktiker macht sich strafbar, wenn

1) er im Verlauf einer allgemeinen Untersuchung des Patienten feststellt, dass dieser an einer Geschlechtskrankheit leidet
2) er die Behandlung eines Patienten nicht ablehnt, von dem er weiß, dass dessen Geschlechtspartner eine Geschlechtskrankheit hatte und behandelt wurde
3) er sich auf Bitten eines Patienten entschließt, eine sexuell übertragbare Krankheit zu behandeln

A) nur 1 ist richtig
B) nur 3 ist richtig
C) nur 1 und 3 sind richtig
D) nur 2 und 3 sind richtig
E) 1- 3, alle sind richtig

**Frage 1103**
Ab welcher Potenz darf ein Heilpraktiker homöopathische Zubereitungen verordnen?

A) Grundsätzlich immer
B) Ab D2
C) Ab D4
D) Ab D6
E) Ab D8

**Frage 1104**
Sie werden von einem Patienten aufgesucht, der im Wald ein Reh berührt hat. Was tun Sie?

A) Ich schenke dem Vorgang keine weitere Beachtung.
B) Ich kontrolliere, ob der Patient gegen Tetanus geimpft ist.
C) Ich mache eine Meldung an das Gesundheitsamt.
D) Ich warte ab, ob sich bei dem Patienten eine Tollwut entwickelt.
E) Ich impfe den Patienten vorsorglich gegen Tollwut.

**Frage 1105**
Darf ein Heilpraktiker werben?

A) Nein, grundsätzlich nicht
B) Ja, uneingeschränkt
C) Ja, mit Einschränkung
D) Nein, außer in Notfällen
E) Ja, gegen Bezahlung einer Gebühr

**Frage 1106**
Darf der Heilpraktiker seine Praxisräume für andere Zwecke als für seine Praxistätigkeit verwenden?

A) Grundsätzlich ja
B) Ja, wenn die Räume anschließend desinfiziert werden.
C) Ja, jedoch nur für Veranstaltungen im fachlichen Bereich.
D) Ja, für familiäre Zwecke.
E) Nein

**Frage 1107**
Laut welchem Gesetz müssen Heilpraktiker Ausscheider melden?

A) §7 Infektionsschutzgesetz
B) §3 Heilpraktikergesetz
C) §34 Infektionsschutzgesetz
D) §6 Infektionsschutzgesetz
E) Keine Antwort ist richtig.

**Frage 1108**
An welche Behörde melden Sie Ihre Praxiseröffnung?

1) Finanzamt
2) untere Verwaltungsbehörde
3) obere Verwaltungsbehörde
4) Gesundheitsamt
5) Wirtschaftskontrolldienst

A) nur 4 ist richtig
B) nur 1 und 4 sind richtig
C) nur 1, 2 und 4 sind richtig
D) nur 2, 4 und 5 sind richtig
E) 1-5, alle sind richtig

**Frage 1109**
Wo steht geschrieben, wann ein Heilpraktiker Ausscheider behandeln darf?

A) in §24 des Infektionsschutzgesetzes
B) in §7 des Infektionsschutzgesetzes
C) nirgends
D) in §6 des Infektionsschutzgesetzes
E) in der DVO

**Frage 1110**
Darf der Heilpraktiker Herzglykoside verschreiben?

A) Nein
B) Ja, ab D4
C) Ja, ab D6
D) Ja, nach Rücksprache mit Apotheker.
E) Ja

**Frage 1111**
Welche Strafe droht einem Heilpraktiker bei Missachtung der Meldepflicht einer meldepflichtigen Erkrankung?

A) Gar nichts, da er nicht zur Meldung verpflichtet ist.
B) Geldbuße
C) Freiheitsstrafe
D) Entzug der Erlaubnis
E) Jugendstrafe

**Frage 1112**
Welches Gesetz verbietet dem Heilpraktiker, Zahnbehandlungen vorzunehmen?

A) Das Infektionsschutzgesetz
B) Das Arzneimittelgesetz, weil dabei u. U. verschreibungspflichtige Medikamente benötigt werden.
C) Die Berufsordnung der Heilpraktikerverbände.
D) Das Gesetz über die Ausübung der Zahnheilkunde.
E) Zahnbehandlungen sind dem Heilpraktiker nicht verboten

**Frage 1113**
Welche Gesetze/Verordnungen verbieten dem Heilpraktiker verschreibungspflichtige Medikamente zu verordnen?

1) Infektionsschutzgesetz
2) Verordnung über verschreibungspflichtige Medikamente
3) Betäubungsmittel-Gesetz
4) Heilpraktikergesetz
5) Arzneimittelgesetz

A) nur 3 ist richtig
B) nur 2 und 5 sind richtig
C) nur 1, 2 und 4 sind richtig
D) nur 2, 4 und 5 sind richtig
E) 1-5, alle sind richtig

**Frage 1114**
Wo ist für den Heilpraktiker das Behandlungsverbot für übertragbare Krankheiten geregelt?

A) §24 Infektionsschutzgesetz
B) §6 Infektionsschutzgesetz
C) §3 Heilpraktikergesetz
D) §4 der Berufsordnung der Heilpraktikerverbände
E) §5 Zahnheilkunde-Gesetz

**Frage 1115**
Welche der nachfolgend aufgeführten Gesetze beinhalten Berufseinschränkungen für den Heilpraktiker?

1) Strafprozessordnung
2) Gesetz über die Vereinheitlichung des Gesundheitswesens
3) Zahnheilkundegesetz
4) 5. Sozialgesetzbuch
5) Hebammengesetz

A) nur 3 ist richtig
B) nur 2 und 5 sind richtig
C) nur 1, 2 und 4 sind richtig
D) nur 2, 4 und 5 sind richtig
E) 1-5, alle sind richtig

**Frage 1116**
Welche der nachfolgend genannten Tätigkeiten gehört/gehören zur Ausübung der Heilkunde?

1) Sofortmaßnahmen am Unfallort.
2) Jede berufsmäßige Linderung von Krankheiten beim Menschen.

3) Jede gewerbsmäßige Tätigkeit zur Feststellung, Heilung oder Linderung von Krankheiten, Leiden oder Körperschäden.

A) nur 3 ist richtig
B) nur 1 und 2 sind richtig
C) nur 1 und 3 sind richtig
D) nur 2 und 3 sind richtig
E) 1-3, alle sind richtig

**Frage 1117**
Wird ein Heilpraktiker bestraft, wenn er im Notfall ein verschreibungspflichtiges Medikament spritzt?

A) Ja
B) Nein
C) Ja, außer wenn er auf telefonische Anordnung eines Arztes spritzt.
D) Nein, er kommt nicht in diese Situation, weil er den Notarzt ruft.
E) Ja, denn er verstößt gegen das Betäubungsmittelgesetz.

**Frage 1118**
Welche gesetzlichen Vorschriften gelten für die in Ihrer Praxis eingesetzten medizintechnischen Geräte?

1) Es müssen genügend Stromanschlüsse vorhanden sein.
2) Die Medizingeräteverordnung
3) Das Eichgesetz
4) Die Beihilfefähigkeit
5) Die Röntgenverordnung

A) nur 2 und 3 sind richtig
B) nur 2 und 5 sind richtig
C) nur 1, 2 und 4 sind richtig
D) nur 2, 3 und 5 sind richtig
E) 1-5, alle sind richtig

**Frage 1119**
Wie viele Verfahren soll ein Heilpraktiker höchstens auf seinem Praxisschild angeben?

A) keins
B) eines
C) zwei
D) drei
E) vier

**Frage 1120**
Über die Zulassung zur berufsmäßigen Ausübung der Heilkunde ohne Bestallung entscheidet:

A) das Gesundheitsamt und der Regierungspräsident
B) die untere Verwaltungsbehörde zusammen mit dem Gesundheitsamt
C) die untere Verwaltungsbehörde oder die allgemeine Landesverwaltung
D) der Regierungspräsident
E) der Amtsarzt

**Frage 1121**
Ist der Heilpraktiker zur Fortbildung verpflichtet?

A) Ja, alle 5 Jahre
B) Ja, alle 3 Jahre
C) Ja, bei Wissenslücken
D) Ja, laufend
E) Nein

**Frage 1122**
Meldepflichtig gemäß §6 des Infektionsschutzgesetzes ist bereits der Verdacht auf Erkrankung an:

1) Masern
2) Keuchhusten
3) Salmonellen
4) Tularämie
5) Tetanus

A) nur 1 ist richtig
B) nur 3 und 4 sind richtig
C) nur 1, 2 und 4 sind richtig
D) nur 2, 4 und 5 sind richtig
E) 1-5, alle sind richtig

**Frage 1123**
Was darf der Heilpraktiker?

1) Atteste und Bescheinigungen ausstellen.
2) Die weibliche Brust untersuchen.
3) Vorträge zur Karies-Prophylaxe halten.
4) Er darf verkehrs- und verschreibungsfähige Betäubungsmittel in der D2 (der homöopathischen Potenz 1:100) verordnen.
5) Intravenöse Injektionen durchführen.

A) nur 1 und 3 sind richtig
B) nur 1, 2 und 3 sind richtig
C) nur 1, 3 und 4 sind richtig
D) nur 1, 2, 3 und 5 sind richtig
E) 1-5, alle sind richtig

**Frage 1124**
Welche der unten angegebenen Zuordnungen ist falsch?

A) Primäre Prävention - Maßnahmen zur Gesundheitsvorsorge.
B) Primäre Prävention - Maßnahmen zur Vermeidung von Krankheiten durch Änderung der Lebensumstände.
C) Sekundäre Prävention - Maßnahmen zur Vermeidung von Krankheiten durch Änderung des Verhaltens.
D) Sekundäre Prävention - Maßnahmen zur Früherkennung und Behandlung von Krankheiten.
E) Tertiäre Prävention - Vermeidung von Spätfolgen und Rezidivprophylaxe

**Frage 1125**
Der Heilpraktiker hat Meldepflicht nach § 6 des Infektionsschutzgesetzes für welche der folgenden Erkrankungen? (Wählen Sie **drei** Antworten)

A) Aviäre Influenza
B) Botulismus
C) Tetanus
D) MRSA (Methicillin-resistente Staphylococcus aureus)
E) Pest

**Frage 1126**
Wer ist nach dem Infektionsschutzgesetz zur Meldung einer übertragbaren Krankheit verpflichtet?

1) Der behandelnde Arzt
2) Der Heilpraktiker
3) Mit der Pflege berufsmäßig beschäftigte Personen.
4) Die Angehörigen des Erkrankten
5) Der Schiffskapitän

A) nur 4 und 5 sind richtig
B) nur 1, 3 und 4 sind richtig
C) nur 3, 4 und 5 sind richtig
D) nur 1, 2, 3 und 5 sind richtig
E) 1-5, alle sind richtig

**Frage 1127**
Zugelassene Heilpraktiker dürfen im Rahmen ihrer beruflichen Tätigkeit:

A) Geburtshilfe leisten
B) Geschlechtskrankheiten behandeln
C) den Eintritt des Todes bescheinigen (Leichenschau)
D) Medikamente intravenös injizieren
E) Zahnbehandlungen durchführen

**Frage 1128**
Zwischen dem Heilpraktiker und dem Patienten kommt zivilrechtlich ein Vertrag zustande, meist stillschweigend. Dabei handelt es sich um einen:

A) Arbeitsvertrag, da ein therapeutisches Verhältnis gegründet wird.
B) Dienstvertrag, da der Erfolg geschuldet wird.

C) Dienstvertrag, da der Erfolg nicht geschuldet wird.
D) Werksvertrag, da der Erfolg geschuldet wird.
E) Werksvertrag, da der Erfolg nicht geschuldet wird.

**Frage 1129**
Folgende Aussagen zur unterlassenen Hilfeleistung trifft/treffen zu:

1) Wenn ein Heilpraktiker bei Unglücks- oder Notfällen keine Hilfe leistet, obwohl diese erforderlich und zumutbar ist, so macht er sich der unterlassenen Hilfeleistung schuldig.
2) Bei Unglücks- und Notfällen ist nur der Arzt verpflichtet zu helfen.
3) Bei Schwerverletzten ist eine Hilfeleistung selbst dann noch erforderlich, wenn zwar keine Rettung möglich ist, sich aber zumindest eine Schmerzlinderung erreichen lässt.
4) Der Heilpraktiker darf verschreibungspflichtige Schmerzmittel vorrätig halten, um sie in Notfällen zu verabreichen.
5) Hilfe ist vom Heilpraktiker auch bei schweren Krankheiten zu leisten, die sich plötzlich bedrohlich verschlimmern.

A) nur 2 ist richtig
B) nur 1 und 3 sind richtig
C) nur 1, 3 und 5 sind richtig
D) nur 2, 3, 4 und 5 sind richtig
E) 1-5, alle sind richtig

**Frage 1130**
Richtige Aussage(n) zur Meldepflicht nach dem Seuchenrechtsneuordnungsgesetz (Infektionsschutzgesetz vom 20.07.2000) ist/sind:

1) Namentlich ist in jedem Fall der Krankheitsverdacht, die Erkrankung sowie der Tod an Botulismus zu melden.
2) Namentlich ist in jedem Fall der Krankheitsverdacht, die Erkrankung sowie der Tod an Masern zu melden.
3) Namentlich ist in jedem Fall die Verletzung eines Menschen durch ein tollwutkrankes, - verdächtiges oder ansteckungsverdächtiges Tier sowie die Berührung eines solchen Tieres oder Tierkörpers zu melden.
4) Namentlich ist in jedem Fall der Verdacht auf die Erkrankung an einer mikrobiell bedingten Lebensmittelvergiftung oder an einer akuten infektiösen Gastroenteritis zu melden.
5) Namentlich ist auf jeden Fall der direkte oder indirekte Nachweis von HIV-Krankheitserregern zu melden.

A) nur 1 ist richtig
B) nur 2 und 4 sind richtig
C) nur 1, 2 und 3 sind richtig
D) nur 2, 3, 4 und 5 sind richtig
E) 1-5, alle sind richtig

**Frage 1131**
Gemäß Infektionsschutzgesetz besteht eine Meldepflicht beim Gesundheitsamt für den Nachweis bestimmter Krankheitserreger, soweit die Nachweise auf eine akute Infektion hinweisen.
Zu diesen Erregern zählt/zählen nicht

A) Choleravibrionen Serovar 01
B) Salmonellen vom Typ der Enteritiserreger
C) Shigellen
D) Amöben
E) Trichinella spiralis

**Frage 1132**
Für Heilpraktiker besteht ein Behandlungsverbot für:

1) Röteln
2) Karzinome
3) Augenerkrankungen
4) Angeborene Behinderungen

A) nur 1 ist richtig
B) nur 1 und 2 sind richtig
C) nur 2 und 4 sind richtig
D) nur 1, 2 und 3 sind richtig
E) nur 2, 3 und 4 sind richtig

**Frage 1133**
Das Infektionsschutzgesetz unterscheidet zwischen

1) krank
2) krankheitsverdächtig
3) ansteckungsverdächtig
4) infektiös
5) Ausscheider

A) nur 1 und 5 sind richtig
B) nur 2, 3 und 4 sind richtig
C) nur 1, 3 und 5 sind richtig
D) nur 1, 2, 3 und 5 sind richtig
E) 1-5, alle sind richtig

**Frage 1134**
Welche Ausscheider sind im §34 (2) des Infektionsschutzgesetzes genannt?
Ausscheider von

1) Vibrio cholerae O1 und O 139
2) Salmonella typhi und paratyphi
3) Botulismus
4) bakterielle Ruhr

A) nur 1 und 3 sind richtig
B) nur 2 und 4 sind richtig
C) nur 1, 2 und 4 sind richtig
D) nur 1, 3 und 4 sind richtig
E) 1-4, alle sind richtig

**Frage 1135**
Auf welcher Grundlage basiert die Heilpraktiker-Tätigkeit?

1) Infektionsschutzgesetz
2) Berufsordnung für Heilpraktiker
3) Reichsversicherungsordnung
4) Heilpraktikergesetz
5) Hebammengesetz

A) nur 4 ist richtig
B) nur 2 und 3 sind richtig
C) nur 2, 3 und 5 sind richtig
D) nur 2, 4 und 5 sind richtig
E) 1-5, alle sind richtig

**Frage 1136**
Welche Antwort ist richtig?
Heilpraktiker dürfen eine Röntgenanlage betreiben.

A) Nein
B) ja, wenn sie bestimmte Voraussetzungen erfüllen
C) ja, aber nur zur Herstellung von Thorax-Röntgenbildern
D) ja, ohne Einschränkungen
E) ja, aber die Bilder müssen von Ärzten befundet werden

**Frage 1137**
Ein Heilpraktiker darf Herzglykoside verordnen

1) in Notfällen
2) gar nicht
3) ab D6
4) ab D4

A) nur 2 ist richtig
B) nur 4 ist richtig
C) nur 1 und 4 sind richtig
D) nur 3 und 4 sind richtig
E) nur 1, 3 und 4 sind richtig

**Frage 1138**
Heilpraktiker dürfen

1) Vorträge in der Volkshochschule halten
2) Zellen mikroskopisch untersuchen
3) bei strafbaren Handlungen Blutproben und Untersuchungen vornehmen
4) als Geburtshelfer arbeiten

A) nur 1 ist richtig
B) nur 1 und 2 sind richtig
C) nur 2 und 3 sind richtig
D) nur 1, 2 und 3 sind richtig
E) 1-4, alle sind richtig

**Frage 1139**
Meldepflicht von Infektionskrankheiten: An welches Gesundheitsamt wird gemeldet? An das Gesundheitsamt

1) des Wohnsitzes des Patienten
2) des Aufenthaltsortes des Patienten
3) des Aufenthaltsortes des Untersuchenden
4) des Ortes, von dem die Infektion ausging

A) keine der Aussagen 1-4 ist richtig
B) nur 2 ist richtig
C) nur 1 und 2 sind richtig
D) nur 1, 2 und 4 sind richtig
E) 1-4, alle sind richtig

**Frage 1140**
Grundsäulen der Homöopathie sind:

1) Ähnlichkeitsprinzip
2) Gleichheitsprinzip
3) Potenzieren
4) Arzneimittelprüfung am gesunden Menschen
5) Arzneimittelprüfung am gesunden Tier

A) nur 1 und 5 sind richtig
B) nur 2 und 4 sind richtig
C) nur 1, 3 und 4 sind richtig
D) nur 2, 3 und 5 sind richtig
E) 1-5, alle sind richtig

**Frage 1141**
Was brauchen Sie für einen Prießnitz-Wickel?

1) feucht-warmes Tuch
2) kaltes Tuch
3) Wolltücher
4) Leintuch

A) nur 4 ist richtig
B) nur 1 und 4 sind richtig
C) nur 2 und 3 sind richtig
D) nur 1, 3 und 4 sind richtig
E) 1-4, alle sind richtig

**Frage 1142**
Welche Gefahren bestehen bei einer subkutanen Injektion?

1) Spritzenabszess
2) Fettgewebsnekrose
3) Verletzung der Nerven mit Lähmung
4) Hautblutung

A) nur 1 ist richtig
B) nur 1 und 3 sind richtig
C) nur 2 und 3 sind richtig
D) nur 1, 2 und 3 sind richtig
E) 1-4, alle sind richtig

**Frage 1143**
Wie kann man Venen für die Injektion besser sichtbar machen?

1) Reiben und Beklopfen der Extremität
2) Verwendung von viel Alkohol bei der Hautdesinfektion
3) Arm über Herzniveau anheben
4) Blutdruckmanschette anlegen und über den systolischen Blutdruck aufpumpen

A) nur 1 ist richtig
B) nur 1 und 3 sind richtig
C) nur 2 und 3 sind richtig
D) nur 1, 2 und 4 sind richtig
E) 1-4, alle sind richtig

**Frage 1144**
An welcher der folgenden Stellen kann eine intrakutane Injektion (in die Haut) gemacht werden?

1) Unterarm
2) Bauch
3) Vorderseite des Oberschenkels
4) Rücken

A) nur 1 ist richtig
B) nur 1 und 3 sind richtig
C) nur 2 und 3 sind richtig
D) nur 1, 2 und 3 sind richtig
E) 1-4, alle sind richtig

**Frage 1145**
Gründe für die intramuskuläre Verabreichung von Medikamenten sind:

1) Das Medikament wird nicht über den Darm aufgenommen
2) Das Medikament wirkt in den Venen stark reizend
3) Das Medikament soll verzögert wirken
4) Das Medikament soll schnell wirken

A) nur 1 ist richtig
B) nur 1 und 3 sind richtig
C) nur 2 und 3 sind richtig
D) nur 1, 2 und 3 sind richtig
E) 1-4, alle sind richtig

**Frage 1146**
Welche folgende(n) Beschriftung(en) ist (sind) auf dem Praxisschild eines Heilpraktikers zulässig?

1) Heilpraktiker
2) Homöopath
3) Heilpraktiker, Homöopathie
4) Chiropraktiker
5) Psychotherapeut

A) nur 1 und 3 sind richtig
B) nur 1, 3 und 4 sind richtig
C) nur 2, 3 und 4 sind richtig
D) nur 1, 3, 4 und 5 sind richtig
E) 1-5, alle sind richtig

**Frage 1147**
Ein Ausscheider nach dem Infektionsschutzgesetz ist eine Person, die Krankheitserreger

1) während der Inkubationszeit ausscheidet
2) während der Krankheit ausscheidet
3) ausscheidet ohne krank zu sein
4) ausscheidet ohne krankheitsverdächtig zu sein
5) krank ist ohne auszuscheiden

A) nur 1 und 3 sind richtig
B) nur 2 und 3 sind richtig
C) nur 3 und 4 sind richtig
D) nur 1, 3, 4 und 5 sind richtig
E) 1-5, alle sind richtig

**Frage 1148**
Welche der folgende(n) Tätigkeit/en darf ein Heilpraktiker nicht durchführen?

1) Geburtshilfe gegen Bezahlung
2) Geburtshilfe ohne Bezahlung
3) Geburtshilfe im Notfall ohne Bezahlung
4) Geburtshilfe im Notfall gegen Bezahlung
5) Geburtshilfe gegen Bezahlung unter Aufsicht einer Hebamme

A) nur 5 ist richtig
B) nur 3 ist richtig
C) nur 2, 3 und 4 sind richtig
D) nur 1, 2, 4 und 5 sind richtig
E) 1-5, alle sind richtig

**Frage 1149**
Ableitung auf die Haut durch diaphoretische Verfahren

1) ist z. B. die Bewegungstherapie
2) sind Saunaanwendungen
3) ist indiziert bei Erkältungskrankheiten
4) kann unterstützt werden durch schweißtreibende Tees (z. B. aus Salbeiblättern)

A) nur 1 ist richtig
B) nur 1 und 3 sind richtig
C) nur 2 und 3 sind richtig
D) nur 1, 2 und 3 sind richtig
E) 1-4, alle sind richtig

**Frage 1150**
Welche Heilpflanzen oder deren Produkte sind zur Vorbeugung altersbedingter Gefäßerkrankungen und Fettstoffwechselstörungen geeignet?

1) Soja-Lecithin
2) Rosskastaniensamen
3) Ginseng-Wurzel
4) Knoblauchzwiebel

A) nur 1 ist richtig
B) nur 1 und 3 sind richtig
C) nur 2 und 3 sind richtig
D) nur 2, 3 und 4 sind richtig
E) 1-4, alle sind richtig

**Frage 1151**
Heilpflanzen zur Behandlung einer Herzinsuffizienz sind:

1) Pfefferminzblätter
2) Kava-Kava-Wurzelstock
3) Maiglöckchenkraut
4) Weißdornblätter mit -blüten und -früchten

A) nur 1 ist richtig
B) nur 2 und 3 sind richtig
C) nur 3 und 4 sind richtig
D) nur 1, 2 und 3 sind richtig
E) 1-4, alle sind richtig

**Frage 1152**
Heilpflanzen mit entzündungshemmender und spasmolytischer Wirkung zur Behandlung einer Magenschleimhautentzündung sind:

1) Johanniskraut
2) Kamillenblüten
3) Meerzwiebel
4) Melissenblätter

A) nur 1 ist richtig
B) nur 2 und 3 sind richtig
C) nur 2 und 4 sind richtig
D) nur 1, 2 und 3 sind richtig
E) 1-4, alle sind richtig

**Frage 1153**
Kontraindikationen für eine Aderlasstherapie sind:

1) Anämie
2) erhöhter Hämatokrit
3) entzündliche Erkrankung der inneren Organe
4) Hypotonie

A) nur 1 ist richtig
B) nur 1 und 4 sind richtig
C) nur 1, 2 und 3 sind richtig
D) nur 1, 3 und 4 sind richtig
E) 1-4, alle sind richtig

# ANTWORTEN

# ANTWORTEN

## NEUROLOGIE

**Antwort 1**
Die Antwort C) ist richtig.
Der Nervus vagus ist der Hauptnerv des Parasympathikus. Am Herzen bewirkt die Aktivierung des Parasympathikus eine Verlangsamung der Herzfrequenz.

**Antwort 2**
Die Antwort C) ist richtig.
Die Wandspannung der Gefäße wird durch Sympathikusinnervation aufrechterhalten.

**Antwort 3**
Die Antwort B) ist richtig.
Die Nervenzellen, die die Atmung mit Inspiration und Exspiration steuern, liegen im verlängerten Mark (Medulla oblongata).

**Antwort 4**
Die Antwort C) ist richtig.
Das Ventrikelsystem besteht aus 4 Hohlräumen und dient der Produktion sowie der Weiterleitung des Liquors. Es ist mit dem Rückenmarkkanal und somit auch mit dem Subarachnoidalraum verbunden. Hier wird der Liquor wieder resorbiert. Kann der Liquor nicht aus dem Ventrikelsystem in den Subarachnoidalraum abfließen oder kann er dort nicht resorbiert werden, so kommt es zum sog. Wasserkopf (Hydrozephalus).

**Antwort 5**
Die Antwort A) ist richtig.
Zu B: Die Pyramidenbahn leitet die willkürlichen Bewegungsimpulse von der Großhirnrinde zu den Vorderhornzellen des Rückenmarks (1. motorisches Neuron). Dort werden sie umgeschaltet (2. motorisches Neuron) und gelangen mit den peripheren Nerven zu den motorischen Endplatten der Körpermuskulatur.
Zu C: Der Thalamus ist die größte Kernmasse des Zwischenhirns und dient als Sammel- und Umschaltstelle für alle der Großhirnrinde zufließenden sensibel-sensorischen Reize ('Tor zum Bewusstsein').
Zu D: Das Kleinhirn dient der Koordination und Feinabstimmung der Körperbewegungen und der Regulierung des Muskeltonus.
Zu E: Das Zwischenhirn beherbergt Thalamus, Hypothalamus und Hypophyse. Es koordiniert außerdem Bewegungsabläufe und dient als Schaltstelle für Seh- und Hörbahn.

**Antwort 6**
Die Antwort E) ist richtig.
Es gibt 12 Hirnnerven, die paarig angelegt sind.

**Antwort 7**
Die Antwort D) ist richtig.
Zu 2: Die Schwannsche Zelle ist eine Zellform (Gliazelle) des peripheren Nervengewebes. Sie dient als Nähr-, Hüll- und Stützgewebe und umhüllt den Achsenzylinder (Neurit) der peripheren Nerven mit der sog. 'Schwann-Scheide' und erhöht so deren Nervenleitgeschwindigkeit.

**Antwort 8**
Die Antwort D) ist richtig.
Das Nervensystem lässt sich anhand vieler Kriterien einteilen:

Nach der Funktion (Außen- und Innenaspekt) in animales (zerebrospinales) und vegetatives (autonomes) Nervensystem.

- Nach der Lage in peripheres und zentrales Nervensystem.
- Nach Verlaufsrichtung der Nervenbahnen in sensibles und motorisches System.

Des Weiteren kann man die Motorik in pyramidale (willkürliche Bewegungsimpulse) und extrapyramidale (unwillkürliche Bewegungsimpulse) Motorik einteilen.

**Antwort 9**

Die Antwort E) ist richtig.

Reflexe sind unwillkürlich und regelhaft ablaufende Vorgänge als physiologische Reaktion eines Erfolgsorgans auf einen adäquaten Reiz. Man unterscheidet Muskeleigenreflexe (monosynaptische Reflexe) und Fremdreflexe (polysynaptische Reflexe).

Bei Muskeleigenreflexen sind Reizort und Erfolgsorgan identisch, der Reiz wird über einen monosynaptischen Reflexbogen vermittelt. Der adäquate Reiz für einen Muskeleigenreflex ist die Dehnung der Muskelspindeln, Reflexantwort ist die Muskelkontraktion. Da die einzige Umschaltstelle von Eigenreflexen im Rückenmark liegt, lassen sich Rückenmarkschädigungen anhand von Reflexprüfungen lokalisieren.

Bei den Fremdreflexen sind Reizort und Erfolgsorgan verschieden, der Reiz wird über einen polysynaptischen Reflexbogen vermittelt.

**Antwort 10**

Die Antwort E) ist richtig.

Der Cremaster-Reflex ist ein Fremdreflex des Bauches (der M. cremaster ist eine Abspaltung des M. transversus und des M. obliquus internus abdominis zu Samenstrang und Hoden), bei dem ein Bestreichen der Oberschenkelinnenseite zu einem Hochziehen des gleichseitigen (ipsilateralen) Hodens führt.

**Antwort 11**

Die Antwort E) ist richtig.

Die Neuroglia ist eine eigenständige Gewebeform und dient als Hüll- und Stützgewebe des Nervensystems.

**Antwort 12**

Die Antwort A) ist richtig.

In den Synapsen erfolgt die Erregungsübertragung von einer Struktur auf die nachfolgende. Synapsen können erregende oder hemmende Wirkung auf die nachgeschalteten Strukturen haben.

Von den bioelektrischen Strömen im Axon wird ein chemischer Überträgerstoff (z.B. Noradrenalin, Acetylcholin) aus kleinen Bläschen (Vesikeln) in den synaptischen Spalt freigesetzt. Dieser diffundiert durch den synaptischen Spalt, bindet sich an einen Rezeptor der postsynaptischen Membran und leitet so die Erregung auf die nachgeschaltete Struktur über. Durch enzymatischen Abbau bzw. durch Wiederaufnahme in die präsynaptischen Vesikel werden die Neurotransmitter wieder aus dem synaptischen Spalt entfernt.

Zu 4: Die motorischen Nervenfasern der peripheren Nerven verzweigen sich am Ende in der motorischen Endplatte, um die Muskelfasern der quer gestreiften Muskulatur zu versorgen. Die motorische Endplatte wird auch als neuromuskuläre Synapse bezeichnet.

**Antwort 13**

Die Antwort D) ist richtig.

Der Sympathikus rüstet den Körper zu Flucht- oder Kampfreaktionen:

Die Atmung wird schneller, Puls und Blutdruck steigen an, die Pupillen werden weit und ermöglichen verstärkt visuelle Informationen, es wird vermehrt Adrenalin ausgeschüttet und es stellen sich Gefühle wie Furcht oder Ärger ein.

Sein Gegenspieler, der Parasympathikus, ist für Ruhe- und Regenerationsvorgänge zuständig, in denen vor allem Aufbau-, Ernährungs-, Regenerations- und Fortpflanzungsfunktionen im Vordergrund stehen.

**Antwort 14**

Die Antwort A) ist richtig.

Ursprungsgebiet für die Leitungsbahnen der Willkürmotorik (Pyramidenbahn) ist der Gyrus praecentralis.

**Antwort 15**

Die Antwort B) ist richtig.

In den Hintersträngen des Rückenmarks verlaufen die Bahnen für Druck-, Berührungs-, Vibrationsempfindung und Tiefensensibilität (Lage-, Bewegungs- und Kraftsinn).

Schmerz-, Wärme- und Kälteempfindung werden durch die Vorder- und Seitenstrangbahnen vermittelt.

**Antwort 16**

Die Antwort B) ist richtig.

Der vierte Ventrikel des Mittelhirns hat Verbindung zum Rückenmarkkanal.

Der Liquor wird hauptsächlich in den Seitenventrikeln produziert, nur zu einem kleinen Teil im vierten Ventrikel.

**Antwort 17**

Die Antwort E) ist richtig.

Zum ZNS gehören

- Gehirn,
- Rückenmark.

Zum peripheren Nervensystem gehören:

- Spinalnerven,
- Hirnnerven,
- periphere Ganglien,
- periphere Nerven von Rumpf, Kopf und Extremitäten.

**Antwort 18**

Die Antwort C) ist richtig.

Drei verschiedene Arten von Sensibilität werden unterschieden:

- Oberflächensensibilität,
- Tiefensensibilität,
- viszerale Sensibilität.

Für die Oberflächensensibilität sind Rezeptoren der behaarten und unbehaarten Haut zuständig. Mit ihrer Hilfe kann man Druck, Berührung, Spannung, Dehnung, Temperatur, Vibration, Juckreiz und Schmerz empfinden.

Rezeptoren der Gelenke und Skelettmuskeln vermitteln die Tiefensensibilität, den Sinn für Stellung, Bewegung und Kraft.

Die Rezeptoren der Eingeweide (viszerale Sensibilität) schließlich geben uns Auskunft über Schmerzen innerer Organe (z.B. Gallenkolik).

**Antwort 19**

Die Antwort B) ist richtig.

Die Reize der Temperaturempfindung werden durch die Vorderseitenstrangbahnen vermittelt, bleiben also bei Schädigung der Hinterstrangbahnen unbeeinträchtigt.

**Antwort 20**

Die Antwort E) ist richtig.

Das Rückenmark reicht vom Abgang des 1. Halsnerven bis zum Conus medullaris (beim Erwachsenen in Höhe des 1. oder 2. Lendenwirbels). Nach unten (kaudal) verjüngt sich das Rückenmark zum Conus medullaris und läuft im nervenzellfreien Filum terminale aus, das am 1. Steißwirbel ansetzt.

**Antwort 21**

Die Antwort D) ist richtig.

Zu 1: Der Bauchdeckenreflex ist ein physiologischer Fremdreflex. Durch bestreichen der Bauchhaut mit einem spitzen

Gegenstand kommt es zur Kontraktion der ipsilateralen Bauchmuskulatur.
Zu 2: Der Babinski-Reflex ist ein pathologischer Fremdreflex: Bestreichen des lateralen Fußrandes führt zur Dorsalflexion der Großzehe und zur Plantarflexion und Spreizung der Zehen 2-5

**Antwort 22**
Die Antwort E) ist richtig.

**Antwort 23**
Die Antwort A) ist richtig.
Zu A: Der Nervus radialis oder Speichennerv kommt aus dem Plexus brachialis und versorgt die Streckmuskulatur des Ober- und Unterarms motorisch sowie die Haut der Streckseite des Ober- u. Unterarms, des Handrückens und der Rückseite der 2½ radialen Finger der Hand.
Zu B-E: Der N. trigeminus ist der V., der N. facialis der VII, der N. vagus der X. und der N. olfactorius der I. Hirnnerv.

**Antwort 24**
Die Antwort A) ist richtig.
Der Herzschlag wird durch den Einfluss des Parasympathikus verlangsamt, durch Einfluss des Sympathikus beschleunigt.

**Antwort 25**
Die Antwort B) ist richtig.
Beim positiven Babinski-Reflex kommt es durch Bestreichen des lateralen Fußrandes zur Dorsalextension der Großzehe ('die Großzehe bewegt sich in Richtung Nase des Untersuchten nach oben').
Der Babinski-Reflex ist ein pathologischer (Fremd-) Reflex, kein physiologischer Eigenreflex. Ein positiver Babinski-Reflex weist auf eine Pyramidenbahnschädigung (Schädigung des ersten motorischen Neurons) hin.
Zu D: Beim Kornealreflex kommt es durch Auftreffen eines Reizes auf die Hornhaut (Kornea) reflektorisch zum Lidschluss des Auges.
Reizaufnahme durch den N. trigeminus, Reizbeantwortung durch den N. facialis.

**Antwort 26**
Die Antwort C) ist richtig.
Sympathikus und Parasympathikus sind Antagonisten innerhalb des vegetativen (autonomen) Nervensystems. Mit ihrer Hilfe werden die Funktionen der inneren Organe gesteuert und koordiniert.

**Antwort 27**
Die Antwort A) ist richtig.
Die bewusste Wahrnehmung findet im Großhirn, genauer gesagt, in der Großhirnrinde statt.

**Antwort 28**
Die Antwort C) ist richtig.
Der Liquor cerebrospinalis befindet sich (außer in den Hirnventrikeln) im sog. Subarachnoidalraum, der zwischen der Spinnwebenhaut (Arachnoidea) und der weichen Hirn- bzw. Rückenmarkshaut (Pia mater bzw. Pia spinalis) liegt.

**Antwort 29**
Die Antwort E) ist richtig.
Der 3. Hirnnerv (N. oculomotorius) versorgt die äußeren Augenmuskeln, der 4. Hirnnerv (N. trochlearis) den oberen schrägen Augenmuskel und der 6. Hirnnerv (N. abducens) den seitlichen geraden Augenmuskel.

**Antwort 30**
Die Antwort E) ist richtig.
Der Balken (Corpus callosum) ist einzige, quere Faserverbindung zwischen den beiden Großhirnhemisphären.

**Antwort 31**
Die Antwort D) ist richtig.
Das Adergeflecht findet sich am Dach des 3. und 4. Hirnventrikels und an einem Teil

der medialen Wandung der Seitenventrikel. Das Adergeflecht in diesen Hirnventrikeln bildet den Liquor cerebrospinalis.

**Antwort 32**

Die Antwort D) ist richtig.

Die Erregung des Sympathikus führt zu Herzfrequenzbeschleunigung, Blutdruckanstieg, Atembeschleunigung, Pupillenerweiterung u.a. Die Tätigkeit der Verdauungsorgane wird durch Erregung des Sympathikus gehemmt.

**Antwort 33**

Die Antwort C) ist richtig.

Das vegetative Nervensystem verbindet in einem diffusen Nervennetz alle Eingeweide, Blutgefäße und Drüsen und versorgt sie sensibel und motorisch. Die Tätigkeit des vegetativen Nervensystems läuft unbewusst ab. Es ist mit dem Willen nicht beeinflussbar, d. h. unwillkürlich. Es zerfällt in zwei sich antagonistisch (gegensätzlich) verhaltende Anteile:

- Sympathikus,
- Parasympathikus.

**Antwort 34**

Die Antwort B) ist richtig.

Zu 1: Der N. facialis, der VII. Hirnnerv führt motorische Fasern für die mimische Muskulatur sowie Geschmacksfasern (N. intermedius) und sekretorische Fasern (N. petrosus major: Tränendrüse, Nasendrüsen, Gaumendrüsen).

Zu 2: Der N. glossopharyngeus (IX. Hirnnerv) versorgt u.a. Bezirke der Zunge und des Rachens (und das Mittelohr) sensibel. Motorisch versorgt er Muskeln des Rachens (Pharynx). Außerdem leitet er viszerosensible, viszeromotorische und Geschmacksfasern.

Zu 3: Der N. hypoglossus versorgt die Zungenmuskulatur motorisch.

Zu 4: Der N. trochlearis ist ein motorischer Nerv. Er innerviert einen der sechs Augenmuskeln (M. obliquus superior).

**Antwort 35**

Die Antwort A) ist richtig.

Der Ausgangspunkt der Pyramidenbahn und somit das Zentrum der Willkürmotorik befindet sich im Gyrus praecentralis.

Der Gyrus postcentralis stellt das Ende der Körperfühlbahn (Sensibilität) dar.

Zu D: Die Henle´Schleife ist ein Teil des Tubulusapparates der Niere und hat mit dem ZNS nichts zu tun.

**Antwort 36**

Die Antwort C) ist richtig.

Die äußere Hirnhaut ist die Dura mater (harte Hirnhaut). Auf diese folgt die Arachnoidea (Spinnwebenhaut), auf diese die Pia mater (weiche Hirnhaut).

**Antwort 37**

Die Antwort B) ist richtig.

Zu 2: Die Reize für die Willkürbewegungen der Skelettmuskulatur werden vom Gyrus praecentralis der Großhirnrinde ausgelöst und über die Pyramidenbahn weitergeleitet.

Zu 3: Die Schmerzempfindung findet mittels spezieller Schmerzrezeptoren statt, die Weiterleitung erfolgt in afferenten Nervenbahnen.

Zu 5: Glandotrope Hormone werden vom Hypophysenvorderlappen gebildet und wirken ihrerseits auf Hormondrüsen (z. B. Schilddrüse, Keimdrüsen) ein.

**Antwort 38**

Die Antwort D) ist richtig

Zu 1: Muskeleigenreflexe verlaufen über einen monosynaptischen Reflexbogen, dessen Umschaltstelle im Rückenmark liegt.

Zu 2: Umschaltstelle der Muskeleigenreflexe ist das Rückenmark.

Zu 5: Bei der einseitigen zentralen Fazialislähmung (Schädigung liegt zwischen Großhirnrinde und dem Fazialiskern im verlängerten Mark) bleiben die Muskeln der Stirn und der Lidspalte intakt, weil das Kerngebiet für diese Muskeln von beiden Großhirnhälften Impulse erhält: Stirnrunzeln ist i. d. R. noch möglich.
Bei der peripheren Lähmung (Schädigung liegt im Fazialiskern oder im Verlauf des Nervs) sind alle mimischen Muskeln der betreffenden Seite gelähmt: Stirnrunzeln ist nicht mehr möglich.

**Antwort 39**
Die Antwort B) ist richtig.
Ein Reflex ist die stereotype (ständig gleich wiederkehrende) unwillkürliche Reaktion des Nervensystems auf einen Reiz. Zum Reflex gehört ein genau definierter Reflexbogen: Der Rezeptor nimmt den Reiz auf, leitet ihn über die afferente (zuführende) Nervenbahn über eine oder mehrere Schaltstelle(n) = Synapse(n) (monosynaptisch oder polysynaptisch) auf eine efferente (wegführende) Nervenbahn, die zum Erfolgsorgan führt.
Klinisch sind drei Reflextypen von Bedeutung:

- Eigenreflexe,
- Fremdreflexe,
- Pathologische Reflexe.

**Antwort 40**
Die Antwort C) ist richtig.
Der Trömner-Knipsreflex und der Radius-Periost-Reflex sind Reflexe der oberen Extremität.
(Trömner-Knipsreflex = Fingerbeugereflex: Bei Dorsalflexion der Hand schlagen die Finger des Untersuchers schnell und kräftig auf die Fingerbeeren des Patienten: Dies führt zur Beugung der Finger I-V).
Radius-Periost-Reflex: Schlag mit dem Reflexhammer auf die radiale Kante des Radiusköpfchens führt zur Beugung des Unterarms im Ellbogengelenk).

**Antwort 41**
Die Antwort B) ist richtig.
Die Verbindung einer Nervenzelle mit einer anderen Nervenzelle oder mit einem Erfolgsorgan wird Synapse genannt.

**Antwort 42**
Die Antwort B) ist richtig.
Der Nervus vagus (10. Hirnnerv, herumstreifender Nerv) versorgt parasympathisch die inneren Organe in Kopf und Hals sowie im Brust- und Bauchraum.

**Antwort 43**
Die Antwort C) ist richtig.
Das Ventrikelsystem des Gehirns dient weder dem venösen Abfluss des Blutes noch der Sauerstoffversorgung des Gehirns. In den Ventrikeln wird Liquor cerebrospinalis gebildet und weitergeleitet. Der Liquor cerebrospinalis schützt das ZNS gegen Stoß und Druck von außen.

**Antwort 44**
Die Antwort C) ist richtig.
Der Hypophysenstiel verbindet Hypothalamus und Hypophyse. Über ihn werden die vom Hypothalamus produzierten Hormone Oxytocin und Adiuretin zur Speicherung an den Hypophysenhinterlappen transportiert.

**Antwort 45**
Die Antwort C) ist richtig.
Als animalisches oder zerebrospinales Nervensystem wird jenes System bezeichnet, das die Aufgabe hat, die Beziehung des Individuums zur Umwelt zu regeln. Es ist dem Willen unterworfen. Im Gegensatz hierzu steht das vegetative (autonome, viszerale) Nervensystem. Dieses steuert und

koordiniert die inneren Organe und ist dem Willen nicht unterworfen.

**Antwort 46**

Die Antwort D) ist richtig.

Das Nervensystem, das selbständig arbeitet, nicht willentlich beeinflussbar ist und sich hauptsächlich im Eingeweidebereich findet, wird als vegetatives bzw. autonomes Nervensystem bezeichnet.

**Antwort 47**

Die Antwort E) ist richtig.

Eine Nervenzelle besteht aus einem Zellkörper (Soma, Perikaryon) und zwei Arten von Fortsätzen:

- den Dendriten, die die Erregung empfangen und zum Zellkörper leiten und
- dem Axon (Neurit), welches vom Zellkörper wegführt und die Erregung weiterleitet.

Das Axon ist von einer Hülle, der Markscheide (Myelinscheide) umgeben. Das Axon endet in Verzweigungen mit kolbenförmigen Auftreibungen (Boutons). Sie bildet zusammen mit der nachgeschalteten Struktur (z.B. einem weiteren Neuron, einer Drüsen- oder Muskelzelle) Schaltstellen, die als Synapsen bezeichnet werden.

In den Synapsen erfolgt die Erregungsübertragung von einer Struktur auf die nachfolgende durch biochemische Botenstoffe, die Neurotransmitter.

**Antwort 48**

Die Antwort D) ist richtig.

Der Circulus arteriosus Willisii (auch: Circulus arteriosus cerebri) ist eine 'kreisverkehr-ähnliche' Gefäßverbindung zwischen der A. basilaris (entstanden aus dem Zusammenfluss der beiden Aa. vertebrales) und den beiden Aa. carotes (Halsschlagadern). Er ist die wichtigste intrakranielle Kurzschlussverbindung zwischen allen wichtigen basalen Hirngefäßen und erlaubt einen Übertritt von Blut sowohl von einer Hirnseite auf die andere, als auch von vorne nach hinten. Bei Verschluss eines Hirngefäßes kann so unter Umständen eine ausreichende Ersatzdurchblutung über diese Umgehungskreisläufe (Kollateralen) aufrecht erhalten werden.

**Antwort 49**

Die Antwort A) ist richtig.

Beim Schädel des Menschen wird anatomisch ein Hirnschädel von einem Gesichtsschädel unterschieden.

Der Hirnschädel, mit Schädeldach (auch: Schädelkalotte) und Schädelbasis, wird von folgenden Knochen gebildet:

- Teile des Stirnbeins (Os frontale),
- Scheitelbein (Os parietale, paarig),
- Schläfenbein (Os temporale, paarig),
- Hinterhauptsbein (Os occipitale; unpaarig)
- Keilbein (Os sphenoidale, paarig),
- Siebbein (Os ethmodidale, unpaarig).

Zum Gesichtsschädel gehören die Knochen, die die Mund-, Augen- und Nasenhöhle bilden:

- Teile des Stirnbeins (um die Augenhöhle),
- Jochbein (Os zygomaticum, paarig),
- Oberkiefer (Maxilla, paarig),
- Unterkiefer (Mandibula, unpaarig),
- Nasenbein (Os nasale, paarig),
- Tränenbein (Os lacrimale, paarig),
- Gaumenbein (Os palatinum, paarig),
- Pflugscharbein (Vomer, unpaarig),
- Zungenbein (Os hyoideum, unpaarig),
- Gehörknöchelchen.

(Von manchen Anatomen wird das ganze Stirnbein dem Hirnschädel zugerechnet, ebenso werden Zungenbein und Gehörknöchelchen nicht von allen Autoren zu den Schädelnochen gezählt).

**Antwort 50**

Die Antwort D) ist richtig.

Das autonome (vegetative) Nervensystem steuert und koordiniert die inneren Organe. Diese Vorgänge laufen unbewusst ab und entziehen sich weitgehend einer willentlichen Kontrolle. Das autonome Nervensystem besteht aus zwei antagonistisch wirkenden Anteilen: dem Sympathikus und dem Parasympathikus.

**Antwort 51**

Die Antwort A) ist richtig.

Das Nervensystem lässt sich nach verschiedenen Kriterien einteilen:

Anatomisch wird das Nervensystem eingeteilt in:

- Zentralnervensystem:
  (Gehirn und Rückenmark):
  Es gliedert sich in eine graue und eine weiße Hirnsubstanz, wobei die graue die Zellkörper der Nervenzellen, die weiße nur deren Fortsätze (Leitungsbahnen, Axone) enthält. Innerhalb des Schädels bzw. des knöchernen Wirbelkanals ist das Zentralnervensystem vom Hirn- bzw. Rückenmarkwasser, dem Liquor cerebrospinalis, umgeben.
- Peripheres Nervensystem:
  (Alles Nervengewebe außerhalb von Gehirn und Rückenmark: die Nerven von Rumpf, Kopf und Extremitäten; Spinalnerven, Ganglien).

Nach der Funktion unterscheidet man ein animales (zerebrospinales, willkürliches) Nervensystem von einem vegetativen (autonomen, viszeralen) Nervensystem.

Das vegetative Nervensystem hat zwei antagonistisch arbeitende Anteile:

- Sympathikus,
- Parasympathikus.

**Antwort 52**

Die Antwort D) ist richtig.

Der Thalamus ist die letzte große Umschaltstation sensorischer und sensibler Reize vor der Großhirnrinde und wird deshalb auch 'Tor zum Bewusstsein' genannt.

**Antwort 53**

Die Antwort C) ist richtig.

Das Kleinhirn hat folgende Aufgaben:

- Gleichgewichtsregulierung
- Regulierung des Muskeltonus (Regelkreis mit Bahnen vom Rückenmark zum Kleinhirn und umgekehrt
- zeitliche Koordination der Bewegungen ('Zielmotorik')

**Antwort 54**

Die Antwort D) ist richtig.

Die Hemisphären des Endhirns werden in Hirnlappen gegliedert:

- Stirnlappen (Lobus frontalis, Frontallappen),
- Scheitellappen (Lobus parietalis, Parietallappen, paarig),
- Schläfenlappen (Lobus temporalis, Temporallappen, paarig),
- Hinterhauptslappen (Lobus occipitalis, Okzipitallappen).

**Antwort 55**

Die Antwort C) ist richtig.

Das Rückenmark endet auf Höhe der Zwischenwirbelscheibe L1/L2. Unterhalb dieser Stelle findet man nur die zu ihren Austrittstellen absteigenden Wurzeln der Spinalnerven (L2 bis zum letzten Coccygealnervenpaar) Diese absteigenden Wurzeln erinnern optisch an einen Pferdeschwanz (Cauda equina), sie werden jedoch nicht mehr zum eigentlichen Rückenmark gerechnet. Die Pyramidenbahn, das 1. motorische Neuron, läuft von der Großhirnrinde zu den Alphamotoneuronen des Rückenmarks.

**Antwort 56**
Die Antwort D) ist richtig.
Der N. vagus ist der wichtigste parasympathische Nerv. (Weitere Nerven, die parasympathische Anteile enthalten, sind: N. oculomotorius und N. pelvinus.)

**Antwort 57**
Die Antworten B) und E) sind richtig.
Der Sympathikus erweitert die Pupillen und die Bronchien.

**Antwort 58**
Die Antwort C) ist richtig.
Das Längenwachstum des Körpers wird hormonell über Ausschüttung des Hormons STH (oder GH = Growth Hormone) gesteuert.

**Antwort 59**
Die Antwort E) ist richtig.
Jedes Bewusstsein liegt in der Großhirnrinde. So wird auch das periphere Geschehen im Großhirn, genauer gesagt im Gyrus postcentralis (hintere Zentralwindung), bewusst.

**Antwort 60**
Die Antwort B) ist richtig.
Kennzeichnend für den Eigenreflex sind seine fehlende Ermüdbarkeit, ein monosynaptischer Reflexbogen, die leichte Auslösbarkeit und das Identischsein von Reizort und Erfolgsorgan.

**Antwort 61**
Die Antwort B) ist richtig.
Sympathikus und Parasympathikus sind Antagonisten (Gegenspieler) innerhalb des vegetativen Nervensystems. Während der Sympathikus Tätigkeiten wie Angriff oder Flucht regelt, indem er Blutdruckanstieg, Tachykardie, Tachypnoe, Mydriasis usw. fördert und die Darmfunktionen hemmt, ist der Parasympathikus für Tätigkeiten in Ruhe zuständig. Er regt die Verdauungstätigkeit an, verlangsamt den Herzschlag und regelt die Sexualfunktion.

**Antwort 62**
Die Antwort D) ist richtig.
Durch seinen Einfluss auf das Erregungsleitungssystem des Herzens bewirkt der Sympathikus eine Erhöhung der Schlagfrequenz (positiv-chronotrope Wirkung) sowie eine Beschleunigung der Reizüberleitung im AV-Knoten (positiv-dromotrope Wirkung) des Herzens. Des Weiteren erhöht der Sympathikus durch direktes Einwirken auf das Arbeitsmyokard die Kontraktilität, d. h. die Kraft der Herzmuskelzuckung bei gegebener Vordehnung (positiv-inotrope Wirkung).

**Antwort 63**
Die Antwort D) ist richtig.
Der Neurit (Nervenfaser, Axon) ist für die Weiterleitung des Reizes vom Zellkörper zur Synapse und somit zur nachgeschalteten Zelle zuständig.

**Antwort 64**
Die Antwort B) ist richtig.
Zu 1: Der epigastrische Reflex ist ein physiologischer Fremdreflex über die Rückenmarkssegmente Th 5-6. Hierbei kommt es zu einer Bauchwandeinziehung im Epigastrium als Reaktion auf eine senkrechte Strichziehung von der Brustwarze abwärts (Epigastrium = Oberbauch zwischen Rippenbögen und Nabel).
Zu 2: Das Rovsing-Zeichen ist kein Reflex, sondern ein Untersuchungsbefund bei Appendizitis. Es kommt bei Ausstreichen des Dickdarms in Richtung Caecum (auch: Coecum, Zökum, Zäkum) zu vermehrten Schmerzen in der Ileocaecalgegend.
Zu 3: Der Oppenheim-Reflex ist ein pathologischer Reflex der unteren Extremität.

Zu 4: Der Bauchhautreflex ist ein Fremdreflex. Hierbei führt kurzes Bestreichen der Bauchdecke mit einem spitzen Gegenstand zu einer Kontraktion der Bauchmuskulatur.
Zu 5: Ein Druckschmerz am McBurney-Punkt als Untersuchungsbefund weist auf eine Appendizitis hin.

**Antwort 65**
Die Antwort D) (bzw. A) ist richtig.
Zu A: Die Umschaltstelle zwischen Nerv und Muskel nennt man 'Motorische Endplatte'. (Sie wird jedoch häufig auch als Synapse bezeichnet, so dass u. E. auch die Antwort A richtig wäre.)
Zu B: Die Ummantelung des Neuriten mit Gliazellen nennt man Markscheide (auch Myelinscheide oder Schwann´ Scheide).
Zu C: Eine 'Umschaltstelle' zwischen Nerven- und Hormonsystem im engeren Sinne gibt es nicht. Der Hypothalamus jedoch stellt eine gewisse Verbindung zwischen beiden Systemen dar, da er als oberstes Regulationszentrum des vegetativen Nervensystems einerseits und des Hormonsystems andererseits gilt.

**Antwort 66**
Die Antwort A) ist richtig.
Afferente Fasern leiten über die hintere Rückenmarkwurzel sensible Wahrnehmungen von der Peripherie zu Rückenmark und Gehirn.
Efferente Fasern leiten über die vordere Rückenmarkwurzel motorische Impulse von Gehirn und Rückenmark in die Peripherie.

**Antwort 67**
Die Antwort D) ist richtig.
Die eigentliche Funktionseinheit des Nervensystems ist die Nervenzelle (Neuron). Das menschliche Gehirn besteht aus vielen Milliarden Neuronen.

**Antwort 68**
Die Antwort C) ist richtig.
Der wichtigste Atemmuskel ist das Zwerchfell (Diaphragma). Es wird vom N. phrenicus innerviert. Dieser kommt aus dem Halsgeflecht (Plexus cervicalis) welches von C3-C5 reicht. Er kann durch Frakturen des 3. Halswirbels verletzt werden: dann fällt die Zwerchfellatmung aus.

**Antwort 69**
Die Antwort A) ist richtig.
Die afferente Bahn des Kornealreflexes läuft über den Nervus trigeminus (Sensibilität im Gesicht), die efferente Bahn über den Nervus facialis zur mimischen Muskulatur des Gesichts (Motorik der Gesichtsmuskulatur).

**Antwort 70**
Die Antwort D) ist richtig.
Zu 1: die quer gestreifte (Skelett-) Muskulatur ist eine willkürliche Muskulatur und wird vom animalischen (auch: zerebrospinalen oder zentralen) Nervensystem gesteuert und nicht vom vegetativen (auch: viszeralen oder autonomen) Nervensystem.
Zu 4: für den Geruchsinn ist der I. Hirnnerv, der N. olfactorius verantwortlich

**Antwort 71**
Die Antwort D) ist richtig.
Zu 1: Er ist ca. 75 cm lang.
Zu 2: Nach 5 Monaten hat ein Säugling sein Geburtsgewicht verdoppelt, nach 10 Monaten verdreifacht. Er wiegt nach 12 Monaten ca. 10 kg.
Zu 3: Ab ca. 7 Monat sitzt ein Säugling ohne Hilfe.
Zu 4: Ab dem ca. 7 Monat kann ein Säugling ungezielt, ab dem ca. 11 Monat gezielt, 'Papa' bzw. 'Mama' sagen.
Zu 5: Ab dem 10. Monat kann ein Kind kurze Zeit alleine stehen.

**Antwort 72**

Die Antwort D) ist richtig.

Zu D: Zu Beginn des 2. Lebensjahres beginnt das Kind normalerweise gerade mit 2-Wort-Sätzen.

Die kindliche Sprachentwicklung vollzieht sich in Phasen:

Im 1. Lebensjahr beginnt das Sprachverständnis mit Lallen und Imitation gehörter Sprachlaute und mit ersten Wörtern.

Ab dem 2. Lebensjahr: Verständnis kurzer Aufträge, Sprechen von Zwei-Wort-Sätzen, Wortschatzerweiterung.

Ab dem 3. Lebensjahr: Verständnis komplexerer Fragen und Zusammenhänge, Sprechen von Fünf- bis Sechs-Wort-Sätzen.

4. Lebensjahr: schnelle Zunahme des Wortschatzes und weitere Differenzierung der grammatischen Kompetenz.

**Antwort 73**

Die Antwort C) ist richtig.

Bei Hyperreflexie kann eine plötzliche einmalige Dehnung eines Muskels zu rhythmischen Kontraktionen führen und als erschöpflicher oder unerschöpflicher (kontinuierlicher) Klonus (Plural: Kloni) in Erscheinung treten. Kloni sind Ausdruck einer gesteigerten Eigenreflextätigkeit. Ein unerschöpflicher Klonus gilt als Pyramidenbahnzeichen (Schädigung des 1. motorischen Neurons). Typische Kloni:

- Patellarklonus: zur Reflexauslösung wird am liegenden Patienten die, zwischen Daumen und Zeigefinger gefasste, Kniescheibe (Patella) ruckartig nach distal geschoben. Ein evtl. vorhandener Klonus äußert sich durch selbständiges Hin- und Herbewegen der Patella.
- Fußklonus: zur Reflexauslösung wird bei leicht gebeugtem Knie der Fuß im Sprunggelenk ruckartig passiv dorsalflektiert („Fußspitzen werden Richtung Nase bewegt"). Es kommt zu sich wiederholenden Kontraktionen des Musc. soleus.

**Antwort 74**

Die Antwort A) ist richtig.

Beim Chvostek-Zeichen (auch: Fazialiszeichen) führt das Beklopfen des N. facialis vor dem Ohr zur Kontraktion der gleichseitigen Gesichtsmuskulatur. Es findet sich als Zeichen einer neuromuskulären Übererregbarkeit bei Tetanie bzw. Hypokalzämie.

**Antwort 75**

Die Antwort B) ist richtig.

Als Foramen infraorbitale wird die vordere Mündung des Kanals unterhalb des unteren Augenhöhlenrands für den Durchtritt des N. infraorbitalis, eines Astes des N. maxillaris (dieser wiederum ein Ast des N. trigeminus) bezeichnet.

**Antwort 76**

Die Antwort C) ist richtig.

Zu A: Die Nervenwurzelbereiche Th7-Th12 lassen sich durch den Bauchhautreflex prüfen (Bestreichen der Bauchhaut von der Seite zur Bauchmitte hin führt zur Kontraktion der Bauchmuskulatur der bestrichenen Seite: oberhalb des Nabels: Th7-Th9; in Höhe des Nabels Th10-Th11; unterhalb des Nabels: Th11-Th12).

Zu B: Die Nervenwurzelbereiche L1-2 lassen sich u. a. durch den Kremasterreflex (N. genitofemoralis) prüfen: Bestreichen der proximalen Innenseite des Oberschenkels führt zur gleichseitigen (ipsilateralen) Kontraktion des M. cremaster. Die Kontraktion führt zur sichtbaren einseitigen Hebung des Hodens.

Zu D: S1/S2 wäre der Nervenwurzelbereich für den Triceps-surae oder Achillessehnenreflex (ASR).

Zu E: Die Nervenwurzelbereiche S3-5 lassen sich u. a. durch den Analreflex (N. pudendus) prüfen: Bestreichen der Perianalregion mit einem Holzwattestäbchen führt zur Kontraktion der Sphinktermuskulatur (pathologisch ist eine Seitendifferenz).

**Antwort 77**

Die Antwort C) ist richtig.

Die Orientierungsmarke Nabel gilt für das Dermatom Th10.

**Antwort 78**

Die Antwort C) ist richtig

Die Broca-Sprachregion (Broca-Areal, Broca-Zentrum) ist die motorische Sprachregion im Stirnlappen der dominanten Hemisphäre der Großhirnrinde(Gyrus frontalis inferior).

Die entsprechende sensorische Region der Großhirnrinde ist die Wernicke-Sprachregion im Temporallappen der dominanten Hemisphäre (Gyrus temporalis superior).

Schäden in diesen Großhirnbereichen führen zu zentralen Sprachstörungen.

# NEUROLOGIE (PATHOLOGIE)

**Antwort 79**

Die Antwort B) ist richtig.

Zu B: Die Chorea, der sog. Veitstanz ist ein extrapyramidales Syndrom mit Hyperkinesen und allgemeiner Hypotonie der Muskulatur. Klinisch finden sich regellose, plötzlich einschießende unwillkürliche und häufig asymmetrische Bewegungen, die evtl. im Schlaf verschwinden, v.a. an den distalen Extremitäten auftreten, aber auch auf die Gesichtsmuskulatur beschränkt sein können. Es gibt mehrere Formen. Die zwei wichtigsten sind:

Die Chorea Huntington (Chorea major) ist eine autosomal-dominant erbliche Erkrankung mit einem Defekt auf dem kurzen Arm des Chromosoms 4, die sich meist zwischen dem 30. und 50. Lebensjahr manifestiert und mit progressiver Demenz verbunden ist.

Die Chorea minor (Sydenham) tritt im Rahmen des Rheumatischen Fiebers als Zweiterkrankung nach Streptokokkeninfektionen v.a. zwischen dem 6. und 13. Lebensjahr auf.

**Antwort 80**

Die Antwort E) ist richtig.

Bei der Arteriitis temporalis (Horton) handelt es sich um eine Gefäßentzündung (Riesenzellvaskulitis) meist mit Befall von Ästen der Arteria carotis, die häufig zusammen mit einer Polymyalgia rheumatica auftritt. Das Krankheitsbild tritt i.d.R. nach dem 50. Lebensjahr und bei Frauen häufig als bei Männern auf. Die Patienten leiden unter Kopfschmerzen, Sehstörungen und Schmerzen beim Kauen (Masseterschmerz). Manchmal läßt sich die Arteria temporalis als druckschmerzhafter, verdickter, pulsloser Strang tasten.

Die Blutsenkungsgeschwindigkeit ist stark erhöht (> 50 mm in der ersten Stunde). Therapeutisch werden Glukokortikoide eingesetzt.

**Antwort 81**

Die Antwort A) ist richtig.

Der Herpes zoster macht streng segmentale, auf Dermatome begrenzte Hauterscheinungen ('Bläschenausschlag'). Er wird durch das Varizella-Zoster-Virus hervorgerufen und tritt bei Patienten auf, die vor längerer Zeit (vor Jahrzehnten) Windpocken durchgemacht haben.

Zu B: Ein Exanthem nach Zeckenbiss ist nicht auf ein Nervensegment beschränkt.

Zu C: Masern gehören zu den typischen Kinderkrankheiten. Das Masern-Exanthem ist nicht auf ein Nervensegment begrenzt. Es beginnt hinter den Ohren und nicht auf dem Rücken.

Zu D: Herpes labialis ist eine Virusinfektion und zeigt sich in Form schmerzhafter Bläschengruppen an den Lippen.

Zu E: Die Neurodermitis gehört zu den sog. atopischen Erkrankungen (wie Heuschnupfen und allergisches Asthma). Das klinische Bild zeigt symmetrische Erytheme, bevorzugt an den Streckseiten der Extremitäten, mit Bläschenbildung und nässenden Läsionen, gefolgt von Krusten- und Schuppenbildung.

**Antwort 82**

Die Antwort E) ist richtig.

Sowohl gutartige als auch bösartige intrakranielle Raumforderungen führen im klinischen Verlauf zu einem intrakraniellen Druckanstieg (Tumorwachstum, Hirnödementwicklung) und, je nach Art und Ort des Tumors, zu neurologischen Herdsymptomen:

- Kopfschmerzen (meist morgendlich, diffus),
- psychische Veränderungen (Reizbarkeit, Affektlabilität),
- Persönlichkeitsveränderungen: vor allem bei Tumorlokalisation im Frontalhirn,
- epileptische Anfälle (Initialsymptom bei etwa 25 % der Erkrankten).
  Merke: epileptische Anfälle, die sich nach dem 20. Lebensjahr einstellen, sind immer tumorverdächtig.
- Neurologische Herdsymptome: Lähmungen (Paresen), Sehverschlechterung, Gesichtsfeldausfall, Doppelbilder, Schwindel, Ataxie (Störung der Koordination von Bewegungsabläufen), Gehörminderung (z. B. Akustikusneurinom).
- Hirndruck-Symptomatik: Übelkeit, Erbrechen, Kopfschmerz, Schwindel, psychische Veränderungen, evtl. Stauungspapille (ophthalmoskopisch), evtl. Mydriasis (N.-oculomotorius-Schädigung bei beginnender Mittelhirneinklemmung), später: Mittelhirneinklemmung mit Extremitätenlähmungen (zunächst einseitig, später beidseitig mit Lähmung aller Extremitäten = Tetraplegie), Streckkrämpfe mit Innenrotationsbewegungen der Arme, Störungen der Atem- und Kreislaufregulation mit Blutdruckanstieg und Bradykardie (sog. 'Druckpuls')

**Antwort 83**

Die Antwort E) ist richtig.

Unter einer Apoplexie versteht man einen plötzlich einsetzenden Untergang von Hirngewebe meist infolge einer Ischämie (z. B. durch Thrombose oder Embolie einer Hirnarterie oder Verschluss der Arteria carotis), seltener durch eine Blutung ins Hirn bzw. durch eine Subarachnoidalblutung.

**Antwort 84**

Die Antwort B) ist richtig.

Die Meningitis ist eine Infektionskrankheit, die durch ganz unterschiedliche Erreger (Bakterien, Viren, Pilze, Protozoen) verursacht wird. Sie ist bei Erkrankung und Tod meldepflichtig, tritt gehäuft in Winter- und Frühlingsmonaten auf und beginnt unabhängig von der Art des Erregers meist mit typischen Kardinalsymptomen:

- Fieber,
- Kopfschmerz,
- Nackensteifigkeit (Meningismus).

Weitere Symptome:

- Brudzinski-, Kernig-, Lasègue-Zeichen positiv,
- Schläfrigkeit, Apathie, selten Erregungszustände,
- Licht- und Geräuschempfindlichkeit,
- Opisthotonus (= Überstrecken des Kopfes und LWS-Hyperlordose),
- evtl. Hirnnervenlähmung, erhöhter Hirndruck, Lähmungen, Krampfanfälle, gesteigerte Reflexe.

Bei Meningokokkenmeningitis zusätzlich:

- Vorher oft Pharyngitis (bzw. Infekt oder Sepsis),
- Hautsymptome (Erregermetastasen in Form von Petechien und hämorrhagischen Nekrosen) können Alarmzeichen einer perakuten Meningokokkenmeningitis sein, des sog. 'Waterhouse-Friderichsen-Syndroms', das oft mit massiven Hauteinblutungen endet.

Zu 4: Polyneuropathien sind Erkrankungen der peripheren Nerven mit meist distal symmetrisch betonten sensiblen, motorischen und vegetativen Störungen. Häufigste Ursachen sind Diabetes mellitus und Alkoholkrankheit.

**Antwort 85**

Die Antwort D) ist richtig.

Die Multiple Sklerose ist eine chronisch verlaufende, entzündliche Erkrankung mit multiplen, disseminierten Entmarkungsherden im Zentralnervensystem.

Die Ätiologie ist bisher noch unklar, es werden diskutiert: Virusinfektionen, Neuroallergie, genetische Disposition, Myelinvulnerabilität (= Myelinscheide um die Hirnnerven), bzw. Störungen im Myelinstoffwechsel.

Klinik: Grundsätzlich kann die Erkrankung nahezu jede zentralnervöse Störung auslösen, jedoch lassen sich einige kennzeichnende Kriterien für die MS herausarbeiten:

Häufige Frühsymptome: Neuritis nervi optici, Doppelbilder durch Augenmuskellähmungen, Lähmungen oder Ataxien, Sensibilitätsstörungen.

Weitere Symptome: Lähmung und Spastik; Blasenentleerungsstörungen (dadurch häufige Komplikation von Harnwegsinfekten); vegetative Störungen, psychische Störungen.

Früher wurde die sog. Charcot-Trias als typisch für die MS angesehen (wird ab und zu noch gefragt): Intentionstremor, Nystagmus, skandierende Sprache.

Zu 4: Es gibt eine sehr seltene, schwere Form der Multiplen Sklerose, die mit epileptischen Anfällen einhergeht. Wir haben uns aufgrund der Seltenheit dieser Sonderform der MS dazu entschlossen, die Aussage 4) als falsch anzukreuzen.

**Antwort 86**

Die Antwort C) ist richtig.

Merksatz für die wichtigsten Nervenläsionen der oberen Extremität: Ich schwöre beim heiligen Medianus, dass ich der Ulna die Augen auskralle, wenn ich vom Rad falle.

N.-radialis-Lähmung: Fallhand

Merke: bei Schädigung distal (proximaler Unterarm) kommt es zur Lähmung der Fingerextensoren II-V und der Daumenabduktion (keine Fallhand).

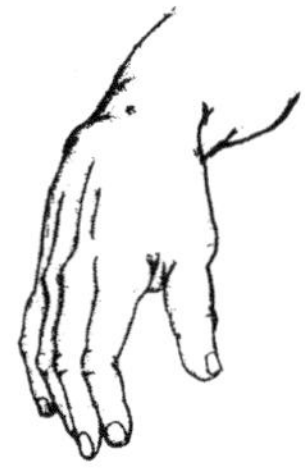

N.-ulnaris-Lähmung: Krallenhand

Überstreckt gehaltene Grundglieder und leicht gebeugte Mittel- und Endglieder der Finger.

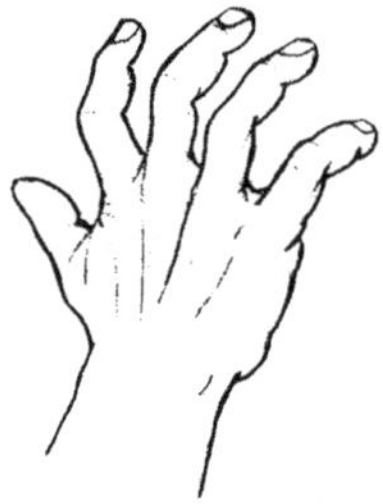

N.-medianus-Lähmung: Schwurhand

Merke: bei Schädigung distal (proximaler Unterarm) kommt es nur zur Lähmung der vom N. medianus versorgten Handmuskulatur, vor allem Opposition und Abduktion des Daumens sind ungenügend (positives Flaschenzeichen: ein rundes Gefäß kann nicht völlig umfasst werden)

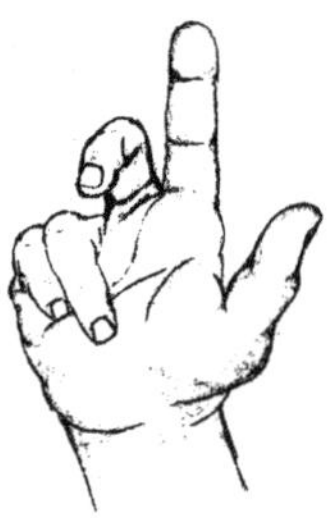

**Antwort 87**

Die Antwort B) ist richtig.

Die Epiduralblutung ist eine Blutung über der harten Hirnhaut durch Zerreißung eines arteriellen Gefäßes, meist der A. meningea (meningica) media oft im Gefolge einer Schläfenbeinfraktur.

Hierbei wird typischerweise ein „freies Intervall“ beobachtet, das zwischen der kurzzeitigen anfänglichen Bewusstlosigkeit und einer erneut eintretenden, fortschreitenden Bewusstseinstrübung und Zustandsverschlechterung liegt.

(Bei schweren Hirntraumen hält die, durch eine Hirnkontusion bedingte, initiale Bewusstlosigkeit kontinuierlich an. Ein „freies Intervall“ fehlt dann.)

**Antwort 88**

Die Antwort C) ist richtig.

Bei Mitralklappenstenose und Herzwandaneurysma kommt es durch veränderte Strömungsverhältnisse des Blutes häufig zu Thrombozytenaggregationen und somit zu Embolien. Diese können sich u.a. in den Hirnarterien festsetzen und so zu einem ischämischen Insult (Apoplexie, Hirnschlag) führen.

Zu 2: Beinvenenthrombosen führen selbstverständlich nicht zu Hirnembolien, sondern zu Lungenembolien.

Zu 4: Diabetes mellitus und Hypertonie führen zu generalisierten Gefäßverkalkungen. Unseres Erachtens können sich aus solchen Gefäßverkalkungen (z.B. an der Karotisgabel) auch Thromben lösen und zu Embolien führen. Da diese Antwortmöglichkeit aber nicht vorgegeben ist, ist die Antwort C) richtig.

**Antwort 89**

Die Antwort B) ist richtig.

Der Teerstuhl deutet eindeutig auf eine gastrointestinale Blutung hin. Bei einem Blutdruck von 60 mmHg und einen Puls von 120/min würde die gastrointestinale Blutung alleine den zerebralen Krampfanfall und die Somnolenz nicht ausreichend erklären. Wir haben deshalb die Antwort B) gewählt.

Eine zerebrale Ischämie bei Herzarrhythmie und arterieller Embolie würden wir auch für gut möglich halten, diese Kombination (1 und 3 ist richtig) kommt aber nicht vor, sie würde auch die multiplen Hämatome und den Teerstuhl nicht erklären.

**Antwort 90**

Die Antwort C) ist richtig.

Befunde bei (diabetischer) Polyneuropathie:

- Schmerzen und symmetrische Missempfindungen der Füße und Hände,
- Gefühlsstörungen (Parästhesien) distal, symmetrisch als strumpf- und handschuhförmige Sensibilitätsstörungen (meist der unteren Extremität): unangenehme Temperaturempfindungen, 'Ameisenlaufen', quälendes Kribbeln, Brennen der Füße ('Burning feet'),
- vegetativ-trophische Störungen (Hautveränderungen aber auch Blasenfunktionsstörungen),
- evtl. Lähmungen (Lähmungen aller Extremitäten: Tetraparese),
- Eigenreflexe an der unteren Extremität meist herabgesetzt oder erloschen. (Der Achillessehnenreflex fehlt oft schon bevor sensible oder motorische Schäden nachweisbar sind).
- Evtl. Hirnnervenbefall,
- evtl. Schwankschwindel und nächtliche Muskelkrämpfe ('Wadenkrämpfe').

**Antwort 91**

Die Antwort B) ist richtig.

Zu 4 und 5: Sympathikusaktivität verringert die Motorik des Magen-Darm-Traktes und verursacht eine Mydriasis (Weitstellung der Pupillen).

**Antwort 92**

Die Antwort E) ist richtig.

Unabhängig von der Art des Erregers beginnen Hirnhautentzündungen meist mit den Kardinalsymptomen:

- Fieber,
- Kopfschmerz,
- Nackensteifigkeit (Meningismus),
- Zeichen nach Brudzinski, Kernig und Lasègue sind positiv.

Es besteht i. d. R. eine deutliche Beeinträchtigung des Allgemeinzustandes, ebenfalls unabhängig vom Erreger treten weitere Symptome auf:

- Schläfrigkeit (Somnolenz), Aktivitätsverlust (Stupor), Erregungszustände (selten),
- Licht- und Geräuschempfindlichkeit, Übelkeit, Erbrechen,
- Überstrecken des Kopfes und Lordose der Wirbelsäule (Opisthotonus),
- evtl. Hirnnervenlähmung, Hirndruck,
- Lähmungen, Krampfanfälle, gesteigerte Reflexe.

**Antwort 93**

Die Antwort B) ist richtig.

Bei einer offenen Gehirnverletzung besteht eine Verbindung zwischen dem subduralen Raum und der Außenwelt.

**Antwort 94**

Die Antwort E) ist richtig.

Beim Grand-mal-Anfall ist der Patient von Beginn an bewusstlos.

**Antwort 95**

Die Antwort B) ist richtig.

- Apoplexie: Schlaganfall,
- Aphasie: Sprachstörung,
- Ischämischer Insult: Schlaganfall durch Durchblutungsstörung,
- Hirnembolie: Schlaganfall durch Blutpfropf,
- Aneurysma: sackförmige Gefäßerweiterung.

**Antwort 96**

Die Antwort A) ist richtig.

Unter dem Karpaltunnelsyndrom versteht man eine mechanische Schädigung des N. medianus im verengten Karpaltunnel (infolge Verdickung des Retinaculum flexorum = Lig. carpi transversum). Dies führt zu motorischen und sensiblen Ausfällen im Versorgungsgebiet des N. medianus (Versorgungsgebiet: Daumenballenmuskulatur, Sensibilität der Hohlhand, der Finger 1-3 und der Radialseite des 4. Fingers). Auftreten vor allem bei Frauen zwischen dem 40. und 50. Lebensjahr.

**Antwort 97**

Die Antwort E) ist richtig.

Definition des Bandscheibenvorfalls: ‘Austritt von Gewebe des inneren Gallertkerns der Bandscheibe durch Risse im äußeren Faserring.’

Klinik (allgemein):

- u. U. starke Schmerzen, Nervendehnungsschmerzen (Lasègue, Brudzinski, Neri, Bragard), Schmerzprovokation beim Husten, Niesen, Pressen,
- Bewegungseinschränkung mit fixierter Schonhaltung,
- segmentale Beschwerden: Schmerzausstrahlung, Sensibilitätsstörungen, Paresen, Parästhesien, Reflexabschwächung.

**Antwort 98**

Die Antwort B) ist richtig.

Zu 1: Unter Chorea versteht man ein extrapyramidales Syndrom mit Hyperkinesien und allgemeiner Hypotonie der Muskulatur, gekennzeichnet durch regellose, plötzlich einschießende unwillkürliche Bewegungen, die im Schlaf verschwinden.

Zu 2: Eine Athetose ist ein extrapyramidales Syndrom mit langsamen, bizarr geschraubten Bewegungen v.a. an den distalen Extremitäten.

Zu 3: Unter Intentionstremor versteht man ein vor allem bei zielgerichteten Bewegungen auftretendes Zittern (unmittelbar vor dem angestrebten Ziel der Bewegung ist das Zittern am stärksten). Intensionstremor ist typisch für Erkrankungen des Kleinhirns (Zerebellum).

**Antwort 99**

Die Antwort C) ist richtig.

Eine Hirnerschütterung ist eine, aufgrund einer mechanischen Gewalteinwirkung akut auftretende, voll rückbildungsfähige Hirnfunktionsstörung ohne nachweisbare Substanzschäden am Hirngewebe.

Es kommt zu einer sofort einsetzenden, maximal 1 Stunde andauernden Bewusstseinsstörung, meist einer Bewusstlosigkeit.

Klinik:

- Bewusstlosigkeit (sofort einsetzend, maximal 1 Stunde andauernd),
- Erinnerungslücke für den Zeitraum dieser Bewusstseinsstörung (kongrade Amnesie) bzw. noch für eine bestimmte Zeit nach dem Erwachen: anterograde Amnesie. (Besteht eine Erinnerungslücke für die Zeit vor dem Unfall wird von retrograder Amnesie gesprochen. Sie ist stets verdächtig auf eine Hirnsubstanzschädigung und nicht typisch für eine Commotio cerebri.)
- Zentral-vegetative Störungen: Übelkeit, Erbrechen, Kopfschmerzen, Schwindel
- Merke: neurologische Ausfälle gehören nicht zur Commotio cerebri.

Zu 1: Kann definitionsgemäß keine Commotio cerebri mehr sein, da die Bewusstlosigkeit länger als 1 Stunde anhält (Hinweis auf eine Hirnsubstanzschädigung)

Zu 2: Bewusstlosigkeit nach freiem Intervall wäre typisch für eine epidurale Blutung.

Zu 5: Ein Druckpuls ist ein Hinweis auf eine intrakranielle Drucksteigerung bei Hirnsubstanzschädigung.

**Antwort 100**

Die Antwort C) ist richtig.

Zu 5: Tiefsitzende nächtliche Kreuzschmerzen sind ein typisches Symptom des M. Bechterew.

**Antwort 101**

Die Antwort E) ist richtig.

Folgen der Alkoholkrankheit sind u. a: Duodenalgeschwüre, Leberveränderungen (Fettleber, Alkoholhepatitis, Leberzirrhose), Pankreatitis (akute, chronische), Hypogonadismus, Kardiomyopathie, Polyneuropathie, Krampfanfälle, zerebrale Degeneration.

**Antwort 102**

Die Antwort B) ist richtig.

Die Multiple Sklerose (MS) ist eine chronisch verlaufende, entzündliche Erkrankung mit multiplen, disseminierten Entmarkungsherden im Zentralnervensystem.

**Antwort 103**

Die Antwort B) ist richtig.

Zu A: Ein weiteres Zeichen für einen Schädelbasisbruch ist das Austreten von Liquor und/oder Blut aus Ohr bzw. Nase.

**Antwort 104**

Die Antwort E) ist richtig.

Zur typischen Klinik eines epileptischen Grand-mal-Anfalls gehören:

- eine dem Anfall vorausgehende, subjektiv schwer beschreibbare Empfindung, die sog. ‘Aura’,
- eventuell ein ‘Initialschrei’ zusammen mit Hinstürzen und Bewusstlosigkeit,
- tonisch-generalisierter Krampf mit Atemstillstand,
- nach ca. 10 sec oder mehr dann klonisch generalisierte Zuckungen bis zu einer Minute,
- Schaum vor dem Mund,
- Einnässen und evtl. Einkoten,
- Zungenbiss,
- Amnesie (= keine Erinnerung) für den Anfall und die Zeit danach (die sog. ‘postikterische Phase’).

Zu 5 und 6: Lähmungen (Paresen) und Gefühlsstörungen (Parästhesien) gehören nicht zur klassischen Klinik des Grand Mal Anfalls.

**Antwort 105**

Die Antwort D) ist richtig.

Zu 1: Die Klinik des Bandscheibenvorfalls wird vor allem durch Kompression von Wurzeln der Rückenmarksnerven (‘Wurzelkompressionssyndrom’) verursacht.

Zu 2-4: Allgemeine Symptome des Bandscheibenvorfalls sind Parästhesien, Schmerzen und Sensibilitätsstörungen in den betroffenen Hautgebieten (Dermatomen), Abschwächung der Kennmuskeln, evtl. Lähmungen und Muskelatrophie, sowie schmerzbedingte Schonhaltung der Wirbelsäule und Bewegungseinschränkungen.

Je nach Lokalisation auch andere typische Erscheinungen, z.B:

- <u>Ischiassyndrom</u> (Kompressionssyndrom L4/L5/S1): Schmerzen in der Lendengegend (‘Hexenschuss’, Lumbago), die in das betroffene Bein bis zum Fußaußenrand ausstrahlen, evtl. mit Verstärkung beim Niesen, Husten und Pressen.
- <u>Konussyndrom</u>: nach Läsion des Conus medullaris (unteres Ende des Rückenmarks in Höhe des 1. oder 2. Lendenwirbels) auftretend: Blasenlähmung, Lähmung des äußeren Analschließmuskels, Impotenz, Lähmung der Glutealmuskeln, evtl. Sensibilitätsstörung an den Innenseiten der Oberschenkel (S1-S5), sog. ‘Reithosenanästhesie’.
- <u>Kaudasyndrom:</u> schlaffe Lähmung nach Läsion der Cauda equina (Nervenfaserbündel welches vom Ende des Rückenmarks nach distal zieht) mit Schmerzen und Sensibilitätsstörungen an den unteren Extremitäten, oft Blasen- und Mastdarmstörungen. Das klinische Bild ist von der Höhe der Schädigung abhängig.

**Antwort 106**

Die Antwort B) ist richtig.

Eine retrograde Amnesie ist eine Erinnerungslücke für die Zeit vor einem Unfall. Sie weist auf eine Hirnsubstanzschädigung hin.

Zu 1: Wenn Eindrücke aus der kurz zurückliegenden Vergangenheit in zunehmendem Maße vergessen werden, so liegt eine Störung der Erinnerungsfähigkeit, eine Gedächtnisstörung (z.B. eine Demenz) vor.

Zu 3: Hat ein Patient eine Gedächtnislücke für die Zeit nach einer Bewusstlosigkeit, wird von einer anterograden Amnesie gesprochen.

**Antwort 107**

Die Antwort E) ist richtig.

Die Multiple Sklerose (Encephalitis disseminata) ist eine chronisch verlaufende, entzündliche Erkrankung mit multiplen disseminierten Entmarkungsherden im Zentralnervensystem.

**Antwort 108**

Die Antwort D) ist richtig.

Die Subduralblutung ist eine zwischen der Dura mater und den weichen Hirnhäuten lokalisierte, venöse Sickerblutung. Sie entwickelt sich langsam und resultiert meist aus einem ‘Bagatelltrauma’. Als Raumforderung kann sie zur Hirnstammeinklemmung ins Hinterhauptsloch (Foramen magnum) führen.

Zu 4: Ein Hygrom ist eigentlich eine chronische Schleimbeutelentzündung (Bursitis). Bei einer subduralen Blutung kann es durch Resorption des Blutes zu einem sog. Hygroma durae matris, einer chronischen Entzündung der harten Hirnhaut, kommen.

**Antwort 109**

Die Antwort B) ist richtig.

Subarachnoidalblutungen sowie neurologische Ausfälle treten bei einer Commotio cerebri (Gehirnerschütterung) nicht auf. Eine Gehirnerschütterung ist eine voll rückbildungsfähige Hirnfunktionsstörung ohne nachweisbare Substanzschädigung am Hirngewebe.

**Antwort 110**

Die Antwort A) ist richtig.

Infektionen des Gehirns und der Hirnhäute entstehen bei offenen Gehirnverletzungen, wenn durch die direkte Verbindung zwischen Gehirn und Außenwelt Erreger eindringen können.

**Antwort 111**

Die Antwort A) ist richtig.

Lagophthalmus (sog. Hasenauge): Erweiterung der Lidspalte, so dass der Patient das Auge nicht vollständig schließen kann.

Bei der peripheren Fazialisparese sind alle vom N. facialis innervierten Muskeln auf der betroffenen Seite gelähmt, also auch der Lidschließer. Im Gegensatz hierzu finden wir bei der zentralen Fazialisparese die Muskeln von Lidspalte und Stirn intakt, weil diese von beiden Großhirnhälften Impulse bekommen.

Da die Augenmuskeln nicht vom N. facialis (sondern vom N. oculomotorius, N. trochlearis und N. abducens) versorgt werden, finden sich bei der Fazialisparese weder Doppelbilder noch Mydriasis (weite Pupillen).

**Antwort 112**

Die Antwort A) ist richtig.

Periphere Lähmungen sind charakterisiert durch:

- Hypotonus der Muskulatur,
- abgeschwächte oder erloschene Eigenreflexe,
- keine Pyramidenbahnzeichen.

Hinzu kommen:

- Muskelatrophie,
- Entartungsreaktionen (Veränderung der normalen elektrischen Erregbarkeit von Nerven und Muskeln als Zeichen einer Schädigung des zweiten motorischen Neurons).

**Antwort 113**

Die Antwort E) ist richtig.

- Brudzinski-Zeichen: reflektorische Beugung der Beine in den Kniegelenken bei Anheben des Kopfes (passive Beugung im Nacken).
- Lasègue-Zeichen: durch Dehnung des N. ischiadicus (passives Anheben des gestreckten Beines in Rückenlage) ausgelöster Schmerz in Gesäß und Oberschenkel.
- Kernig-Zeichen: Unmöglichkeit der aktiven Streckung des Beins im Kniegelenk, bei im Hüftgelenk gebeugt sitzendem (oder liegendem) Patient.

**Antwort 114**

Die Antwort D) ist richtig.

Beim Morbus Parkinson besteht ein Dopaminmangel bei Acetylcholinüberschuss im Mittelhirn. Hierbei kommt es zu degenerativen Veränderungen der Substantia nigra mit nachfolgendem Untergang dopaminerger Mittelhirnbahnen. Es entsteht ein Übergewicht erregender cholinerger Bahnen, und die Feinsteuerung im extrapyramidalmotorischen System geht verloren.

**Antwort 115**

Die Antwort A) ist richtig.

Subdurale Blutungen sind venöse Sickerblutungen, die spontan oder im Rahmen von (Bagatell)traumata entstehen.

Eine Blutung der A. meningea media führt zu einem Epiduralhämatom. Charakteristisch hierfür wäre das sog. 'freie Intervall': die erneute Eintrübung des Bewusstseins nach einer symptomlosen („freien") Periode.

**Antwort 116**

Die Antwort C) ist richtig.

Der positive Babinski-Reflex ist beim Neugeborenen physiologisch. Er gilt erst ab dem 2. Lebensjahr als pathologisch.

**Antwort 117**

Die Antwort C) ist richtig.

Die wahrscheinlichste Ursache für eine isolierte Fazialislähmung eines Kindes, welches sich im August in der Sprechstunde vorstellt, ist die durch Zecken übertragene bakterielle Borreliose (Erreger: Borrelia burgdorferi).

**Antwort 118**

Die Antwort B) ist richtig.

Die herdförmigen Entmarkungsherde bei MS treten meist zwischen dem 20. und 40. (selten nach dem 50.) Lebensjahr auf. Frauen sind ca. 1,5 bis 2x häufiger erkrankt als Männer.

**Antwort 119**

Die Antwort A) ist richtig.

Die Rechtsherzinsuffizienz spielt in der Pathogenese der Hirnmassenblutung keine Rolle.

Wichtige Ursachen sind z.B. arterielle Hypertonie oder Gefäßschädigungen.

**Antwort 120**

Die Antwort A) ist richtig.

Für M. Parkinson ist ein grobschlägiger Ruhetremor charakteristisch, der eine Frequenz von 4-6 Schlägen pro Sekunde hat und in seiner Intensität wechselt.

Ein Intentionstremor ist charakteristisch für Erkrankungen des Kleinhirns.

**Antwort 121**

Die Antwort C) ist richtig.

Zu A: Unter 'Aura' versteht man die Gesamtheit aller sensorischen Trugwahrnehmungen unmittelbar vor einem epileptischen Anfall.

Zu B: Die charakteristischen Krampfanfälle bei der Epilepsie zeigen zwei Phasen: zuerst kommt die tonische Phase mit einem Strecktonus der Arme und Beine sowie einem Überstrecken des Kopfes; darauf folgt die klonische Phase mit rhythmischen Zuckungen, die bis zu 2 Minuten andauern.

Zu C: Halluzinationen (Trugwahrnehmungen, Sinnestäuschungen) treten u.a. bei endogener Depression, Psychose, Delir und in der Aura eines epileptischen Anfalls auf.

Zu D: Gedankenentzug ist ein psychiatrisches Symptom. Er ist eine Form der Ich-Störungen, bei der die Betroffen darüber klagen, dass sie das Gefühl hätten, ihre Gedanken würden ihnen weggenommen.

Zu E: Der Terminalschlaf ist ein bis zu Stunden dauernder Schlaf im Anschluss an einen epileptischen Anfall.

**Antwort 122**

Die Antwort E) ist richtig.

Zu 1: Unter Kernig-Zeichen versteht man die Unmöglichkeit der aktiven Streckung des Beins im Kniegelenk bei sitzendem oder, mit im Hüftgelenk gebeugtem Bein liegendem, Patienten.

Zu 2: Opisthotonus ist eine Rückwärtsbeugung des Kopfs mit Überstreckung von Rumpf und Extremitäten, die u.a. bei Hirnblutung, Meningitis und Tetanus vorkommt.

Zu 3: Unter dem Begriff 'Brudzinski-(Nacken-)zeichen' versteht man eine reflektorische Beugung der Beine in den Kniegelenken bei passiver Beugung im Nacken. Dieses Zeichen weist ebenfalls auf eine Meningitis hin.

**Antwort 123**

Die Antwort C) ist richtig.

Eine Hirnerschütterung ist eine, aufgrund einer mechanischen Gewalteinwirkung akut auftretende, voll rückbildungsfähige Hirnfunktionsstörung ohne nachweisbare Substanzschäden am Hirngewebe.

Es kommt zu einer sofort einsetzenden, maximal 1 Stunde andauernden Bewusstseinsstörung, meist einer Bewusstlosigkeit. Übelkeit, Erbrechen und Amnesie sind typische Begleitsymptome (ganz typisch wäre allerdings eine anterograde Amnesie, eine retrograde Amnesie ist verdächtig auf eine Hirnsubstanzschädigung).

**Antwort 124**

Die Antwort A) ist richtig.

Unter Spastik versteht man die Vermehrung des Muskeltonus. Sie tritt z.B. bei spastischen Lähmungen infolge der Schädigung des 1. motorischen Neurons (Pyramidenbahn) auf. Spastik ist kein typisches Symptom des M. Parkinson.

Das Krankheitsbild des M. Parkinson wird ausgelöst durch ein Missverhältnis zwischen Dopamin und Acetylcholin (Überträgersubstanzen im Hirn= Neurotransmitter). Ein typisches Symptom des M. Parkinson ist der Rigor: auch hierbei handelt es sich um eine Erhöhung des Muskeltonus, der aber im Unterschied zur Spastik während des gesamten Bewegungsablaufs bestehen bleibt. Bei passiver Durchbewegung (Beugung) in Gelenken kommt es zu dabei oft zu ruckartigem Nachlassen des Widerstandes: sog. Zahnradphänomen.

Zu B: Akinesie: Bewegungslosigkeit, Bewegungsstarre. Hypokinesie: verminderte Bewegungen. Mangel an Willkür- und Mitbewegungen (z.B. der Arme beim Gehen, kleinschrittiger Gang).

Zu C: Tremor ('Zittern'). Unwillkürliche rhythmische Kontraktionen gegensätzlich (antagonistisch) arbeitender Muskeln. Mit unterschiedlicher Frequenz: grob-, mittel-, feinschlägig z.B. als Ruhe- oder Intentionstremor.

Zu D: Salivation (Speichelfluss). Hypersalivation (erhöhter Speichelfluss) und vermehrte Talgsekretion ('Salbengesicht') sind typische Symptome des M. Parkinson.

Zu E: Akute M. Parkinson-Krisen können z.B. mit hohem Fieber einhergehen.

**Antwort 125**

Die Antwort C) ist richtig.

Zu A: Der N. peroneus versorgt den M. tibialis anterior, die Mm. extensores digitorum et hallucis motorisch und die Haut der einander zugekehrten Ränder der 1. und 2. Zehe sensibel.

Beim Ausfall des Nerven kann der Fuß im Sprunggelenk nicht mehr nach oben gezogen (extendiert) werden. Es kommt zum Fallfuß und Steppergang.

Zu B: Der N. peroneus verläuft im Gebiet des Fibulaköpfchens nahe an der Hautoberfläche. Bei schlechter Polsterung der Gipsschiene kann er hier geschädigt werden.

Zu C: Der N. facialis, der bei Schädigung zur Fazialislähmung führt, ist der VII. Hirnnerv. Der V. Hirnnerv ist der N. trigeminus, der hauptsächlich die sensible Innervation des Gesichts und die motorische Innervation der Kaumuskulatur übernimmt.

Zu E: N. oculomotorius, III. Hirnnerv; N. trochlearis, IV. Hirnnerv; N. abducens, V. Hirnnerv.

**Antwort 126**

Die Antwort E) ist richtig.

- Koma: Bewusstlosigkeit,
- Apathie: Teilnahmslosigkeit,
- Sopor: schwere Bewusstseinstrübung,
- Somnolenz: Schläfrigkeit.

**Antwort 127**

Die Antwort B) ist richtig.

Prinzipiell unterscheidet man eine periphere (schlaffe) von einer zentralen (spastischen) Lähmung. Bei der peripheren Lähmung ist das 2. Motoneuron (von den Vorderhornzellen des Rückenmarks über die peripheren Nerven zu den Erfolgsorganen) geschädigt. Der Ruhetonus der Muskulatur ist erniedrigt (hypoton), die Muskeleigenreflexe sind abgeschwächt oder erloschen, die Pyramidenbahnzeichen sind nicht auslösbar, es findet sich eine Muskelatrophie.

**Antwort 128**

Die Antwort C) ist richtig.

Zu C: Die klinische Schilderung entspricht einem Konussyndrom: Bei Schädigung des Conus medullaris (Rückenmarkschädigung) kommt es zur Blasen- und Mastdarmlähmung, Lähmung der Mm. glutei und einer Sensibilitätsstörung S1-S5 an der Oberschenkelinnenseite (sog. 'Reithosenanästhesie). Schnelle operative Entlastung ist indiziert. Es handelt sich also um einen neurologischen Notfall.

**Antwort 129**

Die Antwort E) ist richtig.

- <u>Ataxie</u>: Störung der Koordination von Bewegungsabläufen.
- <u>Intentionstremor</u>: 'Zittern', welches vor allem bei Bewegungen auf ein Ziel zu auftritt und unmittelbar vor dem Ziel am stärksten ist.
- <u>Dysmetrie</u>: falsche Abmessung von Zielbewegungen (überschießende oder zu kurze Bewegungen),
- <u>Dysarthrie</u>: Sprechstörungen infolge zentral bedingter Störung der an der Sprachmotorik beteiligter Strukturen,
- <u>Asynergie</u>: Störung oder Ausfall der Koordination von Einzelmuskelbewegungen (können Lähmungen vortäuschen).

**Antwort 130**

Die Antwort D) ist richtig.

Zu A: Typisch für eine Commotio cerebri sind Bewusstlosigkeit, anterograde Amnesie, und zentral-vegetative Störungen.

Zu B: Bei der Contusio cerebri kommt es zu einer länger andauernden Bewusstlosigkeit, Amnesie, neurologischen Ausfällen und gelegentlich auch zu einer Kontusionspsychose.

Zu C: Beim epiduralen Hämatom entsteht eine Blutung über der harten Hirnhaut, meist durch Zerreißung der A. meningea media. Im Rahmen von leichten Hirntraumen ist hierbei ein sog. symptomfreies Intervall typisch.

**Antwort 131**

Die Antwort E) ist richtig.

Klinik des M. Parkinson:

- Akinese oder Hypokinesie: Bewegungsarmut sowohl der Willkürmotorik als auch der Ausdrucksbewegungen (Mimik) und Mitbewegungen,
- Ruhetremor (Zittern von Händen, Beinen, evtl. Kopf mit einer Frequenz von 4-7/s.) Unter Tremor versteht man die rhythmische Bewegung von Fingern, Händen, Füßen oder Kopf.
- Rigor: als Ausdruck einer extrapyramidalmotorischen Erkrankung kommt es zu einem wechselnden Dehnungswiderstand der Muskulatur bei passiver Dehnung. Der Dehnungswiderstand kann während der Prüfung (z.B. Beugen des Unterarmes im Ellenbogengelenk) immer wieder ruckartig etwas nachlassen: 'Zahnradphänomen'.
- Bradyphrenie (Verlangsamung aller seelischen Abläufe),
- psychische Störungen: depressive Verstimmungen, symptomatische Psychosen (selten: organische Wesensänderung).

**Antwort 132**

Die Antwort E) ist richtig.

Zu 1-5: Die genannten Symptome treten typischerweise bei Hirndrucksteigerung (infolge Blutung, Hirnödem oder Infektion) auf. Es kommt zu Störungen in der zentralnervösen Steuerung (Herzrhythmus, Fieber, Hypertonie, Bradykardie).

Zu 3: Der Parasympathikus läuft mit dem N. oculomotorius entlang der Schädelbasis. Durch den Hirndruck werden die parasympathischen Fasern gegen die Schädelbasis gedrückt und verlieren ihre Funktion. Es resultiert ein Übergewicht des Sympathikus, welches zur Erweiterung der Pupille (Mydriasis) führt.

Zu 5: 'Druckpuls': Pulsverlangsamung infolge Vagusreizung bei Hirndrucksteigerung.

**Antwort 133**

Die Antwort B) ist richtig.

Die klassische Symptomentrias bei M. Parkinson besteht aus:

- Rigor (wechselnder Dehnungswiderstand der Muskulatur bei passiver Bewegung),
- Akinesie oder Hypokinesie: Bewegungsarmut (tippelnder Gang, starrer Gesichtsausdruck, monotone Sprache),
- Ruhetremor.

**Antwort 134**

Die Antwort E) ist richtig.

**Antwort 135**

Die Antwort E) ist richtig.

Zu 3: Während der epileptischen Dämmerzustände führen die Patienten - scheinbar geordnet und bei klarem Bewusstsein - komplexe Handlungen aus. Der Zustand kann relativ kurz sein (Sekunden bis Minuten) oder aber auch während Stunden oder gar Tagen andauern. Für die Zeit besteht eine Amnesie.

**Antwort 136**

Die Antwort D) ist richtig.

**Antwort 137**

Die Antwort D) ist richtig.

Zu 5: Es gibt zwar auch beidseitige Fazialislähmungen, i. d. Mehrzahl der Fälle ist die Lähmung allerdings einseitig.

**Antwort 138**

Die Antwort D) ist richtig.

Typisch für das Krankheitsbild des M. Parkinson ist die Bewegungslosigkeit, Bewegungsstarre (Akinesie, Hypokinesie) die sich in den Bewegungen, der Gestik und den mimischen Äußerungen zeigt. Die Mimik des Parkinsonkranken ist starr, ausdruckslos, sein Gang kleinschrittig, die Arme werden nicht mitbewegt usw.

**Antwort 139**

Die Antwort E) ist richtig.

Ursachen der Parkinson-Erkrankung:

- Hereditär (erbliche Form), echte Parkinson-Krankheit oder Paralysis agitans, autosomal-dominant (seltener rezessiv) vererbt, nur 60% der Anlageträger weisen Symptome auf (die Existenz eines erblichen Parkinson-Syndroms wird von einigen Autoren bestritten).
- Postenzephalitisch (nach Hirnentzündungen),
- vaskulär (atherosklerotischer Parkinson) bzw. hypoxisch bei akuter Hirnmangeldurchblutung (Herzstillstand, Strangulation, Narkosezwischenfall).
- Seltenere Ursachen:
  - traumatisch (Boxer),
  - CO-, Mangan-, Quecksilber-, Methanol- und andere Vergiftungen
  - medikamentös (Neuroleptika, Flunarizin, Lithium),
  - Tumor,
  - Polycythaemia vera.
- Idiopathisch (Ursache unbekannt, weitaus häufigste Form, ca. 85%)

**Antwort 140**

Die Antwort C) ist richtig.

Die angegebenen Symptome weisen am ehesten auf eine Meningitis hin. Differenzialdiagnostisch wäre noch an Tetanus oder eine Hirnblutung zu denken.

- Opisthotonus: Rückwärtsbeugung des Kopfes und Überstreckung von Rumpf und Extremitäten.
- Brudzinski-Zeichen: reflektorische Beugung der Beine in den Kniegelenken bei Anheben des Kopfes (passive Beugung).

**Antwort 141**

Die Antwort E) ist richtig.

Bei einem Fremdreflex sind Reizort und Erfolgsorgan verschieden. Der Reiz wird über einen polysynaptischen Reflexbogen vermittelt.

Zu 1: Beim Kornealreflex kommt es beim Betupfen der Kornea mit Wattebausch physiologischerweise zum Lidschluss. Der Kornealreflex gibt Aufschluss über die Funktion des N. trigeminus und des N. facialis.

Zu 2: Beim Kremasterreflex führt das Bestreichen der Oberschenkelinnenseite zum Hochziehen des gleichseitigen (ipsilateralen) Hodens. Hiermit wird die Funktion der Spinalnerven L2 - L3 überprüft.

Zu 3: Der Hustenreflex ist ein durch Reizung von sog. Hustenpunkten in den oberen Luftwegen ausgelöster Reflex.

Zu 4: Der Plantarhautreflex ist ein frühkindlicher Greifreflex. Hierbei führt ein Bestreichen der Fußinnenflächen zur Zehenbeugung.

**Antwort 142**

Die Antwort B) ist richtig.

Zu B: Rigor ist eine Erhöhung des Muskeltonus, die während des gesamten Bewegungsablaufs bestehen bleibt. Oft kommt es dabei zu einem ruckartigen Nachlassen des Widerstandes (Zahnrad-Phänomen).

Das Vorkommen eines Rigor weist nicht auf eine Kleinhirnschädigung sondern auf extrapyramidale Syndrome (v. a. Parkinson-Syndrom) hin.

**Antwort 143**

Die Antwort D) ist richtig.

Zu A: Das sog. Alkoholdelir oder Delirium tremens tritt bei chronischem Alkoholismus meist innerhalb von Tagen nach einem Alkoholexzess bzw. nach Alkoholentzug auf: Zunächst treten Unruhe, Gereiztheit, Schwindel und Schlafstörungen auf. Dann kommt es zum Delir: optische und akustische Halluzinationen, Illusionen, Denkstörungen, Orientierungsstörungen, Bewusstseinsstörungen, Tremor, schneller Puls und Temperaturanstieg. In ca. 10% zusätzlich epileptische Anfälle. Ein Alkoholdelir ist ein lebensgefährliches Krankheitsbild und bedarf intensivmedizinischer Überwachung (Notarzt!).

Zu B: Das Korsakow-Syndrom ist gekennzeichnet durch Desorientiertheit, Gedächtnisstörungen, sinnlose Erzählungen (Konfabulationen) u. Ä. Es tritt bei der Alkoholkrankheit auf, aber auch bei Schädel-Hirntraumen, Vergiftungen, Hirnatrophie u. Ä.

Zu C: Alkohol ist Gift für die Leber. Ca. 60 g Alkohol beim Mann und ca. 20 g Alkohol bei der Frau pro Tag können über eine Fettleber zur Alkoholhepatitis und zuletzt zur Leberzirrhose führen. Alkohol kann eine akute (30-40% d. Fälle) und eine chronische (90% der Fälle) Bauchspeicheldrüsenentzündung auslösen.

**Antwort 144**

Die Antwort C) ist richtig.

Zu A: Der Kopfschmerz bei einer Einblutung in den Subarachnoidalraum (SAB = Subarachnoidalblutung) hat ‘eine völlig neue Dimension’: extremste Schmerzen, die vom Hinterkopf nach vorne ziehen.

Zu B: Das Hirngewebe selbst trägt keine Schmerzfasern. Durch Beteiligung von Gefäßen, Hirnhäuten usw. und durch Hirndruck kann es jedoch beim Hirntumor zu Kopfschmerzen kommen.

Zu C: Kopfschmerz gehört nicht zu den typischen Erscheinungen des Diabetes mellitus.

Zu D: Die Hirnhäute tragen Schmerzfasern. Eine Entzündung der Hirnhäute (Meningitis) geht meist mit starken Kopfschmerzen einher.

Zu E: Die Migräne ist charakterisiert durch einen bohrenden Halbseitenkopfschmerz.

**Antwort 145**

Die Antwort E) ist richtig.

Kopfschmerz gehört nicht zur typischen Symptomatik der Multiplen Sklerose.

Zu A: Beim Bauchhautreflex (auch: Bauchdeckenreflex) führt kurzes Bestreichen der Bauchdecke mit einem spitzen Gegenstand zur Kontraktion der Bauchmuskulatur auf dieser Seite.

Zu B: Augenmuskellähmungen und die Neuritis nervi optici = Entzündung des Sehnerven (Klinik: ‘Arzt und Patient sieht nichts’), sind typische Frühsymptome der Multiplen Sklerose (MS).

Zu C: Sensible (und auch motorische) Ausfälle an Rumpf und Extremitäten sind typisch für MS.

Zu D: Die Blasenfunktionsstörungen führen häufig zu rezidivierenden Harnblasen- und Nierenentzündungen. Im Spätstadium benötigen die Patienten häufig einen Dauerkatheter.

**Antwort 146**

Die Antwort C) ist richtig.

Doppelbilder und Sehnervenentzündung (Neuritis nervi optici) sind typische Symptome einer Multiplen Sklerose.

**Antwort 147**

Die Antwort C) ist richtig.

Zu 2: Meningismus (Nackensteife; positives Brudzinski-Zeichen) ist zwar in der Regel anzutreffen, kann aber bei chronischem Verlauf und bei bestimmten Erregern im Einzelfall auch fehlen.

**Antwort 148**

Die Antwort B) ist richtig.

Der Achillessehnenreflex läuft nicht über den N. peroneus (N. fibularis communis)

sondern über den N. tibialis, gibt also Aufschluss über dessen Funktion.
Der gemeinsame Stamm von N. peroneus und N. tibialis ist der N. ischiadicus, der sich wiederum aus Nerven zusammensetzt, die das Rückenmark von der Höhe L4 bis S2 verlassen. Ein fehlender Achillessehnenreflex kann also auch auf eine Schädigung des N. ischiadicus hinweisen. Ebenso auf einen Bandscheibenvorfall im entsprechenden Gebiet oder auf einen Tumor.

**Antwort 149**
Die Antwort B) ist richtig.
Die Subarachnoidalblutung ist ein hochakutes Ereignis. Sie wird meist durch den Riss eines angeborenen Aneurysmas hervorgerufen.

Klinik der Subarachnoidalblutung:

- Stärkster, schlagartig einsetzender Kopfschmerz, vorwiegend in der Nacken-, aber auch in der Stirnregion. (Die Patienten machen bei der Schilderung der Kopfschmerzen in etwa die Handbewegung des 'Abstreifens eines Motorradhelms'.)
- Manchmal Vorboten: Kopfschmerzen und Augenmuskellähmungen,
- Übelkeit, Erbrechen,
- Bewusstseinstörungen unterschiedlicher Ausprägung (Verwirrtheit bis Koma),
- evtl. Krampfanfälle,
- Meningismus (Nackensteifigkeit, positives Lasègue-, Kernig- und Brudzinski-Zeichen),
- evtl. zentral-vegetative Regulationsstörungen wie Temperatur- und Blutdruckanstieg,
- neurologische Ausfälle (Hemiparesen, Hirnnervenausfälle u. a.),
- Komplikationen: Blutungsrezidiv, Hirninfarkt, Entwicklung eines Hydrozephalus ('Wasserkopf').

**Antwort 150**
Die Antwort C) ist richtig.
Die Stauungspapille ist ein typisches Hirndruckzeichen und setzt eine Hirnsubstanzschädigung voraus (die es bei der Gehirnerschütterung definitionsgemäß nicht geben darf).

**Antwort 151**
Die Antwort E) ist richtig.
Zu 1: Unter Druckpuls versteht man eine Pulsverlangsamung maximal bis zu 20 Schlägen pro Minute. Dieses Symptom tritt vor allem bei Vagusreizung infolge einer Hirndrucksteigerung auf.

**Antwort 152**
Die Antwort C) ist richtig.
Prinzipiell unterscheidet man eine periphere (schlaffe) von einer zentralen (spastischen) Lähmung. Bei der spastischen Lähmung ist das 1. Motoneuron (von der Hirnrinde über die Pyramidenbahn bis zu den Vorderhörnern des Rückenmarks) geschädigt. Der Muskeltonus der Muskulatur ist erhöht (hyperton), die Muskeleigenreflexe sind gesteigert, die Pyramidenbahnzeichen sind positiv, es findet sich keine Muskelatrophie.

**Antwort 153**
Die Antwort C) ist richtig.
Eine Schädigung des ersten motorischen Neurons hat eine spastische Lähmung zur Folge (mit krankhaft erhöhtem Muskeltonus, gesteigerten Reflexen, Pyramidenbahnzeichen) während bei einer Schädigung des 2. motorischen Neurons eine schlaffe Lähmung (mit erniedrigtem Muskeltonus, abgeschwächten oder fehlenden Reflexen, ohne Pyramidenbahnzeichen) entsteht.

**Antwort 154**

Die Antwort C) ist richtig.

Zu 1: Der Rigor ist eine rigide Erhöhung des Muskeltonus (z.B. in der Nackenmuskulatur 'psychisches Kopfkissen'), die bei passiver Bewegung während des gesamten Bewegungsablaufs bestehen bleibt; dabei oft ruckartiges Nachlassen des Widerstandes (sog. Zahnrad-Phänomen).

Zu 2: Der M. Parkinson ist gekennzeichnet durch einen grobschlägigen Ruhetremor mit einer Frequenz von 4-6 Schlägen pro Sekunde mit wechselnder Intensität.

Zu 3: Nystagmus ('Augenzittern') ist kein Symptom des M. Parkinson sondern, vor allem im Zusammenhang mit Intentionstremor und skandierender Sprache (Charcot-Trias), ein Symptom der Multiplen Sklerose. Nystagmus kann jedoch auch bei anderen neurologischen Erkrankungen (z.B. Hirnstammsyndromen) auftreten.

Zu 4: Ein vermehrter Speichelfluss (Hypersalivation) wird häufig bei M. Parkinson beobachtet.

Zu 5: Der M. Parkinson geht auch mit Sprachstörungen (Dysarthrie) einher. Die ‚skandierende' (abgehackte) Sprache wird normalerweise jedoch der sog. Charcot-Trias (zusammen mit Nystagmus und Intentionstremor) zugeordnet und gilt als charakteristisch für die Multiple Sklerose.

**Antwort 155**

Die Antwort B) ist richtig.

Zu A und B: Das Karpaltunnelsyndrom wird durch eine Kompression des N. medianus im Karpaltunnel hervorgerufen. Es kann also nicht durch eine Umlagerung des N. ulnaris gebessert werden.

Zu C: Eine Akromegalie ist eine Erkrankung die durch vermehrte Sekretion von Wachstumshormon (HGH = human growth hormone; früher STH = somatotropes Hormon) hervorgerufen wird. Es kommt zu einer Verbreiterung aller Knochen und zu einer Vergrößerung der inneren Organe.

**Antwort 156**

Die Antwort A) ist richtig.

Das sog. Trendelenburg-Hinken oder Trendelenburg-Zeichen kommt vor bei Lähmung der Mm. glutei und bei angeborener Hüftgelenksluxation.

Hierbei kommt es beim Stehen auf dem kranken Bein und Anheben des in Hüfte und Knie gebeugten gesunden Beines zum Absinken der gesunden Beckenseite. Beim Stehen auf dem gesunden Bein kann das Becken horizontal gehalten werden.

Zu D: Eine typische Augenhintergrundveränderung bei Multipler Sklerose wäre die Neuritis nervi optici (Optikusneuritis, Retrobulbärneuritis): meist einseitiges Schleiersehen, schmerzhafte Augenbewegung, zentraler Gesichtsfeldausfall.

**Antwort 157**

Die Antwort E) ist richtig.

Alle der angegebenen Erkrankungen können zu Schlafstörungen führen.

**Antwort 158**

Die Antwort E) ist richtig.

Beim beschriebenen Krankheitsbild handelt es sich um eine Polymyalgia rheumatica.

Die Polymyalgia rheumatica ist eine entzündliche Multiorganerkrankung unklarer Genese, die meist bei älteren Menschen auftritt.

Der Schläfenkopfschmerz deutet auf eine zusätzliche Arteriitis temporalis Horton hin, die häufig zusammen mit einer Polymyalgia rheumatica auftritt: Dieses autoimmun ausgelöste Krankheitsbild kann zu beidseitiger Erblindung innerhalb von 24 Stunden führen.

Therapie für beide Krankheitsbilder: Kortison schnellstmöglich, Therapiedauer mindestens 12 Monate, oft länger.

**Antwort 159**

Die Antwort E) ist richtig.

Unter Diadochokinese versteht man die Fähigkeit, antagonistische Bewegungen (z.B. Pronation - Supination) in schneller Folge auszuführen.

Um die Diadochokinese zu prüfen, eignen sich alle in der Frage genannten Methoden. Bei Lähmungen oder Störungen der Koordination ist der Patient nicht in der Lage, diese Aufgaben auszuführen (Adiadochokinese).

**Antwort 160**

Die Antwort E) ist richtig.

Zu 1: Beim Gehversuch beobachtet man den üblichen Gang des Patienten im Hinblick auf eine Gangataxie. Erschwert wird der Versuch durch den Seiltänzergang bzw. durch das Gehen mit geschlossenen Augen.

Zu 2: Mit dem Knie-Hacken-Versuch überprüft man die Gliedataxie. Der liegende Patient muss mit der Ferse des einen Beins das Knie des anderen Beines treffen und dann den Fuß auf der Tibiakante nach unten gleiten lassen.

Zu 3: Unter Diadochokinese versteht man den rhythmischen Ablauf rascher Wechselbewegungen, zum Beispiel bei Schraubbewegungen durch abwechselnde Pronation und Supination des Unterarmes.

**Antwort 161**

Die Antwort B) ist richtig.

Das Taschenmesserphänomen tritt bei pathologisch erhöhtem Muskeltonus, einer Spastik, auf. Hierbei bemerkt man bei den Bewegungen einen federnden Dehnungswiderstand, dessen Intensitätsablauf mit dem Auf- bzw. Zuklappen eines Taschenmessers zu vergleichen ist.

**Antwort 162**

Die Antwort B) ist richtig.

Über den Brachioradialis-Reflex erhält man Informationen über die Funktion des N. radialis.

Den N. medianus kann man über den so genannten Pronatoren-Reflex überprüfen. Hierzu schlägt man bei angewinkeltem Unterarm auf die Beugeseite des Radiusköpfchens. Dies führt dann zu einer Pronation der Hand und des Unterarms.

**Antwort 163**

Die Antwort D) ist richtig.

Der N. radialis versorgt die Extensoren (Strecker) am Arm. Bei einem Ausfall des N. radialis ist also die aktive Streckung der Arm- und Handgelenke ('Fallhand') gestört.

**Antwort 164**

Die Antwort A) ist richtig.

Der Masseterreflex überprüft die Kiefermuskulatur. Diese wird nicht vom N. facialis, sondern vom N. trigeminus versorgt.

Masseterreflex: Bei leicht geöffnetem Mund und entspannten Unterkiefer wird der Zeigefinger des Untersuchers quer unterhalb der Lippen auf den Unterkiefer gelegt. Es folgt ein Schlag auf den Zeigefinger (also indirekt auf den Unterkiefer). Als Reflexantwort erfolgt der Mundschluss.

**Antwort 165**

Die Antwort E) ist richtig.

Anisokorie: seitendifferente Weite der Pupillen.

Zu 3: mit dem N. oculomotorius (III. Hirnnerv) ziehen parasympathische Fasern zum Auge. Diese sind für die Engstellung der

Iris verantwortlich. Ihre Schädigung führt zu einer Weitstellung der Pupille.
Zu 4: Das Ganglion stellatum (Ganglion cervicothoracicum) liegt im Grenzstrang im Thorax/Hals-Gebiet und versorgt Hals, Arm, Herz und Lunge mit sympathischen Fasern. Von ihm gehen Fasern zum Ganglion cervicale superior, welches u.a. das Auge und die Tränen- und Speicheldrüse versorgt.

**Antwort 166**
Die Antwort A) ist richtig.
Das Lasègue-Zeichen weist, wie das Kernig- und das Brudzinski-Zeichen sowie die Nackensteife auf Dehnungsschmerz hin, d. h. auf eine schmerzhafte Dehnung von Rückenmark, Meningen und Nervenwurzeln.
Zur Prüfung des Lasègue-Zeichens wird am flach liegenden Patienten das gestreckte Bein langsam im Hüftgelenk gebeugt. Wenn Schmerzen im Bein, Gesäß oder Kreuz eine Beugung bis 90 Grad unmöglich machen, ist das Lasègue-Zeichen positiv (pathologisch). Der Beugewinkel für den Schmerzeintritt soll aufgeschrieben werden.

**Antwort 167**
Die Antwort C) ist richtig.
Zu 2: Myoklonien sind kurze ruckartige klonische Zuckungen einzelner Muskeln ohne - oder mit nur geringem - Bewegungseffekt. Sie treten bei bestimmten spinalen, extrapyramidalen, zerebellaren und kortikalen Läsionen auf.
Langsam-schraubende Bewegungsabläufe der Extremitäten werden Athetose genannt.

**Antwort 168**
Die Antwort C) ist richtig.
Die Kussmaul-Atmung kommt häufig beim diabetischen Koma vor. Unter Kussmaul-Atmung versteht man eine rhythmische, abnorm tiefe Atmung mit normaler oder erniedrigter Frequenz zur respiratorischen Kompensation einer ausgeprägten metabolischen Azidose.
Zur Prüfung auf meningitische Reizung kommen folgende Zeichen zum Einsatz:

- Brudzinski-Zeichen: passive Kopfbeugung am Liegenden führt zur reflektorischen Beugung der Beine in den Kniegelenken (positiv bei Meningitis, Subarachnoidalblutung, evtl. bei Enzephalitis)
- Kernig-Zeichen: Unmöglichkeit der aktiven Streckung des Beins im Kniegelenk, wenn der Patient sitzt oder das Bein in der Hüfte gebeugt ist (positiv bei meningealem Syndrom, Ischiassyndrom, Bandscheibenschaden).
- Lasègue-Zeichen: bei Anheben des gestreckten Patientenbeines (dadurch Dehnung des N. ischiadicus) ausgelöster Schmerz in Gesäß und Oberschenkel der erkrankten Seite (positiv bei Bandscheibenvorfall, Ischiassyndrom und meningealem Syndrom).

Zu E: Opisthotonus: Überstrecken des Kopfes und Lordose der Wirbelsäule (reflektorische Schonhaltung bei ausgeprägter Meningitis).

**Antwort 169**
Die Antwort C) ist richtig.
Der Jendrassik-Handgriff ist eine Methode der Reflexbahnung bei der Prüfung der Muskeleigenreflexe an den Beinen:
Während der Reflexprüfung an den unteren Extremitäten hakt der Patient seine Finger ineinander und zieht dann die Arme aktiv nach außen. (Wahrscheinlich führen die aus den oberen Extremitäten stammenden afferenten Impulse zu einer Steigerung der Impulsfrequenz am gammamotorischen System der Beinmuskulatur.)

**Antwort 170**

Die Antwort A) ist richtig.

Zu A: Die Kiefermuskulatur wird nicht vom N. facialis, sondern vom N. trigeminus versorgt. Ein Patient mit einer Fazialislähmung ist also fähig, Kaubewegungen mit dem Unterkiefer durchzuführen.

Zu C: Lagophthalmus: Erweiterung der Lidspalte, so dass der Patient das Auge nicht vollständig schließen kann.

Zu D: Unter dem Bell-Phänomen versteht man das Offenbleiben der Lidspalte der gelähmten Gesichtsseite beim Versuch, das Auge zu schließen. Hierbei wird die physiologische Rotation des Bulbus oculi nach oben sichtbar. Das Bell-Phänomen tritt bei Fazialislähmung auf.

**Antwort 171**

Die Antwort A) ist richtig.

Unter Rigor versteht man eine rigide Erhöhung des Muskeltonus bei passiver Bewegung, der während des gesamten Bewegungsablaufes bestehen bleibt und an den beim Biegen einer Wachskerze auftretenden Widerstand erinnert.

Häufig (jedoch nicht immer) kommt es dabei zu einem ruckartigen Nachlassen des Widerstandes (Zahnrad-Phänomen). Der Rigor kommt bei extrapyramidalen Störungen, v. a. beim M. Parkinson, vor.

**Antwort 172**

Die Antwort D) ist richtig.

Zu 1: Das Säuglingsalter geht bis zum Ende des ersten Lebensjahres. Die große Fontanelle (Fonticulus anterior) schließt sich im 2. bis 3. Lebensjahr (Kleinkindalter).

Zu 3: Bei Meningitis ist die Fontanelle gespannt und vorgewölbt, bei Dehydratation ist sie eingezogen.

**Antwort 173**

Die Antwort C) ist richtig.

Bei intrazerebralen Prozessen findet man die neurologischen Ausfälle am Kopf auf der Herdseite (ipsilateral), am übrigen Körper auf der Gegenseite (kontralateral).

**Antwort 174**

Die Antwort A) ist richtig.

Zu A: Die segmentale Zuordnung des Bizepssehnenreflex (BSR) ist C5/C6.

Name des Eigenreflexes
S: Segmentale Zuordnung
P: peripherer Nerv
A: Auslösung
E: Effekt

S: $C_5/C_6$
P: N. musculocutaneus
A: Schlag auf die Sehne des M. biceps brachii
E: Beugung des Unterarms im Ellbogengelenk

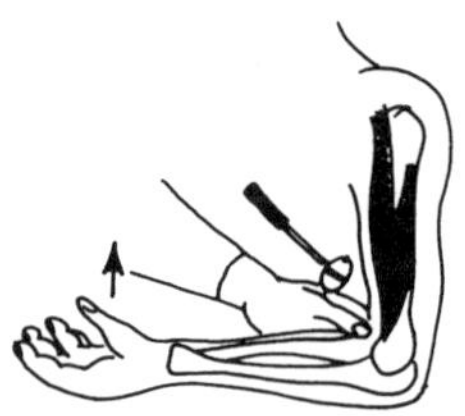

Zu B: Triceps-brachii-Reflex

S: $C_6/C_7/$ ($C_8$)
P: N. radialis
A: Schlag auf Trizepssehne nahe des Olekranons
E: Streckung des Unterarms

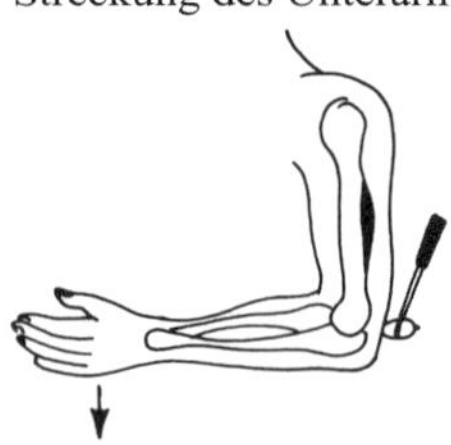

Zu C: Radiusperiostreflex (RPR)
(Brachioradialreflex)

S: $C_5/C_6$
P: N. radialis (innerviert kleinen Anteil des M. brachialis) (N. musculocutaneus)
A: Schlag auf das distale Radiusende
E: leichte Unterarmbeugung im Ellbogengelenk

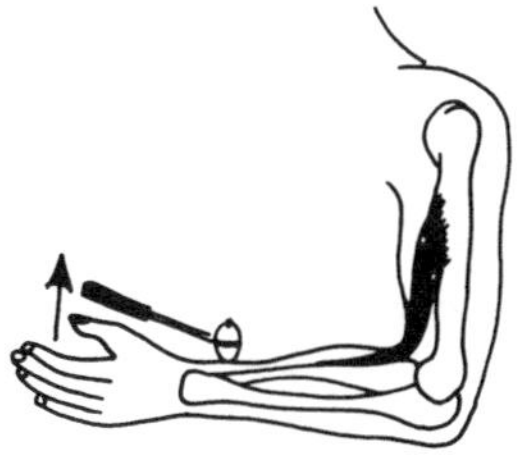

Zu D: Quadriceps-Reflex
Patellarsehnenreflex (PSR)

S: $(L_2)/L_3/L_4$
P: N. femoralis
A: Schlag auf die Sehne des M. quadriceps femoris unterhalb d. Kniescheibe
E: Streckung des Beines im Kniegelenk

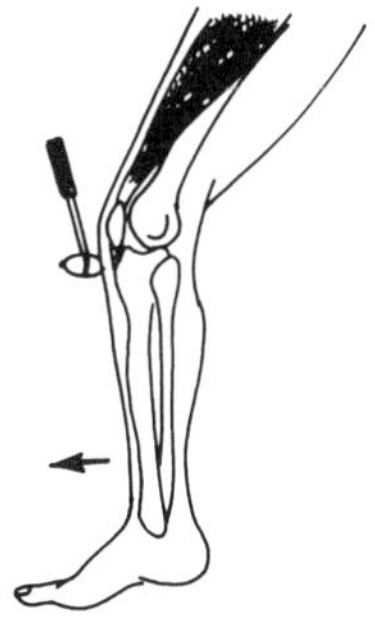

Zu E: Triceps-surae-Reflex
Achillessehnenreflex (ASR)

S: $L_5/S_1/S_2$
P: N. tibialis
A: Schlag auf Achillessehne
E: Plantarflexion des Fußes

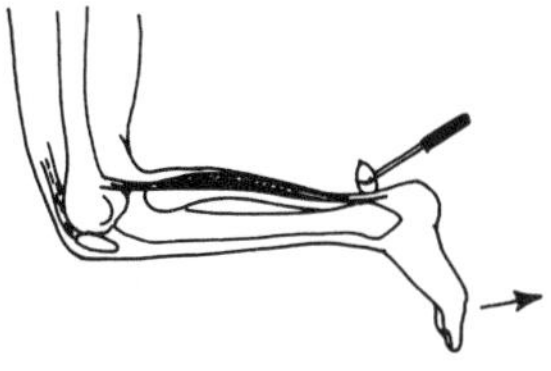

**Antwort 175**

Die Antwort E) ist richtig.

Eine Hirndrucksteigerung geht mit Kopfschmerzen, motorischer Unruhe, Stauungspapille und einer einseitigen Pupillenerweiterung einher, nicht jedoch mit einem heißen, hochroten Kopf. Dieser deutet eher auf einen Hitzschlag hin.

**Antwort 176**

Die Antwort C) ist richtig.

Unter Contusio cerebri versteht man eine Hirnprellung oder Hirnquetschung, eine gedeckte oder offene Hirnverletzung, die zu einer Hirnsubstanzverletzung führt

**Antwort 177**

Die Antwort D) ist richtig.

Zu 4: Für die Zeit des epileptischen Anfalles besteht eine Erinnerungslücke (Amnesie).

**Antwort 178**

Die Antwort D) ist richtig.

Vor dem <u>Grand-mal-Anfall</u> sind häufig Prodromi in Form von Reizbarkeit, Schwindel, Kopfschmerzen, motorischer Unruhe oder depressiver Verstimmung zu beobachten.

Bei ca. 10% der Patienten beginnt das Anfallsgeschehen mit einer bewusst erlebten Aura.
Bei Anfallsbeginn stürzt der Patient (häufig mit Ausstoßen des 'Initialschreis') bewusstlos zu Boden.
Daraufhin beginnt die erste Phase mit einem Strecktonus der Arme und Beine sowie einem Überstrecken des Kopfes, gefolgt von der zweiten, klonischen Phase, die sich durch rhythmische Zuckungen auszeichnet und nach etwa 2 Minuten mit einer allgemeinen Muskelerschlaffung endet.
Häufige Erscheinungen beim Grand-mal-Anfall sind Zungenbiss, Einnässen und Einkoten sowie vermehrter Speichelfluss. Hyperventilation kommt jedoch beim epileptischen Anfall nicht vor (während der tonischen Phase besteht ein Atemstillstand).

**Antwort 179**
Die Antwort B) ist richtig.
Zu 3: Vertigo (Schwindel) und Vomitus (Erbrechen) sind bei Commotio cerebri die Regel.
Zu 4: 'psychogen' heißt 'seelisch bedingt: Diese Art der Amnesie wird durch (meist) unbewusste Verdrängung unangenehmer Erinnerungen bei abnormen Erlebnisreaktionen ausgelöst. Bei Commotio cerebri ist jedoch die Amnesie durch ein Trauma - also nicht seelisch - bedingt.

**Antwort 180**
Die Antwort C) ist richtig.
Bei einer Steigerung des intrakraniellen Drucks kommt es zu folgenden Symptomen: Bewusstseinsstörungen, Hirnnervenausfälle, Erbrechen, Atemstörungen, Bradykardie, Streckkrämpfe.

**Antwort 181**
Die Antwort B) ist richtig.
Auf einen gesteigerten Hirndruck weisen die einseitig erweiterte lichtstarre Pupille sowie die Seitendifferenz der Reflexe hin.
Zu 2: Ein positives Chvostek-Zeichen erscheint bei Übererregbarkeit des N. facialis im Rahmen einer Tetanie: Beim Beklopfen der Wange zwischen Mundwinkel und Ohr treten Zuckungen im Fazialisgebiet auf.
Zu 5: Eine Liquorrhö (Ausfließen von Liquor durch Ohr oder Nase) deutet auf einen Schädelbasisbruch hin.

**Antwort 182**
Die Antwort C) ist richtig.
Zu 5: Der genaue Ablauf des Krampfanfalles und die Dauer lassen differenzialdiagnostische Rückschlüsse (Seitenlokalisation, Ursachen) und evtl. Rückschlüsse auf die Schwere des epileptischen Anfalles zu.

**Antwort 183**
Die Antwort D) ist richtig.
Die Unterzuckerung (Hypoglykämie) und die Multiple Sklerose gehen meist nicht mit Kopfschmerzen einher.

**Antwort 184**
Die Antwort C) ist richtig.
Geschildert wird hier die typische Symptomatik des CTS = Carpaltunnelsyndroms.
Bei diesem Syndrom wird der N. medianus im sog. Karpaltunnel mechanisch komprimiert. Therapie: Operative Dekompression.
Zu A: Beim Raynaud-Syndrom kommt es durch zentralnervöse Fehlsteuerung zu Gefäßkrämpfen (Vasokonstriktion).
Diese äußern sich durch anfallsweise auftretende Ischämiezustände meist an den Arterien der Finger (2-5): Ischämie (Blutunterversorgung), Zyanose (Blaufärbung)

und schmerzhafte reaktive Hyperämie (Mehrdurchblutung).

Zu B: Polyarthrose: meist schmerzhafte, gleichzeitig in mehreren Gelenken auftretende Arthrose (degenerative Gelenkerkrankung).

- Heberden-Arthrose:
  An den Fingerendgelenken,
- Bouchard-Arthrose:
  An den Fingermittelgelenken.

Zu D: Halswirbelsäulen-Syndrom (synonym: Zervikobrachialsyndrom): Sammelbegriff für sensible, motorische und vegetativ-tropische Störungen im Bereich des Halses, des Schultergürtels und der oberen Extremitäten.

Zu E: Das Sudeck-Syndrom ist eine sekundäre, schmerzhafte Erkrankung des Extremitätenknochens mit lokalen Durchblutungs- und Stoffwechselstörungen aller Gewebsschichten, der Weichteile und der Knochen der betreffenden Extremitätenregion (oft nach Trauma und Ruhigstellung im Gips).

**Antwort 185**

Die Antwort C) ist richtig.

Es handelt sich beim geschilderten Fall am ehesten um eine bakterielle Sinusvenenthrombose: also die bakterielle Thrombose eines venösen Hirnsinus. Der venöse Abfluss oberhalb der Oberlippe geht ins Schädelinnere in die venösen Hirnsinus. Deshalb: größte Vorsicht bei eitrigen Prozessen oberhalb der Oberlippe! Keine Manipulationen, evtl. stationäre Behandlung oder HNO-Arzt.

**Antwort 186**

Die Antwort D) ist richtig.

Zu 1: Hyperkinesen: pathologisch gesteigerte Motorik mit z. T. unwillkürlich ablaufenden Bewegungen. Sie kommen bei extrapyramidalen Syndromen und Störungen der Psychomotorik vor.

Zu 2: Tremor (Zittern): unwillkürlich auftretende, weitgehend rhythmisch aufeinander folgende Kontraktionen antagonistisch wirkender Muskeln. Man unterscheidet einen physiologischen, normalerweise nicht sichtbaren Tremor, der jede Willkürbewegung begleitet, von einem pathologischen Tremor, der in verschiedenen Formen (u.a. als Ruhe-, Aktions- oder Intentionstremor) bei unterschiedlichen Krankheiten auftritt.

Zu 3: Die langsam-schraubenden Bewegungen der Athetosen weisen auf Störungen im extrapyramidalen System hin.

Zu 4: Choreatische Muskelzuckungen lassen ebenfalls auf extrapyramidale Syndrome schließen. die Chorea äußert sich durch regellose, plötzlich einschießende unwillkürliche und häufig asymmetrische Bewegungen.

Zu 5: Ataxie: Störung der Koordination von Bewegungsabläufen. Ein ataktisches Gangbild kann entweder auf eine Kleinhirnschädigung (vorwiegend Rumpfataxie und Gleichgewichtsstörungen) oder auf eine Rückenmarkschädigung (Störungen von Sensibilität und Zielmotorik), z.B. bei Multipler Sklerose oder Polyneuropathie, hinweisen.

**Antwort 187**

Die Antwort D) ist richtig.

Die Klinik der zerebrovaskulären Insuffizienz wird in Abhängigkeit des Schweregrades in 4 Stadien eingeteilt:

- Stadium 1: TIA (Amaurosis fugax, Aphasie, Hemiparese, die sich innerhalb von 24 h vollständig zurückbilden),
- Stadium 2: PRIND (neurologische Symptome wie bei der TIA, die länger

als 24 h andauern, sich aber wieder vollständig zurückbilden),

- Stadium 3: PS ('progressive stroke': innerhalb 4 Wochen allmählich progrediente neurologische Symptomatik oder ischämischer Insult; teilweise reversible Symptome),
- Stadium 4: CS ('complete stroke': Apoplexie mit chronischen neurologischen Defiziten).

**Antwort 188**

Die Antwort A) ist richtig.

Erbrechen und Hypersalivation sind keine Symptome der Encephalitis disseminata (Multiple Sklerose). Hypersalivation ist ein typisches Symptom des M. Parkinson. Auch epileptische Anfälle gehören nicht zum typischen Bild der Multiplen Sklerose (obwohl es schwere Verlaufsformen gibt - ca. 2% - die mit epileptischen Anfällen einhergehen können).

**Antwort 189**

Die Antwort A) ist richtig

Zu 4: Zum einen trägt man kaum bei jeder Gelegenheit einen Gummikeil mit sich herum, zum anderen ist es nach dem Sturz schon zu spät. Der Mund ist dann nicht mehr zu öffnen, der Zungenbiss hat schon stattgefunden, die Antwortmöglichkeit 4) ist also falsch.

**Antwort 190**

Die Antwort E) ist richtig.

Die wichtigsten Symptome der Meningitis sind Fieber, Kopfschmerzen, Meningismus (Opisthotonus: Rückwärtsbeugung des Kopfes und Überstreckung von Rumpf und Extremitäten), Lichtempfindlichkeit, evtl. Bewusstseinsstörungen, vegetative Störungen, positives Lasègue-Zeichen, Nackenzeichen und Kernig-Zeichen.

**Antwort 191**

Die Antwort B) ist richtig.

Zu B: Geringe Mengen Alkohol ($C_2H_5OH$) sollen gefäßprotektiv wirken und somit vor einer Apoplexie schützen. Alkoholabusus (Missbrauch) geht mit einer Vielzahl von schweren Krankheitsbildern einher, ein höheres Apoplexie-Risiko ist jedoch nicht gegeben.

**Antwort 192**

Die Antwort A) ist richtig.

Intentionstremor ist ein Symptom aus der sog. Charcot-Trias bei Multipler Sklerose (Nystagmus, Intentionstremor und skandierende Sprache) und kommt auch bei Kleinhirnschädigungen vor.

Zu C: Beim Morbus Parkinson findet sich ein Ruhetremor.

**Antwort 193**

Die Antwort C) ist richtig.

Zu 1: Das sog. Bell-Phänomen: Das Weiße des Auges bleibt sichtbar, weil beim Versuch, das Lid zu schließen, das Auge nach oben gedreht wird.

Zu 3: Die Schmerzattacken treten bei Trigeminusneuralgie (Schädigung des V. Hirnnervs) auf. Die Fazialislähmung ist schmerzlos.

Zu 4: Bei Schädigung des VII. Hirnnervs ist die Nasolabialfalte (von der Nase zum Mundwinkel) verstrichen.

Zu 5: Da die Hälfte des Gesichtes gelähmt ist, kann der Patient u.a. die Lippen nicht mehr vollständig schließen, den Mund nicht spitzen und auch nicht mehr pfeifen.

**Antwort 194**

Die Antwort B) ist richtig.

Zu 1: Die Lähmung des VII. Hirnnerven (Fazialislähmung) geht nicht mit Schmerzen einher. Dieses Phänomen entsteht bei Schädigung des V. Hirnnervs (Trigeminusneuralgie).

Zu 3: Der M. levator palpebrae, der das Oberlid hebt, wird vom N. oculomotorius (III. Hirnnerv) innerviert, nicht vom N. facialis. Die Weite der Lidspalte ist eine Funktion der glatten Mm. tarsales superior und inferior, die vom Sympathikus innerviert werden.

Zu 5: bei Läsionen oberhalb des Abgangs des M. stapedius (Steigbügelmuskel), der durch Zug am Steigbügel starke Geräusche dämpft, kommt es zu Hörstörungen im Sinne einer Hyperakusis (Geräusche werden störend laut empfunden).

**Antwort 195**

Die Antwort C) ist richtig.

Die Veränderung der Sekretschicht der Riechschleimhaut, die mit einem Schnupfen (Rhinitis) einhergeht, hat zur Folge, dass nicht mehr alle Geruchsstoffe zur Riechschleimhaut vordringen können. Der Geschmackssinn ist mit beeinträchtigt, da nun nur noch die basalen Geschmacksqualitäten, nicht jedoch die Aromen wahrgenommen werden können.

**Antwort 196**

Die Antwort E) ist richtig.

Zu 1: Masern-Virus: Masernenzephalitis, ca. jedes 2000. Kind mit Masern, 20% tödlich, 30% bleibende neurologische Schäden

Zu 2: Mumps-Virus: Hirnhautentzündung (ca. 25%, gute Prognose), Hirnentzündung (Enzephalitis, selten, mit ernster Prognose)

Zu 3: Herpes-simplex-Virus: Meningoencephalitis herpetica (gefürchtet)

Zu 4: Varicella-Zoster-Virus: Meningoenzephalitis (selten, gute Prognose)

Zu 5: Coxsackie-Viren: Meningitis, Enzephalitis mit Lähmungen, Poliomyelitis-ähnliches Krankheitsbild (Pseudopolio).

**Antwort 197**

Die Antwort E) ist richtig.

Zu 1: Die Tollwutviren wandern ins Gehirn und lösen dort eine tödliche Gehirnentzündung (Enzephalitis) aus.

Zu 2: Herpes-simplex-Virus: Meningoencephalitis herpetica (gefürchtet)

Zu 3: Bei der Poliomyelitis kommt es zur Zerstörung der motorischen Ganglienzellen im Vorderhorn des Rückenmarks mit den typischen schlaffen Lähmungen der entsprechenden Muskelgruppen.

Zu 4: Masern-Virus: Masernenzephalitis, ca. jedes 2000. Kind mit Masern, 20% tödlich, 30% bleibende neurologische Schäden)

Zu 5: Mumps-Virus: Hirnhautentzündung (25%; gute Prognose), Hirnentzündung (Enzephalitis, selten, mit ernster Prognose)

**Antwort 198**

Die Antwort B) ist richtig.

Bei der spinalen Kinderlähmung (Poliomyelitis) kommt es zur Zerstörung der motorischen Ganglienzellen im Vorderhorn des Rückenmarks mit typischen schlaffen Lähmungen der entsprechenden Muskelgruppen, ohne sensible Ausfälle.

**Antwort 199**

Die Antwort B) ist richtig.

Beim Heilfasten können bei einzelnen Patienten depressive Verstimmungen auftreten.

Beim Fasten kommt es durch vermehrte Bildung von Ketonkörpern (Ketoazidose durch verstärkte Lipolyse) zu einer metabolischen Azidose. Diese vermindert die renale Harnsäureausscheidung und kann dadurch einen Gichtanfall auslösen.

**Antwort 200**

Die Antwort E) ist richtig.

Zeichen einer Hirndrucksteigerung (pathologisch erhöhter intrakranieller Druck):

Kopfschmerz, Hirnnervenstörungen, erweiterte Pupillen (Mydriasis), Stauungspapille, Nüchternerbrechen, Bradykardie, Atemstörungen, motorische Unruhe, Bewusstseinsstörung, später. Zeichen der Einklemmung bzw. Ausfall der Großhirnfunktionen (Dezerebration).

**Antwort 201**

Die Antwort C) ist richtig.

(Vgl. Antwort auf Frage **128**).

**Antwort 202**

Die Antwort D) ist richtig.

Unter hyperkinetischem Syndrom versteht man eine pathologisch gesteigerte Motorik vor allem der Skelettmuskulatur mit z.T. unwillkürlich ablaufenden Bewegungen ('Zappelphilipp'). Hyperkinetisches Syndrom ist ein Synonym zu Aufmerksamkeitsdefizit-Hyperaktivitätsstörung (ADS, ADHS).

Das Krankheitsbild ist durch seit eine - seit den ersten Lebensjahren bestehende - erhebliche Störungen der Konzentration und Daueraufmerksamkeit, durch erhebliche Störungen der Impulskontrolle und Verhaltenssteuerung und der emotionalen Regulation sowie fakultativ durch motorische Hyperaktivität bzw. Unruhe gekennzeichnet.

Diese Störungen führen zu Problemen bei der Entwicklung der sozialen, schulischen und beruflichen Anpassung und sind mit einem großen persönlichen Leidensdruck verbunden.

**Antwort 203**

Die Antwort A) ist richtig.

Die Trigeminusneuralgie zeigt sich klinisch durch spontan auftretende sekundenlang anhaltende Schmerzattacken.

Die Schmerzattacken können auch durch verschiedene Reize (Berührung bestimmter Hautareale, Kälte, Sprechen usw.) ausgelöst werden.

**Antwort 204**

Die Antwort B) ist richtig.

Der Achillessehnenreflex ist ein Eigenreflex.

**Antwort 205**

Die Antwort A) ist richtig.

Der Nervus accessorius ist der 11. Hirnnerv. Er versorgt motorisch den M. sternocleidomastoideus und den M. trapezius. Diese beiden Muskeln haben vielfältige Aufgaben.

Der M. trapezius bewegt den Schultergürtel nach medial (pars transversa), aufwärts (pars descendens) und abwärts (pars ascendens). Bei Ausfall des N. accessorius ist deshalb eine aktive Schulterhebung gegen Widerstand nicht mehr möglich.

Der M. sternocleidomastoideus dreht bei einseitiger Kontraktion den Kopf zur Gegenseite und neigt in zur gleichen Seite hin. Beidseitige Kontraktion führt zur Rückwärtsbewegung (Blickhebung) und zum Vorschieben des Kopfes. Bei fixiertem Kopf kann der Muskel den Thorax heben (Atemhilfsmuskulatur).

Zu B: Kulissenphänomen: Bei einseitiger Lähmung des N. glossopharyngeus (IX. Hirnnerv) kommt es - z. B. beim Sprechen des Vokals A - zu einer Abweichung von Zäpfchen, weichem Gaumen und Rachenhinterwand zur gesunden Seite.

Zu C: Beim Chvostek-Zeichen (auch: Fazialiszeichen) führt das Beklopfen des N. facialis vor dem Ohr zur Kontraktion der gleichseitigen Gesichtsmuskulatur. Es findet sich als Zeichen einer neuromuskulären Übererregbarkeit bei Tetanie bzw. Hypokalzämie.

Zu D: (Trömner-Knipsreflex = Fingerbeugereflex: Bei Dorsalflexion der Hand

schlagen die Finger des Untersuchers schnell und kräftig auf die Fingerbeeren des Patienten: Dies führt zur Beugung der Finger I-V).
Zu E: Der Würgereflex wird durch Berührung der Rachenhinterwand mit dem Spatel ausgelöst. Er dient zur Überprüfung des IX. Hirnnervs, des N. glossopharyngeus.

**Antwort 206**
Die Antwort E) ist richtig.
Vgl. zum Hyperkinetischen Syndrom die Antwort auf Frage **202**.
Zu E: Zwangsaffekte sind Störungen der Mimik und des Ausdrucks, bei der scheinbar Gefühlsäußerungen ohne zugrunde liegenden Gefühlsregung (Affekt) auftreten. So kann z. B. Zwangslachen bzw. Zwangsweinen bei organischen Hirnerkrankungen auftreten.

**Antwort 207**
Die Antwort B) ist richtig.
Bei der Arteriitis temporalis (Horton) handelt es sich um eine Gefäßentzündung (Riesenzellvaskulitis) meist mit Befall von Ästen der Arteria carotis, die häufig zusammen mit einer Polymyalgia rheumatica auftritt. Das Krankheitsbild tritt i.d.R. nach dem 50. Lebensjahr und bei Frauen häufiger als bei Männern auf. Die Patienten leiden unter Kopfschmerzen, Sehstörungen und Schmerzen beim Kauen (Masseterschmerz). Manchmal lässt sich die Arteria temporalis als druckschmerzhafter, verdickter, pulsloser Strang tasten.
Die Blutsenkungsgeschwindigkeit ist stark erhöht (> 50 mm in der ersten Stunde). Therapeutisch werden Glukokortikoide eingesetzt.
Zu C: Vgl. zur Subarachnoidalblutung die Antwort auf Frage **149**.
Zu D: Die Sinusthrombose ist eine Thrombose eines venösen Hirnsinus. Sie kann als aseptische Thrombose bei Gerinnungsstörungen oder septisch infolge fortgeleiteter Infektionen (Furunkel im Gesichtsbereich, Osteomyelitis usw.) auftreten. Symptome: Kopfschmerz, Bewusstseinsstörung, epileptische Anfälle, Stauungspapille, Fieber u. a.

**Antwort 208**
Die Antwort E) ist richtig.
Das Erythema migrans ist ein Symptom der ebenfalls durch Zecken übertragenen Erkrankung der Lyme-Borreliose.
Klinik der FSME:
Das in verschiedenen Endemiegebieten (z. B. Österreich, CSSR, schwäbische Alb) von Zecken übertragene FSME-Virus ist der Erreger der Frühsommer-Meningoenzephalitis (FSME; auch CEE: Central European Encephalitis). In Deutschland ca. 300-600 gemeldete Fälle pro Jahr (hohe Dunkelziffer).
Erreger:
FSME-Virus (Flavivirus der Togavirenfamilie),
Reservoir:
wildlebende kleine Nagetiere, Rehe, Igel, Schafe u. ä.
Übertragungsweg:
verschiedene Zeckenarten (meistens Ixodes ricinus = gemeiner Holzbock),
Inkubationszeit:
7-14 Tage,
Klinik:

- 70% der Infektionen verlaufen symptomlos,
- biphasischer Verlauf: nach grippeähnlichen Symptomen (2-4 Tage) zunächst fieberfreies Intervall (4-5 Tage), dann erneuter Fieberanstieg mit ZNS-Beteiligung: Meningitis (Fieber, Kopfschmerz), Meningoenzephalitis (Hyperkinesen, Bewusstseinstrübung, Sprachstörungen, Lähmungen; günsti-

ge Prognose) bzw. Myelomeningitis (bleibende Lähmungen, Letalität 1%).

Diagnose:

Anamnese, Klinik, Serologie (Antikörperanstieg),

Therapie:

symptomatisch (Virus)

Prophylaxe:

Kleidung, Mittel zur Zeckenabwehr, Absuchen des Körpers (Zecken) nach Aufenthalt im Freien. Seit 1976 ist ein wirksamer Impfschutz verfügbar. Die Impfung ist nur bei Aufenthalt in Endemiegebieten bzw. bei Risikogruppen (Waldarbeiter, Förster u. Ä.) anzuraten. Bei Zeckenstichen in Endemiegebieten ist bei Ungeimpften unter 14 Jahren eine passive Immunprophylaxe nicht ratsam (der Verlauf soll dann schwerer sein).

**Antwort 209**

Die Antwort B) ist richtig.

Beim Morbus Parkinson findet sich ein Ruhetremor (ein Intentionstremor wäre z. B. typisch für das Krankheitsbild der Multiplen Sklerose und für Kleinhirnschädigungen).

Zu E: Der sog. Pillendreh- oder auch Münzzähltremor kommt durch Zittern der Beuge- und Streckmuskeln von Daumen und Zeigefinger zustande).

**Antwort 210**

Die Antwort D) ist richtig.

Durch die extreme Muskelanspannung während des Anfalls kommt es zwar zu Muskelschmerzen ("Muskelkater"), Lähmungen der Extremitätenmuskulatur sind für einen epileptischen Anfall aber untypisch.

**Antwort 211**

Die Antwort D) ist richtig.

Bei ca. 10% der Patienten beginnt das Anfallsgeschehen mit einer bewusst erlebten Aura von wenigen Sekunden Dauer. Unter dem Begriff Aura werden sensible (z. B. Taubheitsgefühl, Kribbeln), sensorische (z. B. Geruchs- oder Geschmacksaura), vegetative (epigastrische Aura) oder psychische (Glücks-, Angstgefühl, Déjà-vu-Erlebnis) Wahrnehmungen unmittelbar vor einem epileptischen Anfall verstanden.

**Antwort 212**

Die Antwort A) ist richtig.

Fußklonus: zur Reflexauslösung wird bei leicht gebeugtem Knie der Fuß im Sprunggelenk ruckartig passiv dorsalflektiert („Fußspitzen werden Richtung Nase bewegt") und dort festgehalten. Es kommt zu sich wiederholenden Kontraktionen des M. soleus.

Kloni sind Ausdruck einer gesteigerten Eigenreflextätigkeit. Ein unerschöpflicher Klonus gilt als Pyramidenbahnzeichen (Schädigung des 1. motorischen Neurons).

**Antwort 213**

Die Antwort E) ist richtig.

**Antwort 214**

Die Antwort B) ist richtig.

Als Rigor wird die Steifigkeit der Muskulatur infolge eines erhöhten Muskeltonus verstanden. Im Gegensatz zur Spastik bleibt der erhöhte Muskeltonus während des gesamten Bewegungsablaufs erhalten ("Biegen eines Bleirohres"), kann aber auch ruckartig nachlassen (sog. Zahnradphänomen oder Negro-Zeichen).

Zu A: Als Spastik wird ein krampfartig erhöhter Muskeltonus bezeichnet, der im Gegensatz zum Rigor proportional zur Geschwindigkeit einer passiven Dehnung des Muskels zunimmt oder bei fortgesetzter Dehnung auch plötzlich nachlassen kann (sog. Taschenmesserphänomen).

Zu C: Athetose: Erkrankung des extrapyramidalmotorischen Systems mit langsamen, bizarr geschraubten willkürlichen und unwillkürlichen Bewegungen v. a. an den distalen Extremitäten.

Zu D: Myoklonus: Als Myoklonus wird eine kurze ruckartige Zuckung einzelner Muskeln ohne oder mit nur geringem Bewegungseffekt verstanden.

Zu E: Ballismus: pathologisch gesteigerte Motorik v. a. der proximalen Extremitätenmuskulatur mit unwillkürlich ablaufenden Bewegungen (z. B. Schleuderbewegungen der Arme und Beine).

**Antwort 215**

Die Antwort B) ist richtig.

Der Knie-Hackenversuch (KHV) dient der Überprüfung der Koordination. Der liegende Patient setzt bei geschlossenen Augen die Ferse des einen Beins auf die Kniescheibe des anderen Beins. Mit der Ferse fährt er entlang der Schienbeinkante nach unten. (Wackelbewegungen und Unsicherheiten treten z. B. bei Kleinhirnschäden auf).

**Antwort 216**

Die Antwort B) ist richtig.

Das Krankheitsbild beginnt normalerweise vor dem 7. Lebensjahr (3-5% der Schulkinder sind betroffen).

(Vgl. zum Hyperkinetischen Syndrom die Antwort auf Frage **202**).

**Antwort 217**

Die Antwort A) ist richtig.

Unter Diadochokinese versteht man die Fähigkeit, antagonistische Bewegungen (z.B. Pronation - Supination) in schneller Folge ausführen zu können.

Zu B: Taschenmesserphänomen: vgl. Antwort auf Frage **161**.

Zu C: Halteversuche (Vorhalteversuche; VHV) dienen dem Nachweis einer Ataxie oder einer Lähmung. Ein Hin- und Herschwanken oder ein Zittern der Extremitäten bei den Halteversuchen findet sich außerdem häufig bei Kleinhirnschäden.

Zu D: Der Finger-Nase-Versuch (FNV) ist ein Test zur Prüfung der Koordination. Der Patient muss zuerst mit offenen, dann mit geschlossenen Augen nach einer weiten Ausholbewegung zügig den Zeigefinger an die Nasenspitze führen.

Zu E: Gehversuche (wie der Seiltänzergang oder das Gehen mit geschlossenen Augen) dienen der Feststellung einer Gangataxie. Beim Seiltänzer- oder Strichgang geht der Patient auf einem imaginären Strich und soll dabei einen Fuß eng vor den anderen setzen.

**Antwort 218**

Die Antwort A) ist richtig.

Das hier geschilderte sog. "Taschenmesserphänomen" (Dehnungswiderstand, der zunächst zu-, dann plötzlich abnimmt) ist typisch für eine Spastik.

**Antwort 219**

Die Antwort D) ist richtig.

Die vorderen 2/3 der Zunge werden vom Nervus facialis sensorisch/geschmacklich versorgt. Das hintere Drittel der Zunge wird geschmacklich vom N. glossopharyngeus (und N. vagus) versorgt. (Die sensible Versorgung der Zunge übernimmt in den vorderen 2/3 der N. trigeminus.)

**Antwort 220**

Die Antwort B) ist richtig.

Die Kaumuskeln werden großteils vom Mandibularis-Ast des N. trigeminus versorgt.

Die anderen genannten Tests dienen der Prüfung des VII. Hirnnervs, des Nervus facialis.

**Antwort 221**

Die Antwort A) ist richtig.

Entmarkung und Degeneration der Hinterstränge des Rückenmarks finden sich als

Tabes dorsalis ("Rückenmarkschwindsucht") - einer Form der Neurosyphilis - im Spätstadium der Syphilis.
Etwa 2-3% der Syphilis-Kranken entwickelt nach ca. 8-20 Jahren dieses Krankheitsbild.
Klinik: lanzinierende („wie Lanzenstiche") Schmerzen, häufig im Gebiet des N. ischiadicus, ataktische Gangstörung, Sehstörungen mit Gesichtsfelddefekten, Sehverlust bis zur Erblindung durch Atrophie des N. opticus, Miktionsstörungen, schmerzlose Gelenkdeformitäten der Knie- und Sprunggelenke (tabische Arthropathie) u. a.

**Antwort 222**

Die Antwort A) ist richtig.
Als Zwei-Punkte-Diskrimination wird die Fähigkeit bezeichnet, gleichzeitig an zwei verschiedenen Punkten (z. B. der Haut) gesetzte Reize noch unterscheiden zu können. Der Abstand, bei dem der Patient die beiden Nadelspitzen gerade noch als zwei unterschiedliche Reize wahrnimmt, wird in mm angegeben (Normwerte: z. B. Fingerkuppe < 5 mm, Fußrücken < 30 mm).
Zu B: Die Stimmgabel dient zur Überprüfung des Vibrationsempfindens.
Zu C: Der Finger-Nase-Versuch dient der Überprüfung der Koordination.
Zu D: Das Nadelrad dient zur Sensibilitätsprüfung.
Zu E: Unterschiedlich temperierte Reagenzgläser dienen zur Prüfung der Temperaturempfindung (gleiche neurologische Bahn wie Schmerzempfindung).

**Antwort 223**

Die Antwort D) ist richtig.
Zu A: Die Kombination Miosis, Ptosis, Enophthalmus bezeichnet man als Horner-Syndrom.
Zu B: Akinese, Rigor und Tremor sind die Kardinalsymptome des M. Parkinson.
Zu C: Innenohrschwerhörigkeit, Keratitis (Hornhautentzündung) und Zahnveränderungen (sog. Hutchinson-Zähne) charakterisieren die sog. Hutchinson-Trias bei angeborener Syphilis (Syphilis connata).
Zu E: Schlafanfälle, Wachanfälle und Kataplexie ist die Symptomentrias bei Narkolepsie.

**Antwort 224**

Die Antwort E) ist richtig.
Bei Schädigung des N. glossopharyngeus und des N. vagus kommt es zu einer Lähmung des Gaumensegels. Aufgrund fehlender Muskelspannung kommt es – besonders deutlich beim Sprechen des Vokals A – zu einer Abweichung von Zäpfchen, weichem Gaumen und Rachenhinterwand zur gesunden Seite. In Ruhe hängt das Gaumensegel auf der gelähmten Seite tiefer.
Das klinische Bild bei der Inspektion des Rachens erinnert an eine Schauspielbühne, bei der gerade von einer Seite der Vorhang (das Gaumensegel) fällt: „Kulissenphänomen".

**Antwort 225**

Die Antwort C) ist richtig.
Der Finger-Nase-Versuch ist ein Test zur Überprüfung der Koordination.
Der Untersuchte muss zunächst mit offenen, dann mit geschlossenen Augen, nach einer weiten Ausholbewegung mit dem Arm, zügig den Zeigefinger zur Nasenspitze führen.
(Beim ähnlichen Fingerversuch führt der Untersuchte nach einer weiten Ausholbewegung beider Arme die Fingerspitzen der Zeigefinger zusammen).

**Antwort 226**

Die Antworten A) und B) sind richtig.

Der Kornealreflex ist ein typischer Fremdreflex: Durch Auftreffen eines Reizes auf die Hornhaut (Kornea) kommt es reflektorisch zum Lidschluss des Auges.

Reizort sind sensible Fasern in der Hornhaut. Über den N. trigeminus (V. Hirnnerv; afferenter Nerv) geht der Reflexbogen zum Stammhirn, wird dort mehrfach (polysynaptisch) auf den N. facialis (VII. Hirnnerv; efferenter Nerv) umgeschaltet und führt zum Lidschluss über dem betroffenen Auge.

Pupillen(licht)reflex: Die afferente und die efferente Bahn des Pupillenreflexes sind polysynaptisch verschaltet, Reizort (Photosensoren der Netzhaut) und Erfolgsorgan (M. dilatator pupillae bzw. M. sphincter pupillae) des Reflexes sind verschieden.

Mit dem Pupillenreflex wird die Öffnung der Regenbogenhaut (Iris) verändert, um den Lichtdurchtritt durch die Pupille zur Netzhaut den wechselnden Lichtverhältnissen anzupassen: Physiologische Veränderung der Pupillenweite (Pupillomotorik).

Der Musculus dilatator pupillae wird sympathisch über Nervenfasern aus dem Ganglion ciliare innerviert. Die Erweiterung der Pupille wird als Mydriasis bezeichnet.

Der Musculus sphincter pupillae (Pupillenverenger) wird von parasympathischen Fasern des Nervus oculomotorius (3. Hirnnerv) innerviert. Eine Verengung der Pupille (bei starkem Lichteinfall) wird als Miosis bezeichnet.

Zu C und D: Achillessehnenreflex (Triceps-surae-Reflex) und Patellarsehnenreflex (PSR; Quadriceps-femoris-Reflex) sind typische Eigenreflexe.

Zu E: Fremdreflexe werden auf Rückenmark- oder Stammhirnhöhe mehrmals umgeschaltet (= polysynaptischer Reflexbogen) und umgreift mehrere Rückenmark- oder Stammhirnsegmente. Fremdreflexe zeigen eine deutliche Ermüdbarkeit.

**Antwort 227**

Die Antwort A) ist richtig.

Borrelieninfektionen führen häufig zu Hirnnervenlähmungen. Der für die Innervation der mimischen Muskulatur – und damit auch für den Lidschluss – verantwortliche 7. Hirnnerv (Nervus facialis) ist häufig betroffen.

Der rechte N. facialis ist für den Lidschluss des rechten, der linke N. facialis für den Lidschluss des linken Auges verantwortlich.

**Antwort 228**

Die Antworten A) und B) sind richtig.

Der N. hypoglossus ist der 12 Hirnnerv.

Er ist für die motorische Innervation der Zunge zuständig. Wird der Nerv einseitig geschädigt, kommt es zur halbseitigen Lähmung und Atrophie der Zunge.

Beim Herausstrecken der Zunge weicht diese zur geschädigten Seite – also zur Seite der Hypoglossuslähmung hin – ab.

(Im Mund weicht die Zunge zur gesunden Seite ab. Beim Herausstrecken der Zunge kommt es allerdings durch den Tonus des kontralateralen, nicht gelähmten Musculus genioglossus zu einer Verlagerung der Zunge zur geschädigten Seite.)

Zu C und E: Ein hängender Mundwinkel und die Unfähigkeit zu Pfeifen oder die Backen aufzublasen sind Symptome einer Lähmung des N. facialis.

Zu D: Anfallsweise stärkste kurz andauernde Schmerzen im Versorgungsbereich des N. maxillaris oder N. mandibularis im Gebiet des Ober- oder Unterkiefers sind typische Symptome einer Trigeminusneuralgie.

**Antwort 229**

Die Antwort A) ist richtig.

Vgl. Antwort auf Frage **161**.

**Antwort 230**

Die Antworten A), B) und C) sind richtig.

Das Kleinhirn (Zerebellum) ist ein allgemeines motorisches Koordinationszentrum.

Es betreibt die Planung, Koordination und Feinregulierung von Bewegungen, dient damit der Koordination und Feinabstimmung der Körperbewegungen und des Muskeltonus. Ferner ist es ein wichtiger Ort motorischen Lernens.

Bei Kleinhirnschäden kommt es zur Ataxie. Unter diesem Begriff werden verschiedene Störungen der Gleichgewichtsregulation und der Bewegungskoordination zusammengefasst. Im Einzelnen können z.B. vorliegen:

- Dysdiadochokinese: Darunter wird die Unfähigkeit verstanden, schnell hintereinander gegenläufige (antagonistische) Bewegungen durchzuführen. Beispiel: Schnelles abwechselndes Ein- und Auswärtsdrehen der Hand („wie beim Zu- bzw. Aufdrehen eines Tankverschlusses").
- Intensionstremor: Ein Zittern der Hand, das umso stärker wird, je näher man mit der Hand zum angestrebten Ziel kommt.
- Störungen der Zielmotorik: Nicht korrigierte, überschießende Bewegungen (Testverfahren: z.B. mit Fingerversuch und Finger-Nase-Versuch).
- Stand- und Gangataxie: wankender Stand und Gang („wie bei einem Betrunkenen").
- Nystagmus: „Augenzittern" durch Störung der Koordination der Okulomotorik.
- Zerebellare Dysarthrie: Sprechstörung durch Störung der Koordination der Sprechmotorik (verwaschene undeutliche Sprache, „skandierende Sprache".

**Antwort 231**

Die Antwort A) ist richtig.

Der N. radialis zieht in der Mitte der Hinterseite des Oberarms (Humerus) – und diesem direkt aufliegend – zwischen den beiden Köpfen des M. triceps brachii im sog. Radialiskanal (Sulcus nervi radialis) in Richtung Ellenbeuge.

Bei einem Oberarmbruch in Schaftmitte wird der Nervus radialis deshalb häufig in Mitleidenschaft gezogen.

**Antwort 232**

Die Antworten B) und C) sind richtig.

Das Zwerchfell (Diaphragma) wird innerviert vom N. phrenicus der seinen Ausgangspunkt im Rückenmarksegment C4 (C3-C5) nimmt.

**Antwort 233**

Die Antworten A) und C) sind richtig.

Anatomische Strukturen von außen nach innen:

- Haare und Kopfschwarte,
- Schädelknochen,
- Harte Hirnhaut (Dura mater),
- Spinnwebenhaut (Arachnoidea),
- Subarachnoidalraum (Liqourraum zwischen Arachnoidea und Pia mater),
- Weiche Hirnhaut (Pia mater),
- Gehirn.

Die epidurale Blutung liegt auf (oder über) der Dura mater, also zwischen Schädelknochen und Dura mater.

**Antwort 234**

Die Antworten C) und D) sind richtig.

Bei einer subduralen Blutung liegt das Hämatom zwischen der Harten Hirnhaut (Dura mater) und der Spinnwebenhaut (Arachnoidea)

Vgl. zum anatomischen Aufbau Antwort auf Frage **233**.

**Antwort 235**

Die Antworten A), C) und D sind richtig.

Schon Neugeborene können in Bauchlage den Kopf leicht anheben und zur Seite drehen, sie sitzen frei mit etwa 8 Monaten und können mit 4 ½ Jahren auf einem Bein hüpfen.

Zu B: Kinder können im Alter von 12-16 Monaten laufen.

Zu E: Kinder können im Alter von etwa 4 Jahren für ca. 5 Sekunden auf einem Bein stehen.

**Antwort 236**

Die Antwort A) ist richtig.

Ein Opisthotonus (griech: „Rückwärtsspannung“) ist eine krampfartige extreme Rückwärtsneigung des Kopfes und Überstreckung von Rumpf und Extremitäten.

Das Symptom findet sich vor allem bei eitrigen Meningitiden (Extremform des Meningismus), bei Tetanus, bei Mittelhirnverletzungen und als sog. Arc de cercle („Kreisbogen“: Aufstützen des Hinterkopfs und der Fersen, bei gleichzeitigem Aufbäumen der Körpermitte) bei psychogenen Anfällen.

Zu B: Meningismus: Reflektorische Verspannung der Nackenmuskulatur mit Nackensteifigkeit bei Reizungen und Erkrankungen der Hirnhäute (z.B. im Rahmen einer Meningitis).

Zu C: Rigor: Wechselnder Dehnungswiderstand der Muskulatur bei passiver Dehnung als klinisches Zeichen bei extrapyramidalmotorischen Störungen (z.B. M. Parkinson). Das ruckartige Nachlassen des Dehnungswiderstand während der Rigor-Prüfung (z.B. Beugen des Unterarmes im Ellenbogengelenk) wird als „Zahnradphänomen“ bezeichnet.

Zu D: Spastik: Unter Spastik versteht man die Vermehrung des Muskeltonus. Sie tritt z.B. bei spastischen Lähmungen infolge der Schädigung des 1. motorischen Neurons (Pyramidenbahn) – z.B. bei Multipler Sklerose und Apoplexie – auf.

Zu E: Ballismus: Meist einseitig auftretende Hyperkinesie (pathologisch gesteigerte Motorik), die sich durch plötzliche unkontrollierbare heftige Schleuderbewegungen von Armen und Beinen äußert.

**Antwort 237**

Die Antwort C) ist richtig.

Vgl. zum Krankheitsbild des M. Parkinson Antwort auf Frage **131**.

**Antwort 238**

Die Antwort B) ist richtig.

Die geschilderte Klinik passt zu einer perniziösen Anämie.

Ursache einer perniziösen Anämie ist eine Autoantikörperbildung gegen die den „Intrinsic-Faktor" bildenden Belegzellen des Magens und gegen den eigentlichen „Intrinsic-Faktor". Es kommt zur atrophischen Immungastritis (Magenschleimhautentzündung) Typ A. Der Mangel an Intrinsic-Faktor führt zur verminderten Aufnahme von Vitamin B12 im terminalen Ileum und zur Vitamin-B12-Mangelanämie.

Klinik der perniziösen Anämie:

Schleichender Krankheitsbeginn mit der klinischen Trias (drei Symptome, die für eine bestimmte Krankheit charakteristisch sind):

- Anämiesymptome: strohgelbe Blässe (Anämie und diskreter Ikterus: Kombination aus einer Blutbildungsstörung und einem verstärkten Abbau der Erythrozyten), allgemeine Anämiesymptome,
- gastrointestinale Symptome: atrophische Magenschleimhautentzündung

(Typ A), Entzündung der Zunge (Hunter-Glossitis) mit Zungenbrennen und Lackzunge (glatte, tiefrote Zunge), Schleimhautveränderungen,

- neurologische und psychiatrische Symptome: Gangunsicherheit, spastische Lähmungen, schmerzhafte Empfindungsstörungen (Parästhesien) an Händen und Füßen, evtl. Fehlen der Eigenreflexe, Störung der Tiefensensibilität bzw. des Vibrationsempfindens (Stimmgabelversuch), organisches Psychosyndrom,
- Symptome der ursächlichen Erkrankung (z. B. Dünndarmentzündung im terminalen Ileum)

Merke: Es gibt einen Vitamin-B12-Mangel mit neurologischen Störungen ohne gleichzeitige Anämie! Bei unklaren neurologischen Symptomen deshalb immer an Vitamin-B12-Mangel denken.

**Antwort 239**

Die Antwort C) ist richtig.

Vgl. Antwort auf Frage **86** und Frage **231**.

Zu A: Die Krallenhand ist das typische Symptom der Lähmung des N. ulnaris.

Zu B: Die Schwurhand ist das typische Symptom der Lähmung des N. medianus.

Zu D und E: Das Karpaltunnelsyndrom ist eine Druckschädigung des N. medianus im Bereich der Handwurzelknochen. Die Medianuslähmung führt u.a. zur Daumenballenatrophie. Vgl. Antwort auf Frage **96**.

**Antwort 240**

Die Antwort A) ist richtig.

Punktförmige Hautblutungen, sog. Petechien, können, speziell bei Kindern, Vorboten eines perakuten Waterhouse-Friderichsen-Syndroms (= Nebenniereninsuffizienz mit Blutungen und Schock bei Meningokokkensepsis) sein.

Zu B: Ein Schmetterlingserythem über der Nase findet sich beim Lupus erythematodes.

Zu C: Die Wanderröte, das Erythema migrans, ist ein Symptom bei Lyme-Borreliose.

Zu D: Roseolen der Bauchhaut finden sich beim Typhus abdominalis.

**Antwort 241**

Die Antwort A) ist richtig.

Als Migräne wird ein anfallsartiger Kopfschmerz bezeichnet, der wiederholt und meist streng halbseitig auftritt. Ca. 2% der Bevölkerung leiden unter Migräne. Betroffen sind meist Patienten in jungen oder mittleren Jahren, Frauen häufiger als Männer.

Klinik der Migräne:

Im Ablauf eines Migräneanfalls sind oft vier Phasen zu erkennen:

- Prodromi (Früh- oder Warnsymptome): Hyper- oder Hypoaktivität, depressive Verstimmung, Heißhungergefühl
- Aura: komplexe neurologische Symptome können einem Anfall vorausgehen bzw. diesen begleiten z.B. Sehstörungen (Flimmerskotome), motorische oder sensible Störungen, Sprechstörungen u.a. Geht eine Migräne mit solchen Erscheinungen einher, so spricht man von Migraine accompagnée.
- Kopfschmerzattacke: einseitig pulsierender Kopfschmerz, der sich bei körperlicher Aktivität verstärkt. Häufig mit Übelkeit, Erbrechen, Durchfall, Geräuschempfindlichkeit, Lichtempfindlichkeit und Herzfrequenzsteigerungen (Tachykardie).
- Anfallsende: nach einigen Stunden (bis max. 1-2 Tage) klingt der Anfall in einer allgemeinen Erschöpfung ab. Diese Phase zeichnet sich durch Schlafbedürfnis, verstärktes Durstgefühl und gesteigerten Harnfluss (Polyurie) aus.

Komplikationen und Sonderformen:

- Status migraenosus: eine Kopfschmerzattacke geht unmittelbar in eine andere über.
  Es resultiert eine Kopfschmerzphase, die länger als 72 Stunden andauert.
- Komplizierte Migräne: Bei dieser Migräneform kommt es zu Kopfschmerzanfällen mit anhaltenden neurologischen Störungen. Die neurologischen Störungen können das Kopfschmerzstadium um Stunden und Tage überdauern.
- Ophthalmische Migräne: akute Sehstörungen, u. U. auch ohne Kopfschmerzen.

**Antwort 242**

Die Antworten B) und C) sind richtig.
Vgl. Antwort auf Frage **240**.

**Antwort 243**

Die Antwort C) ist richtig.
Im Gebiet des vorderen Stirnlappens befindet sich das präfrontale Rindengebiet. Dieses Hirngebiet wird als oberstes Kontrollzentrum für eine situationsangemessene Handlungssteuerung angesehen und ist gleichzeitig intensiv an der Regulation emotionaler Prozesse (z.B. „Gefühlskontrolle“) beteiligt.
Verletzungen im Bereich des vorderen Stirnlappens führend zu gravierenden Persönlichkeitsveränderungen wie: Missachtung sozialer Normen, emotionale Verflachung, Triebenthemmung, unangemessene Euphorie u.a.
Zu A: Die Rindenblindheit ist eine besondere Form der Erblindung, die durch beidseitige Zerstörung der primären Sehrinde im Hinterhauptlappen des Gehirns hervorgerufen wird.
Zu B: Die sensorische Sprachregion liegt im Wernicke-Zentrum im oberen Schläfenlappen des Gehirns. Bei Schädigungen in diesem Hirnbereich kann Sprache und Sprechen nicht mehr richtig wahrgenommen werden und es kommt zu einer zentralen Sprachstörung.

**Antwort 244**

Die Antworten B) und C) sind richtig.
Die Multiple Sklerose (MS, Encephalomyelitis disseminata) ist eine chronisch verlaufende, entzündliche Erkrankung mit multiplen, disseminierten Entmarkungsherden im Zentralnervensystem
Klinik:
Die MS kann nahezu jede zentralnervöse Erkrankung vortäuschen. Das disseminierte (über einen großen Bereich verstreute) neurologische Symptomenbild und der Verlauf in Schüben und Remissionen gelten letztlich als kennzeichnende Kriterien der Multiplen Sklerose.
Häufige Frühsymptome

- Neuritis nervi optici (Optikusneuritis, Retrobulbärneuritis): meist einseitiges Schleiersehen, schmerzhafte Augenbewegung, zentraler Gesichtsfeldausfall,
- Doppelbilder durch Augenmuskellähmungen,
- Lähmungen oder Ataxien (Störung der Koordination von Bewegungsabläufen),
- Sensibilitätsstörungen (Hinterstrangschädigung).

Weitere Symptome

- Lähmung und Spastik durch Schädigung der Pyramidenbahn,
- Blasenentleerungsstörungen (Harndrang, Inkontinenz, Restharn),
- Kleinhirnstörungen, Intentionstremor
- Nystagmus („Augenzittern“),
- vegetative Störungen (Blasen-, Darm- und Sexualfunktion),

- Lähmungen des N. facialis, Trigeminusneuralgie (1,5%),
- Sprach- und Sprechstörungen, z.B. skandierende („abgehackte“) Sprache,
- selten: zerebrale Anfälle (2%),
- psychische Störungen: Euphorie, Dysphorie, Depression.

Früher wurde die sog. Charcot-Trias als typisch für MS angesehen (wird ab und zu noch gefragt): Intentionstremor, Nystagmus, skandierende Sprache.

Komplikationen:

- Harnwegsinfekte, Pyelonephritiden, Urosepsis durch Blasenentleerungsstörungen.

Zu A: Patienten mit Multipler Sklerose haben einen Intensionstremor.
Zu D: Bei Multipler Sklerose ist das 1. Motoneuron, die Pyramidenbahn, geschädigt. Die Patienten entwickeln eine spastische Lähmung.
Zu E: Die Bauchhautreflexe fehlen bei MS oder sind abgeschwächt.

**Antwort 245**
Die Antwort D) ist richtig.
Die Klink spricht für eine Subarachnoidalblutung (SAB).
Vgl. zur SAB Antwort auf Frage **149**.

**Antwort 246**
Die Antwort D) ist richtig.
Die chronische Einnahme von (Kopf-) Schmerzmitteln kann Kopfschmerzen auslösen und unterhalten: Medikamenten- oder Entzugskopfschmerz. Besonders häufig soll der Medikamentenkopfschmerz durch Schmerzmittel ausgelöst werden, in denen mehrere Wirkstoffe miteinander kombiniert sind.

**Antwort 247**
Die Antworten A) und D) sind richtig.
Vgl. zum Krankheitsbild der Migräne Antwort auf Frage **244**.

**Antwort 248**
Die Antworten B) und C) sind richtig.
Vgl. zum Krankheitsbild der Arteriitis temporalis Antwort auf Frage **80**.

**Antwort 249**
Die Antwort B) ist richtig.
Es handelt sich beim geschilderten Krankheitsbild um ein Schlafapnoesyndrom.
Dabei handelt es sich um mindestens 10-mal pro Stunde anfallsweise auftretende Atemstillstände ($\geq$ 10 Sekunden Dauer) während des Schlafes;
Ätiologie:

- SAS mit Obstruktion („Verstopfung“) der oberen Atemwege = obstruktives Schlafapnoesyndrom = OSAS (> 90%): verminderter Tonus und Kollaps der Schlundmuskulatur im Schlaf. Atembewegungen bleiben jedoch erhalten. Begünstigend: Tonsillenhyperplasie, Nasenpolypen, Abweichungen der Nasenscheidewand (= Nasenseptumdeviation), Zungenvergrößerung (Makroglossie), Kieferfehlstellungen.
- SAS ohne Obstruktion der oberen Atemwege (< 10%):
  - Zentrale Schlafapnoe und primäre alveoläre Hypoventilation (selten): zeitweilig aussetzende Innervation der Atemmuskulatur aufgrund verminderter Erregbarkeit der Chemorezeptoren führt zu vollständigem Ausfall der Atembewegungen.
  - Sekundäre alveoläre Hypoventilation (Lungen-, Skelett- und neuromuskuläre Krankheiten).

Klinik:

- Leitsymptom 1: lautes, unregelmäßiges Schnarchen mit Atemstillständen (Fremdanamnese),
- Leitsymptom 2: gesteigerte Tagesmüdigkeit mit Einschlafneigung bei

monotonen Tätigkeiten (7fach erhöhtes Unfallrisiko).
- Weitere Symptome: intellektuelle Leistungsminderung (z. B. Konzentrations- und Gedächtnisstörungen), depressive Verstimmung, morgendliche Kopfschmerzen, morgendliche Mundtrockenheit, Potenzstörungen.
- Komplikationen: nächtliche Herzrhythmusstörungen, Auftreten bzw. Verschlechterung einer arteriellen Hypertonie, Verschlechterung einer vorbestehenden Herzinsuffizienz, Ateminsuffizienz, pulmonale Hypertonie, Cor pulmonale, Polyglobulie, erhöhtes Risiko für Herzinfarkt –und Schlaganfall (Apoplexie).

Diagnose:
(Fremd-)Anamnese (Schnarchen mit Atemstillständen), Klinik (mit HNO-ärztlicher Untersuchung); Schlaflabor (oder ambulant): Überwachung und Registrierung von Atemfluss, Atemgeräusch, Pulsfrequenz, Sauerstoffsättigung des Blutes usw.

Therapie:
- Behandlung von Risikofaktoren: Übergewicht (80% der SAS-Patienten sind adipös), Nasenseptumdeviation, Tonsillenhypertrophie u. Ä. Schlafhygiene: keine schweren Mahlzeiten oder anstrengende Tätigkeiten vor der Nachtruhe, regelmäßiger Schlafrhythmus, ausreichende Schlafphasen, Seitenlage im Schlaf, Verzicht auf Alkohol, Nikotin und Apnoe verstärkende Medikamente (Schlafmittel, Beruhigungsmittel, Betarezeptorenblocker),
- medikamentös: Theophyllin (wirkt nur bei leichter SAS),
- kontinuierliche nächtliche Überdruckbeatmung mittels Atemmaske,
- chirurgisch (selten indiziert).

Prognose:
Schlafapnoeindex < 20 /h: keine erhöhte Sterblichkeit, Schlafapnoeindex > 20 /h: 8-Jahres-Sterblichkeit 40% (unbehandelt).

**Antwort 250**
Die Antworten B) und C) sind richtig.
Vgl. zum Krankheitsbild der Commotio cerebri Antwort auf Frage **99**.

**Antwort 251**
Die Antworten B) und E) sind richtig.
Vgl. zur Klinik der Polyneuropathie Antwort auf Frage **90**.

**Antwort 252**
Die Antworten A) und B) – und unseres Erachtens auch D) – sind richtig.
Der epileptische Anfall ist eine vorübergehende, totale oder teilweise Funktionsstörung des Gehirns, hervorgerufen durch plötzlich auftretende, gleichzeitige (= synchronisierte) Entladung vieler Neurone.
Klinik der Epilepsie:
Aus der Vielzahl sich oft völlig unterschiedlich manifestierender Anfallstypen sei der „klassische" Grand-mal-Anfall beschrieben:
- Prodromalerscheinungen: vermehrte Reizbarkeit, Schwindel, Kopfschmerzen, motorische Unruhe, Hypo- oder Hyperaktivität, depressive Verstimmung u.a.
- Aura: bei 10% der Patienten beginnt das Anfallsgeschehen mit einer bewusst erlebten Aura von wenigen Sekunden Dauer z.B. in Form von Sprachstörungen, Lichtblitzen, Blickwendungen, epigastrischem Unbehagen o.Ä.
- Initialschrei: der Patient stürzt bei Anfallsbeginn abrupt, häufig mit Ausstoßen eines Schreies („Initialschrei" durch tonische Kontraktion der Atemmuskulatur), bewusstlos zu Boden.

Hierbei zieht er sich häufig Verletzungen zu.

- tonisch-klonische Zuckungen: die erste, tonische Phase des Anfalls ist geprägt durch einen Strecktonus der Arme und Beine, durch ein Überstrecken des Kopfes („Opisthotonus“ ), durch Atemstillstand mit Zyanose und lichtstarre, weite Pupillen. Nach ca. 30 Sekunden folgt dieser tonischen Phase dann eine klonische Phase: rhythmische, klonischen Zuckungen, die etwa ½ bis 2 Minuten andauern und in allgemeiner Muskelerschlaffung enden.
- häufig (nicht obligatorisch): Zungenbiss, Einnässen, Einkoten (selten), vermehrter Speichelfluss mit Schaum vor dem Mund, Verletzungen (durch den Sturz).
- Terminalschlaf: nach dem Anfall folgt ein bis zu Stunden dauernder sog. Terminalschlaf, aus dem der Kranke mit einem Muskelkater (starke Muskelbeanspruchung während des Krampfes) erwacht. Häufig befindet sich der Kranke nach dem Anfall in einem Dämmerzustand mit Verwirrtheit, motorischer Unruhe, Ratlosigkeit, Sprech- und Wahrnehmungsstörungen. Für den gesamten Anfall und für diesen evtl. Dämmerzustand besteht eine Erinnerungslücke (Amnesie).
- besondere Verläufe:
  - Bindung der Grand-mal-Anfälle an den Schlaf-Wach-Rhythmus: bei manchen Patienten treten die Krämpfe vorwiegend im Schlaf auf („Schlafepilepsie“), bei anderen unmittelbar nach dem Erwachen („Aufwachepilepsie“). Epilepsien, bei denen eine solche zeitliche Bindung an den Schlaf-Wach-Rhythmus nicht vorliegt, bezeichnet man als diffuse Epilepsien.
  - Grand-mal-Serie: mehrere große Anfälle innerhalb weniger Stunden, wobei der Kranke in den Anfallspausen stets wieder bewusstseinsklar wird.
  - Grand-mal-Status oder Status epilepticus: schnell aufeinander folgende Grand-mal-Anfälle, bei denen der Patient zwischen den Anfällen nicht zu Bewusstsein kommt.

Zu C: Bei den Denkstörungen werden formale Denkstörungen und inhaltliche Denkstörungen unterschieden.

- Formale Denkstörungen sind Störungen des Denkablaufs (Sperrung des Denkens/ Gedankenabreißen, Vorbeireden, zerfahrenes Denken).
- Bei inhaltlichen Denkstörungen ist der Denkinhalt unrichtig und nicht realitätsbezogen („Wahn“).

Zu D: Eine Halluzination ist ein Wahrnehmungserlebnis ohne entsprechenden Außenreiz. Der Wahrnehmung liegt also kein reales Objekt zugrunde und ein adäquater Sinnesreiz fehlt. Der Patient ist allerdings von der Wirklichkeit seiner Halluzination überzeugt. Vorkommen: Delir („weiße Mäuse“), organische Psychose, Schizophrenie und auch bei Epilepsie. Bei der Epilepsie weiß der Patient meist umd die Nichtwirklichkeit seiner Wahrnehumung: Man spricht deshalb hier besser von Pseudohalluzination. .

**Antwort 253**

Die Antwort A) ist richtig.

Bei der chronischen Polyarthritis findet sich ein Karpaltunnel- oder Medianuskompressionssyndrom überdurchschnittlich häufig. (Vgl. zu diesem Krankheitsbild Antwort auf Frage **96**.)

Durch die Nervenschädigung kommt es zu einer Schwäche der Daumenabduktion. Eine Flasche kann deshalb nicht mehr fest (ohne Zwischenraum zwischen Daumen-Zeigefinger- Hautfalte der Hand und Flasche) umschlossen werden: „Flaschenzeichen“.
Zu E: Vgl. zum Krankheitsbild der Dupuytren-Kontraktur Antwort auf Frage **641**.

**Antwort 254**
Die Antwort B) ist richtig.
Ein wesentliches Kennzeichen pathologisch gesteigerter Eigenreflexe ist die Verbreiterung der sog. reflexogenen Zone.
Ist die Körperregion, in der ein Reflex auslösbar ist, verbreitert, (wird z.B. der Quadriceps-femoris-Reflex schon beim Schlag auf den proximalen Unterschenkel oder den distalen Oberschenkel ausgelöst), so spricht dies für eine Hyperreflexie.
Die einseitige Reflexsteigerung mit Verbreiterung der reflexogenen Zone, ist u.a. Zeichen einer Pyramidenbahnläsion bzw. einer zentralen (‚spastischen‘) Lähmung.
Die Reflexsteigerung der Eigenreflexe zeigt also i. d. R. eine Schädigung des 1. motorischen Neurons an (Schädigung zwischen Hirnrinde zu den Vorderhörnern des Rückenmarks).
Klinik: zentrale („spastische“) Lähmung.
Zu C: Bei Hyperthyreose findet man eine Hyperreflexie mit Verbreiterung der reflexogenen Zone – allerdings nicht einseitig, sondern auf beiden Seiten.

**Antwort 255**
Die Antwort A) ist richtig.
Bei der Akromegalie drückt der Hypophysentumor auf die Sehnervenkreuzung, das Chiasma opticum.
Im Chiasma opticum kreuzen die Sehnervenanteile der beiden inneren Netzhautregionen auf die gegenüberliegenden Hirnhälfte. Die inneren Netzhautregionen des Auges sind für das Sehen der äußeren (lateralen) Gesichtsfelder zuständig.
Werden die kreuzenden Sehnervenanteile durch Druck des Hypophysentumors auf das Chiasma opticum geschädigt, so fallen die beiden äußeren (lateralen) Gesichtfelder aus. Es kommt zu einer bitemporalen Hemianopsie („beidseitige Halbseitenblindheit“), zum Ausfall der beiden äußeren Gesichtsfeldanteile, zur „Scheuklappenblindheit“.
Zu D: Makuladegeneration: Die Macula lutea, der gelben Fleck der Netzhaut, enthält die Fovea centralis, den Ort des schärfsten Sehens.
Bei der (meist altersbedingten) Makuladegeneration (AMD) kommt es zu einem schnell fortschreitenden Sehverlust bei Erhalt des peripheren Gesichtsfeldes.

**Antwort 256**
Die Antwort B) ist richtig.
Die transitorische ischämische Attacke (TIA) ist eine plötzlich einsetzende, voll reversible, flüchtige (höchstens 24 Stunden anhaltende) neurologische Störung.
Ursächlich sind Embolien aus arteriosklerotisch veränderten extrakraniellen Gefäßen (z.B. A. carotis) oder aus dem linken Herzen.
Klinik der TIA:
Kurze, nicht länger als 24 Stunden andauernd neurologische Ausfälle:

- Erblindung (Amaurosis fugax),
- Gesichtsfeldausfälle,
- Augenmuskellähmungen,
- Halbseitenlähmungen,
- Sprachstörungen,
- Synkopen („drop attacks“), Erinnerungslücken,
- Schwindel, Nystagmus, Gangunsicherheit,
- Hörminderung, Ohrgeräusche.

Zu A: Vagovasale (auch: neurokardiogene) Synkope (kurz dauernde Bewusstlosigkeit): Plötzlicher Blutdruck und Herzfrequenzabfall durch vegetativ oder reflektorisch ausgelöste Gefäßerweiterung in der Peripherie.
Zu C und D: Vgl. Antwort auf Frage **187**.

**Antwort 257**
Die Antwort C) ist richtig.
Der Nervus peroneus superficialis (auch: Nervus fibularis superficialis) innerviert motorisch den Musculus peroneus (fibularis) longus und den Musculus (fibularis) peroneus brevis, sensibel die Haut des Unterschenkels und des Fußrückens. Der Fuß ist nach innen gedreht (Supination). Eine Hebung des Fußrandes nach außen (Pronation) ist nicht möglich.

| Nervus peroneus superficialis | |
|---|---|
| Motorischer Ausfall | Sensibler Ausfall |
| 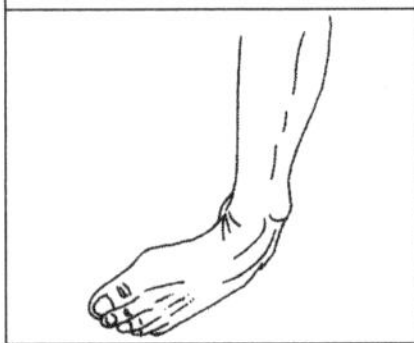 | 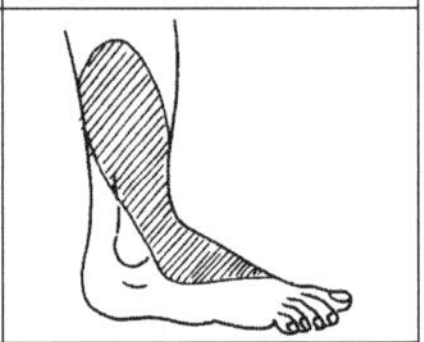 |

Zu D: Eine Lähmung des Nervus peroneus profundus führt zu einer Streckstellung im Sprunggelenk, die Fußspitze und der äußere Fußrand sind gesenkt, die Sensibilität zwischen der 1. und 2. Zehe ist gestört.

| Nervus peroneus profundus | |
|---|---|
| Motorischer Ausfall | Sensibler Ausfall |
| 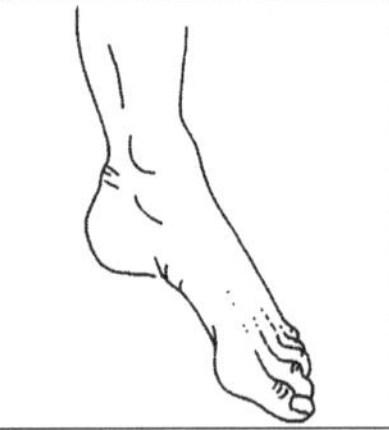 | 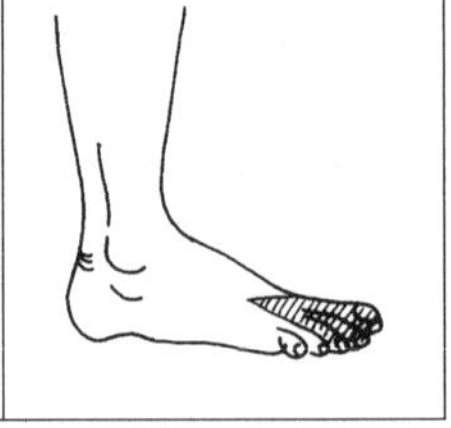 |

Zu E: Bei einer Lähmung des N. tibialis ist der Zehengang nicht möglich, der Fuß wird beim Gehen nicht abgerollt, der Fußrand ist nach außen angehoben (Pronationsstellung). Es bilden sich Hohlfuß und Krallenzehen: „Bügeleisengang".
Die sensible Versorgung von Kniegelenk, Sprung- und Fußgelenken, Haut der Wade, Ferse, Fußsohle und Zehen (von unten) ist gestört.

| Nervus tibialis | |
|---|---|
| Motorischer Ausfall | Sensibler Ausfall |
| 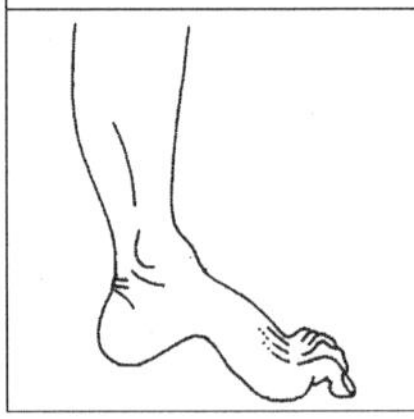 | 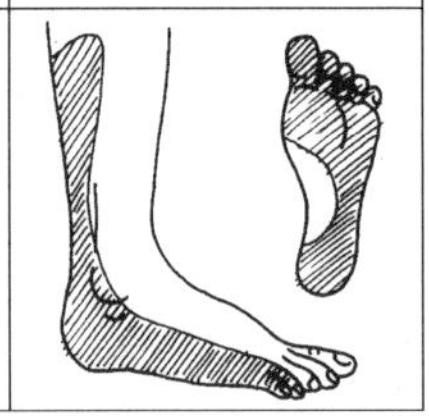 |

**Antwort 258**
Die Antwort E) ist richtig.
Das Chvostek-Zeichen ist ein klinisches Zeichen für eine bestehende Hypokalzämie (Kalziummangel) oder neuromuskulärer Übererregbarkeit bei Tetanus (Wundstarrkrampf).
Um das Zeichen auszulösen beklopft man den Nervus facialis im Gebiet vor dem Ohr. Bei neuromuskulärer Übererregbarkeit kommt es zu Kontraktionen der gleichseitigen Gesichtsmuskulatur.
Zu A-C: Vgl. Antwort auf Frage **113**.
Zu D: Aufgrund des meningitischen Reizzustandes (Meningismus) ist es Kindern (und Erwachsenen) nicht möglich bei angewinkelten Beinen das Knie mit dem Mund zu berühren.

**Antwort 259**
Die Antwort A), B) und E) sind richtig.
Das Kaudasyndrom („Reithosensyndrom") wird ausgelöst, wenn im untersten Bereich

der Wirbelsäule das Nervenfaserbündel geschädigt wird (z.B. durch einen Bandscheibenvorfall), welches am Ende des Rückenmarks nach distal zieht.
Klinik: schlaffe Lähmung mit Schmerzen und Sensibilitätsstörungen („Reithosenanästhesie“) an den unteren Extremitäten, oft Blasen- und Mastdarmstörungen, Ausfall des Analreflexes (S3-4), Ausfall des Achillessehnenreflexes (S1).
Das klinische Bild ist von der Höhe der Schädigung abhängig.

**Antwort 260**

Die Antwort E) ist richtig.
Als Lumbago („Hexenschuss“) wird der plötzlich einsetzende intensive stechende Schmerz in Rücken und Lenden bezeichnet.
Er geht einher mit Schonhaltung, schmerzbedingter Bewegungseinschränkung, muskulärem Hartspann der Rückenmuskulatur und Klopf- und Druckschmerzhaftigkeit der Dornfortsätze der Wirbelsäule.
Im Allgemeinen wird von Lumbago gesprochen, wenn der Schmerz nur unspezifisch im Bereich der Lendenwirbelsäule sitzt, von Lumboischialgie, wenn die Schmerzen entlang der Nervenwurzel (radikulär) vom Rücken ins Bein ausstrahlen.

**Antwort 261**

Die Antworten C), D) und E) sind richtig.
Das in verschiedenen Endemiegebieten (z. B. Österreich, Tschechien, Slowakei, schwäbische Alb) von Zecken übertragene FSME-Virus ist der Erreger der Frühsommer-Meningoenzephalitis (FSME; auch CEE: Central European Encephalitis).
Klinik:

- 70% der Infektionen verlaufen symptomlos.
- Biphasischer Verlauf: nach grippeähnlichen Symptomen (2-4 Tage) zunächst fieberfreies Intervall (4-5 Tage), dann erneuter Fieberanstieg mit ZNS-Beteiligung: Meningitis (Fieber, Kopfschmerz), Meningoenzephalitis (Hyperkinesen, Bewusstseinstrübung, Sprachstörungen, Lähmungen; günstige Prognose) bzw. Myelomeningitis (bleibende Lähmungen, Letalität 1%).

Prophylaxe: Es ist ein wirksamer Impfschutz gegen FSME vorhanden.

**Antwort 262**

Die Antwort A) ist richtig.
Die inneren Kehlkopfmuskeln werden durch den Nervus laryngeus recurrens („rückläufiger Kehlkopfnerv, Stimmnerv) innerviert (Ausnahme: Musculus cricothyroideus).
Der Nervus laryngeus recurrens trennt sich in Herzhöhe vom N. vagus, läuft links um den Aortenbogen, rechts um die Arteria subclavia herum und zieht zurück („recurrens“) zum Kehlkopf.
Schädigungen des Nervus laryngeus recurrens - z. B. durch mechanische Schädigung bei Schilddrüsenoperationen, führen zu einer Lähmung der Stimmbänder und zur Heiserkeit.

**Antwort 263**

Die Antwort A) ist richtig.
Der Nervus peroneus communis („gemeinsamer Wadenbeinnerv“) zieht seitlich lateral des Knies am Wadenbeinkopf vorbei zur vorderen seitlichen Unterschenkelmuskulatur. Dort teilt er sich in seine Hauptäste

- Nervus peroneus superficialis: Der Nervus peroneus superficialis (auch: Nervus fibularis superficialis) innerviert motorisch den Musculus peroneus (fibularis) longus und den Musculus (fibularis) peroneus brevis, sensibel die

Haut des Unterschenkels und des Fußrückens.
- Nervus peroneus profundus: versorgt die Beuger des Sprunggelenks und die Strecker der Zehengelenke motorisch und die Haut zwischen erster und zweiter Zehe sensibel.

Durch falsch angelegte bzw. gepolsterte Unterschenkelgipse, durch hockende Tätigkeit, Fibulafrakturen, Überanstrengung beim Sport u.a., kann es zur Drucklähmung des Nervs im Bereich des Fibulaköpfchens kommen. Klinisch zeigen sich eine Spitzfußstellung und ein Steppergang durch Lähmung der Dorsalextensoren von Fuß und Zehen. Der Gang ist dadurch gekennzeichnet, das der Patient das Knie abnorm anheben muss, um ein Schleifen der Zehen des hängenden Fußes auf dem Boden zu verhindern.
Vgl. Antwort auf Frage **257**.

**Antwort 264**
Die Antwort C) ist richtig.
Beim Morbus Parkinson kommt es durch degenerative Veränderungen melaninhaltiger Zellen des Mittelhirns (Substantia nigra) zu einem Dopaminmangel bei Acetylcholinüberschuss.
Im Laufe der Erkrankung werden hemmende, dopaminerge (Überträgerstoff: Dopamin) Mittelhirnbahnen zerstört. Durch den Dopaminmangel kommt es zu einem Übergewicht erregender, cholinerger Bahnen (Überträgerstoff: Acetylcholin) und die Feinsteuerung im extrapyramidalmotorischen System geht verloren. Dieses System steuert normalerweise die unwillkürlichen Muskelbewegungen und den Muskeltonus und es modifiziert die Willkürmotorik (Pyramidenbahn). Störungen im Extrapyramidalmotorischen System führen zu Störungen der normalen Bewegungsabläufe.

**Antwort 265**
Die Antwort C) ist richtig.
Vgl. Antwort auf Frage **74**.

**Antwort 266**
Die Antwort B) ist richtig.
Klinik der Subduralblutung:
- Meist venöse Sickerblutung, die sich über Tage, Wochen, ja Monate entwickelt.
- Oft ist das auslösende Trauma minimal („Bagatelltrauma“), so dass sich die Patienten nicht daran erinnern.
- Vorwiegend betroffen sind: Säuglinge, Kleinkinder, ältere Patienten (6.-7. Lebensjahrzehnt) und Alkoholkranke.
- Wenig dramatischer Beginn,
- langsam fortschreitendes organisches Psychosyndrom,
- Halbseitenlähmung auf der kontralateralen Seite. (Chronische subdurale Einblutungen können selten auch zu einer akuten Halbseitensymptomatik führen und werden dann häufig als „Schlaganfall“ verkannt.)
- Gelegentlich epileptische Anfälle.

**Antwort 267**
Die Antwort A) ist richtig.
Anisokorie: Eine Seitendifferenz im Durchmesser der Pupillen wird als Anisokorie bezeichnet.
Eine Anisokorie tritt z.B. auf, wenn die parasympathischen – die Pupillen verengenden – Anteile des N. oculomotorius durch Zunahme des Hirndrucks (Blutung, Tumor) geschädigt werden.
Vgl. Antwort auf Frage **87**.

**Antwort 268**
Die Antwort E) ist richtig.
Vgl. Antwort auf Frage **99**.

**Antwort 269**

Die Antworten A), C) und D) sind richtig.

Neurologische Komplikationen der Masern:

- Gehirnentzündung (Enzephalitis) (gefürchtet! 20% tödlich, bei weiteren 30% bleibende neurologische Schäden),
- SSPE (subakute, sklerosierende Panenzephalitis: sehr selten: ca. 7 Fälle auf eine Million an Masern erkrankter Patienten, immer tödlich!).

**Antwort 270**

Die Antwort A), B) und D) sind richtig.

Der Bauchhautreflex ist ein physiologischer Fremdreflex.

Zur Prüfung liegt der Patient entspannt in Rückenlage. Von außen nach innen wird seitenvergleichend durch zügiges Bestreichen der Bauchhaut mit einem spitzen Gegenstand (Spitze des Reflexhammergriffs, Stäbchen) geprüft, ob sich eine Kontraktion der Bauchdeckenmuskulatur auslösen lässt.

Man prüft die Bauchdeckenreflexe in drei Höhen: unterhalb des Rippenbogens, auf der Höhe des Nabels und oberhalb der Leiste.

Wenn die Bauchhautreflexe fehlen, insbesondere einseitig, kann dies ein Zeichen einer Pyramidenbahnläsion sein. So fehlen z.B. bei Multipler Sklerose häufig die Bauchhautreflexe.

Adipöse oder erschlaffte Bauchdecken erschweren oder verhindern bisweilen die Untersuchung, ohne dass dann ein seitengleicher Ausfall sicher pathologisch wäre.

**Antwort 271**

Die Antwort B) ist richtig.

Zu 1: Neuritis nervi optici (Entzündung des Sehnerven): 'Patient und Arzt sehen nichts'. Der Patient kommt mit Sehverlust, der Arzt kann bei der klinischen Untersuchung des Auges keinen pathologischen Befund feststellen.

Zu 2: Typischerweise verläuft die MS in Schüben: Es werden vorwiegend schubförmig remittierende Verläufe (ca. 30 %) von zunächst remittierenden, dann chronisch progredienten Krankheitsbildern (ca. 50 %) unterschieden. Prognostisch am ungünstigsten sind primär chronisch progrediente Verläufe bei Patienten mit höherem Erkrankungsalter (ca. 20 %).

Zu 3: durch Schädigung der Pyramidenbahn kommt es zu spastischen Lähmungen.

Zu 4: zwar kommt es bei der Multiplen Sklerose zu psychischen Störungen: häufiger als die Depression sind jedoch Euphorie oder Dysphorie. Wir haben 4) als falsch gewertet.

**Antwort 272**

Die Antwort C) ist richtig.

Der M. Alzheimer ist eine präsenile Demenz mit fortschreitender Hirnatrophie. Richtungsweisende Symptome sind Gedächtnis- und Wortfindungsstörungen sowie zeitliche und örtliche Desorientierung. Die Persönlichkeit ('Fassade', Umgangsformen) bleibt oft lange erhalten.

5) Perseveration (Haftenbleiben an Vorstellungen) gilt nicht als typisches Symptom des M. Alzheimer, die extreme Vergesslichkeit der Patienten ('Vergessen des Vergessens') verhindert ein Haftenbleiben an Vorstellungen.

**Antwort 273**

Die Antwort E) ist richtig.

Zu 1: Die Sprache des Parkinsonkranken ist leise, monoton und wenig artikuliert, bei bestimmten Parkinsonformen auch sakkadiert (ruckartig).

Zu 2 und 3: Die typische Haltung des Parkinsonkranken beim Stehen und Gehen ist

vornübergebeugt, mit leicht gebeugten Knien und Ellenbogen. Die Aufhebung der Mitbewegungen zeigt sich besonders im fehlenden Schwingen der Arme beim Gehen.
Zu 4: Der Ruhetremor, ein unwillkürliches Zittern des Parkinson-Patienten, wird durch emotionale Spannung verstärkt.
Klassisches Parkinson-Trias:

- Rigor, sog. 'Zahnradphänomen',
- Akinese oder Hypokinesie: Bewegungsarmut (betrifft Willkürmotorik, Mimik und die Mitbewegungen),
- Ruhetremor: rhythmische Bewegung von Fingern, Händen, Füßen oder Kopf.

**Antwort 274**

Die Antwort D) ist richtig.
Als Intervallbehandlung zur Migräne eignen sich Akupunktur, Verzicht auf bestimmte Nahrungsmittel und die Reduzierung von Stress.
Zu 2: Kürbissamen (Semen cucurbitae) finden als Mittel gegen Bandwürmer und gegen benigne Prostatahyperplasie Verwendung (zweifelhaftes Therapieprinzip). Als hilfreiches Mittel gegen Migräne sind sie uns nicht geläufig.
Zu 3: In Einzelfällen wirkt das z. B. in Käsesorten enthaltene Tyramin auslösend für Migräneanfälle ('diätetische Migräne'). Diese Patienten sollten Tyramin-haltige Produkte meiden.

**Antwort 275**

Die Antwort C) ist richtig.
Polyneuropathien sind Erkrankungen der peripheren Nerven mit meist distal symmetrisch betonten sensiblen, motorischen und vegetativen Störungen. In Europa sind der Diabetes mellitus und die Alkoholkrankheit die häufigsten Ursachen für die Entstehung von Polyneuropathien. Klinik:

- Schmerzen und symmetrische Missempfindungen der Füße und Hände,
- Gefühlsstörungen (Parästhesien) distal, symmetrisch als strumpf- und handschuhförmige Sensibilitätsstörungen (meist der unteren Extremität): unangenehme Temperaturempfindungen, 'Ameisenlaufen', quälendes Kribbeln, Brennen der Füße ('Burning feet',
- vegetativ-trophische Störungen (z. B. auch Blasenfunktionsstörungen),
- evtl. Lähmungen (distal betonte Lähmungen aller Extremitäten: 'Tetraparese'),
- Eigenreflexe an der unteren Extremität meist herabgesetzt oder erloschen. (Der Achillessehnenreflex fehlt oft schon bevor sensible oder motorische Schäden nachweisbar sind.)
- Evtl. Hirnnervenbefall,
- evtl. Schwankschwindel und nächtliche Muskelkrämpfe.

**Antwort 276**

Die Antwort B) ist richtig.
Bei wenig lebhaften und bei scheinbar nicht auslösbaren Reflexen kann man eine Aktivierung ('Bahnung') versuchen. Dies geschieht z. B. durch kräftiges Anspannen von synergistisch wirkenden Muskeln oder aber durch Anspannung entfernterer Muskeln (hier: Zusammenbeißen der Zähne).
Gängige Methoden sind: Aktives Heben des Kopfes, aktive Plantarflexion des Fußes und Jendrassik-Handgriff: Bei diesem Handgriff zieht der Patient die ineinander gehakten Hände während der Reflexprüfung der unteren Extremität kräftig auseinander.

**Antwort 277**

Die Antwort A) ist richtig.
Kloni sind sich schnell wiederholende reflektorische Muskelkontraktionen als

Antwort auf einen Dehnungsreiz. Kloni sind Ausdruck gesteigerter Eigenreflextätigkeit mit permanenter Reflexfolge. Erschöpfliche Kloni sind nur pathologisch bei Seitendifferenz. Unerschöpfliche Kloni sind immer pathologisch. Sie sind Hinweis auf eine Läsion des 1. motorischen Neurons (Pyramidenbahnzeichen). Der Patellarklonus wird am liegenden Patienten durch ein ruckartiges Distalwärtsschieben und Festhalten der zwischen Daumen und Zeigefinger gefassten Patella provoziert. Der Klonus äußert sich dann in einem selbständigen Hin- und Herbewegen der Patella.

**Antwort 278**

Die Antwort D) ist richtig.

Durch einfaches Ansprechen wird zunächst die Bewusstseinslage überprüft.

Bei intakten Vitalfunktionen wird jeder Bewusstlose in der stabilen Seitenlage gelagert. Fehlen Bewusstsein, Puls und Herz-Kreislauf-Funktion, ist unverzüglich mit der Herz-Lungen-Wiederbelebung zu beginnen.

**Antwort 279**

Die Antwort B) ist richtig.

Wir sind uns bei der Beantwortung dieser Frage nicht ganz sicher: Kopfschmerz gehört zu den Symptomen der intrakraniellen Drucksteigerung. Es handelt sich aber um einen diffusen Dauerkopfschmerz, eine Verstärkung beim Husten und Pressen ist - zumindest in unseren Neurologiebüchern - nicht beschrieben. Auch eine Lichtempfindlichkeit gehört nicht zu den klassischen Symptomen des Hirndrucks. Wir haben uns deshalb für die Antwortmöglichkeit B (nur 1 und 4 sind richtig), entschieden.

Sowohl gutartige als auch bösartige intrakranielle Raumforderungen führen im klinischen Verlauf zu einem intrakraniellen Druckanstieg (Tumorwachstum, Hirnödementwicklung) und je nach Art und Ort des Tumors zu neurologischen Herdsymptomen:

- Kopfschmerzen (meist morgendlich, diffus),
- psychische Veränderungen (Reizbarkeit, Affektlabilität),
- Persönlichkeitsveränderungen: vor allem bei Tumorlokalisation im Frontalhirn,
- epileptische Anfälle (Initialsymptom bei etwa 25 % der Erkrankten. Merke: epileptische Anfälle, die sich nach dem 20. Lebensjahr einstellen, sind immer tumorverdächtig.)
- Neurologische Herdsymptome: Lähmungen (Paresen), Sehverschlechterung, Gesichtsfeldausfall, Schwindel, Ataxie (Störung der Koordination von Bewegungsabläufen), Gehörminderung (z. B. Akustikusneurinom),
- Hirndruck-Symptomatik: Kopfschmerz, Übelkeit, Erbrechen, Schwindel, psychische Veränderungen, evtl. Stauungspapille (ophthalmoskopisch), evtl. Mydriasis (N.-oculomotorius-Schädigung bei beginnender Mittelhirneinklemmung).

  Später: Mittelhirneinklemmung mit Extremitätenlähmungen (zunächst einseitig, später beidseitig mit Lähmung aller Extremitäten (= Tetraplegie), 'Streckkrämpfe' mit Innenrotationsbewegungen der Arme, Störungen der Atem- und Kreislaufregulation mit Blutdruckanstieg und Bradykardie (sog. 'Druckpuls').

# PSYCHIATRIE

**Antwort 280**

Die Antwort C) ist richtig.

Mütter mit kleinen Kindern haben kein erhöhtes Selbstmordrisiko.

Eine Häufung suizidaler Handlungen findet man bei:

- Ledigen, Kinderlosen, getrennt und geschieden Lebenden,
- alten Menschen,
- allein stehenden Kranken,
- Menschen ohne enge, zumal familiäre Bindungen,
- kontaktgestörten und bindungsunfähigen Menschen,
- Jugendlichen in der pubertären Phase der Ablösung von den Eltern,
- rassisch, religiös oder politisch Verfolgten,
- Süchtigen (Alkoholiker, Medikamenten- und Drogenabhängige),
- Menschen mit Neurosen, Melancholie (endogener Depression) und Schizophrenie,
- Menschen, die schon einen Suizidversuch unternommen oder einen Suizid angekündigt haben.

**Antwort 281**

Die Antwort E) ist richtig.

Endogene Depression (auch: Melancholie, Major Depression', zyklothyme Depression, depressive Episode).

Zu 1: Bei 40 bis 70 % der voll ausgebildeten depressiven Phasen sind Hemmung und Verstimmung morgens stärker ausgeprägt und bessern sich nachmittags allmählich, so dass solche Patienten nicht selten abends gesund und unauffällig erscheinen können. In seltenen Fällen kommt es zu einem Abendtief, was typischerweise bei neurotischen Depressionen häufiger beobachtet werden kann.

Zu 2-4: Typische vegetative Symptome der endogenen Depression:

- Schlafstörungen (Einschlaf- und Durchschlafstörungen),
- Appetit- und Verdauungsstörungen (Übelkeit, Erbrechen, Meteorismus, Gewichtsverlust, Obstipation),
- Störung der Geschlechtsfunktion (Libido- und Potenzverlust, Amenorrhö),
- Störung der Tränen-, Speichel- und Schweißdrüsenfunktion (Mundtrockenheit!),
- Störung der Herz- und Kreislauffunktion (Herzrhythmusstörungen in Form von paroxysmaler Tachykardie oder Extrasystolen),
- Schmerzsyndrome,
- Haarausfall,
- verminderter Hautturgor mit gealtertem, schlaffem Aussehen.

**Antwort 282**

Die Antwort A) ist richtig.

Die Anonymen Alkoholiker (AA) sind eine Selbsthilfegruppe für Alkoholkranke.

**Antwort 283**

Die Antwort B) ist richtig.

Paranoia war früher die Bezeichnung für allgemeine Geistesstörung oder Bezeichnung für die paranoide Verlaufsform der Schizophrenie (sog. Paraphrenie). Diese paranoide Verlaufsform ist durch eine im Alter auftretende Psychose mit Wahn und ausgestalteten (akustischen, visuellen, sensorischen) Halluzinationen bei insgesamt gut erhaltener Persönlichkeit gekennzeichnet.

Heute werden bestimmte Psychosen als Paranoia (oder Wahnentwicklung) bezeichnet, die mit einem andauernden und unerschütterlichen Wahnsystem, aber ohne wesentliche andere psychopathologische Störungen und insbesondere ohne Persönlichkeitsdesintegration einhergehen.

**Antwort 284**

Die Antwort B) ist richtig.

Eine Zwangsneurose (auch: anankastisches Syndrom, Zwangssyndrom) ist eine Störung, bei der Zwangsgedanken und/ oder Zwangshandlungen im Vordergrund stehen. Unter Zwang werden Vorstellungen, Handlungsimpulse und Handlungen zusammengefasst, die sich einem Menschen aufdrängen und gegen deren Auftreten er sich vergebens wehrt.

Es werden unterschiedliche Formen von Zwangsphänomenen unterschieden:

- Zwangsgedanken ('Bei jedem Kontakt mit Menschen beschmutze ich mich.')
- Zwangsimpulse (z. B. das eigene geliebte Kind zu verletzen),
- Zwangshandlungen (z. B. auf dem Bürgersteig immer nur über bestimmte Platten hüpfen, sich waschen, aufräumen, alle Schalter kontrollieren).

Der Mensch kann die Handlungen nicht lassen, da die Folge des Unterbrechens von Zwangshandlungen extreme Angst ist oder weil anstelle der Zwangsgedanken plötzlich Wünsche auftauchen, die für seine zwischenmenschliche Beziehung gefährlich werden können.

**Antwort 285**

Die Antwort A) ist richtig.

Antriebslosigkeit, Schlafstörungen und Störungen der Herz-Kreislauffunktion) sind typische Zeichen einer (endogenen) Depression. (Wenn die Vitalstörungen und vegetativen Störungen das Erscheinungsbild bestimmen und die eigentliche Depression hinter der 'Maske' körperlicher Symptome verborgen bleibt, so spricht man von der 'larvierten oder maskierten Depression'.)

**Antwort 286**

Die Antwort C) ist richtig.

Unter einer Illusion (lat. illusio Verspottung, Täuschung) versteht man eine Sinnestäuschung mit gestörter Wahrnehmung realer Objekte, die umgedeutet oder verkannt werden, wobei die Beziehung zu den Objekten aber erhalten bleibt (im Ggs. zur Halluzination).

**Antwort 287**

Die Antwort D) ist richtig.

Zu A: Eine Wahnidee ist eine inhaltliche Denkstörung mit Verlust des Bezugs zur allgemein akzeptierten Realität bei subjektiver Gewissheit und Unkorrigierbarkeit des Denkinhalts. I.d.R. kann die Wahnidee von anderen nicht geteilt werden, der Wahninhalt kann durch sog. Wahnarbeit (subjektive Beweisführung) u.U. bis zum in sich selbst logischen Wahnsystem ausgestaltet werden. Formen: z.B. Beziehungswahn, Dermatozoenwahn, Eifersuchtswahn, Größenwahn, Verfolgungswahn, Versündigungswahn u.a.

Zu B: Eine Amnesie ist eine Form der Gedächtnisstörung mit zeitlicher oder inhaltlicher Erinnerungsbeeinträchtigung. Sie kommt nach Bewusstseinsstörungen und symptomatischen Psychose, auch infolge von Hirntraumen, epileptischen Anfällen, Intoxikationen oder bei Demenz vor.

Zu C: Eine Halluzination (lat. alucinatio Verwirrung) ist eine Trugwahrnehmung. Darunter wird eine Sinnestäuschung verstanden, bei der die Wahrnehmung kein reales Objekt hat und ein adäquater Sinnesreiz fehlt.

**Antwort 288**

Die Antwort C) ist richtig.

Wahnwahrnehmung ist die Bezeichnung für eine als tatsächlich erlebte Wahrnehmung, die von allgemein akzeptierten Wahrnehmungen abweicht und der durch eine eigene Logik eine bestimmte Bedeutung beigemessen wird. Wahnwahrnehmung kommt z.B. bei Schizophrenie vor.

**Antwort 289**

Die Antwort E) ist richtig.

Ich-Störungen: nach SCHARFETTER lassen sich fünf basale Dimensionen des Ichbewusstseins unterscheiden, die bei der Schizophrenie gestört sein können:

- Ich-Vitalität: Gewissheit der eigenen Lebendigkeit, z.B. im katatonen Stupor oder Erregungszustand,
- Ich-Aktivität: Gewissheit der Eigenbestimmung, des Erlebens, Denkens und Handelns, z.B. in wahnhaften Fremdbeeinflussungserlebnissen,
- Ich-Konsistenz: Gewissheit eines zusammengehörigen Lebensverbandes, vor allem im Erleben der inneren Zerrissenheit, der Auflösung des Selbst und des Selbstuntergangs,
- Ich-Demarkation: Abgrenzung des Eigenbereichs, z.B. im Erleben von Derealisation, Isolierung und Autismus (Ich-Versunkenheit und Verlust der Realitätsbeziehungen); die Grenzen von Ich und Umwelt sind verwischt und durchlässig geworden; „Das Ich löst sich im All auf."
- Ich-Identität: Gewissheit des eigenen Selbst, z.B. in katatonen Symptomen.

**Antwort 290**

Die Antwort C) ist richtig.

Ideenflucht ist eine formale Denkstörung mit Beschleunigung und Zusammenhanglosigkeit des Denkablaufs, starker Ablenkbarkeit und ständig wechselnden Assoziationen bei fehlender Fähigkeit, seine Aufmerksamkeit kontinuierlich auf einen Gegenstand zu richten. Ideenflucht ist typisch für das Krankheitsbild der Manie und beim Delir.

Zu A: Als Größenwahn oder Megalomanie wird ein Wahn bezeichnet, der mit pathologischer Ich-Überschätzung einhergeht und oft als Überkompensation eigenen Selbstwertmangels zu verstehen ist. Größenwahn findet sich im Rahmen einer Schizophrenie, bei wahnhaften Störungen, auch bei Manie oder organischen Psychosen.

Zu B: Vgl. Antwort auf Frage **286**.

Zu D: Sperrung des Denkens bzw. Gedankenabreißen ist eine typische formale Denkstörung bei Schizophrenie. Man versteht darunter den plötzlichen Abbruch eines sonst flüssigen Gedankenganges ohne erkennbaren Grund.

Zu E: Denkzerfahrenheit (Denkdissoziation) ist ebenfalls eine typische formale Denkstörung bei Schizophrenie.

Ein Gedanke steht beziehungslos neben dem anderen, es resultiert ein sprunghafter, dissoziierter Gedankengang.

**Antwort 291**

Die Antwort C) ist richtig.

Bei Bulimie-Patienten fehlt i. d. R. der Wunsch nach extremer Magerkeit. Sie haben meist ein in etwa normales Körpergewicht, also einen nach außen hin normal erscheinenden Ernährungszustand.

Bei Anorexie-Patientinnen herrscht der Wunsch nach extremer Magerkeit (Anorexie) vor, sie sind stark untergewichtig.

Die Bulimie ist durch häufiges Auftreten von 'Fressanfällen' (unwiderstehlicher Impuls, große Mengen Nahrung in kurzer Zeit zu verzehren) und aktive Gewichtskontrolle durch selbst provoziertes Erbre-

chen (und/oder die Verwendung von Abführmitteln (auch von 'Wassertabletten' = Diuretika und Appetitzüglern) definiert.
Ob die Bulimie als eigenständige neurotische Störung von der Anorexia nervosa (Pubertätsmagersucht) abgegrenzt werden kann, ist umstritten. Auf jeden Fall gibt es zwischen diesen Krankheitsbildern fließende Übergänge.
Es gibt also auch eine 'bulimische' Anorexia nervosa, bei der die extreme Magerkeit durch Erbrechen der zu sich genommenen Nahrungsmittel herbeigeführt wird.

**Antwort 292**
Die Antwort C) ist richtig.
Da beim übergewichtigen Patienten meist ein gestörtes Essverhalten vorliegt, kann es beim Wegfall der 'Ersatzbefriedigung' Essen durchaus zu depressiven Verstimmungen kommen.

**Antwort 293**
Die Antwort B) ist richtig.

**Antwort 294**
Die Antwort D) ist richtig.
Die Anorexia nervosa (auch: Magersucht, Pubertätsmagersucht) gehört zu den psychiatrischen Erkrankungen aus dem Bereich der Essstörungen.
Definition:
Die meist in der Pubertät oder Adoleszenz beginnenden Essstörungen sind durch eine intensive Furcht vor dem Dickwerden, ein verändertes Essverhalten sowie eine Störung der Körperwahrnehmung charakterisiert. Essstörungen sind potentiell chronische Erkrankungen, insbesondere die Anorexie ist mit einer hohen Mortalitätsrate belastet.
Durch die Nahrungsverweigerung und durch die ihr folgende Amenorrhö (Ausbleiben der Menstruation) wird im übertragenen Sinne eine Verweigerung der Übernahme der weiblichen Rolle erzielt. Anerkennung wird durch ein hohes Leistungs- und Aktivitätsniveau gesucht. Sowohl bei der Anorexie als auch bei der Bulimie scheinen genetische Faktoren von Bedeutung zu sein. Beginn ist meist zwischen dem 12. und 23. Lebensjahr. Mädchen sind achtmal so häufig betroffen wie Jungen.
Klinik:
- Ablehnung der Nahrungsaufnahme,
- deutliche bis extreme Abmagerung (bis zu 30 kg, mindestens 20% unterhalb der Norm),
- Amenorrhö,
- Hypotonie, Bradykardie und niedriger Grundumsatz,
- Obstipation,
- heimliche Provokation von Erbrechen,
- Phasen von Heißhunger,
- Übertriebener Ehrgeiz, der - wie die ganze Krankheit - etwas selbstzerstörerisches hat,
- übertriebene körperliche Aktivität,
- Gebrauch von Appetitzüglern und Diuretika.

**Antwort 295**
Die Antwort B) ist richtig.
Zu 2: Anorexia-nervosa-Patientinnen haben normalerweise keine Krankheitseinsicht und leiden nicht unter ihrer oft extremen Abmagerung.
Zu 3: Es handelt sich um eine neurotische Störung, nicht um eine hormonelle Resorptionsstörung: Durch die Nahrungsverweigerung und durch die ihr folgende Amenorrhö (Ausbleiben der Regelblutung) wird im übertragenen Sinne eine Verweigerung der Übernahme der weiblichen Rolle erzielt.
Zu 5: Die Mutter-Tochter-Beziehung ist bei diesen Patienten häufig problembeladen. Eine positive Identifizierung mit der

Mutter ist deshalb therapeutisch nicht sinnvoll.

**Antwort 296**

Die Antwort E) ist richtig.

Zu 1: Alkoholische Polyneuropathie.

Zu 4: Vor allem bei übermäßigem Konsum hochprozentigen Alkohols steigt das Krebsrisiko im HNO-Bereich und im Ösophagus an.

Zu 5: Alkoholische Kardiomyopathie.

**Antwort 297**

Die Antwort D) ist richtig.

Alkoholmissbrauch kann zu einer Vielzahl von Organschäden führen:

Zu A: Leber: Fettleber- Alkoholhepatitis-Leberzirrhose.

Zu B: Bauchspeicheldrüse: akute und chronische Pankreatitis.

Zu C: Nervensystem: Akute Alkoholvergiftung; Krampfanfälle, Kleinhirnrindenatrophie, Großhirnrindenatrophie, Alkohol-Polyneuropathie, Delirium tremens, Korsakow-Syndrom.

Zu D: Weitere Erkrankungen: alkoholtoxische Kardiomyopathie; alkoholtoxische Embryopathie u.a.

**Antwort 298**

Die Antwort D) ist richtig.

Das präsuizidale Syndrom bezeichnet die Symptome, die einem Selbstmord vorausgehen. Dazu gehören: die Einengung des Denkens auf Selbstmordgedanken, Aggressionshemmung und Autoaggression, Ankündigung des Selbstmordes, konkrete Selbstmordphantasien und voran gegangener Selbstmordversuch.

**Antwort 299**

Die Antwort B) ist richtig.

**Antwort 300**

Die Antwort E) ist richtig.

Zu 1: Auch der Maniker ist suizidgefährdet. 10% der Maniker erleben am Ende ihrer manischen Phase eine subdepressive Nachschwankung, in der auch sie suizidgefährdet sind.

Wir sind uns jedoch bei dieser Frage nicht ganz sicher, ob das Gesundheitsamt nicht doch A) als richtige Antwort haben wollte.

**Antwort 301**

Die Antwort E) ist richtig.

Psychisch abhängig können alle diese Drogen machen.

Rauschgiftsucht ist charakterisiert durch psychische Abhängigkeit: das unbezwingbare Verlangen, die Einnahme einer Droge fortzusetzen und sie sich mit allen Mitteln zu beschaffen.

Außerdem zeigen Süchtige eine physische Abhängigkeit mit Toleranzsteigerung, Zwang zur Dosiserhöhung und Abstinenz- ('Entzugs-') erscheinungen beim Absetzen oder der Reduktion der Droge.

Abstinenzerscheinungen können von Droge zu Droge verschieden sein, umfassen jedoch meistens: Unruhe, Schwitzen, Übelkeit, Leibschmerzen, Muskelkrämpfe, Gereiztheit, Blutdruck- und Temperaturanstieg u.a.

Das entscheidende Merkmal für Sucht ist die psychische Abhängigkeit.

**Antwort 302**

Die Antwort B) ist richtig.

Schlaflosigkeit, vermindertes Interesse und herabgesetzte Aufmerksamkeit sind Symptome der Depression (Melancholie).

Halluzinationen und Gedankenlautwerden finden sich bei der Schizophrenie.

**Antwort 303**

Die Antwort D) ist richtig.

Zu 1: Den Begriff 'schizophrene Depression' kennen wir nicht.

Zu 2: Bei den endogenen Psychosen können sowohl manische als auch depressive Phasen auftreten.

Zu 3: Halluzinationen treten bei Schizophrenien auf, die eine Unterform der endogenen Psychosen sind.

Zu 4: Diese Form der Halluzination tritt bei der Schizophrenie auf, die eine Unterform der endogenen Psychose ist.

Zu 5: Suizidgedanken findet man häufig bei Patienten, die an endogenen Psychosen leiden. Suizidalität ist natürlich nicht auf dieses Krankheitsbild beschränkt, sondern findet sich auch bei anderen Personenkreisen (z.B. Süchtige, Verfolgte, Kontaktgestörte).

**Antwort 304**

Die Antwort E) ist richtig.

Im Sinne des triadischen Systems gehören die Schizophrenien zu den 'endogenen' Psychosen. Im Vordergrund der Symptomatik stehen so genannte abnorme Erlebnisweisen, d. h. Störungen, die das Empfinden und Wahrnehmen, Vorstellen und Denken, Fühlen und Werten, Streben und Wollen sowie das Ich-Erlebnis betreffen.

- Formale Denkstörungen:
  - Sperrung des Denkens/ Gedankenabreißen,
  - Vorbeireden,
  - zerfahrenes Denken.
- Wahn:
  - Beziehungswahn,
  - Verfolgungs- und Beeinträchtigungswahn,
  - Liebeswahn,
  - religiöser Wahn,
  - Größenwahn.
- Halluzinationen:
  - Stimmen, die kommentieren, dialogisieren, schimpfen, drohen oder befehlen,
  - akustische Geräusche,
  - Leibhalluzinationen,
  - Zoenästhesien,
  - optische Halluzinationen,
  - Geruchs- und Geschmackshalluzinationen.

Die Diagnose Schizophrenie beinhaltet nicht zwangsläufig Wahn und Halluzinationen (produktive Symptome). Andererseits entwickeln 80% der schizophrenen Patienten wenigstens einmal im Verlauf ihrer Erkrankung Wahnsymptome.

- Ich-Störungen:
  - Ich-Vitalität: Gewissheit der eigenen Lebendigkeit, z.B. im katatonen Stupor oder Erregungszustand,
  - Ich-Aktivität: Gewissheit der Eigenbestimmung, des Erlebens, Denkens und Handelns, z.B. in wahnhaften Fremdbeeinflussungserlebnissen,
  - Ich-Konsistenz: Gewissheit eines zusammengehörigen Lebensverbandes, vor allem im Erleben der inneren Zerrissenheit, der Auflösung des Selbst und des Selbstuntergangs,
  - Ich-Demarkation: Abgrenzung des Eigenbereichs, z.B. im Erleben von Derealisation, Isolierung und Autismus,
  - Ich-Identität: Gewissheit des eigenen Selbst, z.B. in katatonen Symptomen.
- Störungen der Affektivität:
  - Gefühlsarmut,
  - Parathymie (der Affektausdruck passt nicht zur gegenwärtigen Situation),

- läppisches Verhalten (flapsiges Auftreten mit leerer Heiterkeit oder Albernheit),
- psychotische Ambivalenz (unvereinbare Erlebnisqualitäten bestehen beziehungslos nebeneinander, z.B. nennt sich eine schizophrene Frau im gleichen Satz eine Hure und eine Heilige),
- aggressive Gespanntheit,
- Misstrauen,
- Dysphorie/Gereiztheit,
- Angst/Panik,
- depressive Stimmung (oft ratlos, hilflos, anlehnungsbedürftig),
- euphorische Stimmung.

• Störungen des Willens und der Psychomotorik:
  - Apathie,
  - Katatone Symptome: Störung der Motorik und des Antriebes im Sinne einer katatonen Erregung (mit stereotypen Bewegungsabläufen, Schreien, Grimassieren bis hin zum ungeordneten Bewegungssturm mit Sichherumwälzen, Um-sich-Schlagen und zielloser Aggressivität) oder eines katatonen Stupors; im Stupor ist der Patient bewegungslos, wie erstarrt und spricht nicht (Mutismus) bei voll erhaltenem Bewusstsein, er wirkt verängstigt und innerlich gespannt; man kann dem Kranken in diesem Zustand wie eine Gliederpuppe bestimmte Haltungen oder Stellungen der Gliedmaßen geben, die er dann scheinbar mühelos beibehält (Katalepsie).
  - Manierismus,
  - Negativismus,
  - Agitiertheit.

• Störungen des Trieb- und Sozialverhaltens:
  - Kontaktmangel,
  - Aggressionstendenz,
  - gesteigerte Erschöpfbarkeit,
  - Verwahrlosungstendenz (Vernachlässigung der Körperpflege, evtl. ausgeprägt absonderliches Verhalten wie Sammeln von Abfällen o. Ä).

**Antwort 305**

Die Antwort E) ist richtig.

Unter der Bezeichnung 'organisches Psychosyndrom' fasst man psychische Störungen zusammen, die infolge einer umschriebenen oder diffusen Schädigung des Gehirns auftreten. Das organische Psychosyndrom kann u.a. mit Kopfschmerzen, psychotischen Erscheinungen, Bewegungsunsicherheit und Intelligenzdefekten einhergehen.

**Antwort 306**

Die Antwort B) ist richtig.

Die grundlose Heiterkeit wird zusammen mit Antriebssteigerung, beschleunigtem Denken und Selbstüberschätzung beim Krankheitsbild der Manie beobachtet.

**Antwort 307**

Die Antwort B) ist richtig.

Ca. 80% der schizophrenen Patienten entwickeln wenigstens einmal im Verlauf ihrer Erkrankung Wahnsymptome.

Zu A: Die Schizophrenie ist eine Form der endogenen Psychose.

Zu C: Das so genannte Abendtief tritt nicht bei der Schizophrenie, sondern bei der depressiven Neurose auf.

Zu D: Depressive Verstimmung und Antriebsmangel treten bei der Melancholie auf.

Zu E: Halbseitenkopfschmerz ist typisch für das Krankheitsbild der Migräne.

**Antwort 308**

Die Antwort E) ist richtig.

Zu 1: Anorexie-Patienten suchen oft Anerkennung durch ein sehr hohes Leistungs- und Aktivitätsniveau. Sie zeigen häufig übertriebene körperliche Aktivität. Dazu sollten sie nicht noch ermuntert werden.

Zu 3: Anorexie-Patienten haben eine oft als schwierig erlebte Beziehung zu ihrer Mutter. Oft verschärft das häusliche Umfeld die Problematik eher als sie zu verbessern.

**Antwort 309**

Die Antwort E) ist richtig.

Bei 30-60% der Patienten mit chronischem Alkoholkonsum kommt es zur chronisch rezidivierenden Pankreatitis.

Die Kardiomyopathie entsteht aufgrund der direkten Wirkung des Alkohols am Myokard, kommt jedoch nur bei ca. 1% der Alkoholkranken vor.

Des Weiteren nimmt der chronische Alkoholismus Einfluss auf die Produktion der Geschlechtshormone.

Das Bild der megaloblastären Anämie, die durch Störung der Erythropoese entsteht, wird beim chronisch Alkoholkranken häufig überlagert durch eine Eisenmangelanämie (mikrozytär) aufgrund häufiger Blutungen.

**Antwort 310**

Die Antwort D) ist richtig.

Zu 1: Pyromanie (Brandstiftungstrieb): krankhafter, unwiderstehlicher Drang zur Brandstiftung oder Entzündung von Feuer.

Zu 2: Kleptomanie („Stehlsucht"): krankhafter Trieb, ohne Bereicherungsabsicht oder wirtschaftliche Notwendigkeit wahllos bestimmte Dinge zu stehlen, zu horten und oft zu verschenken.

Zu 3: Poriomanie („Wanderdrang"): krankhafter Trieb zum sinnlosen Davonlaufen oder ziellosen Herumreisen.

**Antwort 311**

Die Antwort E) ist richtig.

Der Schizophrenie-Patient zeichnet sich eher durch fortlaufende Anspannung aus als durch Müdigkeit.

**Antwort 312**

Die Antwort D) ist richtig.

Manische Patienten haben typischerweise ein vermindertes Schlafbedürfnis.

**Antwort 313**

Die Antwort D) ist richtig.

Zu 5 und 6: Gedanken laut werden lassen und das Gefühl, von außen gelenkt zu werden sind Halluzinationen. Diese sind typisch für das Krankheitsbild der Schizophrenie.

Einige typische Halluzinationen bei schizophrenen Patienten:

- Stimmen, die kommentieren, dialogisieren, schimpfen, drohen oder befehlen (meist mit Angst verbunden, die Stimmen sind selten freundlich),
- akustische Geräusche verschiedener Art (Summen, Pfeifen, Klopfen, Schritte),
- Leibhalluzinationen (‚Ich wurde bestrahlt'),
- Zoenästhesien (‚Ich laufe mit Blei voll'),
- optische Halluzinationen (‚Ich sehe Hände aus der Wand kommen'),
- Geruchs- und Geschmackshalluzinationen.

**Antwort 314**

Die Antwort B) ist richtig.

Die manisch-depressive Erkrankung verläuft in zeitlich abgegrenzten und gewöhnlich restlos ausheilenden, doch meist wiederholt während des Lebens auftretenden

Phasen von Traurigkeit und Hemmung (Depression) oder (seltener) Heiterkeit und Erregung (Manie).
Dabei sind rein depressive (monopolare) Formen weit häufiger als manisch-depressive (bipolare) oder vollends rein manische (gleichfalls monopolare) Verlaufsformen.

**Antwort 315**
Die Antwort D) ist richtig.
Die Schizophrenien gehören im Rahmen des triadischen Systems zu den "endogenen" Psychosen. Im Gegensatz zu den Zyklothymien stehen hier sog. 'abnorme Erlebnisweisen' im Vordergrund, das heißt Störungen, die das Empfinden und Wahrnehmen, Vorstellen und Denken, Fühlen und Werten, Streben und Wollen sowie das Ich-Erleben betreffen.

**Antwort 316**
Die Antwort C) ist richtig.
Zu 3: Unter Autismus versteht man eine krankhafte Kontaktstörung mit Rückzug auf die eigene Vorstellungs- und Gedankenwelt und Isolation von der Umwelt. (Neurosen und Schizophrenien können mit Autismus einhergehen.)
Unter frühkindlichem Autismus versteht man eine Form des Autismus, die sich meist vor dem 3. Lebensjahr entwickelt und u.a. mit Entwicklungsrückstand, Stereotypien, Kontaktstörungen und verzögerter Sprachentwicklung zeigt und mit einem Intelligenzdefekt einhergehen kann.

**Antwort 317**
Die Antwort A) ist richtig.
Neurose:
Eine Neurose ist eine psychogene Störung, deren Symptome symbolischer Ausdruck eines psychischen Konflikts sind, der seine Wurzeln in der Kindheitsgeschichte des Patienten hat. Die psychotraumatische Situation wird dabei ins Unterbewusste verdrängt. Die jeweilige Symptomatik, die Folge und symbolischer Ausdruck des (unbewussten) Konfliktes ist, resultiert aus einem Kompromiss zwischen Triebwunsch und einer seine Realisierung verhindernden Abwehr.
(Der Neurosebegriff war und ist vor allem wegen seiner auf Sigmund Freud zurückgehenden Bestimmung über psychodynamische Inhalte ein umstrittener Krankheitsbegriff.)
Zu 3: Psychosen sind: '... solche krankhaften Zustände, in denen die Beeinträchtigung der psychischen Funktionen ein so großes Ausmaß erreicht, dass dadurch Einsicht und Fähigkeit, einigen der üblichen Lebensanforderungen zu entsprechen, oder der Realitätsbezug erheblich gestört ist.'
'Endogen' bedeutet, dass sich bei Patienten mit diesen Psychosen -nach heutigem Wissensstand - keine somatischen Befunde (z.B. hirnbeteiligende Erkrankungen u. Ä.) nachweisen lassen.
Zu 4: Wahnideen gehören nicht zur Symptomatik der Neurosen. Sie finden sich bei vielen anderen psychiatrischen Erkrankungen: Schizophrenie, endogene Depression, Manie, Psychose, Paranoia, organisches Psychosyndrom u.a.

**Antwort 318**
Die Antwort E) ist richtig.
Der Schizophrenie-Patient hat im Allgemeinen keine Einsicht in sein krankhaftes Erleben. Höchstens zu Beginn der Schizophrenie und in der Remission kann das Krankheitsbewusstsein auftreten. Diese Patienten sind dann besonders suizidgefährdet.

**Antwort 319**
Die Antwort B) ist richtig.
Zwangshandlungen finden sich bei der Zwangsneurose, nicht aber bei der Manie.

**Antwort 320**
Die Antwort C) ist richtig.
Bei einer larvierten ('maskierten') Depression bleibt die eigentliche Depression hinter der 'Maske' körperlicher Symptome verborgen.
Eine gesteigerte Unternehmungslust weist nicht auf eine larvierte Depression hin.

**Antwort 321**
Die Antwort E) ist richtig.
Eine Phobie ist eine an bestimmte Situationen, Räume, Gegenstände, Tiere oder Menschen geknüpfte, lokalisierte exzessive, inadäquate Angstreaktion, die gleichzeitig mit Einsicht in die Unbegründbarkeit verbunden ist. Vorkommen: bei neurotischen Persönlichkeitsentwicklungen, Depression oder Erschöpfung.
Angst vor Trennung von der Bezugsperson Mutter (Eltern) ist die häufigste Ursache von Schulphobien.

**Antwort 322**
Die Antwort D) ist richtig.
Zu 1: 'Fremdbeeinflussung' wäre typisch für Ich-Störungen bei schizophrenen Patienten.
Zu 2: Angst vor geschlossenen, engen oder überfüllten Räumen bezeichnet man als Klaustrophobie.
Zu 3: Zwanghafte Ängste vor Spinnen bezeichnet man als Arachnophobie.

**Antwort 323**
Die Antwort D) soll hier richtig gewesen sein. Wir würden uns jedoch für B) entscheiden.
Zu 1: Anorexie-Patientinnen haben meist hypotone Blutdruckwerte.
Zu 2: Anorexie-Patientinnen haben einen verminderten Grundumsatz. Eine erniedrigte Körpertemperatur wird unseres Wissens i. d. R. jedoch nicht gemessen.
Zu 3: Die Anorexie geht typischerweise mit Obstipation, nicht mit rezidivierenden Durchfällen einher. Rezidivierende Durchfälle können evtl. am Anfang der Erkrankung durch Missbrauch von Abführmitteln hervorgerufen werden. Die Hypokaliämie ist häufig eine Folge des Abführmittelmissbrauchs und/oder eines Gebrauchs von Diuretika ('Wassertabletten').

**Antwort 324**
Die Antwort B) ist richtig.
Zu 1: Wäre eher dem Formenkreis der Hypochondrie zuzuordnen.
Zu 2: Hier handelt es sich um eine Zwangsneurose.

**Antwort 325**
Die Antwort A) ist richtig.
Zu C: Körperliche Symptome bei Angstneurotikern:

- Tachykardie, Palpitationen, Brustschmerzen,
- Tremor,
- Harndrang, Durchfall, abdominelle Beschwerden,
- kalter Schweiß,
- Dyspnoe, Erstickungsgefühle, Hyperventilation,
- Parästhesien (Kribbeln),
- weiche Knie.

Zu E: <u>Neurosen</u> sind psychogene Störungen, deren Symptome symbolischer Ausdruck eines psychischen Konflikts sind, der seine Wurzeln in der Kindheitsgeschichte des Patienten hat. Die psychotraumatische Situation wird dabei ins Unterbewusste verdrängt.

**Antwort 326**

Die Antwort C) ist richtig.

Zu 3: Gedankeneingebung gehört zu den sog. Ich-Störungen bei schizophrenen Patienten: Der Betroffene erlebt seine eigenen Gedanken als von außen eingegeben, manipuliert und kontrolliert. Die Gedanken werden als selbstfremd - nicht zu ihm selbst gehörig - wahrgenommen. Andere wissen und steuern die Gedanken.

**Antwort 327**

Die Antwort A) ist richtig.

Beim beschriebenen Krankheitsbild handelt es sich um eine Zwangsneurose.

Darunter versteht man Störungen, bei denen Zwangsgedanken und/oder Zwangshandlungen im Vordergrund stehen.

**Antwort 328**

Die Antwort B) ist richtig.

Unterdrückt oder unterbricht ein Patient mit einer Zwangsneurose seine Zwangshandlung, so entsteht extreme Angst bzw. es tauchen anstelle der Zwangsgedanken plötzlich Wünsche auf, die für seine zwischenmenschlichen Beziehungen gefährlich werden können.

**Antwort 329**

Die Antwort C) ist richtig.

Zu A: Absencen zählen zu den kleinen epileptischen Anfällen: kurze (sekundenlange) Bewusstseinstrübung mit nachträglicher Amnesie.

Zu B: Die Schizophrenie ist eine Form der endogenen Psychose, die durch ein Nebeneinander von gesunden und veränderten Empfindungen und Verhaltensweisen gekennzeichnet ist.

Zu C: Debilität = leichter Schweregrad des Schwachsinns (Oligophrenie).

Schwachsinn wird nach dem Intelligenzquotient (IQ) eingeteilt in:

- Minderbegabung (IQ: 90-80),
- Debilität (IQ: 79-60),
- Imbezillität (IQ: 59-40),
- Idiotie (IQ: < 40)

Zu D: Agoraphobie = Platzangst: Angst, freie Plätze zu überqueren oder auf freien Straßen zu gehen, allein das Haus zu verlassen. Der Patient fürchtet dabei, das Bewusstsein zu verlieren und den anderen hilflos ausgeliefert zu sein.

**Antwort 330**

Die Antwort D) ist richtig.

Es ist in der Literatur umstritten, ob Haschisch neben einer psychischen Abhängigkeit auch eine physische Abhängigkeit hervorruft. In der Regel ist dies jedoch wohl nicht der Fall. Alle anderen aufgeführten Drogen machen sowohl eine physische als auch eine psychische Abhängigkeit.

**Antwort 331**

Die Antwort E) ist richtig.

Leibliche Missempfindungen (Vitalstörungen) sind typische für das Krankheitsbild endogener Depressionen: Hierzu zählen z.B.

- Störung der Leibgefühle in Form von mehr lokalisierten Druck-, Schwere- und Schmerzempfindungen in der Herz-, Brust-, Oberbauch- und Kopfregion oder Taubheits-, Steifigkeits-, Schwere- und Fremdheitsempfindungen oder rasch wechselnde, brennende, kribbelnde Leibsensationen (Zönästhesie).
- Entfremdungserleben („Ich habe keinen Magen mehr, bin innen ganz leer.")

**Antwort 332**

Die Antwort C) ist richtig.

**Antwort 333**

Die Antwort B) ist richtig.

Bei einem Patienten mit Kardiophobie (Herzneurotiker) kommt es plötzlich zur elementaren Angst, die Herztätigkeit könne aussetzen. Ohne dass eine organische Störung der Herzfunktion vorliegt, kommt es während des Angstanfalles zu starkem Herzklopfen, Druck- und Beklemmungsgefühl in der Herzgegend, subjektivem Gefühl der Atemnot mit tiefer und forcierter Atmung, Schweißausbruch, Schwindel und Ohnmachtsgefühl (keine Bewusstseinstrübung oder gar Bewusstlosigkeit). Während der Herzangstsymptomatik kommt es außerdem zu Zittern am ganzen Körper, Rötung der Gesichtshaut und zur Blutdruckerhöhung.

**Antwort 334**

Die Antwort D) ist richtig.

Beim Herzneurotiker besteht kein organisches, sondern ein funktionelles Herzleiden. Digitalis ist deshalb auf jeden Fall kontraindiziert.

**Antwort 335**

Die Antwort C) ist richtig.

Zu 1: Das Leiden beginnt in der Regel zwischen dem 18. und 40. Lebensjahr

**Antwort 336**

Die Antwort A) ist richtig.

**Antwort 337**

Die Antwort E) ist richtig.

Bei der Anorexia nervosa ist nicht mit Spontanremissionen zu rechnen. Lediglich bei ca. 40% der Patienten lässt sich innerhalb von 5 Jahren ein zufrieden stellender Therapieerfolg erzielen. Häufig findet ein Symptomwandel zu einer anderen neurotischen Symptomatik statt oder das Leiden chronifiziert.

**Antwort 338**

Die Antwort E) ist richtig.

Anorexia-nervosa-Patienten neigen nicht zu Apathie und Schläfrigkeit sondern fallen eher durch übertriebene körperliche Aktivität sowie durch übertriebenen Ehrgeiz auf.

**Antwort 339**

Die Antwort D) ist richtig

Die Anorexia nervosa hat keine somatischen Ursachen, sie ist eine psychische (psychosomatische) Erkrankung.

**Antwort 340**

Die Antwort E) ist richtig.

**Antwort 341**

Die Antwort B) ist richtig.

Bei Anorexia nervosa werden Amenorrhö und Gewichtsverlust durch psychische Faktoren (Verweigerung der Übernahme der weiblichen Rolle) verursacht. Eine Gabe von Sexualhormonen wäre deshalb nicht sinnvoll.

**Antwort 342**

Die Antwort C) ist richtig.

Die wahrscheinlichste Diagnose ist eine Anorexia nervosa ('Pubertätsmagersucht'). Die Patienten sind normalerweise überaktiv (also nicht apathisch). Vermehrtes, häufiges Wasserlassen (Polyurie) und starker Durst (Polydipsie) wären Symptome des Diabetes mellitus, des Diabetes insipidus und des polyurischen Nierenversagens.

**Antwort 343**

Die Antwort E) ist richtig.

Grundsätzlich lässt jede der oben genannten Informationen auf Alkoholismus schließen. Da viele Patienten Alkoholprobleme vertuschen, klagen sie eher über unspezifische Beschwerden wie Schlafstörungen, Gedächtnisausfälle und Leistungsminderung, während sie diejenigen Symptome, die sie selbst in Zusammenhang mit Alkoholkonsum setzen (morgendlicher Tremor und Übelkeit etc.) eher verschweigen. Es ist also nicht immer leicht, die nötigen Informationen zu bekommen. Es wird ein gewisses Vertrauensverhältnis zwischen Behandler und Patient benötigt, damit dieser seine 'Verleugnungstendenzen' abbauen und sein Alkoholproblem angehen kann.

**Antwort 344**
Die Antwort C) ist richtig.

**Antwort 345**
Die Antwort B) ist richtig.

**Antwort 346**
Die Antwort D) ist richtig.
Die ausgeprägte Selbstbeobachtung des eigenen Körpers ist charakteristisch für die Hypochondrie.

**Antwort 347**
Die Antwort E) ist richtig.
Zwangsneurosen sind Störungen, bei denen Zwangsgedanken und/oder Zwangshandlungen im Vordergrund stehen. Unter Zwang werden Vorstellungen, Handlungsimpulse und Handlungen zusammengefasst, die sich einem Menschen aufdrängen und gegen deren Auftreten er sich vergeblich wehrt. Die Besonderheit pathologischer Zwangsphänomene besteht darin, dass bestimmte Gedankeninhalte oder Handlungen

- sich stereotyp wiederholen,
- sich aufdrängen,
- als sinnlos oder unsinnig erlebt werden,
- nicht durch Ablenken oder ähnliche Strategien vermieden werden können.

Der Mensch kann die Handlungen nicht lassen, da die Folge des Unterbrechens von Zwangshandlungen extreme Angst ist oder weil anstelle der Zwangsgedanken plötzlich Wünsche auftauchen, die für seine zwischenmenschliche Beziehung gefährlich werden können.

**Antwort 348**
Die Antwort B) ist richtig.
Die Phobie ist eine an bestimmte Situationen, Räume, Gegenstände, Tiere oder Menschen geknüpfte, lokalisierte Angst.

**Antwort 349**
Die Antwort D) ist richtig.
Die Psychoanalyse nach Sigmund Freund ist eine wissenschaftliche Methode zur Untersuchung seelischer Vorgänge und Therapie psychischer Störungen. Als Form der Psychotherapie werden in der Psychoanalyse psychische Vorgänge anhand der freien Assoziation des Patienten oder durch Traumdeutung analysiert.

**Antwort 350**
Die Antwort A) ist richtig.
Die Herzneurose ist eine Form der psychogenen Organneurose, die mit innerer Unruhe, gedrückter Stimmung, Selbstunsicherheit und Ängstlichkeit bis hin zur Vernichtungsangst, Herzschmerz und der Furcht, herzkrank zu sein, einhergeht. Sie kommt vor allem zwischen dem 18. und 40. Lebensjahr vor, auslösende Faktoren sind oft Trennungssituationen (z.B. Todesfall, Scheidung).
Erhöhtes Infarktrisiko, Ohnmachtsanfälle, Alkohol- bzw. Medikamentensucht gehören nicht zum typischen Bild einer Herzneurose.

**Antwort 351**
Die Antwort D) ist richtig.

**Antwort 352**
Die Antwort D) ist richtig.
Zu A: Gedankeneingebung ist eine bei Schizophrenie vorkommende Ich-Störung, bei der der Betroffene eigene Gedanken als

fremd und von außen eingegeben empfindet.

Zu B: Als Zönästhesie wird eine qualitativ abnorme, diffuse Leibempfindung bezeichnet, bei der der Körper als fremd und anders wahrgenommen wird (bei Schizophrenie).

Zu C: Als Ideenflucht wird eine formale Denkstörung bezeichnet, die durch ständig wechselnde Assoziationen, Beschleunigung des Denkablaufs und starker Ablenkbarkeit gekennzeichnet ist (z. B. bei Manie und Delir)

Zu E: Gedankenausbreitung ist eine bei Schizophrenie vorkommende Ich-Störung, bei der der Betroffene überzeugt ist, dass andere Anteil an den eigenen Gedanken haben und diese kennen.

**Antwort 353**

Die Antwort B) ist richtig.

Die posttraumatische Belastungsstörung ist ein psychisches Anpassungssyndrom, das sich mit einer zeitlichen Verzögerung, jedoch i.d.R. innerhalb von 6 Monaten nach dem Erleben extrem belastender Situationen (z. B. Folterhaft, Terrorakte, Vergewaltigung, Katastrophen) entwickelt. Symptome (mindestens 1 Monat anhaltend):

Andauerndes Wiedererleben des Traumas (drängende Erinnerungen, "flashbacks", Albträume, phobische Ängste), depressives Syndrom (insbesondere Teilnahms- und Freudlosigkeit, Gleichgültigkeit, emotionale Stumpfheit), Vermeidung von Erinnerungsstimuli, vegetative Übererregbarkeit (mit Schlafstörungen, Schreckhaftigkeit, Reizbarkeit, Vigilanzsteigerung) und Suizidalität.

**Antwort 354**

Die Antwort C) ist richtig

Klinik der Manie:

- Manische Verstimmung: (eine grundlose Heiterkeit, eine pathologisch gehobene, übermütig, strahlend und optimistisch anmutende und dabei oft natürlich und ansteckend wirkende Stimmungslage mit Selbstüberschätzung und Fehlen jeder Lebensangst,
- Größenideen („Megalomanie"),
- Ideenflucht und Ablenkbarkeit,
- Psychomotorische Erregung (gesteigerter Rededrang = Logorrhö, Bewegungs- und Betätigungsdrang; Erleichterung von Entschlüssen und Handlungen; es kann zu unsinnigem Geldausgeben, gewagten Spekulationen, unerfüllbaren Verpflichtungen, sexuellen und alkoholischen Exzessen und Entgleisungen kommen),
- Gehobenheit der Vitalgefühle (Gefühl von ungewöhnlicher Gesundheit und Leistungsfähigkeit),
- Körperlich-vegetative Symptome:
  - gestörter Schlaf (wird jedoch nicht beklagt; das Schlafdefizit nicht als negativ empfunden),
  - sensorische Störungen (Veränderungen der optischen und akustischen Wahrnehmung),
  - gesteigerte Libido,
- Paranoide, halluzinatorische und katatone Symptome (Katatonie = Störung der Willkürmotorik).

Zu C: Leibliche Beeinflussungserlebnisse zeigen sich z. B. bei Schizophrenie:

- Leibhalluzinationen („Ich wurde bestrahlt."),
- Zönästhesien („Ich laufe mit Blei voll").

**Antwort 355**
Die Antwort D) ist richtig.
(Vgl. Antwort auf Frage **321**).

**Antwort 356**
Die Antwort C) ist richtig.
Hauptsymptome einer Depression sind gedrückte Stimmung, Interessen- und Freudlosigkeit und Antriebsstörung. Als weitere Symptome finden sich Denk- und Konzentrations- und Aufmerksamkeitsstörung, vermindertes Selbstwertgefühl, Schuldgefühl, motorische Hemmung oder Unruhe, Suizididee oder suizidales Verhalten, Schlafstörung, Appetitminderung oder -steigerung.
Zu 2 und 5: Das Gefühl, von außen gelenkt zu werden (wahnhafte Fremdbeeinflussungserlebnisse) und Gedankenlautwerden sind typische Symptome der Schizophrenie.

**Antwort 357**
Die Antwort B) ist richtig.
Als Angststörungen wird eine Gruppe psychischer Störungen bezeichnet, die ihre Gemeinsamkeit in einem über die Norm gesteigerten, der Situation nicht angemessenem Angstempfinden haben.
Erkrankte erleben ausgeprägte Angst und körperliche Angstsymptome, die i.d.R. so stark sind, dass sie das alltägliche Leben beeinträchtigen.
Einteilung der Angststörungen:

- Phobische Störungen:
  - Agoraphobie: Furcht vor oder Vermeidung von Menschenmengen, öffentlichen Plätzen, Reisen allein oder Reisen weg von Zuhause.
  - Soziale Phobie: Furcht vor oder Vermeidung von sozialen Situationen, bei denen die Gefahr besteht, im Zentrum der Aufmerksamkeit zu stehen, Furcht, sich peinlich oder beschämend zu verhalten.
  - Spezifische Phobien und sonstige phobische Störungen.
- Generalisierte Angststörungen: Eine diffuse Angst mit Anspannung, Besorgnis und Befürchtungen über alltägliche Ereignisse und Probleme über einen Zeitraum von mindestens sechs Monaten, begleitet von weiteren psychischen und körperlichen Symptomen.
- Panikstörung: Spontan auftretende Angstattacken, die nicht auf ein spezifisches Objekt oder eine spezifische Situation bezogen sind. Sie beginnen abrupt, erreichen innerhalb weniger Minuten einen Höhepunkt und dauern mindestens einige Minuten an.

Zu B: Angststörungen führen i.d.R. eher zur Gewichtsabnahme.
Zu den vielfältigen somatischen Beschwerden bei Angststörungen gehören: Herzklopfen, Zittern, Pulsbeschleunigung, Schweißausbruch, Hitzewallungen, Mundtrockenheit, Atembeschwerden, Beklemmungsgefühl, Brustschmerzen, Übelkeit, Erbrechen, Durchfall, Benommenheit, Schwindel, Angst zu sterben, allgemeines Vernichtungsgefühl, chronische Schmerzen (jeder 4. Patient) u.v.m.

**Antwort 358**
Die Antwort C) ist richtig.

**Antwort 359**
Die Antworten A), B) und C) sind richtig.
Verminderte Aktivität (Adyamie) oder verminderte Intelligenz gehören nicht zu den Charakteristika der Bulimie. Die Patienten sind eher hyperaktiv und soll einigen Studien zufolge überdurchschnittlich intelligent sein.

Klinik der Bulimie:

- Krankhafte Furcht davor, dick zu werden,
- Betroffene setzen sich eine Gewichtsgrenze weit unter dem Normalgewicht,
- Symptome der Mangelernährung bei einigermaßen normalem Körpergewicht:
  - Vegetative Störungen,
  - gastrointestinale Beschwerden,
  - Elektrolytverschiebungen.
- Heißhungeranfälle mit selbstinduziertem Erbrechen (durchschnittlich mindestens zwei „Fressanfälle" pro Monat über einen Mindestzeitraum von drei Monaten),
- Angst vor Kontrollverlust,
- häufig Übergänge in affektive Störungen (depressive Symptomatik) oder in Zwangsstörungen.

Prognose:

In einer Studie über zwei Jahre wurde bei 40% der Patientinnen nach diesem Zeitraum noch eine bulimische Symptomatik gefunden.

**Antwort 360**

Die Antwort B) ist richtig.

Eine Alkoholhalluzinose ist eine, meist nach einem Alkoholexzess im Rahmen einer Alkoholkrankheit auftretende, symptomatische Psychose.

Die Psychose ist gekennzeichnet durch Angst mit lebhaften akustischen (beschimpfenden, drohenden) selten auch optischen oder taktilen Halluzinationen bei ungestörtem Bewusstsein.

Zu D: Das Zieve-Syndrom ist die Folge eines langjährigen Alkoholabusus und geht einher mit

- hämolytischer Anämie,
- Hyperlipoproteinämie,
- alkoholtoxischer Fettleberhepatitis mit Ikterus.

Zu E: Auch beim Alkoholdelir kommen (meist optische) Halluzinationen vor (Weiße-Mäuse-Sehen). Zusätzlich bestehen jedoch vegetative Erscheinungen wie Schwitzen, Herzjagen (Tachykardie), Fieber und grobschlägiges Zittern (Tremor). Die deliranten Patienten haben Bewusstseinsstörungen. Sie sind zeitlich, örtlich und zur Person desorientiert.

Vgl. zum Alkoholdelir Antwort auf Frage **143**.

**Antwort 361**

Die Antwort B) ist richtig.

Der Bauarbeiter leidet unter einer spezifischen phobischen Angststörung („Höhenangst").

Bei spezifischen Phobien sind verhaltenstherapeutische Reizkonfrontationsverfahren („Expositiтonstherapie") sehr wirksam. Medikamente sind meist nicht notwendig.

**Antwort 362**

Die Antwort B) ist richtig.

Die Schilderungen der Patientin zeigen wahnhafte inhaltliche Denkstörungen. Reale Sinneswahrnehmungen erhalten eine abnorme Bedeutung (Wahnwahrnehmung), es liegt ein Verfolgungswahn vor.

Das sind klassische Krankheitszeichen einer Schizophrenie.

Zu A: Soziophobie (soziale Phobie): Die Soziophobie ist die dauerhafte Angst vor sozialen Begegnungen mit anderen Menschen und vor allem vor der Bewertung durch andere.

Menschen mit Soziophobie meiden das Zusammentreffen mit Menschen, da sie fürchten auf Ablehnung zu stoßen und ihnen ihre Nervosität oder Angst angesehen werden könnte.

Begleitet wird die Angst oft von körperlichen Symptomen wie Erröten (Erythrophobie), Zittern, Herzrasen, Schwitzen,

Atemnot, Sprechhemmung, Kopf- und Magenschmerzen oder Panikgefühlen.
Zu E: Vgl. zur Definition der Illusion Antwort auf Frage **286**.

**Antwort 363**
Die Antwort A) ist richtig.
Vgl. zur endogenen Depression Antwort auf Frage **380**.

**Antwort 364**
Die Antwort A) ist richtig.
Die Zönästhesie ist eine im Rahmen einer Schizophrenie vorkommende, qualitativ abnorme Leibempfindung, eine Sinnestäuschung, bei der der Körper als fremd und anders wahrgenommen wird: „Ich laufe mit Blei voll"
Zu C: Der Wahn ist eine inhaltliche Denkstörung mit Verlust des Bezugs zur allgemein akzeptierten Realität bei subjektiver Gewissheit und Unkorrigierbarkeit des Denkinhalts. Die anhaltende und unkorrigierbare Überzeugung von Parasiten befallen zu sein wird als Dermatozoenwahn bezeichnet. Dermatozoenwahn kommt als organische Psychose vor allem im höheren Lebensalter vor.
Zu D: Als Wahneinfall oder Wahnidee wird das plötzliche Aufkommen wahnhafter Überzeugungen bezeichnet.
Zu E: Denkzerfahrenheit (Denkdissoziation) ist eine typische formale Denkstörung bei Schizophrenie.
Ein Gedanke steht beziehungslos neben dem anderen, es resultiert ein sprunghafter, dissoziierter Gedankengang.

**Antwort 365**
Die Antwort C) ist richtig.
Zu A: Illusion: Unter einer Illusion (lat. illusio Verspottung, Täuschung) versteht man eine Sinnestäuschung mit gestörter Wahrnehmung realer Objekte, die umgedeutet oder verkannt werden, wobei die Beziehung zu den Objekten aber erhalten bleibt (im Ggs. zur Halluzination). Beispiel einer Illusion aus Goethes Erlköning: „Mein Vater, mein Vater und siehst du nicht dort Erlkönigs Töchter am düsteren Ort? Mein Sohn, mein Sohn, ich seh´ es genau: Es scheinen die alten Weiden so grau.")
Zu B: Halluzination: Eine Halluzination ist ein Wahrnehmungserlebnis ohne entsprechenden Außenreiz. Der Wahrnehmung liegt also kein reales Objekt zugrunde und ein adäquater Außenreiz fehlt. Der Patient ist von der Wirklichkeit der Sinneswahrnehmung überzeugt. Vorkommen: Delir („sieht weiße Mäuse, hört Stimmen oder liest Texte von einem leeren Blatt Papier"), organische Psychose, Schizophrenie u. a
Zu C: Wahnwahrnehmung ist die Bezeichnung für eine als tatsächlich erlebte Wahrnehmung, die von allgemein akzeptierten Wahrnehmungen abweicht und der durch eine eigene Logik eine bestimmte Bedeutung beigemessen wird („das Skelett bedeutet, dass ich bald sterben muss"). Wahnwahrnehmung kommt z.B. bei Schizophrenie vor.
Zu D: Das Déjà-vu-Erlebnis bezeichnet eine Erinnerungsverfälschung bei der der Patient glaubt, eine gerade erlebte neue Situation schon früher gesehen oder erlebt zu haben. Déjà-vu-Erlebnisse finden sich als Frühsymptome bei bestimmten Psychosen, bei epileptischer Aura oder auch bei starker Müdigkeit oder bei Vergiftungen (Alkohol, Drogen).

**Antwort 366**
Die Antwort B) ist richtig.
Es handelt sich um eine Wahnwahrnehmung.
Zu E: Als Folie à deux (franz. „Irresein zu zweit"; induzierter Wahn) wird die Übertragung und kritiklose Übernahme einer

Wahnsymptomatik (Halluzinationen, Wahnideen) eines Patienten mit Psychose durch eine ihm nahestehende Person bezeichnet.

**Antwort 367**

Die Antwort C) ist richtig.

Vgl. zur posttraumatischen Belastungsstörung Antwort auf Frage **353**.

**Antwort 368**

Die Antwort E) ist richtig.

Die Panikstörung ist eine Sonderform der Angststörungen (vgl. Antwort auf Frage **357**). Sie ist durch spontan auftretende Angstattacken gekennzeichnet, die nicht auf ein spezifisches Objekt oder eine spezifische Situation bezogen sind (im Gegensatz zu Phobien).

Sie beginnen plötzlich, erreichen innerhalb Sekunden einen Höhepunkt und sind von wenigen Minuten (15-20 min) Dauer.

Zu A: Herzneurose: Vgl. Antwort auf Frage **350**.

Zu B: Die Hypochondrie bezeichnet eine psychische Störung, bei der die Betroffenen unter ausgeprägten Ängsten leiden, eine ernsthafte Erkrankung zu haben, ohne dass sich dafür ein objektiver Befund finden lässt.

Typisch für einen Hypochonder ist die ausgeprägte Selbstbeobachtung des eigenen Körpers. Dabei werden alltägliche körperliche Wahrnehmungen überbewertet und als Krankheitszeichen fehlgedeutet.

Oft sind auch definierte Krankheiten Gegenstand der Angst. Organ- oder krankheitsbezogene Hypochondrie wird auch als Phobie bezeichnet: Angst vor Krebs (Karzinophobie), vor AIDS (AIDS-Phobie) oder eine Angst, überhaupt zu erkranken (Nosophobie).

**Antwort 369**

Die Antwort A) ist richtig.

Vgl. zur Panikstörung Antwort auf Frage **368**.

**Antwort 370**

Die Antwort A) ist richtig.

Als Zwangsgedanken werden quälende und als sinnlos erlebte Gedanken, Gefühle oder Impulse bezeichnet, die sich zwanghaft, also gegen den Willen des Betroffenen, immer wieder aufdrängen. Inhalte der Zwangsgedanken sind meist aggressive, sexuelle oder blasphemische („gotteslästerliche") Themen.

Zwangsgedanken kommen im Rahmen von Zwangsstörungen, Depressionen und bei Schizophrenie vor.

Im Gegensatz zur Gedankeneingebung bei der Schizophrenie werden die Zwangsgedanken nicht als von außen verursacht sondern stets als eigene Gedanken empfunden.

Zu D: Das Symptom des Gedankenlautwerdens bezeichnet ein Phänomen, bei dem ein an Schizophrenie erkrankter Patient seine Gedanken vermeintlich laut ausgesprochen hört (und deshalb denkt, dass andere seine Gedanken auch hören). Die Gedanken werden vom Erkrankten also im Moment des Denkens in Form einer Stimme wahrgenommen.

**Antwort 371**

Die Antwort B) ist richtig.

Der Terminus Stupor (lat. „Erstarrung") bezeichnet einen pathologischen Zustand der Regungslosigkeit ohne erkennbare psychische oder körperliche Aktivität bei wachem Bewusstsein und oft extremer innerer Anspannung. Die Betroffenen wirken wie versteinert (keine Mimik, keine Reaktion auf Ansprache). Begleitend können ein erhöhter Muskeltonus (Rigor), Fieber und vegetative Störungen vorkommen. Ursachen: Schizophrenie (Katatonie), Depression, Morbus Parkinson, Enzephalitis u.a.

Zu A: Das Koma ist der schwerste Grad einer quantitativen Bewusstseinsstörung oder Bewusstlosigkeit. Patienten im Koma sind durch Schmerzreize nicht erweckbar (können allerdings noch mehr oder weniger ausgeprägte Abwehrreaktionen zeigen). Stadien quantitativer Bewusstseinsstörungen:

- Benommenheit: Orientierung eingeschränkt, Denken und Handeln verlangsamt,
- Somnolenz (Schläfrigkeit): Patient durch äußere Reize erweckbar,
- Sopor: Patient bewusstlos, kann auch durch Schmerzreize nicht mehr voll erweckt werden, nur starke Schmerzreize lösen Abwehrbewegungen aus.
- Koma (siehe oben):
  1. Grades: noch gezielte Schmerzabwehr,
  2. Grades: ungerichtete Schmerzabwehr,
  3. Grades: keine gerichtete Schmerz abwehr, nur ungerichtete Fluchtreaktion,
  4. Grades: keine Schmerzreaktion.

Zu E: Delir vgl. Antwort auf Frage **143**.

**Antwort 372**

Die Antwort C) ist richtig.

Vgl. zur Zönästhesie Antwort auf Frage **364**.

Zu A und B: Vgl. Antwort auf Frage **365**.

Zu D: Vgl. Antwort auf Frage **370**.

**Antwort 373**

Die Antwort B) ist richtig.

Gedankeneingebung: Vgl. Antwort auf Frage **326**.

Zu D: Die Denkzerfahrenheit (Denkdissoziation) ist eine typische formale Denkstörung bei Schizophrenie.

Ein Gedanke steht beziehungslos neben dem anderen, es resultiert ein sprunghafter, dissoziierter Gedankengang.

Zu E: Gedankenlautwerden vgl. Antwort auf Frage **370**.

**Antwort 374**

Die Antworten A), D) und E) sind richtig.

Vgl. zur endogenen Depression Antwort auf Frage **380**.

Zu A: Patienten mit Depressionen kommen häufig mit vegetativen Symptomen wie Schlafstörungen, Appetit- und Verdauungsstörungen, Störungen der Geschlechtsfunktion, Herz-Kreislauf-Problemen o.Ä. zum Arzt oder Heilpraktiker. Oft wird das Grundproblem dadurch verschleiert, Fehldiagnosen und Fehlbehandlungen sind deshalb häufig.

**Antwort 375**

Die Antwort D) ist richtig.

Es handelt sich um eine Zwangsstörung.

Zwangsstörungen sind psychische Störungen, bei denen sich den Patienten meist immer gleiche Gedanken und Handlungen aufdrängen, die sie als quälend, sinnlos und zweckentfremdet empfinden, über die sie sich aber nicht hinwegsetzen können ohne Angst- oder Schuldgefühle zu entwickeln.

Die Zwangshandlungen werden meist stereotyp (immer gleich) und nach rituell feststehenden Regeln ausgeführt, meist in der – als abwegig empfundenen Absicht - Unannehmlichkeiten oder Katastrophen zu verhindern: „Ich muss mir häufig die Hände waschen, damit ich kein AIDS bekomme" ... „Ich muss ständig kontrollieren, ob die Haustüre geschlossen ist, damit meinen

Kindern auf dem Schulweg nichts passiert".
Handlungszwänge können von Denkzwängen unterschieden werden:

Typische Handlungszwänge:
- Waschzwang,
- Kontrollzwang,
- Ordnungszwang,
- Sammelzwang,
- Selbstzüchtigungszwang,
- Wiederholungszwang.

Typische Denkzwänge:
- Verschmutzung,
- Krankheiten,
- Infektion und Ansteckung,
- Sexuelle Inhalte,
- Religiöse Inhalte,
- Aggressivität.

Zwangsstörungen greifen häufig sehr stark ins Leben des Betroffen ein. Durch einen hohen Zeitaufwand behindern sie das Leben der Betroffenen oft erheblich.
Zu B: Der sensitive Beziehungswahn ist eine bei sensitiven (nicht selbstsicheren, leicht kränkbaren, schüchternen, anerkennungsbedürftigen, gehemmten) Patienten nach moralischen Fehlleistung oder Kritik auftretende Wahnentwicklung. Der sensitive Mensch bezieht nun alle Gedanken (die er anderen Personen unterstelllt) und Äußerungen auf sich selbst und setzt sie in Beziehung zu sich und der Fehlleistung, indem er überall eine Anspielung auf das ihn kränkende Erlebnis vermutet. „Alle wissen von meiner Verfehlung, alle sprechen darüber, alle machen sich darüber lustig. Auch die Spuren im Staub des Treppenhauses sind ein Hinweis auf meine Verfehlungen".
Zur Entstehung eines sensitiven Beziehungswahns bedarf es also des Zusammentreffens einer sensitiven Persönlichkeitsstruktur mit einem beschämenden, demütigenden oder kränkenden Erlebnis, welches dann wahnhaft verarbeitet wird.
Zu E: Gedankeneingebung: Vgl. Antwort auf Frage **326**.

**Antwort 376**

Die Antworten A), D) und E) sind richtig.
Epidemiologische Daten zur Suizidaliät:
- Suizid: Jährlich weltweit 0,5 Millionen Menschen,
- Deutschland: 12 500 pro Jahr (1996) ⇒ dritthäufigste Todesursache!
- Suizidversuche: 5 bis 10-mal häufiger als Suizide (hohe Dunkelziffer!),
- Suizidraten seit Anfang der 80er-Jahre nicht mehr angestiegen (bei Zunahme der Suizidversuche),
- über 50% aller Suizide: Menschen mit psychischen Störungen und Leidenszuständen (Melancholie, Alkoholismus, Suchterkrankungen, Schizophrenie),
- Suizidversuche: w > m (2 : 1) (aktuelle Anlasssituation häufig Liebeskonflikt),
- Suizide: m > w (2 : 1) (aktuelle Anlasssituation häufig Berufskonflikt),
- Prädilektionsalter: 15.-45. Lebensjahr. und > 70. Lebensjahr.
- Allgemein gilt, dass die Ernsthaftigkeit der suizidalen Intention mit dem Alter zunimmt und dass die Durchführung umso radikaler ist, je länger die suizidalen Gedanken und Impulse bestanden.

**Antwort 377**

Die Antworten A) B) und D) sind richtig.
Bei den Denkstörungen werden formale Denkstörungen und inhaltliche Denkstörungen unterschieden.
- Formale Denkstörungen sind Störungen des Denkablaufs in Bezug auf Geschwindigkeit (beschleunigt, langsam, gehemmt, gesperrt), Ablauf (umständ-

lich, eingeengt) oder logische Struktur. Unterschieden werden z.B.
- Gedankenabreißen: Gedanke bricht mitten im Satz ab und wird nicht zu Ende gedacht.
- Sperrung des Denkens,
- Perseveration: Der immer gleiche Gedanke wird immer wieder gedacht.
- Denkhemmung: Das Denken ist verlangsamt und stockend; ein Gedanke kann nicht oder nicht sofort zu Ende gedacht werden.
- Ideenflucht, Gedankenflucht, zerfahrenes Denken: Das Denktempo ist erhöht, viele Gedanken in sehr kurzer Zeit, manchmal auch mehrere Gedanken gleichzeitig. Die Assoziationen sind gelockert, die Gedanken dadurch sprunghaft. Die Themen wechseln ständig, der Betroffene kann nicht bei einem Gedankengang bleiben.
- Inkohärentes Denken: Die einzelnen Gedanken bleiben ohne Zusammenhang, sie sind unlogisch, bruchstückhaft und zerfahren. Teilweise bestehen die Gedanken nur noch aus einzelnen Wörtern oder Wortfetzen.
- Neologismen: Wortneubildungen
- Gedankenarmut: Die Gedanken kreisen um nur wenige Themen, der Wortschatz ist eingeschränkt, teilweise sind Gedächtnisinhalte verlorengegangen.
- Vorbeireden: Auf den Gesprächspartner wird nicht eingegangen.

• Bei inhaltlichen Denkstörungen ist der Denkinhalt unrichtig und nicht realitätsbezogen („Wahn").

**Antwort 378**

Die Antwort B), D) und E) sind richtig.
Vgl. zum ADHS Antwort auf Frage **202**.

**Antwort 379**

Die Antwort C) ist richtig.

Bei der Agoraphobie, der Platzangst haben die betroffenen Patienten Angst, freie Plätze zu überqueren oder sich dort aufzuhalten, auf freien Straßen zu gehen, öffentliche Verkehrmittel zu benutzen bzw. das (schützende) Haus oder die Wohnung zu verlassen.

Zu A: Die Klaustrophobie ist die Angst vor dem Aufenthalt in engen geschlossenen Räumen, besonders, wenn keine Fluchtmöglichkeiten bestehen (Aufzug) oder in dicht gedrängten Menschenmassen (Kaufhaus, Stadion, Kino). Die Frage kann in die Irre führen: Die Angst besteht allerdings nicht vor dem Aufzugfahren, sondern vor dem „das Haus verlassen". Deshalb handelt es sich hier um eine Agoraphobie und nicht um eine Klaustrophie.

Zu B: Soziale Phobie: Vgl. Antwort auf Frage **362**

Zu E: Arachnophobie: Zwanghafte Angst vor Spinnen.

**Antwort 380**

Die Antwort A) ist richtig.

Klinik der endogenen Depression:

• „Werdenshemmung": subjektives Zeiterleben steht still, die Zukunft ist für den Depressiven „versperrt", ohne Antizipation (gedankliche Vorwegnahme) der Zukunft kein Antrieb und keine Hoffnung ⇒ Angst vor allem ist die Folge; ohne Aussicht, Versäumtes oder Verschuldetes in Zukunft auszugleichen ⇒ Erleben der Schuld übermächtig; Zukunft unerreichbar, Vergangenheit bindend und überwältigend, Leben bedeutet nur noch Vergehen statt Entfaltung; aus der Werdenshemmung lassen sich somit Hoffnungslosigkeit, Angst, Schulderleben und Suizidalität ableiten.

- Unmotivierte depressive Verstimmung: der Melancholische ist eigentlich nicht verstimmt sondern herab gestimmt (nicht Traurigkeit; es ist eine andere Dimension, die eher mit Leere, Versteinerung, Gleichgültigkeit, Nichtfühlenkönnen und Tod umschrieben werden kann):
  - Ernster, leidender, erstarrter oder verarmter Gesichtsausdruck, schlaffe Haltung,
  - wenig modulierte, eintönige, oft leise und verlangsamte Sprache,
  - Insuffizienzgefühle und Selbstentwertungstendenzen,
  - Unfähigkeit, sich freuen zu können („Anhedonie“ ),
  - Abschwächung der Sympathiegefühle nahen Bezugspersonen gegenüber bei gleichzeitigem Kummer darüber,
  - Nichtfühlenkönnen und Nichttraurigseinkönnen („Gefühl der Gefühllosigkeit“)!
- Affekt der grundlosen, elementaren, vitalen Angst. Angst ist häufig mit depressiver Herabgestimmtheit verbunden. Doch sind beide nicht identisch und auch nicht auseinander ableitbar. Melancholische haben mehr Alltagsängste und Unwirklichkeitsängste, während neurotisch-depressive Menschen eher situationsbezogene Ängste und Bindungs-Trennungsängste haben.)
- Denkhemmung:
  - Verlangsamtes und einfallsarmes Denken,
  - Gedankensperrung,
  - Neigung zum Grübeln,
  - Beeinträchtigung der Konzentrations- und Aufnahmefähigkeit.
- Psychomotorische Hemmung (sog. Willenshemmung):
  - Verlangsamung der Bewegungsabläufe,
  - Minderung der Entschluss- und Handlungsfähigkeit,
  - depressiver Stupor (seltene Extremform, bei der der Patient fast bewegungslos verharrt und auf Aufforderungen und Fragen kaum mehr reagiert).
- Innere Unruhe und Getriebenheit: tritt die Unruhe mit hektischem Bewegungsdrang und aufdringlich-stereotypem Lamentieren in den Vordergrund, so spricht man von „agitierter Depression“.
- Tageschwankungen mit Morgentief: 40 bis 70% d. F. Hemmung und Verstimmung morgens stärker ausgeprägt (Pat. können abends gesund und unauffällig erscheinen), selten Abendtief (typisch für neurotische Depressionen).
- Suizidgedanken und –absichten: ca. 10-15% der Depressiven sterben an Suizid

MERKE: Die Suizidgefahr ist zu Beginn und am Ende einer Phase bzw. zu Beginn der Medikation besonders groß!

- Melancholisches Wahnerleben (Wahn nur bei max. 20%, Vorstufen bei fast 50%):
  - Schulderleben und Schuldwahn,
  - Verarmungsvorstellungen und Armutswahn,
  - Hypochondrische Befürchtungen und Krankheitswahn,
  - Nihilistischer Wahn.
- Leibliche Missempfindungen (Vitalstörungen):
  - Störung der Leibgefühle in Form von mehr lokalisierten Druck-, Schwere- und Schmerzempfindungen in der Herz-, Brust-, Oberbauch- und Kopfregion oder Taubheits-, Steifigkeits-,

Schwere- und Fremdheitsempfindungen oder rasch wechselnde, brennende, kribbelnde Leibsensationen (Zönästhesie).
  - Entfremdungserleben („Ich habe keinen Magen mehr, bin innen ganz leer.“)
- Vegetative Symptome:
  - Schlafstörungen mit gestörtem 24-Stunden-Rhythmus (Einschlaf- und Durchschlafstörungen),
  - Appetit- und Verdauungsstörungen (Übelkeit, Erbrechen, Meteorismus, Gewichtsverlust, Obstipation),
  - Störung der Geschlechtsfunktion (Libido- und Potenzverlust, Amenorrhö),
  - Störung der Tränen-, Speichel- und Schweißdrüsenfunktion (Mundtrockenheit!),
  - Störung der Herz- und Kreislauffunktion (Herzrhythmusstörungen in Form von paroxysmaler Tachykardie oder Extrasystolen),
  - Schmerzsyndrome,
  - Haarausfall,
  - verminderter Hautturgor, mit schlaffem, welkem, gealtertem Aussehen.

Wenn die Vitalstörungen und vegetativen Störungen das Erscheinungsbild bestimmen und die eigentliche (zyklothyme) Depression hinter der „Maske“ körperlicher Symptome verborgen bleibt, so spricht man von der „larvierten (maskierten) Depression“.

Zu B: Vgl. zur posttraumatischen Belastungsstörung Antwort auf Frage **353**.

Zu D: Vgl. zur Soziophobie Antwort auf Frage **362**.

Zu E: Vgl. zum Krankheitsbild der Zwangsneurose Antwort auf Frage 347.

**Antwort 381**

Die Antwort D) ist richtig.

Während der Dämmerzustände führen die Patienten, scheinbar geordnet und bei klarem Bewusstsein, komplexe Handlungen aus. Der Zustand kann relativ kurz sein (Sekunden bis Minuten) oder aber auch während Stunden oder gar Tagen andauern, wobei die Patienten komplexe Handlungen, wie z. B. eine Reise, unternehmen können. Für die Zeit der Dämmerzustände besteht eine Amnesie.

Dämmerzustände finden sich bei psychomotorischen epileptischen Anfällen, im Alkohol- oder Drogenrausch, sowie nach Schädel-Hirn-Traumen.

Für das Krankheitsbild der Hysterie sind Dämmerzustände nicht typisch.

**Antwort 382**

Die Antwort D) ist richtig.

Zeitlich begrenzte Erinnerungslücken finden sich nach Bewusstseinsstörungen und symptomatischen Psychosen, auch nach Hirntraumen (Commotio cerebri, Schädel-Hirn-Trauma), nach epileptischen Anfällen und bei Intoxikationen - z. B. durch Alkohol.

**Antwort 383**

Die Antwort E) ist richtig.

Typische Symptome für ein Alkoholentzugsdelir:

- Magen-Darm-Symptome: Durchfälle, Brechreiz,
- Kreislaufsymptome: Tachykardie,
- vegetative Symptome: Fieber, Schwitzen, Schlafstörungen,
- neurologische Symptome: epileptische Anfälle, feinschlägiger Tremor, Artikulationsstörungen,
- psychische Symptome: Innere (psychomotorische) Unruhe ('Nesteln'), Angst, Depressionen, Halluzinationen ('weiße

Mäuse', krabbelnde Tiere), Angst, Desorientiertheit, Bewusstseinsstörungen (Desorientiertheit, Amnesie).

**Antwort 384**

Die Antwort C) ist richtig.

Eine Phobie ist eine an bestimmte Situationen, Räume, Gegenstände, Tiere oder Menschen geknüpfte, lokalisierte Angst.

Zur Behandlung von Phobien wird von den meisten Therapeuten die Verhaltenstherapie favorisiert.

Auch psychoanalytisch orientierte Verfahren und Entspannungsverfahren sowie Medikamente (trizyklische Antidepressiva, Benzodiazepine in der akuten Krise) kommen zum Einsatz.

**Antwort 385**

Die Antwort D) ist richtig.

- Vgl. zur Bulimie Antwort auf Frage **359**.

**Antwort 386**

Die Antwort D) ist richtig.

Zu 1, 2 und 4: 50 % aller Suizide werden von Menschen mit psychischen Störungen und Leidenszuständen durchgeführt (Depression, Alkoholismus, Schizophrenie).

Zu 4: Herzneurotiker haben keine erhöhte Suizidrate.

# AUGE (A/P, PATHOLOGIE)

**Antwort 387**

Die Antwort B) ist richtig.

Zu A: Das Chalazion (sog. Hagelkorn) ist eine chronische Entzündung einer oder mehrerer Meibom-Drüsen, meist hervorgerufen durch Verstopfung des Drüsen-Ausführungsgangs, Klinisch zeigt sich ein traubenkern- bis haselnusskerngroßer, unverschieblicher Knoten knapp innerhalb der Lidkante. Der Knoten ist derb, schmerzlos und druckunempfindlich.

Zu C: Molluscum contagiosum (sog. Dellwarze) ist eine weltweit verbreitete Infektion der Haut mit Molluscum-contagiosum-Virus. Die Krankheit wird durch Schmierinfektion übertragen. Die Inkubationszeit beträgt 2-8 Wochen, die Erkrankung findet sich häufig bei Kindern (gelegentlich Epidemien). Klinisch zeigt sich eine derbe, bis zu erbsgroße Papel mit zentraler Eindellung, besonders im Gesicht (Lider), an Hals, Achseln, am seitlichen Brustkorb und an den Genitalien. Auf Druck entleert sich eine krümelige Masse. Die Krankheit bildet sich oft spontan zurück.

Zu D: Als Xanthelasmen werden hellgelbe Platten im Bereich der Augenlider durch Cholesterinablagerungen bezeichnet. Xanthelasmen sind in jungem Alter praktisch immer Folge einer Hyperlipoproteinämie vom Typ II, in höherem Alter häufig unabhängig von einer Fettstoffwechselstörung (harmlos).

Zu E: Als Skotom wird ein umschriebener Gesichtsfeldausfall bezeichnet.

**Antwort 388**

Die Antwort A) ist richtig.

Eine Embryopathie ist eine Erkrankung vor der Geburt (‘pränatal’), während der Organbildungsphase in der Embryonalperiode (1-3. Monat).

Zu 3 und 4: Die Mukoviszidose ist keine Embryopathie sondern eine erbliche Stoffwechselstörung mit einem genetischen Defekt auf Chromosom 7. Die Trisomie 21 (Down-Syndrom, Mongolismus) ist eine Erkrankung die durch ein überzähliges, drittes Chromosom 21 verursacht wird.

**Antwort 389**

Die Antwort E) ist richtig.

Zu 1: Die diabetische Retinopathie ist eine Form der Mikroangiopathie. Zunächst kommt es zu Mikroaneurysmen, die zu Blutungen, Narbenbildungen und Kapillareinsprossungen ins Bindegewebe führen.

Bei arterieller Hypertonie, Gehirntumoren und der Neuritis nervi optici (z.B. bei Multipler Sklerose) kann am Augenhintergrund oft eine Stauungspapille (knopfförmige Vorwölbung der Sehnervenpapille) sichtbar sein.

**Antwort 390**

Die Antwort D) ist richtig.

Vier der sechs Augenmuskeln je Auge werden vom N. oculomotorius (III. Hirnnerv) innerviert. Es sind dies:

- M. rectus superior,
- M. rectus inferior,
- M. rectus medialis,
- M. obliquus inferior.

Außerdem innerviert der N. oculomotorius den M. levator palpebrae superioris, der das Oberlid hebt.

Der M. obliquus superior wird vom N. trochlearis (IV), der M. rectus lateralis vom N. abducens (VI) innerviert.

**Antwort 391**

Die Antwort B) ist richtig.

Zu 1: Das Sehen von Doppelbildern spricht für eine Augenmuskellähmung.

Zu 3: Auch bei Netzhautablösungen kann es zur - meist einseitigen - Farbfehlsichtigkeit kommen. Die eigentliche Rot-Grün-Schwäche ist aber eine rezessiv-geschlechtsgebundene, vererbte Fehlsichtigkeit.

**Antwort 392**

Die Antwort A) ist richtig.

Der Gelbe Fleck (Makula lutea) ist die Stelle des schärfsten Sehens (genauer: die fovea centralis, die vertiefte zentrale Stelle des gelben Flecks). Die Dichte der Zapfen auf der Netzhaut ist hier besonders hoch. Der Gelbe Fleck liegt genau auf der Sehachse, wenn man also einen Gegenstand 'fixiert', wird er von den Sinneszellen des Gelben Fleckes abgebildet. Was tagsüber zum Vorteil ist, wird nachts dann zum Problem. Da die Sicht im Halbdunkel nur durch die Stäbchen möglich ist und diese im Gelben Fleck unterrepräsentiert sind, fällt es nun schwer, kleine Objekte (z.B. das 'Reiterlein' im Sternbild 'Großer Wagen') auszumachen. Leichter fällt dies, wenn man einen Punkt neben dem gesuchten Objekt fixiert, so dass der gewünschte Lichteinfall neben dem Gelben Fleck stattfindet, wo er aufgrund der höheren Stäbchendichte registriert werden kann.

Die Austrittstelle des Sehnerven und der Blutgefäße aus dem Augapfel wird Blinder Fleck oder Sehnervpapille genannt. In der Augenhintergrundsaufnahme ist sie in Form einer hellen Scheibe sichtbar, in der die größeren Blutgefäße zusammenlaufen. An dieser Stelle befinden sich keine Sinneszellen.

**Antwort 393**

Die Antwort A) ist richtig.

Zu B: Hängendes Augenlid: Ptosis.

Zu C: Rotes Auge: z.B. Konjunktivitis.

Zu D: Erhöhter Augendruck: Glaukom.

Zu E: Umstülpung des Lides nach außen: Ektropium.

**Antwort 394**

Die Antwort D) ist richtig.

Der Glaskörper besteht zu 98% aus Wasser und enthält ansonsten vorwiegend Mukopolysaccharide. Er hat eine gallertartige Konsistenz.

**Antwort 395**

Die Antwort D) ist richtig.

Symptome des akuten Glaukomanfalls:

- Schmerzen: heftige Schmerzen im betroffenen Auge und um das Auge herum. Ausstrahlung in die Zähne, in den ganzen Kopf, evtl. sogar ins Abdomen!
- tastbare Härte des Augapfels: beim akuten Glaukomanfall fühlt sich der Augenbulbus steinhart an (= wichtigstes Symptom, Augeninnendruck 60-80 mmHg).
- Nebelsehen und Farbringe: bei Dunkelheit werden Farbringe um Lichtquellen gesehen (Folge des Hornhautödems).

Weitere Symptome:

- Bindehaut gerötet,
- episklerale Gefäße erweitert (gemischte Injektion),
- Hornhaut-Ödem mit matt-hauchiger Trübung,
- Vorderkammer flach oder völlig aufgehoben,
- Iris verwaschen, Pupille erweitert und unregelmäßig entrundet.

Zu 2: Nystagmus = 'Augenzittern': unwillkürliche horizontale, vertikale oder rotatorische Augenbewegungen (gehört nicht zu den typischen Symptomen des Glaukomanfalls.

**Antwort 396**
Die Antwort B) ist richtig.
Symptome für eine Netzhautablösung sind:

- Lichtblitze,
- Sehen von Schleiern (wird oft auch als 'Schwarm schwarzer Mücken' bezeichnet),
- später kommt es zu Gesichtsfeldausfällen, meist von unten aufsteigend.

**Antwort 397**
Die Antwort B) ist richtig.
Das Farbensehen ist beim Glaukom i. d. R. nicht beeinträchtigt (es gibt Ausnahmen!).

**Antwort 398**
Die Antwort C) ist richtig.
Folgende Entsprechungen sind möglich:
Linse - Linse,
Blende - Iris,
Film - Netzhaut,
Verschluss - Lid.

**Antwort 399**
Die Antwort E) ist richtig.
Glaukom ('grüner Star') ist der Sammelbegriff für alle Krankheiten, die mit erhöhtem Augeninnendruck einhergehen. Man unterscheidet ein chronisches von einem akuten Glaukom, wobei oben genannte Symptome typisch für einen akuten Glaukomanfall (nur 5% der Glaukomfälle) sind. Dieser stellt einen Notfall dar!

**Antwort 400**
Die Antwort C) ist richtig.

**Antwort 401**
Die Antwort C) ist richtig.
Zu 1: Die Gesichtsfeldausfälle sind meist von unten aufsteigend ('Mauer').
Zu 2: Der Schleier vor den Augen wird oft mit einem 'Schwarm schwarzer Mücken' verglichen.
Zu 5: Auch Störungen des Farbensehens sind beschrieben. Sie sind allerdings selten und treten nicht isoliert, sondern mit anderen Symptomen der Netzhautablösung zusammen auf.

**Antwort 402**
Die Antwort A) ist richtig.
Das Gerstenkorn (oder Hordeolum) ist eine akute Staphylokokken-Infektion der Lidrand-Drüsen, meist der Meibom-Drüse (Hordeolum internum), seltener der Zeis- oder Moll-Drüsen (Hordeolum externum).
Therapie:

- Wärme (Rotlicht) im akuten Zustand, um den Eiterherd schneller zur Abkapselung und zum Durchbruch zu bringen,
- antibiotische Salben (zur Eindämmung),
- Inzision, nur wenn der spontane Abfluss des Eiters ausbleibt.

**Antwort 403**
Die Antwort D) ist richtig.
Zu 1: Die überschüssige Tränenflüssigkeit wird über den Tränen-Nasen-Gang in die Nasenhöhle abgeleitet, wo sie noch dem Anfeuchten der Atemluft dient.
Die Tränenflüssigkeit hat folgende Aufgaben:

- Reinigen der Hornhaut und des Bindehautsacks von kleinen Fremdkörpern,
- Ausgleich kleiner Unebenheiten der Hornhaut, damit auf der Netzhaut ein unverzerrtes Bild entsteht,
- Befeuchten der Hornhaut, damit diese in einem gleichmäßigen Quellungszustand bleibt.

**Antwort 404**
Die Antwort E) ist richtig.
Katarakt: Eintrübung der Linse (meist beidseitig) mit Beeinträchtigung des Sehens (bis zur Blindheit).

**Antwort 405**

Die Antwort E) ist richtig.

Die hintere Augenkammer wird von Iris, Linse, Glaskörper und Ziliarkörper begrenzt, die vordere Augenkammer von Iris, Linse und Hornhaut. Beide Augenkammern sind mit Kammerwasser gefüllt. Sie sind durch die Pupille miteinander verbunden.

**Antwort 406**

Die Antwort B) ist richtig.

Die Augenmuskeln sind:

- oberer gerader Augenmuskel,
- (M. rectus superior),
- unterer gerader Augenmuskel
- (M. rectus inferior),
- innerer gerader Augenmuskel
- (M. rectus medialis),
- äußerer gerader Augenmuskel
- (M. rectus lateralis).

Außerdem:

- oberer schräger Augenmuskel (M. obliquus superior),
- unterer schräger Augenmuskel (M. obliquus inferior).

**Antwort 407**

Die Antwort B) ist richtig.

Zu A: Die unregelmäßige Krümmung der Hornhaut führt zum Krankheitsbild des Astigmatismus.

Zu B: Synonyme zum Begriff 'Grauer Star' sind: Linsentrübung und Katarakt.

Zu C: Das Phänomen des erhöhten Augeninnendruckes findet man beim Grünen Star (Glaukom).

Zu D: Der Fachbegriff für Altersweitsichtigkeit ist Presbyopie. Sie entsteht durch Elastizitätsverlust der Linse.

**Antwort 408**

Die Antwort B) ist richtig.

Zu A: Erhöhter Augeninnendruck: Glaukom.

Zu D: Entzündung der Regenbogenhaut: Iritis.

Zu E: Netzhautveränderung bei Diabetes mellitus: Diabetische Retinopathie.

**Antwort 409**

Die Antwort B) ist richtig.

Durch die unregelmäßige Krümmung der Hornhaut werden Objekte auf der Netzhaut nicht mehr im Brennpunkt abgebildet, so dass das Bild, das der Betroffene sieht, unscharf wird (Astigmatismus heißt wörtlich 'Brennpunktlosigkeit').

**Antwort 410**

Die Antwort B) ist richtig.

Das Kammerwasser wird in der hinteren Augenkammer gebildet und zwar vom Ziliarkörper (und evtl. auch von der Regenbogenhaut).

**Antwort 411**

Die Antwort B) ist richtig.

Symptome einer Netzhautablösung:

- Lichtblitze,
- Schwarm schwarzer Mücken (Einblutungen),
- später erscheint eine 'Mauer' (meistens von unten aufsteigend; Netzhautablösung oben).

**Antwort 412**

Die Antwort B) ist richtig.

Zu C: Erhöhung des Augeninnendrucks: Glaukom.

Zu D: Fehlerhafte Hornhautkrümmung: Astigmatismus.

Zu E: Altersweitsichtigkeit: Presbyopie.

**Antwort 413**

Die Antwort B) ist richtig.

Den größten Anteil an der Lichtbrechung im Auge haben Hornhaut und Linse. Von den ca. 60 Dioptrien Gesamtbrechkraft des Auges entfallen etwa 3/4 auf die Hornhaut.

**Antwort 414**

Die Antwort E) ist richtig.

Zu A: Hornhaut: Stelle der stärksten Lichtbrechung am Auge.

Zu B: Zapfenzellen: Dienen dem Farbensehen am Auge

Zu C: Gelber Fleck: Stelle des schärfsten Sehens am Auge

Zu D: Stäbchenzellen: Stelle des Schwarz-Weiß-Sehens am Auge

**Antwort 415**

Die Antwort E) ist richtig.

Strabismus heißt Schielen, also die Fehlstellung eines Auges.

Der Fachterminus für eine Netzhautablösung wäre Ablatio retinae.

**Antwort 416**

Die Antwort D) ist richtig.

An Aderhaut und Netzhaut findet keine Lichtbrechung statt.

Die mittlere Augenhaut (Aderhaut, Uvea) versorgt mit ihrem reichen Gefäßnetz sowohl die Netzhaut, als auch die vorderen Augenabschnitte. Im vorderen Teil bildet sie den Ziliarkörper (Strahlenkörper) und die Regenbogenhaut (Iris) aus. Der Ziliarkörper dient als Aufhängeapparat für die Linse und besitzt einen Ringmuskel (Ziliarmuskel) für die Linseneinstellung.

In der Netzhaut finden sich die lichtempfindlichen Zellen: Zapfen und Stäbchen (Sinnesepithel).

**Antwort 417**

Die Antwort D) ist richtig.

Die Weitsichtigkeit ist eine Form der Fehlsichtigkeit, bei der die parallel ins Auge einfallenden Strahlen erst hinter der Netzhaut vereinigt werden. Sie tritt häufig erst im Alter auf.

**Antwort 418**

Die Antwort C) ist richtig.

Das Gerstenkorn (Hordeolum) ist eine akute Staphylokokkenentzündung der Lidranddrüsen, die häufig die Meibom-Drüsen, seltener die Zeis- oder Moll-Drüsen betrifft und mit starken Schmerzen einhergeht. Nur wenn sich der Eiter nicht spontan entleert muss manchmal chirurgisch eingeschnitten werden.

**Antwort 419**

Die Antwort B) ist richtig.

Die sechs Augenmuskeln werden vom III., IV. und VI. Hirnnerv versorgt.

**Antwort 420**

Die Antwort A) ist richtig.

Der gelbe Fleck (Macula lutea) ist die Stelle des schärfsten Sehens. Hier sind die für das Farbensehen zuständigen Zapfen am stärksten repräsentiert.

**Antwort 421**

Die Antwort A) ist richtig.

Unter Akkomodation versteht man die Fähigkeit des Auges zur Scharfeinstellung bzw. -abbildung beobachteter (fixierter) Gegenstände auf der Netzhautebene in Relation zur jeweiligen Beobachtungsentfernung. Sie beruht auf der Umwandlungsfähigkeit der elastischen Linse von der Kugelform (hohe Brechkraft, Naheinstellung) zur Ellipsenform (geringe Brechkraft, Ferneinstellung). Über die Iris (-blende) wird - wie beim Fotoapparat - die Tiefenschärfe beeinflusst.

**Antwort 422**

Die Antwort C) ist richtig.

Zu 2: Lichtblitze sind typisch für Netzhautablösung.

**Antwort 423**
Die Antwort E) ist richtig.
Konjunktivitis ist der Sammelbegriff für entzündliche Erkrankungen der Augen-Bindehaut. Bindehautentzündungen sind die häufigsten Augenkrankheiten.

- Leitsymptom: rotes Auge,
- Sekretion (wässrig, schleimig, eitrig),
- morgendliche Verklebung der Lidränder durch eingetrocknetes Sekret ,
- Fremdkörpergefühl im Auge,
- Brennen und Jucken im Auge,
- Lichtscheu,
- Schwellung der Bindehaut,
- bei viralen Entzündungen: Follikel auf der Innenseite der Lider (Lymphozytenansammlungen),
- bei allergischen Entzündungen: Papillen (Vorwölbungen an der Innenseite der Lider, die ein feines Blutgefäßbäumchen zeigen),
- bei Beteiligung des Hornhautepithels (Keratokonjunktivitis): krampfhafter Lidschluss.

**Antwort 424**
Die Antwort B) ist richtig.
Beim Glaukom entsteht durch eine Abflussstörung des Kammerwassers ein erhöhter Augeninnendruck.

**Antwort 425**
Die Antwort C) ist richtig.
Zu A: Unter Blickfeld versteht man den bei unbewegtem Kopf durch Blickbewegungen optisch (maximal) erfassbaren Teil des Raums.
Zu D: Unter Visus versteht man Sehen, bzw. Gesichtssinn, Sehschärfe.
Zu E: Ein Hordeolum (Gerstenkorn) ist eine akute Staphylokokken-Infektion der Lidrand-Drüsen.

**Antwort 426**
Die Antwort A) ist richtig.
Die Zapfen sind für das Farbensehen, die Stäbchen für das Hell-Dunkel-Sehen wichtig.

**Antwort 427**
Die Antwort B) ist richtig.
Bei Nahakkommodation vergrößert die Linse ihren Krümmungsradius (und damit ihre Brechkraft) und die Pupille wird enger.

**Antwort 428**
Die Antwort A) ist richtig.
Zu E: Ein zu kurzer Augapfel ist Ursache der Hyperopie (Weitsichtigkeit).

**Antwort 429**
Die Antwort C) ist richtig.
Die vordere Augenkammer wird von Hornhaut, Linse und Iris begrenzt, die hintere Augenkammer von Iris, Linse, Glaskörper und Ziliarkörper.

**Antwort 430**
Die Antwort B) ist richtig.
Die Stelle des schärfsten Sehens nennt man Macula lutea (gelber Fleck).
Zu 2 und 4: Die Sehnervenpapille ist der Ort, an dem der Sehnerv das Auge verlässt. Hier finden sich keine Sinneszellen, deshalb wird diese Stelle auch 'blinder Fleck' genannt.
Zu 5: Macula densa-Zellen sind Zellen des juxtaglomerulären Apparates der Niere. Sie registrieren die Natriumionenkonzentration im distalen Tubulus und sind so für die Blutdruckregulation mitverantwortlich.

**Antwort 431**
Die Antwort D) ist richtig.
Die mittlere Augenhaut (Uvea) besteht aus Aderhaut, Ziliarkörper und Iris. Die Aderhaut liegt der Sklera innen an und versorgt

mit ihrem reichen Gefäßnetz sowohl die Netzhaut, als auch die vorderen Augenabschnitte. Im vorderen Teil bildet sie den Ziliarkörper (Strahlenkörper) und die Regenbogenhaut (Iris) aus. Der Ziliarkörper dient als Aufhängeapparat für die Linse und besitzt einen Ringmuskel (Ziliarmuskel) für die Linseneinstellung.

**Antwort 432**

Die Antwort D) ist richtig.

Die Gonoblennorrhö (auch: Blennorrhoea neonatorum, Ophthalmia neonatorum) ist eine Konjunktivitis der Neugeborenen durch okulo-genitale Infektion mit Neisseria gonorrhoeae (Gonokokken) während der Geburt.

Klinik: Bindehautentzündung mit hochgradiger Gefährdung der Hornhaut (Einschmelzung und Perforation innerhalb weniger Stunden)

Therapie: Durch die Credé-Prophylaxe (Einbringen von 1%iger Silbernitratlösung in die Bindehaut sofort nach der Geburt) ist die Gonokokken-Konjunktivitis in Europa fast verschwunden.

Zu 3: Weltweit kommt die Gonoblennorrhö noch vor, in Europa ist sie nahezu verschwunden.

**Antwort 433**

Die Antwort E) ist richtig.

Zu 1: Das Lidödem bei der Konjunktivitis entsteht dadurch, dass aufgrund der Entzündungsvorgänge Histamin ausgeschüttet wird, welches die Gefäßpermeabilität erhöht, so dass Abwehrzellen, großmolekulare Stoffe und auch Flüssigkeit aus den Gefäßen in den Interzellularraum gelangen können.

Zu 2: Das Myxödem wird durch Mukopolysaccharidablagerungen hervorgerufen.

Zu 3: Bei der Anaphylaxie kommt es durch Freisetzung gefäßreaktiver Faktoren aus Mastzellen nach Antigenkontakt zur Ödembildung.

**Antwort 434**

Die Antwort E) ist richtig.

Alle aufgeführten Zustände können zu einer Pupillenerweiterung führen.

(Terminologie bei Pupillenveränderungen:

- weite Pupillen: Mydriasis,
- enge Pupillen: Miosis,
- gleich weite Pupillen: Isokorie,
- ungleich weite Pupillen: Anisokorie).

**Antwort 435**

Die Antwort C) ist richtig.

Als dringlichste Maßnahme bei Augenverätzungen gilt das sofortige Ausspülen mit Wasser, Mineralwasser, physiologischer Kochsalzlösung o. Ä. Milch ist ungeeignet. Der Notarzt ist zu verständigen.

**Antwort 436**

Die Antwort B) ist richtig.

Die Osteogenesis imperfecta (Glasknochenkrankheit), eine angeborene Störung der Osteoblastentätigkeit, geht oft mit bläulicher Verfärbung der Skleren einher.

**Antwort 437**

Die Antwort D) ist richtig.

Der Horner-Symptomenkomplex entsteht durch Läsion des N. sympathicus und zentraler Sympathikusbahnen. Klinische Trias:

- Miosis,
- Ptosis,
- Enophthalmus.

Miosis (= Engstellung der Pupille; Ursache: Lähmung des sympathisch innervierten M. dilatator pupillae), Ptosis (Herabhängen des Augenlids durch Lähmung des sympathisch innervierten M. levator palpebrae superioris) und Enophthalmus (= tiefes Zurücksinken des Augapfels in die Orbita durch Sympathikuslähmung).)

Ursache: z. B. Einwachsen eines in den Lungenspitzen lokalisierten Bronchialkarzinoms (Pancoast-Tumor) in den Sympathikusgrenzstrang am Hals oder ein Tumor der Schilddrüse.

**Antwort 438**

Die Antwort A) ist richtig.

Die Tränen werden von den Tränendrüsen produziert, die seitlich über dem Oberlid liegen und deren Ausführungsgänge in die Umschlagfalte der Augenlider münden. Der Abfluss der Tränen findet über die Tränenpünktchen statt, die sich am oberen und unteren Lidrand im inneren Augenwinkel befinden und sich zu den Tränenkanälchen öffnen, die schließlich in den Tränensack münden. Dieser geht unmittelbar in den Tränennasenkanal über, der in der Nasenhöhle endet.

Die Innenlidranddrüsen sind Talg- bzw. Schweißdrüsen.

**Antwort 439**

Die Antwort D) ist richtig.

Die Linse bricht die einfallenden Lichtstrahlen, so dass sie punktförmig im sog. Brennpunkt auf der Netzhaut abgebildet werden. Die Scharfeinstellung (Akkommodation) beobachteter Gegenstände in Relation zur Beobachtungsentfernung obliegt ebenfalls der Linse, die zu diesem Zweck von kugelig (hohe Brechkraft, Naheinstellung) zu ellipsenförmig (niedrige Brechkraft, Ferneinstellung) verformbar ist.

Die Adaption hingegen ist die Anpassung des Auges an unterschiedliche Lichtverhältnisse. Dies ist ein komplexer Vorgang, der u.a. durch Änderung der Pupillenweite, Übergang vom Zapfen- auf Stäbchensehen und Empfindlichkeitsänderung der Netzhaut vollzogen wird.

**Antwort 440**

Die Antwort A) ist richtig.

Bei Weitsichtigkeit ist der Augapfel im Verhältnis zur Brechkraft zu kurz, so dass der Brennpunkt sich hinter der Netzhaut befindet. Ursache ist meistens ein zu kurz gebauter Augapfel, seltener eine zu schwache Brechung. Durch Vorschalten einer konvexen Linse wird die Brechung der einfallenden Lichtstrahlen verstärkt und der Brennpunkt vor verlagert, so dass er sich wieder auf der Netzhaut befindet.

**Antwort 441**

Die Antwort B) ist richtig.

Die Iris ist, wie der Ziliarkörper, ein Teil der mittleren Augenhaut (Aderhaut, Uvea).

**Antwort 442**

Die Antwort A) ist richtig.

Vor jeglicher Behandlung ist eine Anamneseerhebung und eine klinische Untersuchung notwendig, die nach einem klar definierten und jederzeit reproduzierbaren Schema vor sich geht!

**Antwort 443**

Die Antwort D) ist richtig.

Die Netzhaut liegt zwischen dem Glaskörper, zu dem sie mit der inneren Grenzmembran abgegrenzt ist, und der Aderhaut, der sie mit der äußeren Grenzmembran, in der sich auch die Stäbchen und Zapfen befinden, aufliegt.

**Antwort 444**

Die Antwort D) ist richtig.

Die Vertreter der Augen- oder Irisdiagnose gehen von der Annahme aus, dass sich der Körper und die inneren Organe auf der Iris abbilden. Sie beanspruchen, anhand von Veränderungen in der Iris Erkrankungen des Gesamtorganismus oder Dispositionen für solche erkennen zu können. Diese Vorstellungen widersprechen den Erkenntnissen der modernen Anatomie.

**Antwort 445**

Die Antwort B) ist richtig.

Im Chiasma opticum (Sehnervenkreuzung) kreuzen die von den nasalen Netzhauthälften kommenden Axone des Sehnervs, während die von den temporalen ungekreuzt weiterziehen. Da auf den nasalen Netzhauthälften die lateralen Gesichtsfeldanteile abgebildet werden, kommt es bei Zerstörung der Sehnervenkreuzung (z.B. durch Hypophysentumoren) zur so genannten 'Scheuklappenblindheit' (bitemporale Hemianopsie).

**Antwort 446**

Die Antwort D) ist richtig.

Xanthelasmen sind durch Cholesterinablagerungen bedingte hellgelbe Platten im Bereich der Augenlider. In jungen Jahren immer ein Hinweis auf eine Fettstoffwechselstörung, im Alter auch häufig unabhängig davon.

**Antwort 447**

Die Antwort E) ist richtig.

Zu 1: Bei akuter Methylalkoholvergiftung (Methanolvergiftung) kommt es nach oraler Aufnahme von Methanol zu Schwindel, Kopfschmerz, Erbrechen, Sehstörungen bis zur Erblindung und Krämpfen. Bei chronischer Methylalkoholvergiftung kommt es durch Resorption über die Haut und Einatmung zur Reizung der Augenbindehäute und des Atemtrakts, Kopfschmerz, Ohrensausen, Sehstörungen, zentralem Skotom, Neuritiden und Leberschäden.

Zu 2: Doppelbildersehen und Neuritis nervi optici sind häufige Symptome der Multiplen Sklerose.

Zu 3: Sehstörungen sind typisch für eine Digitalisvergiftung, z.B. eine Veränderung des Farbensehens im Grün-Gelb-Bereich.

Zu 4: Muskelrelaxanzien wie z.B. Curare wirken an der Synapse und hemmen dort die Wirkung von Acetylcholin. Auch andere Substanzen, wie z.B. Tranquilizer (Diazepam = Valium) haben eine muskelrelaxierende Wirkung. Sie wirken auf spinal fördernde Interneurone (zentrale Muskelrelaxanzien). Als Nebenwirkung dieser Präparate kann es zu Sehstörungen kommen.

Zu 5: Die Iritis (Regenbogenhautentzündung) kann über Verklebungen der Iris und Ausfällungen auf der Hornhaut zu Sehstörungen führen.

**Antwort 448**

Die Antwort B) ist richtig.

Doppelbilder durch Augenmuskellähmung ist ein typisches Symptom bei Intoxikation mit dem Gift des Bakteriums Clostridium botulinum, dem Botulismus.

**Antwort 449**

Die Antwort A) ist richtig.

**Antwort 450**

Die Antwort A) ist richtig.

Der Kayser-Fleischer-Kornealring ist eines der Symptome bei der Kupferstoffwechselstörung des Morbus Wilson (hepatolentikuläre Degeneration). Es findet sich ein dünner olivgrüner oder bräunlicher Ring in der Kornea.

Zu B: Das Hervorquellen des Augapfels wird auch als Protrusio bulbis bezeichnet.

Zu C: Graefe-Zeichen: Zurückbleiben des Oberlids bei Blicksenkung, so dass die Sklera sichtbar bleibt.

Zu E: Der seltene Lidschlag bei M. Basedow wird auch Stellwag-Zeichen genannt.

**Antwort 451**

Die Antwort B) ist richtig.

(Vgl. zur Klinik des Glaukomanfalls die Antwort auf Frage **395**).

**Antwort 452**

Die Antwort D) ist richtig.

Als Kammerwasser wird der Inhalt der vorderen und hinteren Augenkammer bezeichnet. Das Kammerwasser entsteht durch aktive Sekretion einer klaren, farblosen Flüssigkeit (2-3 $mm^3$/min) durch das Ziliarkörperepithel. Der Abfluss erfolgt in den Kammerwinkel (Schlemm-Kanal und Kammerwasservenen). Störungen des Abflusses können zu Augeninnendruckerhöhung und Glaukom führen.

**Antwort 453**

Die Antwort C) ist richtig.

Zu 3: Die vordere Augenkammer wird vorne von der Hornhaut, hinten von Regenbogenhaut und Linse begrenzt. Die hintere Augenkammer liegt zwischen Iris, Ziliarkörper, Linse und Glaskörper.

Zu 5: Der Parasympathikus verengt die Pupille, der Sympathikus erweitert die Pupille.

**Antwort 454**

Die Antworten D) und E) richtig.

Zu B: Glaukom ist der Sammelbegriff für Krankheiten des Auges, die mit einem erhöhten Augeninnendruck (intraokularer Druck) einhergehen.

Der normale Augeninnendruck ist in der Regel seitengleich etwa 15 mmHg mit einer oberen Grenze von 21 mmHg. Beim akuten Glaukomanfall treten Drücke zwischen 50 und 80 mmHg auf, beim chronischen Glaukom solche zwischen 25 und 45.

Mit der orientierenden Methode der Fingerpalpation kann das chronische Glaukom normalerweise nicht diagnostiziert werden. Nur bei den sehr hohen Drücken des akuten Glaukomanfalls kann die Fingerpalpation entscheidende Hinweise für eine schnelle Diagnose geben.

**Antwort 455**

Die Antworten A), B) und D) sind richtig.

**Antwort 456**

Die Antwort D) ist richtig.

Das Horner-Syndrom (Horner-Trias) ist gekennzeichnet durch Miosis, Ptosis und Enophthalmus (also Zurücktreten des Augapfels in die Orbita).

Zu 3: Sinus cavernosus oder Sinus durae matris ist die Bezeichnung für die klappenlosen venösen Blutleiter der harten Hirnhaut.

Bei der Sinusthrombose (Kavernosusthrombose, Sinusvenenthrombose) kommt es – meist fortgeleitet von einer Entzündung im Gesicht (z.B. Nasenfurunkel) – zu einer septischen Venenentzündung (Thrombophlebitis) des Sinus cavernosus mit Fieber, Bewusstseinsstörungen, Exophthalmus (auch: Protrusio bulbi), epileptischen Anfällen, Hirnnervenlähmungen.

Zu 5: Das Retinoblastom ist ein im Kindesalter (meist Kinder 0-5 Jahre), seltener im Jugendalter auftretender, bösartiger Netzhauttumor.

**Antwort 457**

Die Antwort A) ist richtig.

Zu einer <u>Ptosis</u>, dem Herabhängen des Oberlids, kommt es bei einer Schädigung oder Lähmung des Musculus levator palpebrae (innerviert vom Nervus oculomotorius) oder (geringgradiger) durch den Ausfall des Musculus tarsalis, der vom Kopfsympathikus innerviert wird.

**Antwort 458**

Die Antwort B) ist richtig.

Vgl. zur Klinik des akuten Glaukomanfalls Antwort auf Frage **395**.

Zu C: Als <u>Arcus lipoides corneae</u> wird eine ringförmige, weißliche Trübung der Hornhautperipherie bezeichnet. Ursächlich ist eine Lipid- und Kalkeinlagerung. Tritt dieses Phänomen in jugendlichem Alter (Arcus lipoides juvenilis, Embryotoxon) auf, so steht es meist in Zusammenhang mit einer Hyperlipoproteinämie vom Typ II. Tritt es im höheren Alter so ist es häufig unabhängig von erhöhten Serumlipiden (Arcus lipoides senilis, Gerontoxon) und hat keinen Krankheitswert.

**Antwort 459**

Die Antwort D) ist richtig.

Ein Skotom ist ein umschriebener Gesichtsfeldausfall. Beim zentralen Skotom kommt es zu einem Gesichtsfeldausfall im Bereich der Netzhautmitte (z.B. bei einer Entzündung oder Atrophie des Sehnervs und bei einer Makuladegeneration).

Zu A: Vgl. Antwort auf Frage **255**.

Zu B: Anisokorie: Anisokorie: Eine Seitendifferenz im Durchmesser der Pupillen wird als Anisokorie bezeichnet (vgl. Antwort **267**.

Zu C: Mydriasis: Pupillenerweiterung durch Sympathikusreizung oder Okulomotoriuslähmung. Ursachen: Erregungszustände (Schreck, Schmerz, Angst): herdgleichseitig bei intrakraniellen Blutungen, Koma, Hypothyreose, Medikamente (Mydriatika), Toxine.

**Antwort 460**

Die Antwort C) ist richtig.

Die Myopie (Kurzsichtigkeit) ist eine Form der Fehlsichtigkeit (Ametropie), bei der die parallel einfallenden Strahlen schon vor der Netzhaut vereinigt werden.

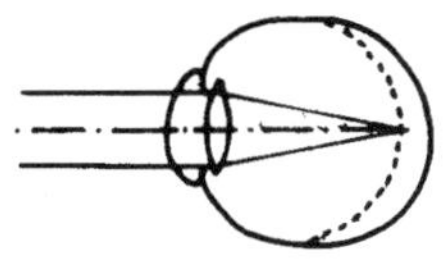

Die Linse ist funktionsfähig der Augapfel aber zu lang. Das scharfe Bild liegt vor der Netzhautebene.

Ursache:

- Zu langer Augapfel (Achsenmyopie),
- zu starke Brechung des optischen Systems Refraktions- oder Brechungsmyopie: z.B. durch Keratokonus, Kugellinse, Katarakt, Linsenverlagerung.

Normalerweise sehen wir in der Ferne (∞) ohne Akkomodation scharf. Beim Myopen liegt der Fernpunkt (den er gerade noch scharf sieht) nicht im Unendlichen, sondern im endlichen Abstand. Alles was hinter diesem Punkt liegt, sieht er unscharf; Akkomodation (Naheinstellung der Linse) würde die Unschärfe nur verstärken: die Strahlen würden noch stärker gebrochen, also noch weiter vor der Retina den Brennpunkt bilden.

Therapie:

Durch eine Brille oder Kontaktlinse (Zerstreuungslinse, konkave Linse) wird die Brechkraft so vermindert, dass sich parallele (= aus dem Unendlichen einfallende) Strahlen nicht mehr vor, sondern auf der Netzhaut vereinigen.

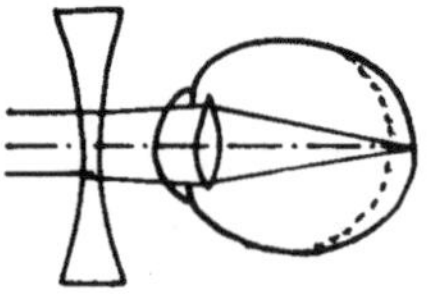

Durch eine Zerstreuungslinse wird das Bild auf die Netzhaut verlegt.

Zu A: Presbyopie: Altersweitsichtigkeit, verursacht durch Elastizitätsverlust der Linse.

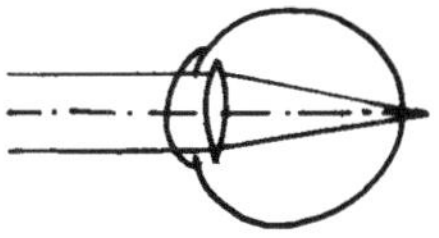

Die Linse hat altersbedingt einen Teil ihrer Elastizität verloren und kann sich deshalb nicht genügend krümmen. Das scharfe Bild liegt hinter der Netzhautebene

Zu D: Makuladegeneration: Makuladegeneration: Die Makula lutea, der gelben Fleck der Netzhaut enthält die Fovea centralis, den Ort des schärfsten Sehens.

Bei der (meist altersbedingten) Makuladegeneration (AMD) kommt es zu einem schnell fortschreitenden Sehverlust bei Erhalt des peripheren Gesichtsfeldes.

Zu E: Hypermetrophie (Weitsichtigkeit): Form der Fehlsichtigkeit, bei der die parallel einfallenden Strahlen im nicht akkommodierten Auge erst hinter der Netzhaut vereinigt werden

Ätiologie:

- Zu kurzer Augapfel (Achsenhypermetropie),
- zu geringe Brechung des optischen Systems (Refraktions- oder Brechungshypermetropie).

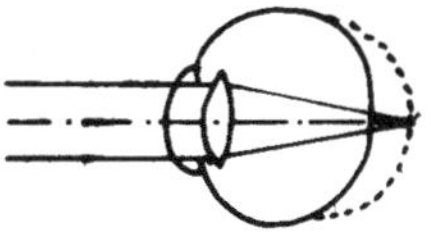

Die Linse ist funktionsfähig, der Augapfel aber zu kurz. Das scharfe Bild liegt hinter der Netzhautebene.

Klinik:

Der Sehfehler fällt häufig nicht auf, weil er durch verstärkte Akkomodation ausgeglichen werden kann (umso besser, je elastischer die Linse noch ist). Durch die dauernd verstärkte Akkomodation kann es zur Ermüdung der Ziliarmuskulatur kommen (Asthenopie).

Komplikation:

Mit der Hypermetropie (zu kurz gebauter Augenbulbus) geht häufig ein enger Kammerwinkel einher. Eine typische Komplikation bei hypermetropen Erwachsenen ist deshalb ein Winkelblock-Glaukom.

Therapie:

Anpassung einer Sammellinse.

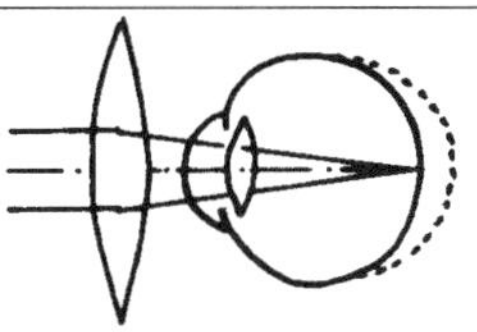

Durch eine Sammellinse wird das Bild auf die Netzhaut gelegt.

**Antwort 461**

Die Antwort C) ist richtig.

Iritis: Entzündung der Iris.

Zyklitis: Entzündung des Ziliarkörpers.

Meist sind die beiden Augenanteile gemeinsam entzündet: Iridozyklitis.

Die Iridozyklitis findet sich u.a. häufig bei Erkrankungen des rheumatischen Formenkreises (M. Bechterew, juvenile rheumatoide Arthritis).

Zu D: Die Neuritis nervi optici ist die Entzündung des Sehnerven (1. Hirnnerv, Nervus opticus). Vorkommen: Multiple Sklerose, Infektionskrankheiten, Sarkoidose, Kollagenosen (z.B. Lupus erythematodes), Panarteriitis nodosa, nach Impfungen.

Klinik: Sehminderung innerhalb von Stunden bis Tagen, Bewegungsschmerz des Auges.
Zu E: Chalazion (Hagelkorn) vgl. Antwort auf Frage **387**.

**Antwort 462**
Die Antwort A) ist richtig.
Den Hauptanteil der Lichtbrechung am Auge hat die Hornhaut (Kornea). Die Gesamtbrechkraft des Auges beträgt etwa 60 Dioptrien (dpt), davon entfallen auf die Kornea etwa 43 Dioptrien, auf die Linse etwa 19-33 Dioptrien.

**Antwort 463**
Die Antwort D) ist richtig.
Das Auftreten von Doppelbildern (Diplopie) ist kein typisches Symptom des Glaukoms.
Doppelbildersehen findet sich u. a. bei Augenmuskellähmungen (z. B. durch Erkrankung entsprechender Hirnnerven: III, IV, VI), beim Schielen (Strabismus) und manchmal als Initialsymptom bei Hirntumoren.
Klinik des chronischen Glaukoms (Glaucoma simplex, Offenwinkelglaukom):

- Augendruckerhöhung,
- Gesichtsfeldausfälle,
- Papillenexkavation ('Aushöhlung' aufgrund einer Druckatrophie).

Zur Klinik des akuten Winkelblockglaukoms siehe Antwort auf Frage **395**.

# HNO (A/P)

**Antwort 464**
Die Antwort D) ist richtig.

**Antwort 465**
Die Antwort D) ist richtig.
Unverhorntes, mehrschichtiges Plattenepithel findet sich in:

- Mundhöhle,
- Speiseröhre,
- Stimmbändern,
- Bindehaut des Auges,
- Schleimhäuten der Geschlechtsorgane.

**Antwort 466**
Die Antwort C) ist richtig.
Die Fettverdauung erfolgt, nach Emulgierung der Fette durch Gallensäuren (Mizellenbildung), durch Verdauungsenzyme aus dem Pankreas (z.B. Lipase).

**Antwort 467**
Die Antwort D) ist richtig.
Zu A: Gastrin wird als Gewebshormon in der Antrumschleimhaut des Magens gebildet. Es wird bei Vagusreiz, Dehnung im Bereich des Antrum (durch Nahrungsbrei), pH-Anstieg, Alkohol und Kaffee ins Blut abgegeben. Es regt im Magenfundus und -korpus die Salzsäureproduktion in den Belegzellen an.
Zu B: Insulin wird in der Bauchspeicheldrüse gebildet. Das lebensnotwendige Insulin hat die Aufgabe, die Verwertung der Glukose in den Geweben des Körpers zu verbessern.
Zu C: Trypsin: Die Bauchspeicheldrüse stellt u.a. mehrere Enzyme her, die für die Eiweißspaltung notwendig sind. Hierzu gehören Trypsin (und Chymotrypsin).

**Antwort 468**
Die Antwort A) ist richtig.
Im Mittelohr befinden sich der M. stapedius und der M. tensor tympani.
Der M. stapedius ist für die Feineinstellung der Gehörknöchelchen zuständig, der M. tensor tympani für die Straffung der Gehörknöchelchenkette und für das Spannen des Trommelfells.
M. masseter, M. temporalis und M. pterygoideus medialis sind Kaumuskeln.

**Antwort 469**
Die Antwort C) ist richtig.
Das Innenohr (Labyrinth) enthält zwei Sinnesorgane, die verschiedene Funktionen haben, aber morphologisch einen Komplex bilden:

- Die Cochlea (Schnecke) ist das eigentliche Hörorgan.
- Der Vestibularapparat (bestehend aus Sacculus, Utriculus und den Bogengängen) bildet das Gleichgewichtsorgan.

Das Hör- und Gleichgewichtsorgan liegt in einer detailliert vorgeformten knöchernen Höhle des Felsenbeins.

**Antwort 470**
Die Antwort E) ist richtig.
(Vgl. Antwort auf Frage **471**).

**Antwort 471**
Die Antwort C) ist richtig.
Die Stirnhöhle mündet in den mittleren Nasengang.

- In den oberen Nasengang münden:
  - hintere Siebbeinzellen,
  - Keilbeinhöhle.
- In den mittleren Nasengang münden:
  - Stirnhöhle,
  - vordere Siebbeinzellen,
  - Kieferhöhle.
- In den unteren Nasengang mündet:
  - Ductus nasolacrimalis (Tränen-Nasen-Gang).

**Antwort 472**

Die Antwort C) ist richtig.

Blickt man in den weit geöffneten Mund und drückt mit einem Spatel die Zunge herab, so sieht man auf beiden Seiten von der Basis des Gaumenzäpfchens je zwei Schleimhautfalten bogenartig nach unten verlaufen (vorderer und hinterer Gaumenbogen), zwischen denen je eine Grube einsinkt (Mandelgruben). In diesen liegen die paarigen Gaumenmandeln.

**Antwort 473**

Die Antwort C) ist richtig.

Der Mensch hat drei Gehörknöchelchen: Hammer, Amboss und Steigbügel. Über die Gehörknöchelchen wird der Schall vom Trommelfell auf die Perilymphe im Innenohr übertragen. Im Labyrinth des Innenohrs befinden sich die Rezeptorzellen, mit denen über das Corti-Organ Hörinformationen und über das Vestibularorgan Gleichgewichtsinformationen wahrgenom-men und an das Gehirn weitergeleitet werden.

**Antwort 474**

Die Antwort B) ist richtig.

Die Zunge besteht aus quer gestreifter Muskulatur, deren Fasern dreidimensional angeordnet sind. Hierdurch erhält die Zunge eine ungewöhnliche Beweglichkeit: Sie ist der einzige quer gestreifte Muskel, der sich aktiv verlängern kann.

**Antwort 475**

Die Antwort E) ist richtig.

Der größte Teil der Geschmacksrezeptoren findet sich auf der Zungenoberfläche. Wir sind deshalb eigentlich der Meinung, dass A) die realitätsnahe richtige Antwort wäre. Gelegentlich sind Geschmacksknospen jedoch auch in anderen Bereichen der Mundhöhle und des Rachens zu finden (Papillae fungiformes, Gaumen, Kehldeckel, Pharynxschleimhaut). Aufgrund der allgemein gehaltenen Frage mussten wir uns deshalb doch für die Antwort E) entschließen.

**Antwort 476**

Die Antwort D) ist richtig.

Der Kehlkopf wird von folgenden Knorpeln gebildet: Schildknorpel, Ringknorpel, Kehldeckel und Stellknorpel, wobei Letzterer paarig angeordnet ist.

**Antwort 477**

Die Antwort B) ist richtig.

Das Trommelfell trennt das äußere Ohr vom Mittelohr.

**Antwort 478**

Die Antwort D) ist richtig.

Das Registrieren von Beschleunigungen obliegt dem Gleichgewichtsorgan. Dieses besteht aus folgenden Anteilen:

- Dem Sinnesepithel in den beiden Vorhofsäckchen (Utriculus und Sacculus) zum Registrieren geradliniger Beschleunigungen,
- drei senkrecht zueinander stehenden Bogengängen zum Registrieren von Winkelbeschleunigungen.

**Antwort 479**

Die Antwort C) ist richtig.

Das Kehlkopfgerüst besteht hauptsächlich aus Schild-, Ring- und Aryknorpel (hyaline Knorpel) sowie Epiglottis (elastischer Knorpel).

Die äußere Form wird durch den Schildknorpel bestimmt (z.B. 'Adamsapfel': Vorwölbung des Schildknorpels beim Mann).

**Antwort 480**

Die Antwort B) ist richtig.

Die Schnecke (Cochlea) ist das Hörorgan.

(Das ebenfalls im Innenohr gelegene Gleichgewichtsorgan besteht aus Utriculus,

Sacculus und drei senkrecht zueinander stehenden Bogengängen).

**Antwort 481**

Die Antwort E) ist richtig.

Der Tränennasengang verbindet Augapfel und Nasenhöhle und mündet in den unteren Nasengang. In den mittleren Nasengang münden die Ausführungsgänge von Kiefer- und Stirnhöhle sowie der vorderen Siebbeinzellen. Die hinteren Siebbeinzellen münden im oberen Nasengang und die Keilbeinhöhle ist über den Recessus spheno-ethmoidalis mit der Nasenhöhle verbunden.

**Antwort 482**

Die Antwort E) ist richtig.

Die Stimmbänder bestehen aus mehrschichtigem unverhorntem Plattenepithel.

**Antwort 483**

Die Antwort B) ist richtig.

Die Ohrspeicheldrüse (Glandula parotis) hat ihren Ausführungsgang im Oberkiefer, gegenüber dem 2. Molaren. Die Ausführungsgänge von Unterzungendrüse (Glandula sublingualis) und Unterkieferdrüse (Glandula submandibularis) münden gemeinsam auf der Unterzungenkarunkel (Caruncula sublingualis).

**Antwort 484**

Die Antwort C) ist richtig.

Der Ausführungsgang der Unterkieferspeicheldrüse (Glandula submandibularis) mündet gemeinsam mit dem Ausführungsgang der Unterzungenspeicheldrüse (Glandula sublingualis) auf der Unterzungenkarunkel (Caruncula sublingualis).

Der Ausführungsgang der Ohrspeicheldrüse (Glandula parotis) hingegen mündet gegenüber dem 2. oberen Molaren.

**Antwort 485**

Die Antwort D) ist richtig.

Die Ohrspiegelung (Otoskopie) gibt zunächst Einblick in den äußeren Gehörgang und auf das Trommelfell. Aber es gibt auch Mittelohrbefunde, die man mit der Otoskopie erheben kann, z.B. Paukenerguss und Hämatotympanon. Bei defektem Trommelfell kann man die Paukenhöhle auch direkt einsehen.

**Antwort 486**

Die Antwort D) ist richtig.

Luft- und Speiseweg überkreuzen sich im unteren Schlund (Hypopharynx).

**Antwort 487**

Die Antwort C) ist richtig.

Auf der Zunge sitzen die Geschmacksrezeptoren, weshalb sie für die Geschmacksempfindung eine wichtige Rolle spielt. Des Weiteren hilft sie auch beim Kauvorgang: Sie vermischt den Speisebrei mit dem Speichel und schiebt ihn zum gleichmäßigen Kauen im Mund umher. Im Zungengrund liegt die Zungenmandel (Tonsilla lingualis). Sie ist Teil des lymphatischen Rachenrings und erfüllt Abwehraufgaben.

**Antwort 488**

Die Antwort C) ist richtig.

Das Trommelfell grenzt Außen- und Mittelohr voneinander ab.

**Antwort 489**

Die Antwort B) ist richtig.

Die Ohrtrompete ist die Verbindung zwischen Mittelohr und Nasenrachenraum. Sie dient dem Druckausgleich zwischen Mittelohr und Außenwelt sowie der Belüftung des Mittelohres.

**Antwort 490**

Die Antwort D) ist richtig.

Die drei Gehörknöchelchen sind: Hammer, Amboss und Steigbügel. Sie sind von Schleimhaut überzogen und übertragen die Trommelfellschwingungen auf das Innenohr.

**Antwort 491**

Die Antwort D) ist richtig.

Mit Hilfe der Ohrspiegelung (Otoskopie) inspiziert man den Gehörgang auf Rötung, Schwellung und Bläschenbildung sowie das Trommelfell auf Farbveränderungen, Vor- bzw. Zurückwölbung, Perforationen und dahinterliegende Flüssigkeit. Indirekt können auch Befunde hinter dem Trommelfell, also im Mittelohr, beurteilt werden.

**Antwort 492**

Die Antwort C) ist richtig.

Die Ohrtrompete (Tuba auditiva, Tuba Eustachii) ist die teils knöcherne, teils knorpelige Verbindung zwischen Mittelohr und Nasenrachenraum. Normalerweise ist sie verschlossen, sie öffnet sich jedoch beim Schluckakt und ermöglicht dann den Luftaustausch und Druckausgleich.

**Antwort 493**

Die Antwort A) ist richtig.

Das Gleichgewicht wird mit Hilfe des Romberg-Stehversuchs untersucht. Hierbei wird der Patient aufgefordert, mit geschlossenen Augen und geschlossenen Füßen stehen zu bleiben. Ist er hierzu nicht fähig (Romberg positiv), so deutet das (bei normaler Bewegungsempfindung) auf eine Störung des vestibulären Systems hin.

Zu B und C: Die Tests nach Weber und Rinne dienen der Untersuchung des Gehörs.

Zu D: Der Schellong-Test ist ein Kreislauffunktionstest.

Zu E: Das Schober-Zeichen dient der palpatorischen Bestimmung des physiologischen Auseinandertretens der Wirbel beim Vornüberbeugen des Patienten.

**Antwort 494**

Die Antwort A) ist richtig.

Das eigentliche Hörorgan ist die Schnecke (Cochlea), die sich zusammen mit dem Gleichgewichtsorgan (Vestibularapparat) im Innenohr (Labyrinth) befindet.

**Antwort 495**

Die Antwort D) ist richtig.

Zu 2 und 4: Der Weber-Test dient zur Prüfung der Knochenleitung. Hierbei wird eine angeschlagene Stimmgabel auf die Kopfmitte aufgesetzt. Der Normalhörende hört den Ton in der Kopfmitte.

Ist die Schallempfindung asymmetrisch (der Ton wird lateralisiert), so weist das auf eine Störung der Schallleitung (Lateralisation auf die kranke Seite) oder der Schallempfindung (Lateralisation zur gesunden Seite) hin.

Der Rinne-Versuch dient dem Vergleich zwischen Luft- und Knochenleitung. Hierbei wird die angeschlagene Stimmgabel zunächst auf den Warzenfortsatz gesetzt (Knochenleitung). Sobald der Ton nicht mehr wahrgenommen wird, hält man die Stimmgabel vor das Ohr (Luftleitung). Der Normalhörende sowie der Schallempfindungsschwerhörige hört dann immer noch einen Ton. Der Schallleitungsschwerhörige hört den Ton über Knochenleitung länger.

Zu 5: Unter Audiometrie versteht man Hörprüfungen mit Hilfe von elektroakustischen Tongeneratoren. Mit ihnen wird das genaue Ausmaß und die Tonfrequenzen des Hörverlusts bestimmt.

Zu 1: Sorry, aber der Römer-Test ist uns nicht geläufig (er kann also nicht sehr wichtig sein ...)

Zu 3: Der Romberg-Test dient der Prüfung des Gleichgewichts und der Koordination: Stehen mit geschlossenen Augen und Fußschluss: starkes Schwanken und Fallneigung bei peripheren vestibulären Störungen oder Koordinationsproblemen.

**Antwort 496**

Die Antwort C) ist richtig,

Die Tuba auditiva (Ohrtrompete, Tuba Eustachii) verbindet das Mittelohr mit dem Nasenrachenraum. Durch Öffnen der Ohrtrompete beim Gähnen oder Schlucken finden über sie ein Luftaustausch sowie ein Druckausgleich statt (spürbar beim Überwinden großer Höhenunterschiede).

**Antwort 497**

Die Antwort C) ist richtig.

Die Schallenergieübertragung läuft vom Trommelfell (Membrana tympanica) über Hammer (Malleus), Amboss (Incus) und Steigbügel (Stapes) zum ovalen Fenster des Labyrinths (Fenestra vestibuli).

**Antwort 498**

Die Antwort B) ist richtig.

Der Ausführgang der Glandula parotidea (Ohrspeicheldrüse) mündet gegenüber dem 2. oberen Molaren in den Mundvorhof.

**Antwort 499**

Die Antworten C) und D) sind richtig.

Das Trommelfell (Membrana tympani) des menschlichen Ohres befindet sich am inneren Ende des äußeren Gehörgangs und schließt diesen zum Mittelohr ab.

Das Trommelfell ist etwa 0,1mm dick. Es hat eine glänzende Oberfläche und weist bei Beleuchtung mit dem Ohrspiegel einen charakteristischen Lichtreflex auf. Dieser Lichtreflex geht vom unteren Ende des sich hinter dem Trommelfell abzeichnenden Hammergriffs, dem Umbo (Nabel), nach vorne unten (in den vorderen unteren Quadranten des Trommelfells).

# HNO (PATHOLOGIE)

**Antwort 500**
Die Antwort A) ist richtig

**Antwort 501**
Die Antwort D) ist richtig.
Die Bogengänge tragen das Stütz- und Sinnesepithel des Gleichgewichtsorgans.

**Antwort 502**
Die Antwort D) ist richtig.
Zu A: Otitis media: Mittelohrentzündung.
Zu B: Die Menière-Krankheit wird verursacht durch eine vermehrte Flüssigkeitsansammlung im Labyrinth des Innenohrs mit Störung der Produktion und Resorption der Endolymphe. Dies löst einen Minuten bis Stunden dauernden Anfall mit der Symptomentrias:

- Anfallsweiser Drehschwindel mit Spontannystagmus, Übelkeit und Erbrechen,
- einseitige Ohrgeräusche,
- einseitige Schwerhörigkeit aus.

Zu C: Zerumen (lat. cera Wachs), sog. Ohrenschmalz ist ein gelblich-bräunliches Sekret der Talg- und Schweißdrüsen des äußeren Gehörgangs mit der Aufgabe, abgeschilferte Epithelien, Haare und Schmutzpartikel einzuhüllen und nach außen zu transportieren.

**Antwort 503**
Die Antwort D) ist richtig.
Klinik der akuten Kieferhöhlen-Entzündung:

- Heftige, pochende Kopfschmerzen, schlimmer tagsüber und beim Bücken oder Pressen, (Schmerzen über der Stirnhöhle, hinter den Augen auch dann, wenn nur Kieferhöhlen und Siebbeinzellen betroffen sind),
- Druckschmerzhaftigkeit der Nervenaustrittspunkte (NAP) der Nn. infra- und supraorbitales,
- Druck- und Klopfschmerz im Bereich der betroffenen Nebenhöhlen,
- behinderte Nasenatmung, Schnupfen mit reichlicher Absonderung von Schleim und Eiter, oft einseitig.

**Antwort 504**
Die Antwort E) ist richtig.
Zu A, C und D: Diese Angaben schildern Symptome des Pseudokrupp. Der Pseudokrupp geht ebenfalls mit Atemnot einher, ist aber viel häufiger und weniger gefährlich als die Epiglottitis.

**Antwort 505**
Die Antwort C) ist richtig.
Eine Mandelentzündung wird in der medizinischen Fachsprache Tonsillitis, eine Kehlkopfentzündung Laryngitis, eine Nasennebenhöhlenentzündung Sinusitis und eine Entzündung des äußeren Gehörgangs Otitis externa genannt.

**Antwort 506**
Die Antwort E) ist richtig.
Bei der Schädelbasisfraktur kann es zur Liquorrhö kommen, d. h. zum Ausfließen von Liquor aus Nase oder Pharynx.

**Antwort 507**
Die Antwort A) ist richtig.
Ohrschmalz (Zerumen) ist gelblich-bräunliches Sekret der Talg- und Schweißdrüsen des vorderen (knorpeligen) Teils des äußeren Gehörgangs mit abgeschilferten Epithelien, Haaren und Schmutzpartikeln.

**Antwort 508**
Die Antwort E) ist richtig.
Zu 2: Eine Septumdeviation ist das Abweichen der Nasenscheidewand von der Medianebene. Sie ist meist traumatisch bedingt, kann aber auch als Entwicklungsstörung auftreten.

**Antwort 509**
Die Antwort E) ist richtig.
Heiserkeit (Dysphonie) kann vielfältige Ursachen haben: Erkrankungen des Kehlkopfs und der Stimmbänder, Gewalteinwirkung, endokrine Ursachen sowie angeborene Formanomalien des Kehlkopfes.

**Antwort 510**
Die Antwort C) ist richtig.
Beim Hörsturz ist das Problem im Innenohr lokalisiert. Es kann unterschiedliche Ursachen haben: Durchblutungsstörungen verschiedenster Genese, Virusinfektionen, Autoimmunprozesse, Ruptur des runden Fensters oder Stoffwechselstörungen.

**Antwort 511**
Die Antwort B) ist richtig.
Die Laryngitis ist eine Kehlkopfentzündung. Sie tritt als Teilerscheinung eines absteigenden Katarrhs der Nasen- oder Rachenschleimhaut auf oder nicht-infektiös nach stimmlicher Überlastung bzw. Aufenthalt in trockenen, rauchigen Räumen.

**Antwort 512**
Die Antwort C) ist richtig.
Eine Rechtsherzinsuffizienz verursacht keine Heiserkeit.
Eine kardial verursachte Störung des Atemtraktes wäre Husten/Lungenödem infolge einer Linksherzinsuffizienz.

**Antwort 513**
Die Antwort B) ist richtig.
Eine Schallempfindungsschwerhörigkeit entsteht entweder im Innenohr (z.B. bei Durchblutungsschwerhörigkeit des Innenohrs) oder im Hörnerven oder im Gehirn selbst.
Eine Schallleitungsschwerhörigkeit entsteht entweder im äußeren Ohr (Verlegung des Gehörgangs durch Fremdkörper oder Zerumen) oder im Mittelohr (z.B. Trommelfellentzündung, Luxation der Gehörknöchelchenkette).

**Antwort 514**
Die Antwort B) ist richtig.
Beim Weber-Versuch wird die sog. 'Knochenleitung' geprüft. Der Ton einer auf die Kopfmitte aufgesetzten Stimmgabel wird von einem Normalhörenden in Kopfmitte gehört. Bei einer Mittelohrerkrankung (Störung der Schallleitung) wird der Ton im kranken Ohr besser gehört ('auf die kranke Seite projiziert'). Bei einer Innenohrschädigung (Störung der Schallempfindung) wird der Ton im gesunden Ohr besser wahrgenommen.

**Antwort 515**
Die Antwort B) ist richtig.
Zu 3: Die Angina Plaut-Vincenti (auch: Angina ulcerosa, Angina ulceromembranacea) ist gekennzeichnet durch eine meist einseitig geschwürig zerfallende Mandelentzündung (Tonsillitis) mit Schwellung der regionären Kieferwinkellymphknoten. Das Allgemeinbefinden ist kaum beeinträchtigt, kein Fieber.
Zu 4: Die Beläge bei Diphtherie sind fest haftend und bluten beim Versuch des Abstreifens.

**Antwort 516**
Die Antwort C) ist richtig.
Romberg-Steh-Versuch: Stehen mit geschlossenen Augen und Fußschluss. Bei Störungen des Gleichgewichtsorganes oder der Koordination kommt es zu starkem Schwanken mit Fallneigung.
Zu B: Schellong-Test: Kreislauffunktionsprüfung zur Beurteilung von Kreislaufregulationsstörungen: Hier werden die Veränderungen von Pulsfrequenz und Blutdruck (evtl. auch QRS-Dauer im EKG) in Ruhe, bei orthostatischer Belastung (Steh-

test) und bei Kniebeugenbelastung bestimmt.
Zu D: Weber-Rinne-Test: Stimmgabelprüfung zur Unterscheidung von Schallempfindungs- und Schallleitungsschwerhörigkeit

**Antwort 517**
Die Antwort E) ist richtig.
Durch die anatomisch enge räumliche Beziehung des Mittelohres zu Hirnhäuten, Gehirn, Mastoid, Innenohr und dem in der Wand des Mittelohres entlanglaufenden N. facialis, kann es zum Fortschreiten der Entzündung und zu den angegebenen Komplikationen kommen.

**Antwort 518**
Die Antwort D) ist richtig.
Frühstadium der Karies ist die teilweise Entkalkung des kristallinen Zahnschmelzes durch Säuren, die aus Zuckern im bakteriellen Zahnbelag gebildet werden. Eine Einschränkung der Zuckerzufuhr vermindert das Entkalkungsrisiko.
Bienenhonig, Apfelsaft und raffinierter Zucker tragen deshalb zur Entstehung von Karies bei.

**Antwort 519**
Die Antwort C) ist richtig.
Grau-gelbe, nicht abwischbare Beläge sind typisch für die Diphtherie (Pseudomembranen).

**Antwort 520**
Die Antwort E) ist richtig.
Zu 1: Eine Vorwölbung des Trommelfells deutet auf eine akute Otitis media hin.
Zu 2: Eine Retraktion (Zurückziehen des Trommelfells) kommt bei akutem und chronischem Tubenmittelohrkatarrh vor.
Zu 3: Jede Änderung der Lichtreflexe des Trommelfells deutet auf eine Veränderung durch eine Vorwölbung oder Retraktion hin.
Des Weiteren achte man bei der Otoskopie auf folgende Befunde:
- Zerumen (Ohrschmalz),
- zentraler Defekt (Schleimhauteiterung),
- randständiger Defekt (Knocheneiterung).

**Antwort 521**
Die Antwort D) ist richtig.
Zu 2: Der Virchow-Lymphknoten findet sich an der linken Halsseite.

**Antwort 522**
Die Antwort D) ist richtig.
Die Koplik-Flecken der Mundschleimhaut sind ein typisches Enanthem bei Masern.

**Antwort 523**
Die Antwort A) ist richtig.
Aphthen sind von einem roten Rand umgebene, schmerzhafte Erosionen der Mundschleimhaut mit weißem Fibrinbelag.

**Antwort 524**
Die Antwort B) ist richtig.
Die Prüfung der Nervenaustrittspunkte betrifft die sensiblen Versorgungsgebiete des N. trigeminus, lässt also keinen Aufschluss über eventuelle Schädigungen des N. facialis zu.

**Antwort 525**
Die Antwort D) ist richtig.
Der Nervus laryngeus recurrens ist ein Teil des Nervus vagus und versorgt Trachea, Ösophagus und Kehlkopfmuskeln sowie die Schleimhaut des Kehlkopfes unterhalb der Stimmritze. Ein einseitiger Ausfall des Nervus laryngeus recurrens führt nicht zu einer Dyspnoe. Bei einer beidseitigen Rekurrensparese kommt es jedoch zum Ausfall sämtlicher Kehlkopfmuskeln mit ausgeprägtem inspiratorischem Stridor und Atemnot.

**Antwort 526**

Die Antwort A) ist richtig.

Ein Brillenhämatom ist ein Hämatom im Bereich der Ober- und Unterlider. Es kommt vor allem bei Schädelbasisfrakturen vor, oft auch einseitig (Monokelhämatom).

**Antwort 527**

Die Antwort C) ist richtig

Grundsätzlich werden verschiedene Formen der Schädelbasisfraktur unterschieden:

Klinik einer Fraktur im Bereich der Nasennebenhöhlen nach frontaler Gewalteinwirkung:

- nasaler und pharyngealer Verlust von Liquor ( = Liquorrhö),
- Brillen- oder Monokelhämatom,
- Hämatom am Rachendach bei Keilbeinhöhlenfraktur.

Klinik einer Felsenbeinlängsfraktur:

- Blutungen aus dem Ohr,
- Verlust von Liquor bei Duraverletzung,
- Blutungen in den Nasen-Rachen-Raum durch die Ohrtrompete,
- Mittelohrschwerhörigkeit, Trommelfellruptur, Hämatotympanon (= Blutansammlung in der Paukenhöhle),
- Fazialislähmung.

Klinik einer Felsenbeinquerfraktur:

- Meist totaler Labyrinthausfall mit Taubheit, Schwindel und Spontannystagmus zur Gegenseite,
- Fazialislähmung,
- Hämatotympanon.

**Antwort 528**

Die Antwort D) ist richtig.

Unter Adenoid (oder adenoide Vegetation) versteht man eine Hyperplasie der Rachenmandel. Dadurch kommt es zu einer Behinderung der Nasenatmung und in deren Folge zu chronischem Schnupfen, Kehlkopf- und Luftröhrenentzündungen, evtl. auch Bronchitis, Nebenhöhlenentzündungen und Mittelohrentzündungen. Die Verlegung der Atemwege führt zu einer auffälligen Sprache und zum nächtlichen Schnarchen.

Zu 1: 'Nasenflügeln' ist eine heftige Bewegung der Nasenflügel ('Atemhilfsmuskulatur') bei Atemnot, meist im Verlauf einer bakteriellen Pneumonie bei Kindern.

Zu 3: Ein Stridor ist ein pfeifendes Atemgeräusch bei Verengung oder Verlegung der oberen Luftwege. Ein Stridor bei Ausatmung (exspiratorischer Stridor) ist typisch für das Krankheitsbild des Asthma bronchiale.

**Antwort 529**

Die Antwort A) ist richtig.

Spitzwegerich und Isländisches Moos gehören in der Phytotherapie zu den klassischen Antitussiva. Die in ihnen enthaltenen Schleimstoffe legen sich als feine Schicht um die Schleimhäute und wirken so reizmildernd.

Weitere Antitussiva sind:

- Huflattich
- Ysop
- Königskerze
- Stiefmütterchen

**Antwort 530**

Die Antwort C) ist richtig.

Da im Säuglings- und Kleinkindesalter die Otitis media eine sehr häufige Erkrankung ist, über deren Vorhandensein man überdies recht schnell Aufschluss gewinnt, gilt die Ohrspiegelung als vordringliche Maßnahme.

**Antwort 531**

Die Antwort C) ist richtig.

Die akute Otitis media ist gekennzeichnet durch Fieber, stechende Schmerzen und Klopfen im Ohr, Schalleitungs-Schwerhörigkeit, Ohrgeräusche und herabgesetztes Allgemeinbefinden. Da das Innenohr nicht mitbetroffen ist, hat der Patient weder Schwindel noch eine Innenohr-Schwerhörigkeit.

**Antwort 532**

Die Antwort E) ist richtig.

Die Otitis media ist eine Entzündung des Mittelohrs durch bakterielle oder virale Infektion. Die häufigste Ursache ist die Verlegung der Ohrtrompete (Tubenkatarrh). Die Erreger dringen vom Nasenrachenraum aus über die Tuba auditiva ins nicht mehr richtig belüftete Mittelohr vor. Seltener kommt eine Infektion von außen über einen Trommelfelldefekt bzw. durch hämatogene Streuung zustande. Entzündungen in der Nachbarschaft des Ohres bzw. Entzündungen im Hirnbasisbereich, die zu Mittelohrentzündungen führen, sind Raritäten, jedoch möglich.

**Antwort 533**

Die Antwort B) ist richtig.

Eine Schallleitungsschwerhörigkeit entsteht im Außen- oder im Mittelohr (z.B. durch Cerumen obturans oder Luxation der Gehörknöchelchenkette). Wenn der Hörnerv oder das Innenohr erkranken, so kommt es zur Schallempfindungsschwerhörigkeit. Ist diese mit anfallsweisem Drehschwindel und einseitigem Tinnitus (Ohrgeräusch) kombiniert, so kann ein Morbus Menière vorliegen.

**Antwort 534**

Die Antwort C) ist richtig.

In den Bogengängen des Innenohres werden Drehbewegungen wahrgenommen.

**Antwort 535**

Die Antwort E) ist richtig.

Die See- bzw. Reisekrankheit wird durch Irritation des Gleichgewichtsorgans hervorgerufen, welches im Innenohr sitzt. Auge und Gleichgewichtsorgan sind eng koordiniert. Im Bauch eines Schiffes ist die Umgebung für das Auge scheinbar unbewegt, während das Gleichgewichtsorgan die Schwankungen durch den Seegang wahrnimmt. Das Gehirn quittiert diesen Widerspruch gelegentlich mit vegetativen Reaktionen, z.B. Brechreiz. Der Steward ist dankbar, wenn der Betroffene in diesem Zustand an Deck geht, aber es hilft ihm auch selbst: Sieht das Auge z.B. die Wasserlinie am Horizont, so schwankt diese im selben Rhythmus wie das Schiff – Auge und Gleichgewichtsorgan vertragen sich wieder.

**Antwort 536**

Die Antwort D) ist richtig.

Ein Hörsturz ist eine plötzlich auftretende, meist einseitige Innenohrschwerhörigkeit. Sie kann folgende Ursachen haben: Durchblutungsstörung im Innenohr, Virusinfektion, Autoimmunprozesse, Ruptur des runden Fensters, Stoffwechselstörungen.

**Antwort 537**

Die Antwort B) ist richtig.

Die Gaumensegellähmung ist eine Komplikation bei Diphtherie.

**Antwort 538**

Die Antwort E) ist richtig.

Asthma bronchiale, atopisches Ekzem (Neurodermitis) und Heuschnupfen (Rhinitis allergica) sind klinische Manifestationen der Überempfindlichkeitsreaktion vom Soforttyp (Typ I der Allergie). Die Disposition zu diesen Erkrankungen kann ererbt sein, so dass sich die Erkrankungen in der Familienanamnese gehäuft finden ('Atopikerfamilien').

**Antwort 539**

Die Antwort E) ist richtig

Rote Striae am Abdomen finden sich beim Krankheitsbild des M. Cushing.

**Antwort 540**

Die Antwort E) ist richtig.

Als vorbeugende Maßnahmen zur Verhütung oder Verminderung der Zahnkaries gelten:

- Verminderung der unvermeidlichen täglichen Mikroentkalkungen infolge Säurebildung der Bakterien im Zahnbelag (Plaque) durch regelmäßige Mundhygiene: Plaqueentfernung,
- Beschränkung der Häufigkeit der Zuckeraufnahme,
- Unterstützung der Wiederverkalkung durch Einnahme von Flour. (Die Fluoridanwendung erfolgt nach dem Zahndurchbruch lokal durch Fluorzahnpasten, Pinseln der Zähne mit fluoridhaltigen Lösungen oder Gelen, evtl. orale Fluoridzufuhr (im 1. Lj. kombiniert mit Calciferolen). Die Entstehung behandlungsbedürftiger kariöser Defekte kann dadurch vermindert werden. (In einigen Ländern erfolgt eine Trinkwasserfluoridierung.)

**Antwort 541**

Die Antwort D) ist richtig.

Um eine bedrohliche Kreislaufsituation (Blutverlust; Schockgefahr) zu erkennen, muss Blutdruck und Puls gemessen und überwacht werden. Als Sofortmaßnahmen empfehlen sich: sitzend lagern, Kopf nach vorne (damit Blut nach außen abfließt), Eisbeutel oder kalte Umschläge auf Nacken und/oder Stirn (führt zur reflektorischen Kontraktion der Gefäße), Nasenflügel der blutenden Seite fest andrücken.

Falls möglich: feste Watteeinlage bzw. feste Tamponade mit Gazestreifen.

**Antwort 542**

Die Antwort C) ist richtig.

Die geschilderte Symptomatik ist typisch für eine meist im Kindesalter auftretende Hyperplasie der Rachenmandel (adenoide Vegetation, "Polypen"). Es kommt zu einer Behinderung der Nasenatmung, Schnarchen und in deren Folge zu chronischem Schnupfen (Rhinitis), Kehlkopfentzündung (Laryngitis), Entzündung der Luftröhre (Tracheitis), evtl. auch Bronchitis mit Nasennebenhöhlen- und Mittelohrentzündung.

**Antwort 543**

Die Antwort C) ist richtig.

Der dauerhafte Gebrauch von Nasentropfen oder- sprays kann zu einer Abhängigkeit von diesen Medikamenten führen. Durch das wiederholte Anwenden der abschwellenden Medikamente (sympathomimetische, also Sympathikus-Wirkung imitierende Wirkstoffe) trocknet die Schleimhaut aus. Als Gegenreaktion schwillt die Nasenschleimhaut an und versucht die Durchblutung zu steigern. Dadurch wird die Nasenatmung erneut behindert, man greift wieder zum Nasenspray. Das Ergebnis ist eine "trockene Nase", in der sich Borken bilden und die Schleimhaut geschädigt ist und eine Abhängigkeit von Nasentropfen.

**Antwort 544**

Die Antwort B) ist richtig.

Klinik der Epiglottitis:

- inspiratorischer Stridor,
- raue Stimme, kloßige Sprache (´hot-potato-voice´),
- starke Schluckschmerzen,
- Speichelfluss,
- Fieber (schneller Temperaturanstieg),
- rasch zunehmende Atemnot,
- ödematöse, glasige Schwellung der Epiglottis; bei Abszess: starke Rötung, gelblich durchscheinende Kuppe.

Zu 1: Die Epiglottitis kommt vor allem bei Kindern vor dem 5. Lebensjahr vor.

Zu 2: Bei Epiglottitis sollte ausgiebige Racheninspektion vermieden werden. Sie beschleunigt die lebensbedrohliche Schwellung der Epiglottis, die zu einer rasch zunehmenden Atemnot führt und oft eine Intubation (schwierig!) erforderlich macht.

**Antwort 545**

Die Antwort C) ist richtig.

Der Morbus Menière ist eine einseitige Erkrankung des Innenohrs mit anfallsartig auftretenden Beschwerden durch Hydrops (Wassersucht, vermehrte Flüssigkeitsansammlung) des häutigen Labyrinths.

Symptome-Trias:

- Drehschwindelanfälle oder Schwankschwindel mit Übelkeit und Erbrechen,
- einseitiges Ohrgeräusch (Sausen), Druck und Völlegefühl im Ohr,
- einseitige Schwerhörigkeit, häufig mit Diplakusis (= im kranken Ohr werden die Töne höher empfunden).

Die Schwindelanfälle dauern Minuten bis Stunden an und kehren nach Tagen oder Wochen unregelmäßig wieder.

**Antwort 546**

Die Antwort D) ist richtig.

Beim Pneumothorax handelt es sich um eine Einsammlung von Luft im Pleuraraum mit Aufhebung des normalerweise negativen intrapleuralen Drucks. Dies führt zum teilweisen oder kompletten Kollaps der betroffenen Lunge.

Der idiopathische Spontanpneumothorax ist die häufigste Form. Betroffen sind v. a. junge Männer zwischen dem 15. und 35. Lebensjahr.

Blutiges Sputum bzw. Bluthusten ist kein charakteristisches Symptom dieses Krankheitsbildes.

**Antwort 547**

Die Antwort E) ist richtig.

Halsschmerzen ohne Tonsillenbeläge mit kleinen multiplen Ulzerationen im Gaumen sprechen am ehesten für eine Herpangina.

Die Herpangina (Zahorsky-Krankheit) wird durch Coxsackie-Viren verursacht und betrifft meist Kinder und Jugendliche. Die Krankheitssymptome beschränken sich auf die Schleimhaut des Gaumens, des Zungenbändchens und der Mandeln. Die Inkubationszeit beträgt zwischen 2 und 9 Tagen.

Die Krankheit beginnt mit rasch ansteigendem Fieber, Bläschen und Geschwüren (von rotem Randsaum umgeben) am Gaumen mit Halsschmerzen und Schluckbeschwerden. Innerhalb von 14 Tagen heilt die Krankheit normalerweise komplikationslos ab.

**Antwort 548**

Die Antwort A), B) und C) sind richtig.

Vgl. Antwort auf Frage **502**.

Zu C: Ohrgeräusch (Tinnitus aurium): Ein Ohrgeräusch ist eine akustische Wahrnehmung, die zusätzlich zum Schall, der auf das Ohr wirkt, wahrgenommen wird. Diese Wahrnehmung beruht auf einer Störung der Hörfunktion.

Einteilung:

1. Objektive Ohrgeräusche (können vom Untersucher wahrgenommen werden)
2. Subjektive Ohrgeräusche

- Objektive Ohrgeräusche:
  Kennzeichen: pulssynchron oder klickend; nicht selten können diese Geräusche durch Behandlung des Grundleidens beseitigt werden.
  - Glomustumoren des Mittelohres,
  - Spasmen des Musculus tensor tympani,
  - Myoklonien der Gaumenmuskulatur.

- Subjektive Ohrgeräusche:
  Erfolgsaussichten relativ gut bei tieffrequenten Geräuschen durch:
  - Mittelohrerkrankungen (Tubenkatarrh, Otitis media vgl. Antwort auf Frage **532**, Otosklerose),
  - Hörsturz und Morbus Menière.

  Erfolgsaussicht schlecht bei hochfrequenten Geräuschen, wie sie bei einer Vielzahl von dauerhaften Innenohrschädigungen auftreten.

**Antwort 549**

Die Antwort A) ist richtig.

Eine Aphthe ist eine schmerzhafte, von einem entzündlichen roten Randsaum umgebene Erosion der Mundschleimhaut mit weißlichem Fibrinbelag.

# ORTHOPÄDIE (A/P)

**Antwort 550**

Die Antwort D) ist richtig.

Die zwölf Brustwirbel bestehen aus

- Wirbelkörper (Corpus vertebrae),
- Wirbelbogen (Arcus vertebrae),
- Dornfortsatz (Processus spinosus),
- oberer und unterer Gelenkfortsatz ,
- (Processus articularis superior et inferior).

Außerdem gibt es einen Querfortsatz (Processus transversus) und das Wirbelloch (Foramen vertebrale)

zu 3: Einen Griffelfortsatz (Processus styloideus) gibt es am Brustwirbel nicht (aber z. B. an der Speiche: Processus styloideus radii).

**Antwort 551**

Die Antwort E) ist richtig.

Als Diaphyse wird das Mittelstück der Röhrenknochen bezeichnet. Die Diaphyse ist abzugrenzen von der Metaphyse und der Epiphyse.

Die Metaphyse ist die Längenwachstumszone des Röhrenknochens. Sie liegt zwischen Diaphyse (Mittelstück) und Epiphyse (Endstück)

Die Epiphysen sind die proximal und distal gelegenen Gelenkenden eines Röhrenknochens.

**Antwort 552**

Die Antwort C) ist richtig.

Vertebra prominens ist die Bezeichnung für den 7. Halswirbel, der infolge eines längeren und nicht gespaltenen Dornfortsatzes an der Wirbelsäule gut sichtbar und leicht tastbar ist.

**Antwort 553**

Die Antwort D) ist richtig.

Knorpel ist druckfestes und biegeelastisches Stützgewebe, das aus wasserreichen Knorpelzellen (Chondrozyten) und Interzellulärsubstanz (homogene Grundsubstanz und Fasern) besteht. Die Interzellulärsubstanz ist weitgehend gefäß- und nervenfrei, was die Anfälligkeit des Knorpels für Verschleißerscheinungen erklärt.

Die Knorpelzellen sind wasser-, glykogen- und fettreich.

**Antwort 554**

Die Antwort B) ist richtig.

Hier soll angeblich die Antwort B) richtig gewesen sein. Wir können uns dieser Einschätzung nicht anschließen.

Die Nasenscheidewand ist hyalines Knorpelgewebe; faseriges Knorpelgewebe findet sich in den Zwischenwirbelscheiben und der Symphyse. In Liste 2 findet sich unseres Erachtens kein Beispiel für elastisches Knorpelgewebe.

Die Art der Interzellularsubstanz ist bestimmend für die Art des Knorpelgewebes. Unterschieden werden:

- <u>Hyaliner Knorpel</u>: Gelenkknorpel, Rippenknorpel, Nase, große Teile des Kehlkopfes (Schildknorpel, Ringknorpel u.a.), Luftröhren und Bronchialknorpel, in den Epiphysenfugen und im knorpelig präformierten embryonalen Skelett,
- <u>elastischer Knorpel</u>: Ohrmuschel, äußerer Gehörgang, Ohrtrompete, kleine Kehlkopfknorpel, kleinste Bronchien, Epiglottis u.a.
- <u>Faserknorpel</u>: Zwischenwirbelscheiben, Schambeinfuge (Symphyse), teilweise auch in Disci und Menisci der Gelenke.

**Antwort 555**

Die Antwort A) ist richtig.

Zwischen den Schädelknochen befinden sich Schädelnähte (suturae). Sie enthalten Bindegewebe, das zwischen den aus Bindegewebe vorhandenen Knochen noch vorhanden ist.

Etwa nach dem 30. Lebensjahr beginnen die Schädelnähte knöchern zu verwachsen (sie synostosieren).Das Bindegewebe hat sich dann vollständig zurückgebildet, das Wachstum der Schädelknochen ist endgültig abgeschlossen.

**Antwort 556**

Die Antwort D) ist richtig.

Der Gelenkknorpel ist avaskulär, d. h. seine Ernährung findet nicht auf dem Blutwege statt, sondern über Diffusion aus der Gelenkinnenhaut. Von dieser aus müssen die Nährstoffe eine sog. 'Transitstrecke' durch den Gelenkspalt und die Knorpelgrundsubstanz bis zur Knorpelzelle zurücklegen. Eine physiologische Zusammensetzung der Gelenkflüssigkeit sowie die intermittierende Bewegung der Gelenke sind unerlässlich für die optimale Nährstoffversorgung des Knorpels.

**Antwort 557**

Die Antwort D) ist richtig.

Zu 1: Die Blutbildung findet im roten Knochenmark der kurzen und platten Knochen statt.

Zu 2: Kallusbildung ist die Herstellung von 'Ersatzknochen' nach Frakturen. Hierfür ist die Knochenhaut zuständig.

Zu 3: Die Knochenhaut ist von zahlreichen Blutgefäßen durchzogen.

Zu 4: Das Periost warnt durch seine reichliche nervale Versorgung vor mechanischer Überbeanspruchung.

Zu 5: So wie die Blutgefäße der Knochenhaut den Knochen mit Sauerstoff und Nährstoffen versorgen, werden auf diesem Wege auch Abfallstoffe abtransportiert.

Zu 6: Ausgangspunkt für das Längenwachstum ist die Epiphysenfuge.

**Antwort 558**

Die Antwort B) ist richtig.

Zu 2: Der innere Meniskus ist mit dem Innenband verwachsen, der äußere jedoch nicht mit dem Außenband.

Zu 3: Menisken und Kniescheibe sind nicht miteinander verwachsen. Die Kniescheibe ist ein sog. Sesambein, d. h. sie ist in die Sehne des M. rectus femoris eingelagert. Sie gleitet in einer Führungsrinne des Oberschenkelknochens über das Kniegelenk hinweg.

Zu 5: Die Menisken gleichen Passungenauigkeiten zwischen den Kondylen von Oberschenkel- und Schienbein aus. Das Wadenbein ist hierbei nicht beteiligt.

**Antwort 559**

Die Antwort C) ist richtig.

- Hüftgelenk - Kugelgelenk,
- Eigelenk - Gelenk zwischen Atlas und Hinterhauptkondylen,
- Sattelgelenk - Karpometakarpalgelenk des Daumens (Articulatio carpometacarpalis pollicis zwischen Os trapezium u. Os metacarpale des Daumens).

**Antwort 560**

Die Antwort B) ist richtig.

Das Schultergelenk (Articulatio humeri) ist ein Kugelgelenk mit extrem flacher Gelenkpfanne. Es ist muskelgesichert und ermöglicht durch die geringe knöcherne Bewegungseinschränkung (aufgrund der flachen Pfanne) eine sehr gute Beweglichkeit: Ab- und Adduktion, Ante- und Retroversion, Rotation, Zirkumduktion.

**Antwort 561**

Die Antwort E) ist richtig.

Zu 1: Beim Daumen fehlt - wie bei der Großzehe auch - das Mittelglied.

zu 2) Das Daumengrundgelenk (Metakarpo-Phalangealgelenk) ist ein Scharniergelenk. Deshalb wäre die Aussage 2) u. E. eigentlich falsch. Gemeint ist hier jedoch sicher das Daumenwurzelgelenk (Karpometakarpalgelenk), welches als Sattelgelenk funktionell in seinen Bewegungsmöglichkeiten fast so vielseitig ist wie ein Kugelgelenk.

Charakteristisch für die besondere Beweglichkeit des Daumens ist die Oppositionsbewegung, die ein exaktes Greifen ermöglicht. Entsprechend der vielgestaltigen Beweglichkeit des Daumens ist seine Muskulatur differenzierter ausgestaltet als die der übrigen Finger.

**Antwort 562**

Die Antwort A) ist richtig.

Der oberste Halswirbel heißt Atlas. Im Gegensatz zu allen anderen Wirbeln besitzt er weder Wirbelkörper noch Dornfortsatz. Dafür hat er einen vorderen und einen hinteren Bogen mit Gelenkflächen für das Hinterhauptbein und den 2. Halswirbel, den Axis.

**Antwort 563**

Die Antwort B) ist richtig.

Der Außenknöchel (Malleolus lateralis) wird vom Wadenbein, der Innenknöchel (Malleolus medialis) vom Schienbein gebildet.

**Antwort 564**

Die Antwort C) ist richtig.

Zu 3: Am Skelett kommen zwar einige Hormone zur Wirkung, es werden jedoch keine Hormone produziert.

Zu 5: Bewegung ist eine Aufgabe des aktiven Bewegungsapparates (Muskulatur). Das Skelett ist aber dem passiven Bewegungsapparat zugehörig.

**Antwort 565**

Die Antwort D) ist richtig.

Die Menisken gleichen die ungleichen Gelenkflächen von Oberschenkelknorren und Gelenkpfanne der Tibia aus. Durch ihre Beweglichkeit können sie sich beim Beugen der kleiner werdenden Auflagefläche der Femurknorren auf der Tibia anpassen, indem sie auf der Schienbeinpfanne nach hinten geschoben werden.

**Antwort 566**

Die Antwort C) ist richtig.

Das Gitterwerk im Knocheninneren heißt Spongiosa (spongium = Schwamm).

**Antwort 567**

Die Antwort B) ist richtig.

Die Wirbelsäule besteht von oben nach unten aus folgenden Abschnitten:

- Halswirbelsäule (HWS),
- Brustwirbelsäule (BWS),
- Lendenwirbelsäule (LWS),
- Kreuzbein,
- Steißbein.

Das Sitzbein gehört zum Beckengürtel.

**Antwort 568**

Die Antwort A) ist richtig.

Die einzelnen Schädelknochen sind durch eine bindegewebige Naht (Sutura) miteinander verbunden, die im Laufe des Lebens verknöchert.

**Antwort 569**

Die Antwort D) ist richtig.

Zu 3: Das Sitzbein (Os ischii) bildet zusammen mit Darmbein (Os ilii) und Schambein (Os pubis) das Hüftbein (Os coxae).

Zu 4: Das Brustbein (Sternum) bildet zusammen mit den Rippen (Costae) den Brustkorb (Thorax).

**Antwort 570**

Die Antwort C) ist richtig.

Unter Epiphyse versteht man das distale sowie das proximale Ende der langen Röhrenknochen.

(Epiphyse ist jedoch auch der Name für die an der Gehirnbasis gelegene Zirbeldrüse.)

**Antwort 571**

Die Antwort C) ist richtig.

Der Innenmeniskus ist mit dem Knieinnenband verwachsen, der Außenmeniskus jedoch nicht mit dem Knieaußenband.

Mit der Kniescheibe sind beide Menisken nicht verwachsen.

**Antwort 572**

Die Antwort C) ist richtig.

Die Knochen des Unterarms sind Elle (Ulna) und Speiche (Radius).

Schienbein (Tibia) und Wadenbein (Fibula) sind Knochen des Unterschenkels.

**Antwort 573**

Die Antwort A) ist richtig.

Nach einem Knochenbruch wächst aus dem Periost und dem Endost gefäßreiches Bindegewebe, das den Bruchspalt füllt und sich außerdem wie ein dicker Verband außen um den Knochen herumlegt (bindegewebiger Kallus). Von diesen äußeren Bindegewebszellen differenzieren sich einzelne zu Osteoblasten und bauen eine 'Knochenmanschette' um die Bruchstelle herum, so dass die Bruchstücke fixiert werden (knöcherner Kallus). Daraufhin verknöchert das Bindegewebe, das den Bruchspalt füllt, wodurch die Kontinuität des Knochens wiederhergestellt wird.

**Antwort 574**

Die Antwort D) ist richtig.

Die acht Handwurzelknochen sind:

- Os scaphoideum (Kahnbein),
- Os lunatum (Mondbein),
- Os triquetrum (Dreieckbein),
- Os pisiforme (Erbsenbein),
- Os trapezium (großes Vieleckbein),
- Os trapezoideum (kleines Vieleckbein),
- Os capitatum (Kopfbein),
- Os hamatum (Hakenbein).

**Antwort 575**

Die Antwort D) ist richtig.

Die Wirbelsäule des Menschen ist nicht gerade wie ein Stab, sondern besitzt eine charakteristische doppelt-S-förmige Krümmung. In den Bereichen von Hals und Lendenwirbelsäule ist dies eine Lordose (nach vorne konvex), im Bereich der Brustwirbelsäule eine Kyphose (nach hinten konvex).

Seitwärtsverkrümmungen (Skoliosen) und verstärkte Lordosen oder Kyphosen sind hingegen Abweichungen vom normalen Körperbau.

**Antwort 576**

Die Antwort D) ist richtig.

Am Fuß unterscheidet man Fußwurzel (Tarsus), Mittelfuß (Metatarsus) und Zehen (Phalanges).

Zur Fußwurzel gehören 7 Knochen:

- Fersenbein (Calcaneus)
- Sprungbein (Talus)
- Kahnbein (Os naviculare)
- 3 Keilbeine (Os cuneiforme mediale, intermedium und laterale)
- Würfelbein (Os cuboideum)

Zu 1 und 3: Mondbein und Kopfbein gehören zu den Handwurzelknochen.

**Antwort 577**

Die Antwort D) ist richtig.

Die Handwurzelknochen:

Distale Reihe:

- Os trapezium (großes Vieleckbein),
- Os trapezoideum (kleines Vieleckbein),
- Os capitatum (Kopfbein),
- Os hamatum (Hakenbein).

Proximale Reihe:

- Os scaphoideum (Kahnbein),
- Os lunatum (Mondbein),
- Os triquetrum (Dreiecksbein),
- Os pisiforme (Erbsenbein).

**Antwort 578**

Die Antwort E) ist richtig.

Das Os occipitale ist das Hinterhauptbein, die knöcherne Grundlage des Hinterhaupts.

**Antwort 579**

Die Antwort C) ist richtig.

Der kleine Rollhügel oder Trochanter minor ist ein Teil des Oberschenkelknochens (Femur).

**Antwort 580**

Die Antwort E) ist richtig.

Die Gelenke besitzen artikulierende Gelenkflächen, die sog. Gelenkkörper, eine Gelenkkapsel (Capsula articularis), zwischen den Gelenkkörpern einen Gelenkspalt (Cavitas articularis), und je nach Notwendigkeit noch besondere Einrichtungen (Gelenkbänder, Zwischenscheiben, Gelenklippen und Gleitbeutel).

Die Gelenkkörper sind meisten von hyalinem Knorpel überzogen (selten von Faserknorpel oder Bindewebe mit faserknorpeligen Einlagerungen).

**Antwort 581**

Die Antwort D) ist richtig.

Die zwölf Brustwirbel bestehen aus

- Wirbelkörper (Corpus vertebrae),
- Wirbelbogen (Arcus vertebrae),
- Dornfortsatz (Processus spinosus),
- oberer und unterer Gelenkfortsatz
- (Processus articularis superior et inferior).

Außerdem gibt es:

Querfortsatz (Processus transversus) und das Wirbelloch (Foramen vertebrale).

Zu 3: Einen Griffelfortsatz (Processus styloideus) gibt es am Brustwirbel nicht (aber z.B. an der Speiche: Processus styloideus radii).

**Antwort 582**

Die Antwort D) ist richtig.

Das Würfelbein gehört zu den Fußwurzelknochen.

**Antwort 583**

Die Antwort B) ist richtig.

Unter der Knochenhaut (Periost) liegt die Substantia compacta.

**Antwort 584**

Die Antwort B) ist richtig.

Eine Gelenkverbindung besteht aus folgenden Bauelementen:

- Gelenkknorpel (vermindert durch seine spiegelglatte Oberfläche die Reibung der Gelenkenden),
- Gelenkkapsel (verbindet die gelenkbildenden Knochen und schließt die Gelenkhöhle nach außen ab, ernährt den Gelenkknorpel durch Diffusion),
- Gelenkbänder (sind der Gelenkkapsel außen aufgelagert und verstärken sie).

Die Gelenkkapsel setzt sich aus zwei Schichten zusammen: Membrana fibrosa (außen) und die Membrana synovialis (Synovialmembran) innen. Die innere Schicht enthält elastische Fasern, Gefäße und Nerven und sondert die Synovialflüssigkeit ab. Da die Gelenkkapsel zum Gelenk gehört, und in dieser Blutgefäße und Nerven laufen, könnte auch die Aussage 1) als richtig angesehen werden.

Da es die Kombinationsmöglichkeit 1), 2) und 5) sind richtig jedoch nicht gibt, haben wir uns für B) entschieden.

**Antwort 585**
Die Antwort A) ist richtig.
Die Halswirbelsäule zeigt - wie auch die Lendenwirbelsäule - eine Lordose, eine nach vorne konvexe Krümmung.
(Die Brustwirbelsäule zeigt eine Kyphose - die pathologische Extremform wäre der Buckel -, eine nach dorsal konvexe Krümmung).

**Antwort 586**
Die Antwort D) ist richtig.
Das Mondbein gehört zu den Handwurzelknochen.

**Antwort 587**
Die Antwort B) ist richtig.
Der Mensch hat 7 Hals-, 12 Brust-, 5 Lendenwirbel (und Kreuz- und Steißbein).

**Antwort 588**
Die Antwort A) ist richtig.
Das Becken (Pelvis) wird gebildet vom Kreuzbein (Os sacrum) und beiden Hüftbeinen. Jedes Hüftbein (Os coxae) setzt sich zusammen aus dem Darmbein (Os ilium), dem Sitzbein (Os ischii) und dem Schambein (Os pubis), die mit ihren Körpern in der Hüftgelenkspfanne (Acetabulum) zusammentreffen.
Zu 4: Das Felsenbein ist ein Teil des Schläfenbeins und enthält das Innenohr.
Zu 5: Sesambeine sind in Sehnen, Bänder und Gelenkkapseln eingefügte rundliche Schaltknochen (z.B. die Kniescheibe, das größte Sesambein).

**Antwort 589**
Die Antwort E) ist richtig.
Das Hüftgelenk ist ein Kugelgelenk (eingeschränktes Kugelgelenk = Nussgelenk).
Folgende Bewegungen sind möglich:
- Anteversion – Retroversion,
- Abduktion – Adduktion,
- Zirkumduktion,
- Rotation.

**Antwort 590**
Die Antwort B) ist richtig.
Osteoblasten sind die Knochenbildungszellen, Osteoklasten sind die Zellen des Knochenabbaus.

**Antwort 591**
Die Antwort B) ist richtig.
Der M. trapezius entspringt der Hinterhauptschuppe und den Dornfortsätzen der Hals- und Brustwirbel.
Zu A: Der M. iliacus entspringt der Innenseite der Darmbeinschaufel und dem vorderen oberen Darmbeinstachel.
Zu C und D: Die beiden Glutealmuskeln haben ihren Ursprung an der Dorsalseite der Darmbeinschaufel.
Zu E: Der M. tensor fasciae latae (Schenkelbindenspanner) hat seinen Ursprung an der Spina iliaca anterior superior.

**Antwort 592**
Die Antwort A) ist richtig.
Das Schienbein (Tibia) bildet den Innenknöchel, das Wadenbein (Fibula) den Außenknöchel.
Das Schienbein hat am proximalen Ende einen inneren und äußeren Gelenkknorren: Condylus medialis und Condylus lateralis.

**Antwort 593**
Die Antwort B) ist richtig.
Der Atlas unterscheidet sich von den übrigen Wirbeln durch seinen fehlenden Wirbelkörper. Er besteht hauptsächlich aus einem weiten Knochenring und ist mit dem Hinterhauptbein (Eigelenk) und dem 2. Halswirbel (Radgelenk) gelenkig verbunden.

**Antwort 594**
Die Antwort A) ist richtig.
Der knöcherne Brustkorb (Thorax) besteht aus Brustwirbeln, Rippen und Brustbein.

**Antwort 595**

Die Antwort B) ist richtig.

Das Hüftgelenk ist ein eingeschränktes Kugelgelenk (Nussgelenk), das Schultergelenk ist ein Kugelgelenk.

Das Daumengrundgelenk und das Ellenbogengelenk sind Scharniergelenke.

**Antwort 596**

Die Antwort D) ist richtig.

Der Musculus quadriceps femoris beugt den Oberschenkel und streckt den Unterschenkel im Kniegelenk.

**Antwort 597**

Die Antwort E) ist richtig.

Unter Spongiosa versteht man den schwammartigen Hohlraum des Knochens, in dem sich das Knochenmark befindet.

Zu A: Zwischen den Epiphysen eines Knochens liegt die Diaphyse.

Zu B: Die bindegewebige Knochenhaut wird Periost genannt.

Zu C: Die Wachstumszonen eines Knochens sind die Epiphysenfugen.

Zu D: Die Gelenkflächen eines Knochens liegen den Epiphysen auf.

**Antwort 598**

Die Antwort E) ist richtig.

Flexion heißt Beugung.

Zu A: Drehen nach innen: Innenrotation.

Zu B: Strecken: Extension.

Zu C: Drehen nach außen: Außenrotation.

**Antwort 599**

Die Antwort C) ist richtig.

Zu A: Auswärtsdreher = Außenrotator.

Zu B: Beuger = Flexor.

Zu D: Mitspieler = Synergist.

**Antwort 600**

Die Antwort C) ist richtig.

Unter direkter Verknöcherung (desmale Ossifikation, bindegewebige Verknöcherung) versteht man die Umwandlung des embryonalen Bindegewebes (Mesenchymzellen) in Knochengewebe. Dies geschieht im Fötus zur Bildung der platten Knochen des Gesichts- und Hirnskeletts sowie des Schlüsselbeins. Hiervon zu unterscheiden ist die indirekte Verknöcherung (chondrale Ossifikation), die über eine hyalinknorpelige Zwischenstufe abläuft.

Zu B und D: zur Heilung von Frakturen besitzt die Knochenhaut spezialisierte Zellen, die für die Kallusbildung zuständig sind.

**Antwort 601**

Die Antwort B) ist richtig. (Eventuell könnte auch D) richtig sein)

Diese Frage ist schwer zu beantworten. Nach dem Grundsatz: im Zweifelsfall das weniger komplizierte haben wir uns für B) entschieden.

Zu 2 und 4: Das in der Nebenschilddrüse gebildete Parathormon erhöht den Kalziumspiegel im Blut über 3 Mechanismen: Am Skelett steigert es die Freisetzung von Kalzium (Knochenabbau), in der Niere erhöht es die Kalziumrückresorption (und die Phosphatausscheidung), im Darm verbessert es durch Umwandlung von Vitamin-D-Metaboliten die Kalziumaufnahme. Gegenspieler des Parathormons beim Kalziumhaushalt des Körpers ist das in den C-Zellen der Schilddrüse gebildete Kalzitonin: es senkt den Kalzium- (und den Phosphatspiegel) im Blut. Es hemmt den Knochenabbau durch Osteoklasten und fördert den Kalziumeinbau in den Knochen.

Zu 1: Indirekt wirkt auch Thyroxin, das Schilddrüsenhormon auf den Knochenstoffwechsel. Als 'Peitsche des Organismus' steigert es den Grundumsatz und den Gesamtstoffwechsel. Es fördert das Wachstum und die Skelettreife und hat eine fördernde Wirkung auf den Kalzium-

und Phosphathaushalt. Möglicherweise ist also auch die Fragenkombination 1, 2 und 4 (und damit D) richtig (obwohl uns das Wort 'wesentlich' in der Frage eher dagegen zu sprechen scheint.
Zu 3 und 5: Aldosteron und Adrenalin haben keinen wesentlichen Einfluss auf den Knochenstoffwechsel.

**Antwort 602**
Die Antwort C) ist richtig.
Am Kniegelenk sind Femur, Tibia und Kniescheibe beteiligt.
Zu 3: Während beim Ellbogengelenk beide Unterarmknochen gelenkig mit dem Oberarmknochen verbunden sind, ist beim Kniegelenk die Fibula nicht mit einbezogen.
Zu 5: Das Kahnbein ist ein Handwurzelknochen (Os scaphoideum) bzw. ein Fußwurzelknochen (Os naviculare).

**Antwort 603**
Die Antwort E) ist richtig.
Der Mensch besitzt an jeder Hand acht - also insgesamt 16 – Handwurzelknochen.

**Antwort 604**
Die Antwort D) ist richtig.
Das Daumenwurzelgelenk ist ein Sattelgelenk. Da es eine enorm große Beweglichkeit ermöglicht, nimmt der Daumen bei den Fingern eine Sonderstellung ein. So ist z.B. eine Oppositionsbewegung zu den anderen Fingern möglich, die ein exaktes Greifen erlaubt. (Das Daumengrund- und -endgelenk sind Scharniergelenke).

**Antwort 605**
Die Antwort C) ist richtig.
Von den zwölf Rippenpaaren erreichen nur sieben mit ihren Knorpeln direkt das Brustbein ('echte' Rippen). Die unteren fünf Rippenpaare erreichen mit ihren eigenen Knorpelspangen nicht mehr das Brustbein, sondern lagern sich den Knorpeln des 7. Rippenpaares an (8. bis 10. Rippe) oder enden frei (11. und 12. Rippe). Sie werden deshalb als 'falsche' Rippen bezeichnet.

**Antwort 606**
Die Antwort D) ist richtig.
Die Brustwirbelsäule hat 12 Wirbel.

**Antwort 607**
Die Antwort C) ist richtig.
Die Lendenwirbelsäule hat 5 Wirbel.

**Antwort 608**
Die Antwort C) ist richtig.
Die Halswirbelsäule besteht aus 7 Wirbeln.

**Antwort 609**
Die Antwort B) ist richtig.
Die einzige gelenkige Verbindung zwischen Schultergürtel und Achsenskelett ist das Sternoklavikulargelenk. (Das Akromioklavikulargelenk verbindet das Schulterblatt mit der Klavikula).

**Antwort 610**
Die Antwort B) ist richtig.
Parathormon stimuliert in den Knochen die Freisetzung von Kalzium und erhöht somit den Blutkalziumspiegel. Antagonistisch hierzu wirkt das Kalzitonin, welches die Freisetzung von Kalzium aus den Knochen hemmt und den Blutkalziumspiegel senkt.

**Antwort 611**
Die Antwort C) ist richtig.
Ein Pflugbein gibt es nicht, aber ein Pflugscharbein (Vomer). Es bildet den hinteren Teil der Nasenscheidewand.

**Antwort 612**
Die Antwort C) ist richtig.
Zur Kontraktion benötigt der Muskel Energie, die dem Körper zunächst (z.B. als Glukose) zugeführt werden muss. In den Mitochondrien der Zellen wird die Energie aus der Glukose durch Oxidation freigesetzt und in Form von Adenosintriphosphat

(ATP) gespeichert. Wird diese Energie benötigt, so kann sie jederzeit durch Abbau von ATP zu ADP (Adenosindiphosphat) bereitgestellt werden. ADP kann anschließend in den Mitochondrien wieder zu ATP umgewandelt werden.

**Antwort 613**

Die Antwort B) ist richtig.

- Scharniergelenk (z.B. Fingerendgelenke),
- Sattelgelenk (z.B. Daumenwurzelgelenk),
- Scharniergelenk (z.B. Fingerendgelenke),
- Radgelenk (z.B. Ellen-Speichen-Gelenk).

Scharnier- und Radgelenk kann man zum Walzengelenk zusammenfassen. Deshalb ist die Frage u. E. sehr unglücklich gestellt.

**Antwort 614**

Die Antwort D) ist richtig.

Im Knochenmark findet die Produktion sämtlicher Blutzellen statt.

Die Osteoblasten (sog. Knochenbildner) produzieren die Knochengrundsubstanz (Osteoid).

**Antwort 615**

Die Antwort B) ist richtig.

Der Unterschenkel besteht aus zwei Knochen: Schienbein (Tibia) und Wadenbein (Fibula).

**Antwort 616**

Die Antwort B) ist richtig.

Das Schultergelenk ist ein Kugelgelenk und wird vom Schulterblatt (Gelenkpfanne) und dem Kopf des Oberarmknochens gebildet. Es ist das beweglichste Gelenk des Körpers, denn die Gelenkpfanne ist relativ flach. Das Gelenk wird außer von Gelenkkapsel und Bändern von einer Vielzahl von Muskeln (Rotatorenmanschette) zusammengehalten.

**Antwort 617**

Die Antwort C) ist richtig.

Der M. pectoralis major bedeckt die größte Fläche des Brustkorbs.

**Antwort 618**

Die Antwort D) ist richtig

Zu A: Der M. iliacus entspringt der Innenseite der Darmbeinschaufel und dem vorderen oberen Darmbeinstachel.

Zu B: Der M. trapezius entspringt der Hinterhauptschuppe und den Dornfortsätzen der Hals- und Brustwirbel.

Zu C und D: Die beiden Glutealmuskeln haben ihren Ursprung an der Dorsalseite der Darmbeinschaufel.

Zu E: Der M. tensor fasciae latae (Schenkelbindenspanner) hat seinen Ursprung an der Spina iliaca anterior superior.

**Antwort 619**

Die Antwort D) ist richtig.

Zu 1: Der M. deltoideus entspringt vom Schlüsselbein, von der Schulterhöhe und von der Schulterblattgräte. Er setzt an der Deltarauigkeit des Oberarmknochens an.

Zu 2: Der M. sternocleidomastoideus entspringt am Warzenfortsatz und an der oberen Nackenlinie und setzt am Sternum und an sternumnahen Klavikulaanteilen an.

Zu 3: Der M. coracobrachialis entspringt dem Processus coracoideus des Schulterblattes und setzt am proximalen Oberarmknochen an.

Zu 4: Der M. trapezius entspringt der Hinterhauptschuppe und den Dornfortsätzen der Hals- und Brustwirbel. Er setzt an Schlüsselbein, Schulterhöhe und Schulterblattgräte an.

Zu 5: Das Platysma ist der flache Hautmuskel am Hals.

**Antwort 620**

Die Antwort E) ist richtig.

Der Unterarm wird von Elle (Ulna) und Speiche (Radius) gebildet.

**Antwort 621**

Die Antwort A) ist richtig.

Zu 3: Die Menisken gleichen Passungenauigkeiten zwischen Femur und Tibia aus.

Zu 4: Der Innenmeniskus ist mit dem Innenband verwachsen.

**Antwort 622**

Die Antwort D) ist richtig.

Ein Gallertkern findet sich in der Bandscheibe (umgeben von einem Faserring) und nicht in einem Wirbel.

**Antwort 623**

Die Antwort C) ist richtig.

Zu D: Bewegung ist eine Aufgabe des aktiven Bewegungsapparates. Das Skelett gehört zum passiven Bewegungsapparat.

**Antwort 624**

Die Antwort C) ist richtig.

Am Ellbogengelenk sind Humerus (Oberarmknochen), Ulna (Elle) und Radius (Speiche) beteiligt. Das Ellbogengelenk besitzt keine Menisken und keinen Diskus.

**Antwort 625**

Die Antwort B) ist richtig.

Quer gestreifte Muskulatur ermüdet schneller als glatte Muskulatur.

Zu C: Die Skelettmuskulatur besteht aus quergestreifter Muskulatur.

Zu E: Die Herzmuskulatur ist eine Sonderform der quer gestreiften Muskulatur.

**Antwort 626**

Die Antwort B) ist richtig.

Funktion des M. pectoralis major: Adduktion, Anteversion, Innenrotation des Armes (Pronation)

**Antwort 627**

Die Antwort C) ist richtig.

Der Beuger des Hüftgelenkes ist der M. iliopsoas.

**Antwort 628**

Die Antwort C) ist richtig.

Zu den Bauchmuskeln zählen:

- M. obliquus abdominis externus,
- M. obliquus abdominis internus,
- M. transversus abdominis.

(Diese drei Muskelplatten liegen direkt aufeinander.)

- M. rectus abdominis,
- M. pyramidalis (entspringt von der Symphyse und spannt die Blätter der Rektusscheide),
- M. cremaster (durch den Leistenkanal tretende Faserbündel des M. obliquus internus und M. transversus, die auf den Hodensack übergehen),
- M. quadratus lumborum (Abschluss der Bauchwand nach hinten.)

Zu 5: Der M. iliopsoas (mit seinen Anteilen M. psoas major, M. psoas minor und M. iliacus) gehört zur Beugemuskulatur des Hüftgelenks und nicht zu den Bauchmuskeln.

**Antwort 629**

Die Antwort D) ist richtig.

In der Darmwand findet sich glatte Muskulatur.

Zu A, B, und E: quer gestreifte Skelettmuskulatur

Zu C: Herzmuskulatur: quer gestreifte Muskulatur ohne eigentliche Zellgrenzen, im Zellverband (Synzytium): Erregung einer Zelle erregt den ganzen Verband.

**Antwort 630**

Die Antwort A) ist richtig.

Zu 1: Der M. sternocleidomastoideus zieht vom Warzenfortsatz (Mastoid) zu Schlüssel- und Brustbein. Er kann u.a. bei festgestelltem Kopf Thorax und Schultergürtel anheben (‘Atemhilfsmuskel’) und ist zuständig für die Kopfdrehung zur Gegenseite (‘Kopfwender’). Der M. trapezius entspringt an der Hinterhauptschuppe und an den Dornfortsätzen der Hals- und Brustwirbel.

Zu 2: Der M. brachioradialis ist ein Beugemuskel im Unterarmbereich.

Zu 3: Der M. deltoideus gehört zur Muskulatur des Schultergürtels.

Zu 4: Der M. iliopsoas gehört zur Beugemuskulatur des Hüftgelenkes

**Antwort 631**

Die Antwort B) ist richtig.

Glatte Muskulatur findet sich u. a. im Verdauungskanal, Urogenitaltrakt, in den Blutgefäßen und den Atemwegen..

Zu 1: Die Skelettmuskulatur ist quer gestreift (und willkürlich).

Zu 4: Die Herzmuskulatur ist quer gestreift (und unwillkürlich).

**Antwort 632**

Die Antwort A) ist richtig.

Die Muskelplatte des Zwerchfells (Diaphragma) trennt Brust- und Bauchhöhle vollständig voneinander (nur für die Leitungsbahnen bleiben Öffnungen frei). Innerviert wird es vom N. phrenicus aus dem Plexus cervicalis (C3-C5). Kontrahiert sich das Zwerchfell, so flachen sich die Zwerchfellkuppeln ab, der Brustraum wird größer, Luft wird in die Lunge gesaugt (Inspiration). Das Zwerchfell ist der wichtigste Atemmuskel.

**Antwort 633**

Die Antwort A) ist richtig.

Die Neutral-Null-Methode ist eine Messmethode, bei der alle Gelenkbewegungen von einer einheitlich definierten Ausgangsstellung aus gemessen werden. Sie dient der Standardisierung von Winkelmessungen bei der Begutachtung orthopädischer Krankheiten.

Die Gelenke sind am aufrecht stehenden Menschen mit gestreckten Beinen und herabhängenden Armen in der sog. 'Nullstellung' (also: gestrecktes Knie = 0°, Fuß zum Unterschenkel = 0° usw). Der Bewegungsumfang der Gelenke wird von dieser Nullstellung ausgehend mit drei Ziffern angegeben, von denen jeweils eine diese 'Nullstellung' angibt. Bsp: Handgelenk: Palmarflexion/Dorsalextension: 60-0-60°; Ellenbogen: Flexion/Extension: 150-0-10 (Überstreckung von 10° oft nicht möglich).

**Antwort 634**

Die Antwort A) ist richtig.

Das Schober-Zeichen dient zur Untersuchung der Beweglichkeit der Lendenwirbelsäule.

Man markiert beim stehenden Patienten den Dornfortsatz S1 auf der Haut, misst von dort 10 cm nach kranial ab und markiert den Endpunkt der Strecke. Dann lässt man den Patienten maximal nach vorne neigen. Dabei wird die Haut über der Wirbelsäule je nach Ausmaß der Vorneigung stärker oder schwächer gedehnt und dabei die markierte Linie auseinandergezogen. Normal ist eine Längenzunahme von ca. 5 cm. Ist dieser Abstand vermindert, spricht dies für eine Bewegungseinschränkung in der Lendenwirbelsäule (z.B. bei M. Bechterew).

**Antwort 635**

Die Antwort A) ist richtig.

Als Trendelenburg-Zeichen wird das Absinken des Beckens (mit konsekutiver Beugung des Beins in Hüfte und Knie) auf der gesunden Seite bei Lähmung der Mm. glutei oder angeborener Hüftgelenkluxation bezeichnet ('Marilyn-Monroe-Gang').

Beim Einbeinstand bleibt das Becken horizontal oder hebt sich etwas auf der entlasteten Seite ('Spielbein-Seite'). Ein Absinken dagegen ist ein Hinweis auf einen pathologischen Befund an der belasteten Hüfte (Trendelenburg-Zeichen positiv).

# ORTHOPÄDIE (PATHOLOGIE)

**Antwort 636**

Die Antwort A) ist richtig.

Appetitlosigkeit (Inappetenz) gehört nicht zu den typischen Symptomen der chronischen Polyarthritis.

**Antwort 637**

Die Antwort E) ist richtig.

Im Zusammenhang mit der Anamnese deuten die Beschwerden auf einen akuten Gichtanfall hin. Dieser tritt zwar meist am Großzehengrundgelenk (Podagra) auf, in einem Drittel der Fälle jedoch auch an anderen Gelenken, z.B. am Kniegelenk (Gonagra).

**Antwort 638**

Die Antwort E) ist richtig.

Zu 1: Eine Fettembolie ist eine besondere Form einer Embolie, bei der es zu Einschwemmung feinverteilter Fetttropfen in die Blutbahn kommt.

Klinik:

motorische Unruhe, Beklemmungsgefühl, Tachykardie, Hypotonie, zunehmende Dyspnoe, Zyanose, Husten, (Lungenfettembolie), Bewusstseinsstörungen (Verletzung der Hirngefäße), Sehstörungen (Retinablutungen).

Zu 2: Eine akute Komplikation einer offenen Fraktur können Nervenläsionen durch die zerschmetterten Knochen sein.

Zu 3: Ebenso wie zu Nervenläsionen, kann es auch zu Läsionen anderer Leitungsbahnen, wie z.B. Blutgefäßen, kommen.

Zu 4: Eine Osteomyelitis ist eine Knochenmarkentzündung, die meist mit einer Knochenentzündung verbunden ist.

Klinik:

Zeichen einer schweren Allgemeininfektion (Fieber, Schüttelfrost), Schmerzen, Schwellung und Überwärmung des betroffenen Gliedmaßenabschnittes.

Zu 5: Eine Arthrose kann überall dort auftreten, wo es zu einer Veränderung der Knochensubstanz kommt, entweder aufgrund von degenerativen Veränderungen oder Verletzungen (z.B. Knochenfraktur).

Weitere Komplikationen einer offenen Knochenfraktur:

- Posttraumatische Osteitis (Knochenentzündung)
- Sudeck-Syndrom (posttraumatische Dystrophie bzw. Atrophie von Extremitäten)
- Kompartmentsyndrom (v. a. am Unterschenkel auftretendes Syndrom, das durch Gewebedrucksteigerung in einem geschlossenen Muskelkompartiment (Faszienloge) und dadurch bedingter Minderdurchblutung zu neuromuskulären Funktionsausfällen und Muskelnekrosen führt, z.B. über den Druck von Gipsverbänden oder Ödemen.)

**Antwort 639**

Die Antwort B) ist richtig.

Beim M. Perthes handelt es sich um eine aseptische Knochennekrose des Hüftgelenkskopfs.

**Antwort 640**

Die Antwort E) ist richtig.

Eine Osteomyelitis ist eine Knochenmarkentzündung (meist mit begleitender Knochenentzündung (Ostitis). Sie befällt meist die Wachstumszonen des Knochens, die Metaphysen (Abschnitt des Röhrenknochens zwischen dem Mittelstück=Diaphyse und dem Endstück=Epiphyse).

Zu C: Die Knochenhaut (Periost), ist die den Knochen umgebende bindegewebige Haut.

Zu D: Die Knochensubstanz besteht aus einer festen Außenzone = Substantia compacta (Compacta) und einer schwammartigen Innenzone feiner Knochenbälkchen = Substantia spongiosa (Spongiosa).

**Antwort 641**

Die Antwort E) ist richtig.

Beim Morbus Dupuytren handelt es sich um eine Beugekontraktur der Finger (bevorzugt 4. und 5.) aufgrund einer bindegewebigen Verhärtung und Schrumpfung der Palmaraponeurose (fächerförmige Sehnenplatte in der Hohlhand, Fortsetzung der Sehne des M. palmaris longus). Es kommt zur Ausbildung von derben Strängen und Knoten in der Hohlhand. In 70-80% sind beide Hände beteiligt.

Männer sind 5x häufiger betroffen als Frauen, der Erkrankungsgipfel liegt jenseits des 5. Lebensjahrzehntes.

Der Morbus Dupuytren zeigt sich auch bei Diabetes mellitus und bei chronischen Lebererkrankungen.

**Antwort 642**

Die Antwort B) ist richtig.

Zu Beginn einer Arthrose bessert sich der Schmerz, der nach längerer Ruhe beim Beginn einer Bewegung auftritt, nach einiger Zeit. Dies bezeichnet man als 'Anfangschmerz' oder 'Anlaufschmerz'.

Zu A: Im akuten Schub einer rheumatoiden Arthritis findet sich der Bewegungsschmerz, der jedoch am Anfang mit Schwellungen, aber ohne Deformierungen einhergeht. Es kommt zu einem symmetrischen Befall der kleinen Fingermittel- und Grundgelenke.

Zu C: Für den M. Bechterew sind die Morgensteifigkeit und die nächtlichen Rückenschmerzen im Bereich des Iliosakralgelenkes typisch, die u.a. mit atemabhängigem Thoraxschmerz, Extravertebralarthritiden, einer Iridozyklitis und Achillessehnen- und Fersenschmerzen einhergehen können.

Zu D: Trias der chronischen Polyarthritis:

- Fehlender Faustschluss,
- schmerzhafter Händedruck,
- nachlassende Kraft der Hände.

Zu E: Die Infektarthritis zeigt die typischen Zeichen einer akuten Entzündung: Rötung, Schwellung, Schmerz, Überwärmung, gestörte Funktion.

**Antwort 643**

Die Antwort D) ist richtig.

Zu 2: Infolge von Fettgewebezerstörungen bei Knochenfrakturen und Weichteilzerquetschungen kann es zur Einschwemmung feinverteilter Fetttropfen in die Blutbahn kommen: Fettembolie

Zu 5: Bei einer Becken- bzw. Oberschenkelfraktur können sich Hämatome bis über 2 Liter bilden. Es besteht dann die Gefahr eines hypovolämischen Schocks.

**Antwort 644**

Die Antwort B) ist richtig.

Das Schultergelenk hat keine stärkeren Bänder. Deshalb müssen die Muskeln, die das Gelenk umhüllen, dieses Kugelgelenk sichern (muskelgesichertes Gelenk). Stellt man das Gelenk ruhig (z.B. mittels Armbinde o. Ä.) kann es - vor allem bei älteren Menschen - innerhalb von wenigen Tagen zu irreversiblen Bewegungseinbußen kommen. Eine Ruhigstellung ist kontraindiziert.

**Antwort 645**

Die Antwort C) ist richtig.

Antinukleäre Antikörper = ANA = Antikörper gegen bestimmte Bestandteile des Zellkerns. Sie führen möglicherweise zur Störung von Kern- und Zellfunktionen. In der Differenzialdiagnose der Kollagenosen und der Gelenkkrankheiten haben sie einen wichtigen Stellenwert: ANA sind positiv beim systemischen Lupus erythematodes, beim Sharp- und Felty-Syndrom, bei der chronisch aggressiven Hepatitis, beim CREST- und Sjögren-Syndrom. In ca 30-40% der Fälle sind die ANA auch bei der rheumatoiden Arthritis (RA) positiv. Sie gehören jedoch nicht zu den beweisenden diagnostischen Kriterien der ARA= American Rheumatism Association.

Zur Diagnosefindung hat die Amerikanische Rheumagesellschaft ARA (American Rheumatism Association) Kriterien entwickelt, die die RA in eine mögliche, wahrscheinliche und gesicherte einteilen (s. u.):

ARA-Kriterien der rheumatoiden Arthritis

- Morgendliche (Finger-)steifigkeit
- Schmerzhaftigkeit von mindestens einem Gelenk,
- Kapselschwellung von mindestens einem Gelenk,
- Schwellung von mindestens einem weiteren Gelenk (höchstens 3 Monate Abstand),
- symmetrisch beidseitige Gelenkschwellung (außer Fingerendgelenken)
- subkutane Rheumaknoten,
- typische röntgenologische Veränderungen,
- laborchemischer Nachweis von Rheumafaktoren,
- schwache Muzin-Ausfällung (Präzipitation) in der Synovia,
- charakteristische Histopathologie der Synovialmembran,
- charakteristische Histopathologie der subkutanen Knötchen.

**Antwort 646**

Die Antwort A) ist richtig.

Zu A: Arthrose ist ein Sammelbegriff für alle Arten von degenerativen Gelenkerkrankungen, bei denen kein immunologisch-entzündliches Geschehen ursächlich ist, sondern die sich aus einer chronischen Abnutzung des Gelenkknorpels bzw. der Zwischenwirbelscheiben ergeben.

Die chronische Abnützung des Gelenkknorpels führt sekundär zur Schädigung von Knochen und Gelenkkapsel in Form einer Degeneration. Besonders häufig sind die Wirbelsäule und die großen Extremitätengelenke (Knie, Schulter, Hüfte) betroffen, da hier besonders hohe Druck- und Reibungsbelastungen auf den Gelenkknorpel wirken.

Klinik:

- Anfangs Bewegungsschmerz, später Ruheschmerz. Typisch ist auch der sog.
- Anlaufschmerz: morgendliche Anlaufschwierigkeiten in einem arthrotischen Gelenk, die im Laufe weiterer Bewegung besser werden.
- Schwellung im und um das Gelenk,
- schmerzhafte Bewegungseinschränkung,
- zunehmende Deformität mit Fehlstellung, Instabilität und Muskelatrophie.

Zu B: Für die akute Gicht ist der plötzliche, meist nachts auftretende starke Schmerz im Bereich des Großzehengrundgelenks ('Podagra') mit allgemeinen Entzündungszeichen typisch.

Zu C: Als Arthritis wird die akute Gelenksentzündung bezeichnet: allgemein Entzündungszeichen (Schmerz, Schwellung, Überwärmung, Rötung, Bewegungseinschränkung).

Zu D: Bei rheumatoider Arthritis besteht oft eine 'Morgensteifigkeit' mehrerer Gelenke. Im akuten Schub dieses schweren Krankheitsbildes stehen Schmerzen, Bewegungseinschränkungen usw. mehrerer Gelenke im Vordergrund.

Zu E: Die Polyneuropathie ist eine Erkrankung peripherer Nerven, und würde als

Symptomatik keine Gelenkschmerzen, sondern z.B. Parästhesien, Missempfindungen, Lähmungen und vegetativ-trophische Störungen aufzeigen.

**Antwort 647**

Die Antwort A) ist richtig.

Appetitlosigkeit (Inappetenz) gehört nicht zu den typischen Symptomen der rheumatoiden Arthritis.

**Antwort 648**

Die Antwort D) ist richtig.

Der M. Bechterew ist eine chronische, progrediente, abakterielle systemische Entzündung mit bevorzugter Manifestation im Bereich der Wirbelsäule, in erster Linie der Iliosakralgelenke und der kleinen Wirbelgelenke. Die Krankheit betrifft hauptsächlich Männer, bevorzugt zwischen dem 15 und 45 Lebensjahr.

Zu E: Versteifungen der Wirbelsäule kann man zwar durch intensive Physiotherapie und Krankengymnastik vorbeugen, bereits eingetretene Versteifungen der Wirbelsäule sind jedoch irreversibel.

**Antwort 649**

Die Antwort B) ist richtig.

Zu A: Der M. Scheuermann gehört zu dem Bereich der aseptischen Knochennekrosen. Es kommt zu Wachstumsstörungen der Deck- und Grundplatten der Brustwirbelkörper und zur Ausbildung von Keilwirbeln, die zum charakteristischen Bild des Rundrückens führen. Die ersten Veränderungen beginnen schon im Jugendalter (10-13 Jahre) - deswegen wird der M. Scheuermann auch juvenile Kyphose oder Adoleszentenkyphose genannt. Klinisch typisch findet sich hier die Hyperkyphose.

Zu B: Der M. Bechterew ist eine chronische, progrediente, abakterielle systemische Entzündung mit bevorzugter Manifestation im Bereich der Wirbelsäule, in erster Linie der Iliosakralgelenke und der kleinen Wirbelgelenke. Im Gefolge der schubweisen Entzündung kommt es zu Atrophie des Gelenkknorpels und zu einer aufsteigenden knöchernen Durchbauung von Gelenken, Bandscheiben und Bändern und damit zur Einsteifung der Wirbelsäule (Bambusstabform). Periphere Gelenke, Sehnen- und Bandansätze können mitbetroffen sein.

Frühsymptome:

- allgemeine Schwäche, Morgensteifigkeit und meist nächtliche Rückenschmerzen in der Iliosakral-Region (Sakroiliitis)
- atemabhängiger Thoraxschmerz
- Extravertebralarthritiden (Gelenkentzündungen außerhalb der Wirbelsäule in 50-70% d. F.)
- Augenbeschwerden: Iridozyklitis (Entzündung der Iris und des Ziliarkörpers in 30% d. F.)
- Achillessehnen- und Fersenschmerzen (in 20% d. F.)
- Männer erkranken ca. 10 x häufiger als Frauen, Erkrankungsgipfel zwischen dem 15. und 40. Lebensjahr.

Zu C: Das Wirbelgleiten (Spondylolisthesis) wird verursacht durch die Spondylolyse (= angeborene oder erworbene Spaltbildung meist der Bogenwurzel von L4 oder L5). Beim Wirbelgleiten rutschen die Facettengelenke voneinander ab, und die Wirbel können nach ventral gleiten, und durch Verletzung oder Kompression von Nervenstrukturen zu einer ausgeprägten neurologischen Symptomatik führen.

Zu D: Der Bandscheibenvorfall (Diskusprolaps) kann je nach Lokalisation sehr unterschiedliche Schmerzsymptomatik auslösen, je nachdem ob periphere Nerven betroffen sind (mediolateraler oder lateraler BSV) oder eher die Rückenmarkshäute (medialer BSV).

Zu E: Bei der Osteoporose handelt es sich um einen, über das altersübliche Maß hinausgehenden, pathologischen Verlust an Knochenmasse, der den organischen und Mineralanteil des Knochens gleichermaßen betrifft. Es kommt hier zu allgemeinen Knochenschmerzen (nicht nur auf die Wirbelsäule beschränkt), Neigung zu Spontanfrakturen und Wirbeldeformitäten bis hin zum sog. Buckel (Hyperkyphose).

**Antwort 650**

Die Antwort C) ist richtig.

Die Heberden-Polyarthrose befällt bevorzugt die distalen Interphalangealgelenke (Fingerendgelenke). Charakteristisch sind die sog. Heberden-Knoten, erbsengroße, knorpelig-knöcherne Verdickungen an der Dorsalseite dieser Gelenke. Die Erkrankung wird geschlechtsgebunden dominant vererbt.

**Antwort 651**

Die Antwort E) ist richtig.

Das Schultergelenk ist ein vorwiegend muskelgeführtes Gelenk. Bei Ruhigstellung des Schultergelenkes ist vor allem der M. pectoralis major von Bedeutung.

Bei Ruhigstellung des Schultergelenkes kann es - vor allem bei älteren Menschen - innerhalb von wenigen Tagen (im Extremfall innerhalb von 24 Stunden) zu irreversiblen Bewegungseinbußen kommen. (Merke: Keine Armschlinge bei Schulterschmerzen).

**Antwort 652**

Die Antwort D) ist richtig.

Als begünstigende Faktoren für eine Osteoporose gelten:

- Mangelernährung,
- Malabsorption,
- Immobilisation (Inaktivität),
- endokrine Störungen:
  - Cushing-Syndrom (bzw. langdauernde Glukokortikoidtherapie),
  - Hyperthyreose,
  - Akromegalie,
  - Östrogenmangel in der Postmenopause (Klimakterium).

Zu 2: Übergewicht begünstigt eine Osteoporose nicht.

**Antwort 653**

Die Antwort C) ist richtig.

Rheumatoide Arthritis = chronische Polyarthritis

Zu 1: Morgensteifigkeit von wenigstens einer Stunde gehört zu den Diagnosekriterien der rheumatischen Arthritis (chronische Polyarthritis).

Zu 2: Sog. Rheumaknoten: vor allem an Druckstellen (Streckseiten der Unterarme, Hinterkopf) auftretende, bis hühnereigroße, derbe, verschiebliche subkutane Knoten.

Zu 3: symmetrischer Gelenkbefall seit wenigsten 6 Wochen ist ein wichtiges Diagnosekriterium der rheumatischen Arthritis.

Zu 4: Die Fingerendgelenke sind normalerweise bei der rheumatoiden Arthritis nicht geschwollen. Typisch sind Gelenkschwellungen der Fingermittel- und Fingergrund- und Handgelenke, sowie Ellenbogen, Knie, obere Sprunggelenke, Zehengrundgelenke.

Zu 5: Anfangsschmerz (Anlaufschmerz) ist ein typisches Symptom bei Arthrose.

**Antwort 654**

Die Antwort B) ist richtig.

An der chronischen Polyarthritis erkranken Frauen 4 x häufiger als Männer.

**Antwort 655**

Die Antwort E) ist richtig.

**Antwort 656**
Die Antwort B) ist richtig.
Schlaffe Lähmungen der Extremitäten und rezidivierende Durchfälle gehören nicht zum typischen Bild eines M. Bechterew.

**Antwort 657**
Die Antwort E) ist richtig.
(Vgl. Antwort auf Frage **649**).

**Antwort 658**
Die Antwort E) ist richtig.
Zu 4: Unter dem Begriff 'Pannus' versteht man ein gefäßhaltiges Granulationsgewebe, das bei entzündlichen Erkrankungen der Gelenke auf die Gelenkfläche übergreift. Eine derartige Gewebeschicht tritt vor allem bei entzündlich-rheumatischen Erkrankungen, aber auch bei Infektionen der Gelenke auf und kann zur Verklebung der Gelenkflächen führen.

**Antwort 659**
Die Antwort E) ist richtig.
Alle aufgeführten Krankheitsbilder können zu Wundheilungsstörungen führen.

**Antwort 660**
Die Antwort E) ist richtig.
Ein Empyem ist eine Eiteransammlung in einer vorgebildeten Höhle. Eine Eiteransammlung in einer nicht vorgebildeten Höhle wäre ein Abszess.

**Antwort 661**
Die Antwort A) ist richtig.
Ein Brillenhämatom ist ein Bluterguss im Bereich beider Ober- und Unterlider. Man findet es häufig bei bestimmten Schädelbasisfrakturen.

**Antwort 662**
Die Antwort E) ist richtig.
Der M. Bechterew (auch: Spondylitis ankylosans; Spondylarthritis ankylosans, Spondylitis ankylopoetica) ist eine chronisch-entzündlich-rheumatische Erkrankung des Achsenskeletts, der Extremitätengelenke und der Sehnenansätze.
Zu 2: Eine Iritis ist eine Entzündung der Regenbogenhaut. Man findet sie häufig bei Erkrankungen des rheumatischen Formenkreises.
Zu 5: Das Einsteifen der Wirbelsäule ist ein typisches Symptom des M. Bechterew.

**Antwort 663**
Die Antwort B) ist richtig.
Eine 'tanzende Patella' ist das typische Zeichen für einen Kniegelenkerguss. Bei Erguss im Kniegelenk lässt sich die Patella auf dem Erguss federnd eindrücken: sie 'tanzt' auf dem Kniegelenkerguss.

**Antwort 664**
Die Antwort D) ist richtig.
Bei der Scheuermann-Erkrankung führen aseptische Knochennekrosen zu Wachstumsstörungen der Deck- und Grundplatten der Brustwirbelkörper. Der M. Scheuermann gilt als die häufigste Wirbelsäulenaffektion.
Zu 4: zum typischen Bild des M. Scheuermann gehört die Kyphose. Erfolgt das Wachstum der Keilwirbel etwas asymmetrisch, entsteht eine meist geringgradige Skoliose ohne wesentliche Rotation, die sog. Scheuermann-Skoliose.

**Antwort 665**
Die Antwort B) ist richtig.
Die Subluxation des Radiusköpfchens beim Kleinkind durch Zug am ausgestreckten Arm (z.B. beim 'Engelchen-flieg'-Spielen) nennt man Morbus Chassaignac (Pronatio dolorosa).
Die Behandlung erfolgt durch gleichzeitige schnelle Supination und Streckung im Ellenbogengelenk. Nach der Reposition setzen die Kinder spontan wieder den betroffenen Arm ein, eine Gipsruhigstellung ist in der Regel nicht erforderlich.

Zu C: Eine Grünholzfraktur ist eine besonders bei Kindern vorkommende Fraktur meist langer Röhrenknochen ohne Kontinuitätsunterbrechung des Periostzylinders und dadurch meist nur mit geringer Dislokation.

**Antwort 666**

Die Antwort E) ist richtig.

Zu 1: Da die Osteoblastentätigkeit stark von der mechanischen Beanspruchung der Knochen abhängt, führt die Immobilisation (z.B. nach einer Fraktur) zu einer Osteoporose.

Zu 2: Unter Altersosteoporose versteht man die physiologische Reduktion der Knochenmasse im Alter auf bis zu 50% der Knochenmasse eines 30-Jährigen.

Zu 3: Sexualhormone besitzen eine osteoprotektive Wirkung. Nach deren Wegfall (z.B. bei Frauen nach der Menopause) entsteht häufig eine Osteoporose.

Zu 4 und 5: Bei einem erhöhten Glukokortikoidspiegel kommt es zur Vermehrung der Kalziumabsorption und zur Hemmung der Osteoblasten.

**Antwort 667**

Die Antwort C) ist richtig.

Etwa 95% aller Bandscheibenvorfälle ereignen sich an der Lendenwirbelsäule (L4-L5, L5-S1), seltener an der Halswirbelsäule (zervikal C6-C7).

**Antwort 668**

Die Antwort D) ist richtig.

Zu 2 und 4: Der asymmetrische springende Befall der großen Gelenke sowie der erhöhte Anti-Streptolysin-Titer sind typisch für das Rheumatische Fieber, eine allergische Folgeerkrankung nach Streptokokkeninfektionen.

**Antwort 669**

Die Antwort E) ist richtig.

Kalzitonin-Überschuss wird meist durch ein C-Zell-Karzinom der Schilddrüse verursacht. Das Krankheitsbild wird hierbei lediglich vom Tumor-Wachstum bestimmt; auf die oft exzessiv erhöhten Kalzitoninkonzentrationen im Blut lassen sich keine Störungen zurückführen. Eine Osteoporose wäre auch eher unwahrscheinlich, da Kalzitonin den Kalziumeinbau ins Osteoid des Knochens fördert.

**Antwort 670**

Die Antwort B) ist richtig.

Zu 1: 80% der Morbus-Bechterew-Erkrankungen beginnen zwischen dem 15. und 35. Lebensjahr.

Zu 2: Charakteristisch für Morbus Bechterew (Spondylarthritis ankylopoetica) ist die Verknöcherung der Iliosakralfugen, so dass schließlich die Iliosakralgelenke völlig durchbaut und nicht mehr abgrenzbar sind.

Zu 4: In 95% der Morbus-Bechterew-Erkrankungen findet sich eine Assoziation zu dem Zell-Antigen HLA-B 27.

Zu 5: Antibiotische Therapie richtet sich gegen bakterielle Erreger. Der M. Bechterew ist jedoch eine abakterielle Entzündung.

**Antwort 671**

Die Antwort B) ist richtig.

Im Gegensatz zur physiologischen Altersatrophie des Knochens handelt es sich bei der Osteoporose um einen über das altersübliche Maß hinausgehenden pathologischen Verlust an Knochenmasse, der den organischen (Matrix) und Mineralanteil (Salze) des Knochens gleichermaßen betrifft.

Osteoporose ist eine Störung im Knochenstoffwechsel. Durch verstärkten Abbau der

Knochensubstanz kommt es zum Verlust von Knochenmasse, Knochenstruktur und Knochenfunktion. Durch den damit einhergehenden Stabilitätsverlust kann es schon bei banalen Überlastungen zu Frakturen kommen. Die Osteoporose beginnt meist jenseits des 50. Lebensjahrs, Frauen sind sehr viel häufiger betroffen als Männer, w:m = 8:1.
Übergewicht begünstigt die Osteoporose nicht. Magersucht und Kortisontherapie würden eine Osteoporose begünstigen.

**Antwort 672**
Die Antwort D) ist richtig.
Die Symptomatik weist auf eine chronisch-entzündliche Gelenkerkrankung (chronische Polyarthritis) hin: morgendliche Schmerzen und Gelenksteifigkeit sowie Beginn an den kleinen Fingergrund- und Mittelgelenken der Hand sind typisch.
Zu A: Arthrosen zeigen sich in der Regel an der Wirbelsäule, sowie an Knie-, Schulter- und Hüftgelenken.
Zu E: Eine Kontraktur ist eine Bewegungseinschränkung von Gelenken, bedingt durch Verkürzungen der Muskulatur, durch Schrumpfung der Gelenkkapsel und intraartikuläre Verwachsungen der Gelenkflächen. Die Dupuytren-Kontraktur ist eine Sonderform. Sie ist gekennzeichnet durch eine Beugekontraktur der Finger (vor allem 4. und 5.) Diese wird verursacht durch eine bindegewebige-derbe Verhärtung und Schrumpfung der Palmaraponeurose mit Ausbildung derber Stränge und Knoten.

**Antwort 673**
Die Antwort C) ist richtig.
Werden bei der Wirbelfraktur Spinalnerven in Mitleidenschaft gezogen, so können Lähmungen kaudal des betroffenen Wirbels entstehen.
Die Verkrümmung der Wirbelsäule ist Folge einer Keilwirbelbildung nach einer Wirbelkompressionsfraktur.

**Antwort 674**
Die Antwort C) ist richtig.
Die Epicondylitis humeri radialis zeigt entzündliche oder degenerative Veränderungen am Epicondylus radialis, der gemeinsamen Ursprungszone des M. extensor digitorum communis und der Mm. extensor carpi radiales brevis et longus. Ursächlich ist eine ständige Überbelastung bzw. Mikrotraumen an den Sehnen. Klinisch zeigt sich ein oft heftiger Druckschmerz über den Muskelursprüngen sowie Schmerzen, die bei Anspannung der Muskeln nach proximal und distal ausstrahlen (z.B. bei Streckung im Handgelenk bzw. Streckung der Finger; auch bei Beugung im Ellbogengelenk).

**Antwort 675**
Die Antwort C) ist richtig.
Zu 1: Der Spreizfuß ist zwar die häufigste Belastungsdeformität des Fußes. Jedoch ist die Querwölbung (nicht die Längswölbung) abgeflacht, der Fußballen ist verbreitert und es kommt zu einer Überlastung der Mittelfußköpfchen II-IV (plantare Schwielenbildung).
Zu 3: Sekundäre Zehendeformitäten, wie Hallux valgus, Krallen- und Hammerzehen sind häufig.
Zu 4: Es gibt zwar operative Verfahren, eine dauerhafte Aufrichtung des Quergewölbes wird damit jedoch nicht erreicht.

**Antwort 676**
Die Antwort E) ist richtig.
- Kontusion = Prellung,
- Distorsion = Verstauchung,
- Luxation = Verrenkung.

**Antwort 677**
Die Antwort B) ist richtig.
Schmerzen und Hämatombildung sind keine sicheren Frakturzeichen. Man findet sie auch bei Verrenkungen, Prellungen oder Verstauchungen.

**Antwort 678**
Die Antwort D) ist richtig.
Zu 1: Bei der rheumatoiden Arthritis (chronische Polyarthritis) sind die Fingergrund- und -mittelgelenke geschwollen.
Eine Schwellung der Fingerendgelenke findet sich bei der Heberden-Arthrose.

**Antwort 679**
Die Antwort D) ist richtig.
Unter dem 'Schubladenphänomen' versteht man die abnorm weite Verschieblichkeit des Unterschenkels gegen den Oberschenkel bei einem Kreuzbandriss. Bei Riss des vorderen Kreuzbandes kann sich das Schienbein (Tibia) auf dem Oberschenkelknochen (Femur) nach vorn, bei einem Riss des hinteren Kreuzbandes nach hinten verschieben.

**Antwort 680**
Die Antwort B) ist richtig.
Die häufigste bösartige Erkrankung des Knochens und Knochenmarks ist das Osteosarkom. Es betrifft vor allem männliche Jugendliche und junge Erwachsene und tritt hauptsächlich an den Zonen intensiven Knochenwachstums auf.

**Antwort 681**
Die Antwort D) ist richtig.
Die chronische Polyarthritis stellt die häufigste Systemerkrankung des Bindegewebes dar. Sie verläuft schubweise und progredient. Es handelt sich um eine systemische Autoimmunerkrankung, die sich neben den Gelenken auch an anderen Organen manifestieren kann (Herz, Lunge, Leber, Niere, Nerven, Muskel, Haut). An den Gelenken kommt es zur entzündlichen Schädigung von Gelenkkapsel und –knorpel. Gelenkfehlstellung und –verknöcherung sind die Folge. Die cP befällt zu Beginn symmetrisch vorwiegend Hand- und Fingergelenke, kann aber auch alle anderen Gelenke, sowie die paraartikulären Weichteile betreffen. Frauen sind 4x so häufig betroffen wie Männer. Die Erkrankung beginnt meist um das 40. Lebensjahr.
Zu 1: Die Chorea minor ('kleiner Veitstanz') ist ein typisches Symptom des Rheumatischen Fiebers.

**Antwort 682**
Die Antwort C) ist richtig.
(Vgl. Antwort auf Frage **649)**

**Antwort 683**
Die Antwort C) ist richtig.
Von einem komplizierten Bruch wird gesprochen, wenn Knochenfragmente die Haut nach außen durchstoßen.

**Antwort 684**
Die Antwort E) ist richtig.
Die 'tanzende Patella' ist ein Untersuchungsbefund, der bei intraartikulärem Erguss des Kniegelenks positiv ist. Hierzu presst man die Flüssigkeit aus den kommunizierenden Bursae unter der Kniescheibe zusammen und drückt dann auf die Patella. Die Patella federt dann auf der intraartikulären Flüssigkeit.
Dies ist ein typischer Befund bei einem Kniegelenkerguss.
Zu A: Diese Antwortmöglichkeit verwirrt etwas: Die Bursa suprapatellaris - oberhalb der Kniescheibe - kommuniziert mit der Kniegelenkhöhle. Die Flüssigkeit der Kniegelenkhöhle fließt also auch in diesen Schleimbeutel. U. E. wäre deshalb auch A) richtig. Der Begriff 'tanzende Patella' deutet jedoch eindeutig auf einen Kniegelenkerguss hin.

**Antwort 685**

Die Antwort E) ist richtig.

Zu 1: Unter Dekubitus versteht man eine trophische Störung von Geweben (Haut und Unterhautfettgewebe) mit Gewebsuntergang (Nekrose). Hervorgerufen wird der Dekubitus durch äußere Druckeinwirkung mit Kompression von Gefäßen. Die lokale Ischämie führt zur Nekrose.

Zu 2: Immobilisation begünstigt die Entstehung von tiefen Bein- und Beckenvenenthrombosen, die sich losreißen und zur Lungenembolie führen können.

Zu 3: Durch die herabgesetzte Abwehrlage der Kranken und die verminderte Lungenventilation beim liegenden Patienten entwickeln sich leicht Lungenentzündungen.

Zu 4: Aufgrund der gesteigerten Immobilität kommt es zur Muskelathrophie (Muskelabbau) und zur Drosselung des Knochenstoffwechsels. Beide Faktoren gemeinsam begünstigen die Entwicklung einer Osteoporose - eine über das altersübliche Maß hinausgehenden Verlust an Knochenmasse, der den organischen (Matrix) und Mineralanteil (Salze) des Knochens gleichermaßen betrifft.

**Antwort 686**

Die Antwort D) ist richtig.

Das geschilderte klinische Bild spricht am ehesten für eine Kindesmisshandlung.

Zu B: Die Rachitis des Kleinkindes (seltener des Schulkindes) ist eine durch Mangel an Vitamin D hervorgerufene Störung des Kalzium- und Phosphatstoffwechsels mit typischen Skelettveränderungen. Hämatome gehören nicht zum typischen Bild der Erkrankung.

Zu C: Die Zöliakie ist eine Erkrankung der Dünndarmschleimhaut im Säuglings- und Kindesalter. (Im Erwachsenenalter heißt das Krankheitsbild Sprue.) Es kommt zur Malabsorption mit gestörter Resorption aller Nährstoffe, einschließlich Mineralien und Vitaminen.

Typische Symptome: chronisch-rezidivierende Durchfälle, Unterernährung, Vitamin- und Eisenmangel.

Zu E: Hämophilie: Es handelt sich um eine erbliche Blutgerinnungsstörung mit ungenügender Bildung des Gerinnungsfaktors VIII (Hämophilie A: 85 % d. F.) oder IX (Hämophilie B: 15 % d. F). Die Blutgerinnung ist verzögert (= langes Nachbluten), die Blutstillung ist normal (Thrombozytenfunktion intakt). Bei dieser Erbkrankheit wird ein defektes X-Chromosom (X) der Mutter (XX) auf männliche Nachkommen (XY) vererbt.

Typische Symptomatik der Hämophilie: Nabelschnurblutung, großflächige Blutungen, Muskeleinblutungen, Gelenkblutungen mit Arthropathien (besonders Kniegelenke: Gonarthrosen, Gelenkversteifungen), ohne Substitution von Gerinnungsfaktoren lebensgefährliche unstillbare Blutungen.

Rippenfrakturen und Untergewichtigkeit gehören nicht zum klinischen Bild der Hämophilie A.

**Antwort 687**

Die Antwort D) ist richtig.

Zu A: Orthopnoe: höchste Atemnot, die nur in aufrechter Haltung und unter Einsatz der Atemhilfsmuskulatur kompensiert werden kann.

Zu B: Apnoe: fehlende Atmung (Atemstillstand).

Zu C: Biot-Atmung: Atemtyp, bei dem kräftige Atemzüge von gleichmäßiger Tiefe von plötzlich auftretenden Atempausen unterbrochen werden.

Zu E: Inverse Atmung: bei Atemwegsverlegungen (z.B. Fremdkörper) der Luftröhre kommt es zu maximaler Bewegung des Zwerchfells ohne Beteiligung der Thorax-

Zwischenrippenmuskulatur. Dadurch Einziehung des Abdomens während der Einatmung und Vorwölbung des Abdomens während der Ausatmung, ohne dass eine Ventilation stattfindet.

**Antwort 688**

Die Antwort D) ist richtig.

Zu 1: Das Hypernephrom (auch: Nierenkarzinom, hypernephroides Karzinom, Grawitz-Tumor) ist ein Karzinom der Niere, das mit einem Häufigkeitsgipfel zwischen dem 45. und 75. Lebensjahr 2 x häufiger bei Männern als bei Frauen auftritt.

Zu 2: Neuroblastome sind Tumoren, die aus Neuroblasten (nicht ausgereiften Nervenzellen) hervorgehen. Zu diesen gehören z.B. auch das Retinoblastom (Netzhauttumor) und das Medulloblastom (Hirntumor). Meist wird der Terminus Neuroblastom jedoch für das Sympathoblastom benutzt: Dieser bösartige Tumor des Kleinkind- und Säuglingsalters kommt vor allem im Nebennierenmark oder im Sympathikus vor und metastasiert früh in Leber bzw. Knochenmark und Skelett. Prognose insgesamt eher schlecht.

Zu 4: Leukämien sind für ca. 40% der bösartigen Erkrankungen des Kindesalters verantwortlich und damit die häufigste Krebsart bei Kindern.

Zu 5: Osteosarkom: Das Osteosarkom ist der häufigste maligne Knochentumor bei Kindern und Jugendlichen. In über 65% der Fälle tritt er im Bereich der Metaphysen der langen Röhrenknochen, meist an der unteren Extremität, auf.

**Antwort 689**

Die Antwort E) ist richtig.

Zu 1: Rheumatisches Fieber: Das rheumatische Fieber 'leckt die Gelenke und beißt sich am Herzen fest.' Der typische Befund ist eine akute wandernde Polyarthritis die die großen Gelenke bevorzugt und von Gelenk zu Gelenk springt. Die betroffenen Gelenke sind oft überwärmt, geschwollen und stark schmerzhaft.

Zu 2: Schuppenflechte (Psoriasis): bei etwa 5-10% der Patienten mit Schuppenflechte kommt es zu einer Beteiligung des Bewegungsapparates, der sog. Psoriasis-Arthropathie. Es findet sich eine destruierende Oligo- oder Polyarthritis mit typischem Gelenkbefallmuster: distal kleine Gelenke von Hand und Fuß, auch große Gelenke (z.B. Kniegelenk).

Zu 3: Gonorrhö: Eine Komplikation der Gonorrhö (Tripper) ist die (Mon)Arthritis gonorrhoica.

Zu 4: Tuberkulose: als Spätmanifestationen einer Tuberkulose kann es zur sog. Knochentuberkulose und zur Gelenktuberkulose (Arthritis tuberculosa) kommen. Bei der Knochentuberkulose kommt es zur Aussaat von Mycobacterium tuberculosis und Ansiedlung im Knochenmark, bei der Gelenktuberkulose kommt es zur Ansiedlung der Bakterien in der Synovia.

Zu 5: Hämophilie B (Bluterkrankheit): rezidivierende Gelenkblutungen führen bei dieser Krankheit zu den typischen 'Blutergelenken' mit erheblicher Bewegungseinschränkung und Deformierung.

**Antwort 690**

Die Antwort B) ist richtig.

Symptome der Hypokaliämie:

- Neuromuskulär: Apathie, Adynamie, Parese, Muskelhypotonie, Bewusstseinsstörungen bis zum Koma,
- gastrointestinal: weniger Appetit, Obstipation bis zum paralytischen Ileus,
- renal: hypokaliämische Nephropathie,
- kardiovaskulär: Tachykardie, Extrasystolen, Ödeme.

**Antwort 691**

Die Antwort A) ist richtig.

Das rheumatische Fieber leckt die Gelenke und beißt das Herz. Im Blut finden sich zirkulierende Antigen-Antikörper-Immunkomplexe, die sich dann in verschiedenen Organen ablagern.

Zu 2: Beim rheumatischen Fieber kommt es zu einer akuten wandernden Polyarthritis, die die großen Gelenke bevorzugt und von Gelenk zu Gelenk springt. Die betroffenen Gelenke sind oft überwärmt, geschwollen und stark schmerzhaft.

Zu 4: 10-20 Tage nach einer Erkrankung mit betahämolysierenden Streptokokken der Gruppe A können - als Zweiterkrankungen - ein rheumatisches Fieber oder eine Glomerulonephritis auftreten.

Es handelt sich hierbei um streptokokkenallergische entzündliche Systemerkrankungen, bedingt durch eine Allergie vom verzögerten Typ gegen Streptokokkenantigene. Betahämolysierende Streptokokken sind nicht mehr nachweisbar.

Weitere klinische Symptome des rheumatischen Fiebers:

- Erythema nodosum: rötlich-blaue, druckschmerzhafte Knoten, meist an den Streckseiten der Unterschenkel,
- Erythema anulare rheumaticum (marginatum): rosarote, rundliche Flecken am Stamm (besonders im Gebiet des Nabels),
- Karditis als: Endo-, Myo- und Perikarditis lebensbedrohlich! Klappenveränderungen, Rhythmus- oder Erregungsleitungsstörungen usw.
- Chorea minor: Neurologische Störung: typisch sind unkontrollierte Bewegungen der Hände und Ungeschicklichkeit (Veitstanz),
- Allgemeinerscheinungen wie Fieber, Schwitzen, Kopfschmerzen u.a., selten Pleuraerguss.

**Antwort 692**

Die Antwort E) ist richtig.

Zu 1: Unter Dekubitus versteht man eine trophische Störung von Geweben (Haut und Unterhautfettgewebe) mit Gewebsuntergang (Nekrose). Hervorgerufen wird der Dekubitus durch äußere Druckeinwirkung mit Kompression von Gefäßen. Die lokale Ischämie führt zur Nekrose.

Zu 2: Immobilisation begünstigt die Entstehung von tiefen Bein- und Beckenvenenthrombosen, die sich losreißen und zur Lungenembolie führen können.

Zu 3: Die Gefahr einer Pneumonie ist über die herabgesetzte Abwehrlage des Patienten und über die entstandene gesteigerte Infektanfälligkeit zu erklären. Vor allem bei Krankenhausaufenthalten erworbene Pneumonien (= nosokomiale Infektion) sind oft durch sehr gefährliche Erreger verursacht, die häufig eine schlechtere Prognose der Erkrankung begünstigen.

Zu 4: Aufgrund der gesteigerten Immobilität kommt es zur Muskelathrophie (Muskelabbau) und zur Drosselung des Knochenstoffwechsels. Beide Faktoren gemeinsam begünstigen die Entwicklung einer Osteoporose - eine über das altersübliche Maß hinausgehenden Verlust an Knochenmasse, der den organischen (Matrix) und Mineralanteil (Salze) des Knochens gleichermaßen betrifft.

**Antwort 693**

Die Antwort E) ist richtig.

Das Trendelenburg-Zeichen:

Absinken der gesunden Beckenseite beim Stehen auf dem kranken Bein und Anheben des in Hüfte und Knie gebeugten gesunden Beines. Beim Stehen auf dem gesunden Bein kann das Becken horizontal gehalten werden. Ein positives Trendelenburg-Zeichen findet sich z.B. bei Lähmungen der Mm. glutei und bei angeborener Hüftgelenksluxation.

**Antwort 694**

Die Antwort D) ist richtig.
Unter positivem Lasègue-Zeichen versteht man die vorzeitige Schmerzäußerung im Gesäß und im Oberschenkel der erkrankten Seite bei Dehnung des N. ischiadicus.

Hierzu wird das gestreckte Bein des liegenden Patienten im Hüftgelenk angehoben. Ein positives Lasègue Zeichen findet sich z.B. beim Bandscheibenvorfall und bei Meningitis (= Hirnhautentzündung).

**Antwort 695**

Die Antwort C) ist richtig.

**Antwort 696**

Die Antwort B) ist richtig.
Schmerzen im Iliosakralgelenk bei Druck auf beide Darmbeinschaufeln in Rückenlage bzw. bei Überstreckung des obenliegenden Beines im Hüftgelenk nach hinten ('Mennell-Handgriff') wird Mennell-Zeichen genannt.
Der 'Mennell-Handgriff' dient zur Untersuchung des Iliosakralgelenkes. Schmerzen finden sich als Frühsymptom z.B. beim M. Bechterew.

**Antwort 697**

Die Antwort B) ist richtig.
Als sichere Frakturzeichen gelten:

- Abnorme Beweglichkeit,
- Crepitatio (rasseln, knirschen: Knochenreiben bei Bewegungen im Bruchbereich),
- Fehlstellung (Deformität, Deformation) durch Verschiebung der Bruchenden,
- sichtbare Knochenfragmente.

Als unsichere Frakturzeichen gelten:

- Tumor (Weichteilschwellung),
- Dolor (Schmerz),
- Functio laesa (Funktionseinschränkung),
- Hämatom (Bluterguss).

**Antwort 698**

Die Antwort A) ist richtig.
Diese Frage ist unseres Erachtens nicht eindeutig zu beantworten. Crepitatio und abnorme Beweglichkeit zählen zu den sicheren Frakturzeichen.
Knochenreiben (Crepitatio) ist das eindeutigste Frakturzeichen. Wir haben uns deshalb für A) entschieden.

**Antwort 699**

Die Antwort B) ist richtig.
Beim sog. 'Brillenhämatom' handelt es sich um einen Bluterguss im Bereich der Ober- und Unterlider. Dieses Symptom ist typisch für bestimmte Schädelbasisbrüche.

**Antwort 700**

Die Antwort D) ist richtig.
Das geschilderte klinische Bild spricht am ehesten für eine Kindesmisshandlung.
Zu B: Die Rachitis des Kleinkindes (seltener des Schulkindes) ist eine durch Mangel an Vitamin D hervorgerufene Störung des Kalzium- und Phosphatstoffwechsels mit typischen Skelettveränderungen. Hämatome gehören nicht zum typischen Bild der Erkrankung.
Zu C: Die Zoeliakie ist eine Erkrankung der Dünndarmschleimhaut im Säuglings- und Kindesalter. (Im Erwachsenenalter heißt das Krankheitsbild Sprue.)
Es kommt zur Malabsorption mit gestörter Resorption aller Nährstoffe, einschließlich Mineralien und Vitaminen. Typische Symptome: chronisch-rezidivierende Durchfälle, Unterernährung, Vitamin- und Eisenmangel.

Zu E: Hämophilie: Es handelt sich um eine erbliche Blutgerinnungsstörung mit ungenügender Bildung des Gerinnungsfaktors VIII oder IX. Die Blutgerinnung ist verzögert (= langes Nachbluten), die Blutstillung ist normal (Thrombozytenfunktion intakt). Erbkrankheit, die über ein defektes X-Chromosom (X) der Mutter (XX) auf männliche Nachkommen (XY) vererbt wird.
Typische Symptomatik der Blutungsneigung: Nabelschnurblutung, großflächige Blutungen, Muskeleinblutungen, Gelenkblutungen mit Arthropathien (besonders Kniegelenke: Gonarthrosen, Gelenkversteifungen), ohne Substitution von Gerinnungsfaktoren lebensgefährliche unstillbare Blutungen.
Rippenfrakturen und Untergewichtigkeit gehören nicht zum klinischen Bild der Hämophilie A.

**Antwort 701**
Die Antwort C) ist richtig.
Nach Stabilisierung der Fraktur belässt man den ansprechbaren Patienten in Rückenlage, kontrolliert aber ständig Puls und Bewusstsein, da diese Lage gefährlich werden kann, sobald der Patient bewusstlos wird. Des Weiteren muss selbstverständlich sofort ein Notarzt verständigt werden, da ernstere Verletzungen nicht ausgeschlossen werden können.

**Antwort 702**
Die Antwort D) ist richtig.
Die Blutung aus Ohr und Nase beim bewusstlosen Patienten deutet am ehesten auf eine Gehirnerschütterung oder Gehirnquetschung in Kombination mit einem Schädelbasisbruch hin.
Zu C und E: Weder die Subarachnoidalblutung noch die Hirnmassenblutung geht mit einer Blutung aus Ohr und/oder Nase einher.

**Antwort 703**
Die Antwort C) ist richtig.
Die ersten Veränderungen bei der Scheuermann-Erkrankung beginnen im Alter von 10-13 Jahren, Jungen sind häufiger betroffen als Mädchen.

**Antwort 704**
Die Antwort C) ist richtig.
Das Osteosarkom ist der häufigste maligne Knochentumor.
Vorwiegend betroffen sind männliche Jugendliche und junge Erwachsene. Seine Hauptlokalisation sind die Zonen intensivsten Knochenwachstums in Kniegelenksnähe, seltener am Oberarmknochen oder am Becken.

**Antwort 705**
Die Antwort A) ist richtig.
Das Ewing-Sarkom ist ein hochmaligner Knochentumor, der fast nur Kinder und Jugendliche bis zum 15. Lj. betrifft (meist Jungen) und hauptsächlich in den Diaphysen der langen Röhrenknochen von Femur und Tibia, aber auch im Becken lokalisiert ist. Ausgangszellen sind unausgereifte Retikulumzellen des Knochenmarks.
Zu 5: Therapie bei Ewing-Sarkom: präoperative Chemotherapie, operative Entfernung, postoperative Bestrahlung (sehr strahlensensibler Tumor), anschließend erneute Chemotherapie.

**Antwort 706**
Die Antwort B) ist richtig.
Sensibilitätsstörungen mit segmentaler Ausstrahlung gehören nicht zur Symptomatik des M. Bechterew.
Zu C: Ca. 30% der Bechterew-Patienten entwickeln während ihrer Erkrankung eine Iridozyklitis (Iris und Ziliarkörper des Auges sind entzündet).

**Antwort 707**
Die Antwort C) ist richtig.
Zu 1: Die Arthrose ist ein degeneratives Krankheitsbild. Der akute Beginn mit Fieber, Schüttelfrost usw. ist untypisch.
Zu 2: Die anfallsartige Symptomatik wäre typisch für einen Gichtanfall.
Zu 3: Der M. Bechterew beginnt häufig mit Morgensteifigkeit und (meist nächtlichen) Rückenschmerzen in der Iliosakralregion (Sakroiliitis).
Zu 4: Als Spätsymptom der Lyme-Borreliose kann es zu einer Mono- oder Oligoarthritis kommen

**Antwort 708**
Die Antwort B) ist richtig.
Zur Symptomatik der Schädelbasisfraktur gehören je nach Lokalisation auch Hirnnervenausfälle, Schwindel, Hämatotympanon (Blutansammlung in der Paukenhöhle, einem Teil des Mittelohrs) und Taubheit.

**Antwort 709**
Die Antwort C) ist richtig.
Zu 1 und 4: Rechtsherzinsuffizienz und nephrotisches Syndrom gehen zwar mit sog. ‘dicken Beinen’ einher, die Ödeme sind beim nephrotischen Syndrom jedoch generalisiert und bei der Rechtsherzinsuffizienz symmetrisch an beiden Beinen lokalisiert.
Zur einseitigen Unterschenkelschwellung würden die Diagnosen Erysipel, Phlebothrombose (tiefe Beinvenenthrombose) und akute Osteomyelitis passen.

**Antwort 710**
Die Antwort C) ist richtig.
Bandscheibenvorfälle betreffen vor allem die Lendenwirbelsäule und den Lendenwirbelsäulen/Kreuzbein Übergangsbereich.

**Antwort 711**
Die Antwort D) ist richtig.
Morbus Scheuermann ist eine wachstumsbedingte vermehrte Kyphose der Brustwirbelsäule oder vermehrte Kyphosierung im thorakolumbalen Übergang oder lumbal mit Wachstumsstörungen an den Deck- und Grundplatten der Wirbelkörper mit den Folgen einer Bandscheibenverschmälerung, Keilwirbel- und Rundrückenbildung.

**Antwort 712**
Die Antwort E) ist richtig.
Zu 2: z.B. Hyperparathyreoidismus, Hypothyreose.
Zu 3: z.B. Gicht.
Zu 4: z.B. chronische Polyarthritis.

**Antwort 713**
Die Antwort C) ist richtig.
Die Osteoporose ist definiert als quantitative Verminderung des Knochengewebes bei erhaltener Knochenstruktur durch gesteigerten Knochenabbau und/oder verminderten Knochenanbau.

**Antwort 714**
Die Antwort B) ist richtig.
Eine <u>Bursitis</u> ist die Entzündung eines Schleimbeutels. Sie entsteht hauptsächlich durch wiederholte Traumata oder Dauerreiz, selten durch Entzündungen (Tuberkulose, Gonorrhö, Polyarthritis).

**Antwort 715**
Die Antwort C) ist richtig.
Das <u>Wirbelgleiten</u> (Spondylolisthesis) ist das Abgleiten eines Wirbels über einen anderen. Voraussetzung hierfür ist die Spondylolyse, eine Spaltung des Wirbels im Zwischengelenkstück, die vor allem bei Kindern, die Leistungssport treiben, vermehrt auftritt.

**Antwort 716**

Die Antwort D) ist richtig.

Bei Verdacht auf Wirbelfrakturen wird sogar empfohlen, die Lage des Patienten möglichst nicht zu verändern, um keine Rückenmarkschädigungen zu provozieren. Bei Beckenfraktur bietet sich an, die Bauchdecke durch Unterlegen einer Knierolle zu entspannen.

**Antwort 717**

Die Antwort C) ist richtig.

Die Formulierung der Frage erlaubt nur eine einzige Antwort. Wenn von den angebotenen Antworten auch mehrere Möglichkeiten in Betracht kämen, so muss man sich doch auf ein Kreuzchen beschränken. Dies setzt man dorthin, wo die gefährlichste Krankheit zu vermuten ist.

**Antwort 718**

Die Antwort A) ist richtig.

Nach ca. 6 bis 10 Stunden darf keine primäre Wundnaht mehr erfolgen. Bei bestimmten Wunden - Bisswunden, Metzgerverletzungen usw. - darf überhaupt keine Wundnaht erfolgen. Die Wunde muss dann von Anfang an offen behandelt werden.

Die Mehrzahl der Keime ist bei Eintritt in die Wunde (Infektion) nicht gefährlich ('avirulent'). Deshalb kann die frische, glattrandige Wunde nach Ausschneidung sofort vernäht werden. Gefährlich ('virulent') werden die Erreger in einer nicht versorgten Wunde erst nach Stunden. Als Voraussetzung für den sofortigen (primären) Wundverschluss mit nachfolgender primärer Wundheilung (schnell, kleine Narbe) gilt, dass die Wunde nicht mit virulenten Keimen besiedelt ist; das bedeutet

- Die Wunde darf nicht älter als 10 Stunden sein,
- sie darf nicht durch Biss erzeugt sein,
- sie darf nicht mit menschlichem oder tierischem Eiter in Berührung gekommen sein.

(Neuerdings werden diese Regeln von einigen Autoren relativiert, wir denken jedoch, dass im Moment trotzdem diese Antwort erwartet wird).

**Antwort 719**

Die Antwort B) ist richtig.

Scharlach wird durch betahämolysierende Streptokokken der Gruppe A übertragen. Als autoallergische Folgeerkrankungen kann es nach Infektionen mit diesen Erregern zum rheumatischen Fieber und zur Glomerulonephritis kommen.

**Antwort 720**

Die Antwort B) ist richtig.

Zu 4: Im Notfall keine orale Medikation. Wenn ein venöser Zugang liegt (Punkt 1) gibt es keine Notwendigkeit, oral Tee zuzuführen. Wenn ein Kind von einem PKW angefahren wurde, ist die Gefahr weiterer (z.B. innerer) Verletzungen groß. Orale Gabe von Wasser würde die Gefahr von Erbrechen und Aspiration vergrößern, außerdem das Risiko bei einer Intubation und Beatmung (sei es als Operationsvorbereitung im Krankenhaus oder als Notfallmaßnahme vor Ort) vergrößern.

**Antwort 721**

Die Antwort C) ist richtig.

Unter Skoliose versteht man eine fixierte, seitliche Verbiegung der Wirbelsäule mit Drehung der einzelnen Wirbelkörper (Torsion) und Versteifung in diesem Abschnitt.

Ätioliologie:

1. idiopathische Skoliose: häufigste (ca. 80%), z. T. stark progrediente Form mit Manifestation vor der Pubertät, vor allem bei Mädchen (m:w = 1:3)

2. symptomatische Skoliose:
- angeboren infolge Fehlbildung der Wirbelkörperanlagen, Rippen oder anderer statischer Elemente,
- nach metastatischen, traumatischen oder entzündlichen Wirbeldeformierungen,
- bei Lähmungen, Muskel- und Bindegewebeerkrankungen,
- statisch bedingt durch Längendifferenz der unteren Extremitäten oder Veränderungen im Bereich des Beckens (Hüftluxation u.a.),
- infolge eines rachitischen Erweichungsherdes.

3. Säuglingsskoliose: im 1. Lebensjahr vorkommende, i. d. R. ohne strukturelle Veränderungen mit guter Rückbildungstendenz.

Die Skoliose zeigt eine Asymmetrie des Taillendreiecks. Ein einseitiger Beckentiefstand muss bei Skoliose nicht unbedingt auftreten, da die Verkrümmung oft durch eine Gegenkrümmung ausgeglichen wird (S-förmige Skoliose bzw. Trippelskoliose). Bei der C-förmigen Totalskoliose kommt es jedoch zum einseitigen Beckentiefstand.

Zu A: Ein Schiefhals ist eine fixierte Fehlhaltung des rotierten und seitlich geneigten Kopfes. Häufigste Ursache ist eine Verkürzung des M. sternocleidomastoideus einer Seite infolge eines bindegewebig organisierten Geburtshämatoms, Druckatrophie u. Ä. (andere Ursachen: ossär, neural, rheumatisch, okulär, otogen).

Zu B: Eine Skoliose führt zu einem einseitigen Schulterhochstand ('Rippenbuckel', Gibbus), der vor allem beim Vornüberbeugen sichtbar wird.

Zu E: Eine Beinlängendifferenz führt über einen Beckenschiefstand (veränderte Gesamtstatik) zu einer statischen Skoliose. Eine idiopathische Skoliose geht jedoch nicht mit einer anatomischen Beinlängendifferenz einher.

**Antwort 722**

Die Antwort C) ist richtig.

Das Fibromyalgie-Syndrom ist eine pathogenetisch ungeklärte Erkrankung, die vor allem Frauen zwischen 25 und 45 Jahren betrifft, und die mit generalisierten Schmerzen im Bereich der Muskeln und der Sehnen, sowie mit unspezifischen Symptomen wie Müdigkeit, Abgeschlagenheit und Schlafstörungen einher geht. Typisch sind schmerzhafte Druckpunkte an bestimmten Stellen, wie z.B. die Knorpelknochengrenze der zweiten Rippe, der Epikondylus lateralis, Sehnenansatzpunkte u.a. (sog. „tender sites“) . Das Fibromyalgie-Syndrom ist keine entzündliche Erkrankung. Eine erhöhte Blutsenkungsgeschwindigkeit spricht genauso gegen ein Fibromyalgie-Syndrom wie eine Erhöhung der Serumkreatinkinasekonzentration im Serum.

**Antwort 723**

Die Antwort B) ist richtig.

Unter Trendelenburg-Zeichen wird das Absinken des Beckens auf der gesunden Seite bei Lähmung der Mm. glutei oder angeborener Hüftgelenkluxation verstanden (mit konsekutiver Beugung des Beins in Hüfte und Knie).

**Antwort 724**

Die Antwort A) ist richtig.

Formen der Kryotherapie (Kältetherapie):

1. lokale Kälteanwendung in Form von Eis, tiefgekühlter Silikatmasse (Kryopack) oder Chloräthylspray (Verdunstungskälte) zur Hemmung von entzündlichen Prozessen oder Hämatombildung sowie zur Schmerzbehandlung, z.B. bei Prellungen,

Distorsionen oder rheumatischen Erkrankungen.

2. als Ganzkörperkältetherapie in einer speziellen Kältekammer (1-2 Minuten bei Temperaturen unter -100°C); v.a. bei rheumatischen Erkrankungen

**Antwort 725**

Die Antwort C) ist richtig.

Schmerzen und Sensibilitätsstörungen, die an der Außenseite des Oberschenkels über die Unterschenkelstreckseite zum Fußrücken ziehen („Generalstreifen"), sprechen für einen Bandscheibenvorfall im Gebiet der Wurzel L5.

**Antwort 726**

Die Antwort D) ist richtig.

(Vgl. Antwort auf Frage **674**).

**Antwort 727**

Die Antwort D) ist richtig.

Wesentlicher und wichtigster Teil der Behandlung eines an Spondylitis ankylosans Erkrankten sind lebenslang und regelmäßig durchgeführte krankengymnastische Übungen. Sinnvoll wäre zudem eine gezielte sportliche Betätigung ohne Erschütterung der Wirbelsäule (Schwimmen, Radfahren, Wandern, Skilanglauf usw).

**Antwort 728**

Dic Antwort A) ist richtig.

Der Nervus tibialis versorgt motorisch die Beuger (Flexoren) des Unterschenkels und die Muskeln der Fußsohle, sensorisch Knie-, Sprung- und sonstige Fußgelenke, die Haut der Wade, Ferse, Fußsohle und der Zehen.

Ein motorischer Ausfall des N. tibialis macht die Beugung im Sprunggelenk unmöglich, damit kann ein Zehenstand nicht mehr durchgeführt werden.

**Antwort 729**

Die Antwort B) ist richtig.

Bei einer Druckschädigung des N. peroneus (auch: N. fibularis) kommt es zu einer Lähmung der Dorsalextensoren von Fuß und Zehen. Dies führt zur sog. Spitzfußstellung und zum Steppergang (der Patient muss das Knie abnorm hoch heben, um das Schleifen der Zehen auf dem Boden zu verhindern). Außerdem ist die Pronation und Abduktion des Fußes gestört und es finden sich Sensibilitätsstörungen am lateralen Unterschenkel und Fußrücken.

**Antwort 730**

Die Antwort E) ist richtig.

**Antwort 731**

Die Antwort C) ist richtig.

Die sog. Trichter- oder Schusterbrust (Pectus excavatum) ist eine genetisch bedingte Fehlbildung mit bogenförmiger Einziehung des unteren Teils des Brustbeins oder des Schwertfortsatzes in den Brustraum.

**Antwort 732**

Die Antwort C) ist richtig.

Bei einer Vitamin-D-Mangel-Rachitis kommt es aufgrund verminderter Kalziumresorption aus dem Darm und der Verminderung des Kalziumaustausches zwischen Skelett und Blut zu einer Hypokalzämie. Die Hypokalzämie führt zu einem sekundären Hyperparathyreoidismus mit Anstieg des Parathormonspiegels im Serum. Dies führt u.a. zu einer verstärkten Kalziumresorption aus den Knochen und zu einer Mineralisationsstörung des wachsenden Knochens.

**Antwort 733**

Die Antwort D) ist richtig.

**Antwort 734**

Die Antwort A), C) und E) sind richtig.

Das Ott-Zeichen ist ein Test für die Entfaltbarkeit (Flexibilität) der Brustwirbelsäule.

Am stehenden Patient werden, ausgehend von Dornfortsatz C7, 30 cm nach kaudal abgemessen und beide Punkte markiert. Bei maximaler Rumpfbeuge dehnt sich diese Strecke um 2-4 cm, bei maximaler Rückneigung verkürzt sie sich um 1-2 cm. Bewegungseinschränkung finden sich bei:

- Osteoporose,
- M. Bechterew,
- degenerative Erkrankungen,
- entzündlichen Prozessen.

**Antwort 735**

Die Antwort E) ist richtig.

Der Spreizfuß (Pes transversus) ist gekennzeichnet durch ein Auseinanderweichen der Knochenstrahlen des Mittelfußes, meist aufgrund statischer Überlastung. Ein eingesunkenes Quergewölbe führt zu einer Verbreiterung des Vorfußes und zum Absinken der Mittelfußköpfchen II-IV mit Spreizung der Mittelfußknochen I und V, häufig kombiniert mit Hallux valgus (Fehlstellung der Großzehe) und Hammerzehen. Unterhalb der Grundgelenke der II. und III. Zehe finden sich oft ausgeprägte Hornhautschwielen.

Zu B: Bei der sog. Marschfraktur zeigt sich ein schmerzhaftes Anschwellen des Schaftes der Mittelfußknochen II-IV nach ungewohnter starker mechanischer Beanspruchung („Ermüdungsbruch"). Im Röntgenbild meist keine durchgehende Bruchlinie sondern periostale Auftreibungen.

Zu C: Der Hallux valgus beschreibt die Schiefstellung der Großzehe im Grundgelenk nach außen hin.

Zu D: Der Plattfuß (Pes planus) ist eine krankhafte Verformung der Fußknochen bei der das Fußgewölbe abgesunken ist und die gesamte Fußfläche auf dem Boden aufliegt (auch ohne Belastung).

**Antwort 736**

Die Antwort B) ist richtig.

Zu A: Die Schwanenhalsdeformität ist eine Fehlstellung der Finger in fortgeschrittenen Stadien der rheumatoiden Arthritis. Es handelt sich um eine Überstreckung des Fingers im Fingermittelgelenk und eine gleichzeitige fixierte Beugestellung des Fingers im Fingerendgelenk.

Zu C: Die Knopflochdeformität ist eine sekundär fixierte Beugestellung im Fingermittelgelenk bei gleichzeitiger Überstreckung im Fingerendgelenk.

Ursache: Schädigung des mittleren Anteils der Streckaponeurose. Dadurch Abgleiten der seitlichen Anteile der Streckaponeurose und Durchtritt des Mittelgelenks durch das sich mittig bildende „Knopfloch" in der Aponeurose.

**Antwort 737**

Die Antwort C) ist richtig.

Eine typische Handverletzung beim Skifahrer ist der Ausriss des ulnaren (kleinfingerseitigen) Seitenbandes am Daumengrundgelenk.

Zu B: Zur Bennett-Fraktur vgl. Antwort auf Frage **738**.

**Antwort 738**

Die Antwort D) ist richtig.

Die Bennett-Fraktur ist eine Luxationsfraktur an der Basis des ersten Mittelhandknochens durch Stauchung des an die Hand anliegenden Daumens in seiner Längsachse.

**Antwort 739**

Die Antwort A) ist richtig.

Beim Tennisarm (Epicondylitis humeri radialis) handelt es sich um eine schmerzhafte Sehnenentzündung am Ansatz der Unterarmstrecksehne.

Ursachen: Ständige Überlastung und Mikrotraumen führen zu Sehneneinrissen:

- Falsche Technik bei Schlägersportarten (Tennis, Golf, Badminton)
- starke einseitige Beanspruchung: Sportklettern, Tastaturbenutzung),
- falsche Arbeitshaltung (Beruf, Haus- und Gartenarbeit).

Klinik:

Lokaler Druckschmerz, Schmerzen bei Supination und Pronation gegen Widerstand.

**Antwort 740**

Die Antwort D) ist richtig.

Vgl. zur Klinik des M. Bechterew Antwort auf Frage **649**.

**Antwort 741**

Die Antworten A) und B) sind richtig.

**Antwort 742**

Die Antworten C), D) und E) sind richtig.

Die cP stellt die häufigste Systemerkrankung des Bindegewebes dar. Sie verläuft schubweise und progredient. Es handelt sich um eine systemische Autoimmunerkrankung, die sich neben den Gelenken auch an anderen Organen manifestieren kann (Herz, Lunge, Leber, Niere, Nerven, Muskel, Haut). An den Gelenken kommt es zur entzündlichen Schädigung von Gelenkkapsel und -knorpel. Gelenkfehlstellung und –verknöcherung sind die Folge. Die cP befällt zu Beginn symmetrisch vorwiegend Hand- und Fingergelenke, kann aber auch alle anderen Gelenke, sowie die paraartikulären Weichteile betreffen.

Frauen sind 4x so häufig betroffen wie Männer.

Die Erkrankung beginnt meist um das 40. Lebensjahr.

Allgemeine Klinik der Rheumatoiden Arthritis:

- Gelenksteifigkeit,
- Entzündungszeichen: Rötung, Schwellung, Schmerz, eingeschränkte Funktion,
- Synovitis mit Gelenkfehlstellung und Muskelatrophie.

Klinischer Verlauf:

- beginnt meist symmetrisch an den kleinen Fingermittel- und Grundgelenken und schreitet zentripedal fort,
- in 20% d. F. ist die Erstmanifestation eine Monarthritis eines großen Gelenkes (Knie, Schulter), evtl. ebenfalls symmetrisch,
- anfangs Bewegungsschmerz und Schwellung ohne Deformierungen, morgendliche Steifigkeit (für 1-2 Stunden),
- später Muskelatrophie der Interossealbereiche, Durchblutungsstörungen der Finger, extraartikuläre Weichteilbeteiligung (z.B. Karpaltunnelsyndrom, Gelenkergüsse, Sehnenscheidenentzündungen, Myalgien), Gelenkdeformierungen (z.B. Ulnarabweichung im Handgelenk, Schwanenhalsdeformität der langen Finger, Valgusdeformität im Knie (X-Bein, Genu valgum), Platt- und Knickfuß, Instabilität der oberen Halswirbel),
- unspezifische Allgemeinsymptome: Abgeschlagenheit, Schweißneigung, abnorme Pigmentation an den dem Sonnenlicht am meisten ausgesetzten Stellen.

Mögliche Befallmuster:

- Gelenke: Synovitis, Muskelatrophie, Deformierungen,
- Haut: subkutane und tendinöse Rheumaknoten an den Streckseiten,
- Herz: Myo- oder Perikarditis,
- Lunge: Pleuritis, interstitielle Fibrose,
- Magen-Darm: Mikroblutungen, Erosionen, Ulzera,
- Gefäße: Vaskulitiden.

Vgl. Antwort auf Frage **645**.

**Antwort 743**

Die Antworten B) C) und D) sind richtig.

Vgl. zum Krankheitsbild des Morbus Bechterew Antwort auf Frage **649**.

**Antwort 744**

Die Antwort D) ist richtig.

Vgl. zum Mennell-Zeichen Antwort auf Frage **696**.

Zu A: Vgl. zum Schober-Zeichen Antwort auf Frage **634**.

Zu B und C: Vgl. zum Brudzinski-Zeichen Antwort auf Frage **113**

Zu E: Vgl. zum Schubladenphänomen Antwort auf Frage **679**.

**Antwort 745**

Die Antwort C) ist richtig.

Als klassisches „Akute-Phase-Protein" wird C-reaktives Protein (CRP) als generelle, unspezifische Antwort auf entzündliche Prozesse (infektiöse und nichtinfektiöse) und Tumoren gebildet (Referenzbereich unter 5 mg/l).

Das CRP wird als empfindlicher unspezifischer Entzündungsparameter unter anderem zur Beurteilung des Schweregrades entzündlicher Erkrankungen herangezogen.

Zu B: HLA steht für Humane Leukozytenantigene (engl. Human Leucocyte Antigens; Synonym: Histokompatibilitätsantigene). Dies sind erbliche Oberflächenantigene, die auf fast allen Zelloberflächen vorkommen und von T-Lymphozyten erkannt werden können. Sie spielen deshalb eine entscheidende Rolle bei der Unterscheidung zwischen körpereigenen und körperfremden Strukturen durch das Immunsystem.

Bestimmte HLA-Typen und bestimmte Erkrankungen sind miteinander verknüpft. HLA-B27 findet sich zum Beispiel beim Morbus Bechterew.

Zu D: Vgl. zum PSA-Laborwert Antwort auf Frage **977**.

Zu E: Vgl. zum $HBA_{1c}$-Laborwert Antwort auf Frage **922**.

**Antwort 746**

Die Antwort E) ist richtig.

Tabatière = Schnupftabakdose. Gebiet zwischen Daumen und Radius. Dort bildet sich beim Abspreizen des Daumens eine Vertiefung, begrenzt durch die Sehnen des M. abductor pollicis longus, M. extensor pollicis brevis und M. extensor pollicis longus (in die der Schnupftabak gelegt werden kann). Am Boden der Grube befindet sich das Os scaphoideum (Kahnbein).

Die Kahnbeinfraktur (Scaphoidfraktur) tritt hauptsächlich nach Sturz auf die dorsal extendierte Hand auf. Das Kahnbein ist der Handwurzelknochen, der am häufigsten bricht. Männer sind häufiger betroffen als Frauen (6:1), junge Menschen häufiger als alte.

Symptome:

- Schwellung im Bereich der Tabatière,
- Druckschmerz über der Tabatière,
- Stauchungsschmerz des Daumen- und Zeigefingerstrahls,
- schmerzhafte Bewegungseinschränkung bei Extension und Bewegung der Hand Richtung Radius.

Zu A: Als Pseudarthrose wird ein „Schein- oder Falschgelenk“ bezeichnet, welches sich bildet, wenn die knöcherne Verfestigung eines Knochenbruches ausbleibt.
Ursachen einer Pseudarthrose:

- Interposition von Weichteilen in den Frakturspalt,
- Dislokation,
- Distraktion),
- mangelhafte Ruhigstellung,
- verzögerte Kallusbildung,
- ungenügende Blutversorgung,
- Infekt,
- Gewebeverlust,
- systemische Krankheiten (Diabetes mellitus, arterielle Verschlusskrankheit).

Pseudarthrosen führen häufig zu dauerhaften Funktionseinschränkungen und anhaltenden Schmerzen. (Im Verlauf einer Kahnbeinfraktur kann es als Komplikation zur Ausbildung einer Pseudarthrose kommen).
Zu B: Sudeck-Syndrom: Vgl. Antwort auf Frage **184** (unter Punkt E).
Zu D: Bennet-Fraktur: Vgl. Antwort auf Frage **738**.

**Antwort 747**
Die Antwort B) ist richtig.
Bei der Scheuermann-Erkrankung führen aseptische Knochennekrosen zu Wachstumsstörungen der Deck- und Grundplatten der Brustwirbelkörper. Es kommt zu einem ventralen Höhenverlust der Wirbelkörper (Keilwirbel), der zum charakteristischen Bild des Rundrückens (Hyperkyphose) führt. Die ersten Veränderungen beginnen im Alter von 10-13 Jahren, Jungen sind häufiger betroffen als Mädchen. Der M. Scheuermann gilt als die häufigste Wirbelsäulenaffektion.
zu 4: zum typischen Bild des M. Scheuermann gehört die Kyphose, nicht die Skoliose.

**Antwort 748**
Die Antwort C) ist richtig.
zu 1: Der Spreizfuß ist zwar die häufigste Belastungsdeformität des Fußes. Jedoch ist die Querwölbung (nicht die Längswölbung) abgeflacht, der Fußballen ist verbreitert und es kommt zu einer Überlastung der Mittelfußköpfchen II-IV (plantare Schwielenbildung).
zu 3: Sekundäre Zehendeformitäten, wie Hallux valgus, Krallen- und Hammerzehen sind häufig.
zu 4: Es gibt zwar operative Verfahren, eine dauerhafte Aufrichtung des Quergewölbes wird damit jedoch nicht erreicht.

**Antwort 749**
Die Antwort E) ist richtig.
Vgl. zur Dupuytren-Kontraktur Antwort auf Frage **641**.

**Antwort 750**
Die Antwort C) ist richtig.
Zu 1: Die Arthrose ist ein degeneratives Krankheitsbild. Ein akuter Beginn mit Fieber, Schüttelfrost ist nicht typisch für diese chronische Erkrankung.
Zu 2: Die anfallsartige Symptomatik wäre typisch für einen Gichtanfall.
zu 3: Der M. Bechterew beginnt häufig mit Morgensteifigkeit und (meist nächtlichen) Rückenschmerzen in der Iliosakralregion (Sakroiliitis).
Zu 4: Als Spätsymptom der Lyme-Borreliose kann es zu einer Mono- oder Oligoarthritis kommen.

**Antwort 751**
Die Antwort D) ist richtig.
Zu 1: Die Klinik des Bandscheibenvorfalls wird vor allem durch Kompression von Wurzeln der Rückenmarksnerven ('Wurzelkompressionssyndrom') verursacht.
Zu 2-4: Allgemeine Symptome des Bandscheibenvorfalls sind Parästhesien,

Schmerzen und Sensibilitätsstörungen in den betroffenen Hautgebieten (Dermatomen), Abschwächung der Kennmuskeln, evtl. Lähmungen und Muskelatrophie, sowie schmerzbedingte Schonhaltung der Wirbelsäule und Bewegungseinschränkungen.

Je nach Lokalisation können auch andere typische Erscheinungen auftreten, z. B:

- Ischiassyndrom (Kompressionssyndrom L4/L5/S1): Schmerzen in der Lendengegend ('Hexenschuss', Lumbago), die in das betroffene Bein bis zum Fußaußenrand ausstrahlen, evtl. mit Verstärkung beim Niesen, Husten und Pressen.
- Konussyndrom: nach Läsion des Conus medullaris (unteres Ende des Rückenmarks in Höhe des 1. oder 2. Lendenwirbels) auftretend: Blasenlähmung, Lähmung des äußeren Analschließmuskels, Impotenz, Lähmung der Glutealmuskeln, evtl. Sensibilitätsstörung an den Innenseiten der Oberschenkel (S1-S5), sog. 'Reithosenanästhesie'.
- Kaudasyndrom: schlaffe Lähmung nach Läsion der Cauda equina (Nervenfaserbündel welches vom Ende des Rückenmarks nach distal zieht) mit Schmerzen und Sensibilitätsstörungen an den unteren Extremitäten, oft Blasen- und Mastdarmstörungen. Das klinische Bild ist von der Höhe der Schädigung abhängig.

# DERMATOLOGIE (A/P)

**Antwort 752**
Die Antwort B) ist richtig.
Die Vater-Pacini-Lamellenkörperchen sind Endkörperchen von Nervenfasern in der Unterhaut, die der Wahrnehmung von Vibrationen dienen.

**Antwort 753**
Die Antwort B) ist richtig.
Mehrschichtiges, verhorntes Plattenepithel kommt nur in der äußeren Haut vor.
Es bietet Schutz bei hoher mechanischer Beanspruchung.

**Antwort 754**
Die Antwort C) ist richtig.
Wie ihr deutscher Name - Unterhautfettgewebe - schon sagt, besitzt die Subkutis die meisten Fettzellen. Auf diese Weise isoliert sie den Körper gegen Kälte und Druck und nimmt auch metabolische Aufgaben im Fett- und Kohlehydratstoffwechsel wahr.

**Antwort 755**
Die Antwort B) ist richtig.
Die Epidermis besteht aus folgenden Schichten:

- Stratum corneum,
- Stratum lucidum,
- Stratum granulosum,
- Stratum spinosum,
- Stratum basale.

Die Papillarschicht (Stratum papillare) ist ein Teil der Dermis.

**Antwort 756**
Die Antwort A) ist richtig.
Die Meissner-Tastkörperchen sind in der Dermis (Lederhaut) zu finden.

**Antwort 757**
Die Antwort C) ist richtig.
Im Korium (Lederhaut, Dermis) finden sich unter anderem kollagene und elastische Fasern. Sie lässt sich in zwei Schichten unterteilen, Papillar- und Geflechtsschicht.
Die Hornschicht (Stratum corneum) jedoch ist die äußerste Schicht der Epidermis (Oberhaut).

**Antwort 758**
Die Antwort B) ist richtig.
Die Abwehrfunktion der Haut gegen schädigende Einflüsse (mechanischer, biologischer, physikalischer, chemischer und thermischer Art) ist völlig unspezifisch (Elastizität, pH-Wert, Hautflora, Polsterfett).

**Antwort 759**
Die Antwort C) ist richtig.
Zu 3: Schweiß hat durch die Produktion von Verdunstungskälte und Abgabe von Wärme eine wichtige Rolle im Wärmehaushalt des Körpers.
Zu 4: Schweiß hat eher einen sauren pH-Wert.

**Antwort 760**
Die Antwort B) ist richtig.
Man unterscheidet acht verschiedene Arten von Sekundäreffloreszenzen:

1. Squama (Schuppe),
2. Crusta (Kruste),
3. Erosio (oberflächlicher Epidermisverlust),
4. Rhagade (Schrunde),
5. Excoriatio (Abschürfung),
6. Ulcus (Geschwür),
7. Atrophia (Hautschwund),
8. Cicatrix (Narbe).

Die Quaddel und das Bläschen gehören zu den 6 Primäreffloreszenzen:

1. Makula = Fleck,
2. Papula = Knötchen,
3. Pustula (Pustel, eitergefülltes Bläschen),
4. Urtika = Quaddel,
5. Vesicula = Bläschen,
   Bulla = Blase,
6. Zyste = abgegrenzter Hohlraum.

**Antwort 761**

Die Antwort D) ist richtig.

Die Krause-Endkolben dienen der Kälteempfindung, die Meissner-Tastkörperchen der Berührungsempfindung, die Ruffini-Körperchen der Wärmeempfindung und die Pacini-Körperchen der Vibrationsempfindung.

Beta-Rezeptoren hingegen sind Empfangsstellen (Andockstellen) für Adrenalin.

**Antwort 762**

Die Antwort E) ist richtig.

Die Regulation des Blutzuckerspiegels obliegt den Langerhans-Inseln der Bauchspeicheldrüse.

**Antwort 763**

Die Antwort D) ist richtig.

Die Papillarschicht (Stratum papillare) gehört nicht zur Epidermis, sie ist ein Teil der Dermis.

**Antwort 764**

Die Antwort C) ist richtig.

Typisch für akut-allergische Kontaktekzeme sind Erythem, exsudative Effloreszenzen (Bläschen, Nässen), und Krustenbildung.

Zu A: Bei Masern würde das Exanthem hinter den Ohren beginnen, sich dann über den ganzen Körper ausbreiten. Es erscheint makulopapulös-konfluierend (großfleckig-zusammenfließend) und endet später mit einer feinen Schuppung. Der Allgemeinzustand der Kinder ist stark beeinträchtigt: 'verheult, verrotzt, verschwollen'.

Zu B: Röteln gehören ebenso wie Masern zu den typischen Kinderkrankheiten: subfebrile Temperaturen, stecknadelkopfgroßes (mittelfleckiges), blass-rotes Exanthem (beginnt im Gesicht), nuchale Lymphknoten schmerzlos geschwollen.

Zu D: Die Neurodermitis ist eine Erkrankung mit erblicher Disposition, die genaue Ätiologie wird noch kontrovers diskutiert. Klinik: Symmetrisches Erythem an den Beugeseiten der Gliedmaßen (im Säuglingsalter auch an den Streckseiten), matte Hautoberfläche, Bläschen und nässenden Läsionen, später Krusten- und Schuppenbildung.

Zu E: Impetigo contagiosa ist eine hochinfektiöse bakterielle Epidermisinfektion mit Blasen- und Krustenbildung, die vor allem bei Kindern, überwiegend im Sommer und unter unhygienischen Verhältnissen vorkommt (fällt unter Behandlungseinschränkungen für Heilpraktiker nach §34 des Infektionsschutzgesetzes).

Klinik:

- Entzündungsherde überwiegend in Gesicht und an Extremitäten,
- anfängliche Blasenbildung mit dünner, brüchiger Blasendecke,
- anschließend honiggelbe Krustenbildung auf geröteter Haut,
- runde Herde, peripher fortschreitend, zentral abheilend,
- Komplikationen: regionäre Lymphadenitis, postinfektiöse Nephritis.

**Antwort 765**

Die Antwort A) ist richtig.

Im Gegensatz zu exokrinen Drüsen besitzen endokrine Drüsen keine Ausführungsgänge sondern geben ihre Produkte direkt ins Blut ab.

**Antwort 766**
Die Antwort B) ist richtig.
Auch wenn man nicht schwitzt, verdunstet ständig Wasser auf der Haut. Dies geschieht nicht über die Schweißdrüsen, sondern mittels Diffusion. Durch diese 'unmerkliche Verdunstung' (Perspiratio insensibilis) verliert man täglich etwa 500-800 ml Wasser.

**Antwort 767**
Die Antwort A) ist richtig.
Allein die Epidermis wird nicht von Gefäßen durchzogen
In der Dermis finden sich kleine, in der Subkutis schon größere Blutgefäße.

**Antwort 768**
Die Antwort C) ist richtig.
Außer den Speicheldrüsen werden alle oben genannten Gebilde den Hautanhangsgebilden zugeordnet. Auch Meibom- und Milchdrüsen zählen zu den Hautdrüsen.

**Antwort 769**
Die Antwort B) ist richtig.
Das Skleroprotein Keratin kommt außer im Nagel auch in den Haaren und in der obersten Hautschicht vor.

**Antwort 770**
Die Antwort D) ist richtig.
Zu 2: bei schwerster körperlicher Arbeit kann der Flüssigkeitsverlust bis zu 12,5 l in einer Stunde betragen. Für Werte bei körperlicher Ruhe haben wir keine eindeutigen Zahlenangaben gefunden. Wir sind davon ausgegangen, dass ein Flüssigkeitsverlust von 0,5 l pro Stunde kurzfristig möglich ist (Sauna).
Zu 4: Wenn die Außentemperatur höher als 36°C ist, kann die Wärmeabgabe des Körpers nicht mehr durch Wärmestrahlung und Wärmeleitung, wohl aber noch (als einzige Möglichkeit) durch Verdunstung erfolgen. Voraussetzung für eine Wärmeabgabe durch Verdunstung ist nicht eine bestimmte Temperatur, sondern eine relativ trockene Umgebungsluft.

**Antwort 771**
Die Antwort D) ist richtig.
Die Meissner-Tastkörperchen sind Druckrezeptoren im Stratum papillare der Lederhaut.

**Antwort 772**
Die Antworten B), C) und E) sind richtig.
Die Ruffini-Körperchen sind Nervenendkörperchen im subkutanen Fettgewebe und dienen der Druckempfindung (Mechanosensoren oder Mechanorezeptoren).
Die Merkel-Zellen sind Nervenzellen in den tiefen Anteilen der Epidermis, die ebenfalls als Drucksensoren wirken.

**Antwort 773**
Die Antworten B) und E) sind richtig.
Die Meissner-Tastkörperchen sind Mechanorezeptoren im Stratum papillare der Dermis.
Aufbau der Haut:

- Epidermis = mehrschichtiges verhornendes Plattenepithel der Haut:
  - Stratum corneum (Hornschicht) (Verbreiterung: Hyperkeratose),
  - Stratum lucidum (Glanzschicht, nur an Hand- und Fußsohlen ausgeprägt),
  - Stratum granulosum (Körnerzellenschicht) (Verbreiterung: Hypergranulose),
  - Stratum spinosum (Stachelzellschicht) (Verbreiterung: Akanthose),
  - Stratum basale (Basalzellschicht): Keratinozyten und Melanozyten.

  Merke: (Stratum spinosum und Stratum basale werden zusammen als Stratum germinativum bezeichnet.)
- Dermis (auch: Korium = Lederhaut):
  - Stratum papillare (Papillarschicht),
  - Stratum reticulare (Geflechtsschicht).
- Subkutis oder subkutanes Fettgewebe.

Zu A, C und D: In der Basalschicht der Epidermis finden sich die Melanozyten, die das dunkle Hautpigment Melanin syn-

thetisieren und dieses an die sie umgebenden Keratinozyten abgeben.
Merkel-Zellen sind Nervenzellen in den tiefen Anteilen der Epidermis, die als Drucksensoren wirken.

# DERMATOLOGIE (PATHOLOGIE)

**Antwort 774**

Die Antwort D) ist richtig.

Die Macula, der Fleck, ist eine Primäreffloreszenz der Haut, die durch eine abweichende Färbung charakterisiert ist und im Hautniveau liegt (also keine Substanzvermehrung der Epidermis).

**Antwort 775**

Die Antwort D) ist richtig.

Eine Papel (lat. papula Knötchen) ist ein über dem Hautniveau liegendes, bis erbsgroßes Knötchen. Unterschieden werden:

- epidermale Papeln (Vermehrung der Epidermiszellen, z.B. Viruswarze),
- kutane Papeln (Zellvermehrung im Korium, z.B. bei sekundärer Syphilis),
- epidermokutane Papeln (z.B. Lichen ruber).

Herdförmige Konfluierung von Papeln nennt man Plaque.

**Antwort 776**

Die Antwort C) ist richtig.

Zu 5: Bei primärer Nebennierenrindeninsuffizienz kommt es mit der verstärkten ACTH- auch zu einer vermehrten Melanotropin-Ausschüttung aus dem Hypophysenvorderlappen mit gesteigerter Melaninproduktion. Dies führt zur Braunfärbung der Haut (sog. „braunen Addison"). (Bei den sekundären Formen die über über eine Hypophyseninsuffizienz ausgelöst werden, ist nicht nur ACTH, sondern auch das Melanotropin vermindert. Die Haut ist blass und pigmentlos („weißer Addison").

**Antwort 777**

Die Antwort D) ist richtig.

Borrelia burgdorferi ist der Erreger der Lyme-Borreliose. Charakteristisch (aber nicht obligat) für dieses Krankheitsbild ist eine sog. „wandernde Röte", ein sich, meist von der Zeckenbissstelle, zentrifugal ausbreitendes Erythem.Zu A: Das Erythema infectiosum, die Ringelröteln, eine Kinderkrankheit, wird durch Parvoviren B19 hervorgerufen.

Zu B: Das Erythema anulare rheumaticum, die rheumatischen Ringelflecke, sind bläulichrote Ringe. Sie finden sich vor allem am Rumpf von Kindern mit akutem rheumatischem Fieber und Endokarditis.

Zu C: Die Impetigo contagiosa (Impetigo vulgaris, Grindflechte) ist die Bezeichnung für die häufigste Hautinfektion bei Kindern. Sie wird durch betahämolysierende Streptokokken der Gruppe A und Staphylokokken ausgelöst. Im Gesicht und an Kopf und Extremitäten finden sich rötliche Flecken, auf denen sich Bläschen, Pusteln, Erosionen und gelbe bis braune Krusten bilden.

Zu E: Das Erythema nodosum (sog. Knotenrose) ist eine akut-entzündliche allergisch bedingte Hauterkrankung der Subkutis. Sie tritt häufig im Verlauf von Infektionskrankheiten (v.a. Tuberkulose, Streptokokkeninfektion, Lymphogranuloma venereum, Katzenkratzkrankheit, Ornithose, Yersiniosen, selten Toxoplasmose) aber auch von anderen Erkrankungen (z.B. Sarkoidose, Enteritis regionalis Crohn) auf.

**Antwort 778**

Die Antwort D) ist richtig.

Die individuelle Prognose für den einzelnen Patienten im Stadium I (ohne nachweisbare Lymphknotenmetastasen) ist abhängig von Tumordicke und Tumoreindringtiefe. Prognostisch sehr günstig ist eine Tumordicke weniger als 0,75 mm.

**Antwort 779**

Die Antwort C) ist richtig.

Café-au-lait-Flecken Milchkaffeeflecken): charakteristische milchkaffeefarbene Flecke, die bei der Neurofibromatose von Recklinghausen (erbliche neurokutane Erkrankung mit multiplen Neurofibromen der Hautnerven) als Pigmentanomalien meist in größerer Zahl auftreten.

Leberhautzeichen

- glatte, rote Lackzunge, Lacklippen,
- Palmar- und Plantarerythem (Handinnenfläche und Fußsohle gerötet),
- Gefäßspinnen (Spider naevi),
- Juckreiz (Pruritus) mit Kratzeffekten (Einlagerung von Gallensäuren in die Haut),
- Weißnägel, Dupuytren-Kontrakturen, Caput medusae (Venenhautzeichnung über Abdomen).

**Antwort 780**

Die Antwort D) ist richtig.

Das alveoläre Lungenödem ist das Endstadium der Linksherzinsuffizienz. Es gehört nicht zu den Symptomen einer Exsikkose.

**Antwort 781**

Die Antwort A) ist richtig.

Das Myxödem ist eine ödematös-teigige Infiltration der Haut und des Unterhaut- und Muskelgewebes bei Hypothyreose und führt zu einem charakteristischen 'aufgeschwemmten' Aussehen des Patienten. Im Gegensatz zu anderen Ödemen bleibt beim Myxödem nach Druck keine Delle zurück.

**Antwort 782**

Die Antwort C) ist richtig.

Klinik der Neurodermitis:

- Beginn bereits im Alter von 3-4 Monaten mit Milchschorf (= Gneis) an Kopfhaut und Wangen,
- symmetrische Erytheme mit matter Hautoberfläche,
- in der akuten Phase mit Bläschen und nässenden Läsionen,
- papulöse und erosive Läsionen,
- Abtrocknung unter Krusten- und Schuppenbildung,
- bevorzugt Befall der Streckseiten der Extremitäten, kraniokaudale Ausbreitung,
- nach 1-2 Jahren oft Spontanheilung,
- später überwiegen die Zeichen der chronischen Entzündung mit Knötchenbildung und Lichenifikation (= verstärktes Hervortreten des Hautreliefs) durch Infiltration und Hautverdickung.

Bei späterem Auftreten Wechsel der Lokalisation:

- Bevorzugter Befall der Beugeseiten der Extremitäten (Ellenbeuge, Kniekehle), Hals, perioral,
- periorbital (Dennie-Morgansches Zeichen, typische Unterlidfalte),
- Blässe zentraler Gesichtsbereiche,
- Reduktion der lateralen Augenbrauen (Hertoghe-Zeichen),
- typische Haaransatzlinie: fehlender Schläfenwinkel,
- Glanznägel, durch Reiben und Kratzen glattpolierte Fingernägel,
- unerträglicher Juckreiz, entsprechend oft Schlaflosigkeit,
- Neigung zu Sekundärinfekten mit Bakterien (Staphylokokken!), Pilzen, Viren (Herpes-Viren, Ekzema herpeticatum).

Provokationsfaktoren sind u. a:

- Jahreszeit: Herbst und Winter verstärken die Neurodermitis,
- Infekte,
- Stress.

**Antwort 783**

Die Antwort B) ist richtig.

Das Melanom ist ein hochgradig bösartiger Tumor, der von den melaninbildenden Zellen (Melanozyten) ausgeht. Da Melanozyten nicht im Zellverband wachsen, sondern sich nach der Zellteilung in Einzelzellen trennen, metastasiert das Melanom sehr frühzeitig auf dem Lymph- und Blutweg in alle Organsysteme.

**Antwort 784**

Die Antwort E) ist richtig.

Da die Psoriasis keine bakterielle Ursache hat, wird sie auch nicht mit Antibiotika behandelt.

Die Therapie besteht hauptsächlich aus dem Ausschalten von Provokationsfaktoren, einer protektiven Behandlung der Haut und im äußersten Fall der Gabe von Kortikosteroiden oder Immunsuppressiva.

**Antwort 785**

Die Antwort D) ist richtig.

Die Urtikaria ist eine allergische Reaktion der Haut, die mit symmetrischer Quaddelbildung einhergeht. Die für diese Reaktion verantwortlichen Antigene können aus verschiedensten Bereichen kommen. Die Therapie der Wahl in schweren Fällen ist die Gabe von Glukokortikoiden (Kortison), um die übersteigerte Immunreaktion zu stoppen und ein Glottisödem als Komplikation (Erstickungsgefahr) zu vermeiden.

**Antwort 786**

Die Antwort C) ist ist richtig.

Auf die Bösartigkeit eines Hauttumors weist nicht die gute, sondern die schlechte Verschieblichkeit gegenüber der Umgebung hin. Sie kommt durch das infiltrative Wachstum des Tumors zustande.

**Antwort 787**

Die Antwort A) ist richtig.

Die <u>Psoriasis vulgaris</u> (auch: Schuppenflechte), ist eine der häufigsten Hautkrankheiten (1-2% der Bevölkerung). Sie verläuft chronisch und ist durch wechselnde Remissionen und unvorhersehbare Krankheitsschübe gekennzeichnet, die sich in vermehrter Hautschuppung und Erythembildung zeigen. Klinik der Psoriasis:

- Prädilektionsstellen: Streckseiten der Extremitäten (v. a. Ellbogen und Knie), Kopfhaut,
- Besserungen im Sommer, Rückfälle im Herbst und Winter,
- meist ohne Juckreiz (bisweilen auch juckend),
- vaskulär: dermales Erythem,
- epidermal: vermehrte Schuppung,
- rundlich-gerötete Herde mit silberweiß-glänzenden Schuppen,
- Kerzen-Phänomen: beim Kratzen an der Schuppenoberfläche fallen kleine Plättchen ab, wie das Geschabsel an einer Kerze,
- Phänomen des 'letzten Häutchens': nach Abkratzen glänzt eine letzte dünne Hautschicht,
- Auspitz-Phänomen (auch 'Phänomen des blutigen Taus'): kratzt man sämtliche Schuppen ab, so werden kleinste punktförmige Hautblutungen aus dem Papillargebiet sichtbar,

- Koebner-Phänomen: durch äußere Reize (z.B. Kratzen) kann ein neuer Krankheitsherd provoziert werden.
- Bei Mitbefall der Nägel:
  - psoriatische Tüpfelnägel,
  - Fokale parakeratotische Herde auf dem Nagelrücken hinterlassen grübchenförmige Vertiefungen und/oder weißlich-gefleckte Verhornungsherde, Verdünnung der Nagelplatte mit Längsrillenbildung,
  - psoriatische Ölflecke: rötlich-braune Verfärbungen unter dem Nagel, führen evtl. zur Ablösung der Nagels vom Nagelbett. Die Psoriasis kann zur Zerstörung der Nagelplatte führen.

Sonderformen der Psoriasis:
Psoriasis arthropathica geht mit polyarthritischen Gelenkbeschwerden (schmerzhafte Gelenkschwellungen, oft an Interphalangealgelenken, Sakroiliakalgelenk und Wirbelsäule) einher. Die Rheumaserologie ist negativ, HLA-B27 ist gehäuft positiv.

**Antwort 788**
Die Antwort C) ist richtig.
Die Urtikaria ist eine allergische Reaktion der Haut, die mit Quaddelbildung einhergeht.

**Antwort 789**
Die Antwort E) ist richtig.
Alle drei angegebenen Möglichkeiten kommen als Ursache für eine Urtikaria in Betracht.
Eine Urtikaria ist eine kutane Intoleranzreaktion mit exanthemischer Aussaat von Quaddeln, die immunologische, pseudoallergische oder mechanische Ursachen haben kann.Die Urticaria ist eine flüchtige, stark juckende, schubweise aufschießende Quaddeleruption infolge einer stark gesteigerten Gefäßpermeabilität bei Histaminfreisetzung im Rahmen einer Überempfindlichkeitsreaktion vom Typ 1. Die auslösenden Allergene können sehr vielgestaltig sein, so z.B. Erdbeeren, Bienengift, Medikamente, Farb- und Konservierungsstoffe.

**Antwort 790**
Die Antwort C) ist richtig.
Juckreiz ist kein typisches Symptom der Schilddrüsenüberfunktion.

**Antwort 791**
Die Antwort C) ist richtig.
Die Ichthyosis vulgaris (Fischschuppenkrankheit) ist eine autosomal-dominant vererbte Verhornungsstörung mit Erstmanifestation meist im 1. Lebensjahr.
Klinik:

- Sehr trockene Haut mit reptilartiger Hautfelderung,
- symmetrisch auftretende, vermehrte und festhaftende Horn- und Schuppenbildung v. a. an Streckseiten der Extremitäten,
- leichtere Fälle: feine weiß-graue Schuppung mit rauer Oberfläche, Hautfarbe unverändert (Ichthyosis simplex),
- schwerere Fälle: Fischschuppenartige Hautoberfläche, schmutzig-graue Hautfarbe (Ichthyosis nitida und serpentina),
- Linienzeichnung von Hand- und Fußsohlen ist vermehrt und vertieft,
- Schweiß- und Talgproduktion sind vermindert,

durch Resistenzminderung ist die Haut anfällig für atopische Ekzeme und Kontaktekzeme.

**Antwort 792**

Die Antwort E) ist richtig.

Das Basaliom ist kein typisches Beispiel für einen malignen Tumor, da er nicht metastasiert. Da er aber infiltrativ und zerstörend wächst wird er als 'semimalignen Tumor' bezeichnet.

**Antwort 793**

Die Antwort E) ist richtig.

Da ein malignes Melanom schnell wächst und früh Metastasen bildet, muss der Patient unverzüglich einen Facharzt aufsuchen, der die Geschwulst operativ entfernt.

**Antwort 794**

Die Antwort E) ist richtig.

Alle aufgeführten klinischen Zeichen können auf ein Melanom hindeuten.

**Antwort 795**

Die Antwort B) ist richtig.

Die Gradeinteilung bei Verbrennungen geschieht wie folgt:

- Verbrennung 1. Grades: Rötung und Schwellung,
- Verbrennung 2. Grades: zusätzliche (subepidermale) Blasenbildung,
- Verbrennung 3. Grades: Zerstörung von Epidermis und Kutis, ggf. auch darunter liegender Gewebeschichten, sog. Verkohlung.

**Antwort 796**

Die Antwort B) ist richtig.

Im Gegensatz zu anderen Krebsgeschwülsten der Haut bildet das Basaliom i. d. R. keine Metastasen ('semimaligner Tumor').

**Antwort 797**

Die Antwort B) ist richtig.

Die Ätiologie der Schuppenflechte (Psoriasis) ist zwar noch weitgehend ungeklärt, jedoch ist diese Krankheit weder durch einen Pilz verursacht noch aus einem sonstigen Grunde ansteckend. Das Exanthem tritt bevorzugt an den Streckseiten der großen Gelenke auf und bessert sich durch UV-Strahlen. 5 – 10% der Psoriasis-Patienten leiden zusätzlich an einer Gelenkentzündung, der sog. Psoriasis-Arthropathie.

**Antwort 798**

Die Antwort E) ist richtig.

Zu 1: Ein Trigger ist ein Auslöser (triggern heißt auslösen).

**Antwort 799**

Die Antwort D) ist richtig.

Zu 2: 'Stehende' Hautfalten sind - auch beim Erwachsenen - ein wichtiges Indiz für eine Exsikkose.

**Antwort 800**

Die Antwort E) ist richtig.

Diese Frage ist nicht glücklich formuliert. Eine Verbrennung 2. Grades ist gekennzeichnet durch lokale Rötung und Schwellung mit zusätzlicher Blasenbildung ('Brandblase').

Verbrennungen 1. und 2. Grades können - müssen aber nicht - ohne Narbenbildung abheilen.

Narbenbildung ist also möglich aber nicht unbedingt charakteristisch für eine Verbrennung 2. Grades.

- Grad 1: lokale Rötung und Schwellung,
- Grad 2: lokale Rötung, Schwellung und zusätzliche (subepidermale) Blasenbildung,
- Grad 3: Zerstörung von Epidermis und Cutis, ggf. auch darunter liegender Gewebeschichten ('Verkohlung') mit vollständiger irreversibler Gewebszerstörung ('Nekrose'). Schmerzfreie Wunde.

**Antwort 801**

Die Antwort D) ist richtig.

Bei ausgedehnten Brandwunden verliert der Körper immer Flüssigkeit, wodurch die Gefahr eines Volumenmangelschocks (Hypovolämischer Schock) besteht.

Primär muss natürlich zuerst die Verbrennungsquelle beseitigt und die Haut gekühlt werden. Kleider müssen unbedingt entfernt werden, da sie die Kühlung behindern. Verbrannte oder verbrühte Körperteile werden sofort für mindestens 15 Minuten in kühles Wasser getaucht oder unter fließendem Wasser gekühlt (empfohlen wird Wasser mit einer Temperatur von ca. 18°C für ca. 10-20 min, Vorsicht bei großflächigen Verbrennungen: Gefahr der Unterkühlung).

Nachdem die Wunden abgedeckt sind muss eine Schockprophylaxe folgen. Zum Abdecken der Wunden nur saubere Tücher oder Verbandtücher benutzen. Stehen diese nicht zur Verfügung, bleibt die Wunde unbedeckt. Keinesfalls Salben, Puder o. Ä. verwenden, da diese die Wunde nur noch mehr verkleben, und später wieder abgetragen werden müssen. Auch in die Haut eingebrannte Materialien, wie z.B. Teer, nicht entfernen.

**Antwort 802**

Die Antwort B) ist richtig.

Bei einer großflächigen Verbrennung entsteht zunächst häufig ein hypovolämischer Schock infolge der Plasmaverluste über das bloßgelegte Interstitium der verbrannten Areale. Diesem schließt sich eine Intoxikationsphase an. Sie wird hervorgerufen durch die bei der Hitzekoagulation des Gewebes entstehenden Toxine.

**Antwort 803**

Die Antwort B) ist richtig.

Das Basaliom ist ein von den basalen Zellschichten der Epidermis und dem Follikel ausgehender Tumor, der invasiv und destruierend (zerstörend) wächst, jedoch nicht metastasiert. Deshalb wird das Basaliom auch als 'semimaligner' ('halbbösartiger') Tumor bezeichnet.

Das Basaliom ist der häufigste Tumor der Haut. Die Häufigkeit des Auftretens steigt mit zunehmendem Alter. Basaliome vor dem 40. Lebensjahr sind selten. Männer und Frauen werden gleich häufig befallen.

Ät.: UV-Licht, genetische Disposition und krebsauslösende Giftstoffe

Klinik:

- Basaliome treten oft multipel und mit großer Vielfalt im klinischen Erscheinungsbild auf,
- bevorzugter Sitz: Gesicht, oberhalb des Mundes und auf vorgeschädigter Haut,
- Frühphase: entweder 1-3 mm großes, hautfarbenes, derbes Knötchen oder hautfarbene Verhärtung (oft von gesundem Gewebe schwer zu unterscheiden: Palpation),
- später: nach Monaten bis Jahren entwickelt sich ein glasiger, hautfarbener, halbkugeliger Tumor mit teleangiektatischen Gefäßzeichnungen (solides Basaliom) oder ein zentral atrophierender Tumor mit perlschnurartig glänzendem Randsaum.

Schwierig zu diagnostizieren: sklerodermiformes Basaliom (hautfarbene Verhärtung ohne sonstige typische Kriterien).

**Antwort 804**

Die Antwort C) ist richtig.

Das Basaliom zeigt ein infiltrierendes, destruierendes, schnelles Wachstum.

Es muss operativ entfernt werden.

**Antwort 805**

Die Antwort E) ist richtig.

Klinik der malignen Melanome:

- Verdächtig sind alle Hautareale, die jucken, bluten, schnell wachsen oder sich anderweitig verändern,
- braun-blauschwarze Flecken oder Tumoren, die satellitenförmig metastasieren,
- variables Aussehen durch sekundäre Veränderungen wie: Erosion, geschwüriger Zerfall (Ulzeration), Naevi mit verschiedener Pigmentierung, unscharfer Abgrenzung, oder rötlichem Rand,
- Farbe, Form und Größe der Hauttumoren können völlig unterschiedlich sein,
- bevorzugter Sitz: Bereich des Rückens, der Brust und der Extremitäten; bei LMM (Lentigo maligna Melanomen) im Gesicht, an Hals, Armen und Unterschenkeln.

**Antwort 806**

Die Antwort E) ist richtig

Zu 1: Bei Lebererkrankungen (und bei Gallengangsverschluss) kann es zum Anstieg der Gallensäuren kommen, die sich in die Haut ablagern und dort zu Juckreiz führen.

Einige weitere Erkrankungen, die mit Juckreiz einher gehen können:

Krätze (Milben), Urtikaria (= Nesselsucht); Neurodermitis, Fußpilz, bzw. Pilzerkrankungen generell, Ekzem, Diabetes mellitus, Polyglobulie, Eisenmangelanämie, chronisch lymphatische Leukämie (CLL), M. Hodgkin, Urämie, Windpocken, Myxödem bei Hypothyreose, Medikamente und Lebensmittel ('Lebensmittelallergie').

Es gibt auch einen psychisch ausgelösten Juckreiz.

**Antwort 807**

Die Antwort E) ist richtig.

Pruritus (Juckreiz) = Hautjucken mit zwanghaftem Kratzen, an dessen Zustandekommen und Verarbeitung die Schmerzrezeptoren, das vegetative System, die Hirnrinde, die Psyche, bestimmte Mediatoren (z.B. Histamin, Trypsin, Kallikrein), das Gefäßsystem der Haut und die inneren Organe beteiligt sind.

Zu 1 und 2: Bei Leberinsuffizienz und Gallenblasenerkrankungen kommt es zu einem Anstieg der Gallensäuren im Blut, die dann bis zur Haut gelangen und dort einen Juckreiz verursachen.

Zu 3: Bei der Lebensmittelallergie kommt es aufgrund der allergischen Reaktion zu Hauterscheinungen u.a. Pruritus.

Zu 4: Bei der Krätze (Infektionserkrankung durch Acarus siro = Krätzmilbe) kommt es zu stark juckenden Hauterscheinungen (vor allem nachts bei Bettwärme), vor allem in den Zwischenfingerräumen und im Genitalbereich, auch: vordere Axillarlinie, Handwurzeln, Stamm, selten im Gesicht.

Zu 5: Psychische Belastungen und Erkrankungen können Hauterscheinungen, wie z.B. Juckreiz, hervorrufen.

Weitere Ursachen für Pruritus:

- Niereninsuffizienz, Urämie,
- Schwangerschaft,
- Diabetes mellitus,
- Leukämie, Lymphome u.a. maligne Tumore,

- Windpocken,
- Hautkrankheiten, wie z.B. Neurodermitis, Ekzeme,
- ungeklärte Ursachen (idiopathisch).

**Antwort 808**

Die Antwort E) ist richtig

Zu 1: Bei Lebererkrankungen (und bei Gallengangsverschluss) kann es zum Anstieg der Gallensäuren kommen, die sich in die Haut ablagern und dort zu Juckreiz führen.

Einige weitere Erkrankungen, die mit Juckreiz einher gehen können:

Krätze (Milben), Urtikaria (= Nesselsucht); Neurodermitis, Fußpilz, bzw. Pilzerkrankungen generell, Ekzem, Diabetes mellitus, Polyglobulie, Eisenmangelanämie, chronisch lymphatische Leukämie (CLL), M. Hodgkin, Urämie, Windpocken, Myxödem bei Hypothyreose, Medikamente und Lebensmittel ('Lebensmittelallergie').

Es gibt auch einen psychisch ausgelösten Juckreiz.

**Antwort 809**

Die Antwort C) ist richtig.

Das <u>Erysipel</u> ist eine durch Streptokokken hervorgerufene Entzündung des Unterhautzellgewebes. Das Erysipel neigt zur Ausbreitung auf dem Lymphweg.

**Antwort 810**

Die Antwort B) ist richtig.

Eine Hautmanifestation der Tuberkulose (Tuberculosis cutis) ist zwar überaus selten, muss jedoch aufgrund der Gefährlichkeit des Erregers differenzialdiagnostisch stets in Betracht gezogen werden. Die Prognose ist heute günstig.

**Antwort 811**

Die Antwort A) ist richtig.

Beim Diabetes mellitus sind verschiedene Hauterscheinungen zu beobachten:

- Necrobiosis lipoidica: Nekrotische Hautveränderungen an den Streckseiten der unteren Extremitäten,
- bakterielle oder mykotische Hautinfektionen aufgrund der verminderten Resistenzlage,
- Juckreiz, vor allem im Anal- und Genitalbereich, dort häufig in Verbindung mit Soorbefall, jedoch auch ohne sichtbare Schleimhautveränderungen.

**Antwort 812**

Die Antwort C) ist richtig.

Die <u>klassischen Entzündungszeichen</u> sind:

- <u>Rubor</u> (Rötung) aufgrund von Mehrdurchblutung des entzündeten Gewebes,
- <u>Calor</u> (Überwärmung): eine Folge der gesteigerten Durchblutung,
- <u>Tumor</u> (Gewebsschwellung): hervorgerufen durch entzündliche Ödeme, zellige Infiltrate und eine Bindegewebsvermehrung,
- <u>Dolor</u> (Schmerz): Reizung von schmerzleitenden Nervenfasern durch die Teilvorgänge des Entzündungsgeschehens,
- <u>Functio laesa</u> (gestörte Funktion): Zerstörung von Zellen, schmerzbedingte Schonhaltung.

**Antwort 813**

Die Antwort C) ist richtig.

Zu 2: Scharf begrenzte, symmetrische gelblich-rote Herde mit fettiger Schuppung lassen an ein seborrhoisches Ekzem denken.

Zu 3: Die Effloreszenzen der Psoriasis sind vorwiegend an den Streckseiten der großen Gelenke zu finden, die der Neurodermitis hingegen an den Beugeseiten.

Zu 4: Auspitz-Phänomen (Phänomen des blutigen Taus): kleinste punktförmige

Hautblutungen nach Abkratzen der Schuppen.

**Antwort 814**

Die Antwort C) ist richtig

Uhrglasnägel finden sich bei Herz-, Leber- und Lungenerkrankungen.

Zu 3: Die Schuppenflechte (Psoriasis vulgaris) geht ebenfalls Nagelveränderungen einher, jedoch haben diese ein anderes

Erscheinungsbild. So sind ölfleckartige Nagelveränderungen sowie Tüpfelnägel und Längsrillenbildung typisch für die Psoriasis.

Zu 5: Nierenerkrankungen können wie Lebererkrankungen zu Weißnägeln führen, Uhrglasnägel kommen jedoch nicht vor.

**Antwort 815**

Die Antwort D) ist richtig.

Die Nierenbeckenentzündung (Pyelonephritis) ist keine Komplikation des Scharlachs.

Scharlach wird durch betahämolysierende Streptokokken der Gruppe A verursacht. Im Rahmen von autoallergischen Zweiterkrankungen kann es bei diesen Streptokokken zur Glomerulonephritis und zum rheumatischen Fieber (mit Myokarditis) kommen. Eine Mittelohrentzündung (Otitis media) ist eine weitere Komplikation des Scharlach.

**Antwort 816**

Die Antwort D) ist richtig.

Zu 2: Diese Art der Hauteffloreszenz lässt an Masern denken.

Zu 5: Hierbei könnte es sich um ein Erythema chronicum migrans, ein Symptom der Lyme-Borreliose oder um eine Hautpilzerkrankung handeln.

**Antwort 817**

Die Antwort B) ist richtig.

Morbus Recklinghausen (Neurofibromatose) ist eine autosomal-dominant vererbte Erkrankung, die mit multiplen Neurofibromen der Haut einhergeht.

Die Ichthyosis vulgaris wird auch Fischschuppenkrankheit genannt und wird ebenfalls autosomal-dominant vererbt.

Zu 2: Variola vera, die echten Pocken, sind durch die Impfkampagne der WHO ausgerottet worden.

**Antwort 818**

Die Antwort B) ist richtig.

Zu 1: Diese Erscheinung deutet auf ein Erythema nodosum hin, das u.a. bei M. Crohn, Colitis ulcerosa und verschiedenen Infektionskrankheiten auftritt.

Zu 3: Ein schmetterlingsförmiges Erythem lässt auf Lupus erythematodes schließen.

Zu 4: Hierbei könnte es sich um den Milchschorf handeln, die frühkindliche Manifestation der Neurodermitis atopica.

**Antwort 819**

Die Antwort B) ist richtig.

Zu 1: Herpes genitalis wird durch das Herpes-simplex-Virus II (möglich aber seltener: Herpes-simplex-Virus I) hervorgerufen.

Zu 2: Keine Viren sondern Bakterien (Staphylococcus aureus bzw. betahämolysierende Streptokokken) verursachen das Krankheitsbild Impetigo bullosa.

Zu 3: Acne vulgaris wird nicht durch exogene Erreger verursacht. Dieses Krankheitsbild kommt durch vermehrte Talgproduktion bei gleichzeitiger Behinderung des Talgabflusses zustande.

Zu 4: Staphylococcus aureus, ein Bakterium, ist der häufigste Erreger der Furunkulose.

Zu 5: Warzen werden durch Papillomaviren verursacht.

**Antwort 820**

Die Antwort C) ist richtig.

Zu A: Das Enanthem bei Masern ist durch blauweiße Flecken auf rotem Grund (sog. Koplik-Flecken) gekennzeichnet.

Zu C: Die Zunge ist bei Scharlach zu Anfang dick weißlich belegt. Dieser Belag wird dann abgestoßen und es kommt eine feuerrote Zunge ('Himbeerzunge') zum Vorschein.

Zu D: Die Zungenveränderung bei Lebererkrankungen wird Lackzunge genannt.

Zu E: Bei perniziöser Anämie kommt es auch zu Veränderungen der Zunge (Hunter-Glossitis).

**Antwort 821**

Die Antwort B) ist richtig.

Zu 1: Die Beugeseiten von Knie- und Ellenbogengelenk sind die typischen Lokalisationsstellen für Neurodermitis.

Zu 4: Zwischen den Zehen erscheint typischerweise die Interdigitalmykose.

Zu 5: In der vorderen und hinteren Schweißlinie (Brustausschnitt und Rücken) kommt es bei Acne vulgaris zur Erscheinung der charakteristischen Komedonen.

**Antwort 822**

Die Antwort E) ist richtig.

Als weitere Ursachen für Analpruritus kommen u.a. in Betracht: Kontakekzem, Analprolaps, Anitis, Proktitis, Analfistel, Anal-Karzinom.

**Antwort 823**

Die Antwort C) ist richtig.

Ein Erysipel ist eine durch betahämolysierende Streptokokken hervorgerufene Hautentzündung unter der Epidermis, die auf dem Lymphweg zur Ausbreitung neigt. Neben den o. g. Symptomen Fieber, Schüttelfrost, Rötung und Schwellung kann das Erythem auch zu Lymphangitis, Lymphadenitis sowie bei schwerem Verlauf zu Ödemen, Blasenbildungen oder Hautblutungen führen.

**Antwort 824**

Die Antwort B) ist richtig.

Die Borkenflechte (Impetigo contagiosa) ist eine Infektion mit Streptokokken bzw. Staphylokokken, die vor allem Kinder betrifft und mit oben genannten Symptomen einhergeht. Sie gehört nicht - wie die Neurodermitis - dem atopischen Formenkreis an (sondern ist eine Infektionskrankheit).

Die Entzündungsherde bei Impetigo contagiosa heilen narbenlos ab.

**Antwort 825**

Die Antwort A) ist richtig.

Zu 1: Candida albicans ist ein Hefepilz.

Zu 2: Mit Hilfe monoklonaler Antikörper gegen Candida-Protease kann eine systemische Candida-Mykose serologisch nachgewiesen werden.

Candida albicans gehört zu den fakultativ pathologischen Erregern, d. h. die Krankheit kann sich nur dann entwickeln, wenn bereits eine Schwächung des Immunsystems vorliegt, zum Beispiel bei AIDS oder unter Zytostatikatherapie. Die Candida-Mykose kann den gesamten Körper befallen und sich auch im Blutkreislauf ausbreiten (systemische Infektion).

**Antwort 826**

Die Antwort B) ist richtig.

Zu 1: Die Phlegmone ist eine sich flächenhaft ausbreitende Entzündung des Zellgewebes.

Zu 2: Impetigo contagiosa ist eine durch Staphylokokken oder Streptokokken verursachte Entzündung der Epidermis.
Zu 5: Bei der Akne sind zwar die Talgdrüsen betroffen, jedoch nicht primär durch eine Entzündung sondern durch eine vermehrte Talgproduktion bei gleichzeitiger Behinderung des Talgabflusses.
Furunkel und Karbunkel können durch Ausbreitung aus der Entzündung von Talgdrüsenfollikeln (Follikulitis) entstehen.

**Antwort 827**
Die Antwort D) ist richtig.
Ein Abszess ist eine Eiteransammlung in einer nicht vorgebildeten Höhle.
Ein Abszess bildet sich, wenn bei einer Entzündung infolge einer Durchblutungsstörung eine Nekrose eintritt. Das nekrotische Gewebe wird von Granulozyten aufgelöst und es entsteht ein mit Eiter und Bakterien gefüllter Hohlraum. Um diesen herum bildet sich schließlich eine Abszessmembran aus. Beispiele: Lungenabszess, Hirnabszess, Nierenabszess, Furunkel (Haarbalgabszess).

**Antwort 828**
Die Antwort A) ist richtig.
Windpocken (Varizellen) und Masern zeigen ein Exanthem.
Die Kinderlähmung (Poliomyelitis) und Mumps (Parotitis epidemica) zeigen kein Exanthem.

**Antwort 829**
Die Antwort B) ist richtig.
Für Patienten mit ausgedehnten Verbrennungen besteht die Gefahr des hypovolämischen Schocks.

**Antwort 830**
Die Antwort D) ist richtig.
... wenn man nur seine Metallinefolie immer in der Tasche hätte ... Wir halten die Frage für unglücklich formuliert. Eine Kühlung mit Wasser (ca. 18° C) wäre unseres Erachtens als lokale Erstbehandlung vorrangig.

**Antwort 831**
Die Antwort D) ist richtig.
Zu 5: Keine orale Medikation im Notfall, deshalb: intravenöser Zugang und Ringer-Laktat-Infusion. Auch die Schmerzmittel (Analgetika) sollten i.v. verabreicht werden.

**Antwort 832**
Die Antwort B) ist richtig.
Zu 1: Empfohlen wird Wasser mit einer Temperatur von ca. 18° C für ca. 10-20 min. Vorsicht bei großflächigen Verbrennungen: Gefahr der Unterkühlung!

**Antwort 833**
Die Antwort D) ist richtig.
(Vgl. Antwort auf Frage **834**).

**Antwort 834**
Die Antwort C) ist richtig.
Empfohlen wird Wasser mit einer Temperatur von ca. 18°C für ca. 10-20 min.
(Ab ca. 10% verbrannter Oberfläche bei Kleinkindern, und ab ca. 15% verbrannter Oberfläche beim Erwachsenen besteht akute Schockgefahr! Notarzt! Infusionstherapie!).
Die Flächen verbrannter Haut errechnet man über die Neunerregel, jedoch für Kinder und Erwachsene unterschiedlich, da Kinder andere Körperproportionen aufweisen:
<u>Babys</u>: 18% Kopf, 2 x 18% Oberkörper, je 9% Arme, je 7% Oberschenkel, je 7% Unterschenkel und Füße.

Kinder: 14% Kopf, 2 x 18% Oberkörper, je 9% Arme, je 8% Oberschenkel, je 8% Unterschenkel und Füße.
Erwachsene: 9% Kopf, 2 x 18% Oberkörper, je 9% Arme, je 9% Oberschenkel, je 9% Unterschenkel und Füße, 1% Genital.

**Antwort 835**

Die Antwort E) ist richtig.
Jedem Eingriff in den menschlichen Körper sollte eine Hautdesinfektion vorausgehen.

**Antwort 836**

Die Antwort D) ist richtig.
Die Psoriasis (sog. Schuppenflechte) ist eine häufige Hauterkrankung der Epidermis (Morbidität in Europa ca. 1-2%). (Vgl. Antwort auf Frage **787**).
Zu 2: Prädilektionsstellen: Ellenbogen, Knie, Kreuzbeingegend und behaarter Kopf.
Zu 3: Psoriasis-Arthropathie: eine bei ca. 5% der Patienten mit Psoriasis auftretende Beteiligung des Bewegungsapparats.
Zu 4: klinisch zeigen sich scharf begrenzte, erythematöse, mit silberweißen Schuppen bedeckte, zuweilen juckende Herde: Die Schuppen treten beim Kratzen deutlicher hervor (sog. Kerzenfleckphänomen); darunter liegt eine dünne Epidermis (sog. letztes Häutchen), nach deren Entfernung eine punktförmige Blutung auftritt (sog. blutiger Tau, Auspitz-Phänomen). Häufig finden sich Nagelveränderungen, wie z.B. stecknadelkopfgroße, napfförmige Einziehungen (Tüpfelnägel) und umschriebene gelbliche Verfärbungen (sog. Ölflecke).

**Antwort 837**

Die Antwort E) ist richtig.
Die Urtikaria (Nesselsucht, Quaddelsucht) ist eine Intoleranzreaktion der Haut auf verschiedene Reize (immunologische, pseudoallergische, physikalische). Als Auslöser kommen alle Mechanismen in Frage, die zu einer Freisetzung von Histamin (u./o. anderen Aminen) führen.
Zu 4: z.B.durch Kontakt mit Brennnesseln, Quallen, Raupen .
Zu 5: Die Pathogenese der Kälteurtikaria ist ungeklärt.

**Antwort 838**

Die Antwort E) ist richtig.
Ein Furunkel ist die akute eitrige Entzündung eines Haarfollikels und seiner Talgdrüse, zumeist durch Staphylokokken verursacht.
Zu 1: Die Beschreibung ist etwas ungewöhnlich, trifft aber auf ein Furunkel zu.
Zu 2 und 5: Die Hautvenen im Bereich des Gesichtes (oberhalb der Lippenlinie) haben (über die Vena angularis u.a.) Verbindungen zu den venösen Hirnblutleitern im Schädelinneren. Auf diesem Weg kann es zur Ausbreitung von Infektionen kommen. Meningitis/Enzephalitis und die akut
lebensbedrohliche Sinus-cavernosus-Thrombose sind mögliche Erscheinungsformen.
Zu 4: Ein häufiges Auftreten von Furunkeln oder anderen eitrigen infektionen der Haut ist häufig ein Hinweis auf Abwehrschwäche durch bestimmte chronische Krankheiten, z.B. AIDS, Diabetes mellitus, andere Stoffwechselerkrankungen.

**Antwort 839**

Die Antwort D) ist richtig.
Bei Masern kommt es nach einem Prodromalstadium mit Schnupfen, Bindehautentzündung, Entzündung im Rachenbereich, Bronchitis - ("verheult, verrotzt,

verschwollen") - und Koplik-Flecken zunächst zu einem Fieberabfall.

Das typische Masernexanthem folgt dann unter erneutem Fieberanstieg auf 39-40°C. Nach ca. 3-4 Tagen klingt das Exanthem unter rascher Entfieberung ab.

**Antwort 840**

Die Antwort A) ist richtig.

Die Urtica oder Quaddel gehört zu den primären Effloreszenzen. Es handelt sich um ein akutes, meist flüchtiges Ödem im Bereich der Dermis. Die typische Quaddel verschwindet innerhalb von Minuten oder wenigen Stunden.

Zu B: Papula (Papel, Knötchen).

Zu C: Makula (Fleck).

Zu D: Vesicula (Bläschen).

Zu E: Pustula (Pustel).

**Antwort 841**

Die Antwort B) ist richtig.

Es handelt sich am ehesten um ein Erysipel (vgl. Antwort auf Frage **823**).

Zu C: Das Erysipeloid (Rotlauf, Schweinerotlauf) ist eine hauptsächlich bei Arbeitern in Fleisch-, Geflügel- und Fischbetrieben vorkommende Infektion durch Erysipelothrix rhusiopathiae. Die Infektion erfolgt meist durch kleine Hautverletzungen, fast immer an Händen oder Unterarmen (enterale Infektion ist möglich). Klinisch zeigen sich deutlich abgegrenzte, juckende, bläulich-rote, lokale Schwellungen mit Begleitlymphangitis bzw. Lymphadenitis.

**Antwort 842**

Die Antwort D) ist richtig.

Das Medusenhaupt (Caput medusae) ist eine um den Nabel herum gelegene (paraumbilikale) Venenerweiterung in der Bauchdecke mit deutlichem Hervortreten der Venen bei Behinderung des Blutabflusses der Pfortader. Die Venenerweiterung ist sichtbarer Ausdruck eines Umgehungskreislaufs von der Pfortader zur V. cava inferior bei Pfortaderstauung.

Zu A: Als Kraniotabes wird die elastische Eindrückbarkeit des Schädels im parietookzipitalen Bereich bezeichnet (z. B. bei Rachitis).

Zu B: Multiple weißlich-streifige Hautatrophien der Bauchhaut infolge von Hautdehnungen werden als Striae distensae bezeichnet.

Zu E: Ekchymosen (oder Suffusionen) sind große flächenhafte Hautblutungen. Keloide (Wulstnarben) sind derbe, platte oder strangförmige Bindegewebswucherungen die sich im Bereich von Narben entwickeln.

**Antwort 843**

Die Antwort D) ist richtig.

Striae distensae (auch: Striae cutis atrophicae), die sog. Hautdehnungsstreifen finden sich nach einer Schädigung elastischer Fasern durch Überdehnung (z. B. Striae gravidarum, Adipositas) oder unter Einfluss von Glukokortikoiden (z. B. Striae rubrae bei M. Cushing).

Als Dermographismus (Hautschrift) wird die sichtbare Hautreaktion nach mechanischer Reizung der Haut (z. B. durch Bestreichen mit einem Stift oder Spatel) bezeichnet. Er tritt als roter Dermographismus (Rötung infolge Vasodilatation), bei atopischem Ekzem und Sonnenbrand aufgrund einer neurovegetativen Dysregulation und als weißer Dermographismus (Abblassen infolge Vasokonstriktion) auf.

**Antwort 844**

Die Antwort C) ist richtig.

Der starke Wasserverlust durch die Verbrennung führt über Flüssigkeitsverlust zu einer Hämokonzentration mit einem Anstieg des Hämatokrits.

**Antwort 845**

Die Antwort A) ist richtig.

Die Stomatitis aphthosa (auch: Gingivostomatitis herpetica, Mundfäule) ist eine Entzündung der Mundschleimhaut bei einer Primäraffektion mit Herpes-simplex-Virus (HSV-1). Das Krankheitsbild tritt meist bei Kleinkindern auf und geht mit Fieber, multiplen Bläschen und Aphthen, regionaler Lymphknotenschwellung und starken Schmerzen im Mund einher. Abheilung innerhalb von ca. 2-3 Wochen.

Rezidive zeigen sich als Herpes labialis oder Herpes genitalis.

**Antwort 846**

Die Antworten A) und B) sind richtig.

Als Makula wird eine vorübergehende oder bleibende Farbveränderung der Haut ohne Konsistenz- oder Niveauveränderung bezeichnet.

Eine Effloreszenz ist eine Hautveränderung, die mit freiem Auge sichtbar ist.

Primäreffloreszenzen werden unmittelbar durch die Erkrankung verursacht, Sekundäre Effloreszenzen entwickeln sich im Anschluss an Primäre Effloreszenzen (vgl. Antwort auf Frage **760**.

Die Makula ist eine Primäreffloreszenz.

Zu D: Papula (Papel, Knötchen): Umschriebene Verdickung oder Auftreibung der Haut bis zu einer Größe von 5 mm (größer als 5 mm: Nodus oder Knoten).

Zu E: Cicatrix (Narbe): Narben sind „minderwertige“ bindegewebige Ersatzstrukturen der Epidermis mit grober Strukturveränderung der Haut und fehlender Oberflächenzeichnung.

**Antwort 847**

Die Antwort B) ist richtig.

Ursächlich für multiple Rumpfhautbasaliome kann neben UV-Licht eine Arsenexposition sein.

Arsen wird hauptsächlich im Rahmen der Förderung anderer Metallerze wie Kupfer, Blei oder Cobalt, aber auch durch Phosphatabbau gewonnen.

**Antwort 848**

Die Antwort D) ist richtig.

Die Urtika (Quaddel) ist eine flüchtige, unscharf begrenzte Erhabenheit, bedingt durch ein Ödem in der oberen Dermis. Das Auftreten zahlreicher Quaddeln an weiten Stellen der Körperoberfläche nennt man Urtikaria.

Die Urtika ist eine Primäreffloreszenz.

Zu A und B: Makula und Papula vgl. Antwort **846**.

Zu C: Die Vesicula (Bläschen) ist eine Primäreffloreszenz: Definition: Ein mit Flüssigkeit gefüllter, bis erbsgroßer, über das Hautniveau erhabener, in der Regel mehrkammeriger Hohlraum. (Blasen die größer als Erbsgröße sind werden als Bulla bezeichnet).

Zu E: Die Squama (Schuppe) ist eine Sekundäreffloreszenz. Schuppen sind Abstoßungen von Hornschichten. Je nach Aussehen werden sie als pityriasiform (kleieförmig), lamellös oder exfoliativ bezeichnet.

**Antwort 849**

Die Antworten A), B) und D) sind richtig.

Klinische Phänomene bei Psoriasis:

- Kerzen-Phänomen: beim Kratzen an der Schuppenoberfläche fallen kleine Plättchen ab, wie das Geschabsel an einer Kerze.

- Phänomen des „letzten Häutchens“: nach Abkratzen glänzt eine letzte dünne Hautschicht.
- Auspitz-Phänomen (auch „Phänomen des blutigen Taus“): kratzt man sämtliche Schuppen ab, so werden kleinste punktförmige Hautblutungen aus dem Papillargebiet sichtbar.
- Koebner-Phänomen: durch äußere Reize (z.B. Kratzen) kann ein neuer Krankheitsherd provoziert werden.

Zu C: Bell-Phänomen: Bei peripherer Lähmung des 7. Hirnnervs (N. facialis; Fazialislähmung) dreht sich – beim Versuch das Auge der gelähmten Gesichtshälfte zu schließen – der weiße Augenbulbus nach oben, das „Weiße“ im Auge wird sichtbar.

Zu E: Das Argyll-Robertson-Phänomen ist ein klassisches Pupillenzeichen bei Neurosyphilis: Bei erhaltener Konvergenzreaktion (Naheinstellung) des Auges ist die Lichtreaktion träge oder fehlend (reflektorische Pupillenstarre) und die Pupille(n) ist (sind) eng gestellt.

**Antwort 850**

Die Antwort C) ist richtig.

Die Flächen verbrannter Haut errechnet man über die Neunerregel, jedoch für Kinder und Erwachsene unterschiedlich, da Kinder andere Körperproportionen aufweisen:

Babys: 18% Kopf, 2 x 18% Oberkörper, je 9% Arme, je 7% Oberschenkel, je 7% Unterschenkel und Füße.

Kinder: 14% Kopf, 2 x 18% Oberkörper, je 9% Arme, je 8% Oberschenkel, je 8% Unterschenkel und Füße.

Erwachsene: 9% Kopf, 2 x 18% Oberkörper, je 9% Arme, je 9% Oberschenkel, je 9% Unterschenkel und Füße, 1% Genital.

**Antwort 851**

Die Antwort C) ist richtig.

Typisch für akut-allergische Kontaktekzeme sind Erythem, exsudative Effloreszenzen (Bläschen, Nässen) und Krustenbildung.

zu A: Bei Masern würde das Exanthem hinter den Ohren beginnen, sich dann über den ganzen Körper ausbreiten. Es erscheint makulopapulös-konfluierend (großfleckig-zusammenfließend) und endet später mit einer feinen Schuppung. Der Allgemeinzustand der Kinder ist stark beeinträchtigt: 'verheult, verrotzt, verschwollen'.

zu B: Röteln gehören ebenso wie Masern zu den typischen Kinderkrankheiten: subfebrile Temperaturen, stecknadelkopfgroßes (mittelfleckiges), blass-rotes Exanthem (beginnt im Gesicht), nuchale Lymphknoten schmerzlos geschwollen.

zu D: Die Neurodermitis ist eine Erkrankung mit erblicher Disposition, die genaue Ätiologie wird noch kontrovers diskutiert. Klinik: Symmetrisches Erythem an den Streckseiten der Gliedmaßen, matte Hautoberfläche, Bläschen und nässenden Läsionen, später Krusten- und Schuppenbildung (vgl. zur Neurodermitis Antwort auf Frage **782**).

zu E: Impetigo contagiosa ist eine hochinfektiöse bakterielle Epidermisinfektion mit Blasen- und Krustenbildung, die vor allem bei Kindern, überwiegend im Sommer und unter unhygienischen Verhältnissen vorkommt (fällt unter Behandlungseinschränkungen für Heilpraktiker nach §34 des Infektionsschutzgesetzes).

Klinik:

- Entzündungsherde überwiegend im Gesicht und an Extremitäten
- anfängliche Blasenbildung mit dünner, brüchiger Blasendecke
- anschließend honiggelbe Krustenbildung auf geröteter Haut
- runde Herde, peripher fortschreitend, zentral abheilend
- Komplikationen: regionäre Lymphadenitis, postinfektiöse Nephritis

**Antwort 852**

Die Antwort C) ist richtig.

vgl. zur Neurodermitis Antwort auf Frage **782**.

**Antwort 853**

Die Antwort A) ist richtig.

Vgl. zur Psoriasis vulgaris Antwort auf Frage **787**.

# GYNÄKOLOGIE, UROLOGIE (AP, PATHO)

**Antwort 854**
Die Antwort C) ist richtig.
Unter Adnexe werden die Eierstöcke und die Eileiter verstanden.

**Antwort 855**
Die Antwort C) ist richtig.
Als sekundäre Geschlechtsmerkmale werden die Geschlechtsmerkmale bezeichnet, die sich erst unter Hormoneinfluss in der Pubertät entwickeln: Beim Mann: Bart, Körperbehaarung und tiefe Stimme; bei der Frau: Brüste, weiblicher Behaarungstyp und charakteristische Fettverteilung.
Als primäre Geschlechtsmerkmale werden alle Geschlechtsmerkmale bezeichnet, die direkt der Fortpflanzung dienen und bei der Geburt vorhanden sind: Hoden, Nebenhoden, Samenwege, Penis bzw. Ovarien, Tuben, Uterus, Vagina, Vulva.

**Antwort 856**
Die Antwort B) ist richtig.
Als Pubarche wird der Beginn des Wachstums der Schamhaare in der Pubertät (Androgenwirkung) bezeichnet.

**Antwort 857**
Die Antwort D) ist richtig.
In der Mitte des Zyklus kommt es nach dem durch das Gelbkörper-Hormon (LH, luteinisierendes Hormon) vermittelten Eisprung zu einer Umwandlung des Follikelepithels zum Gelbkörper. Der Gelbkörper produziert nun das Gelbkörperhormon Progesteron. Es kommt zu einer Erhöhung der Basaltemperatur um etwa 0,5 Celsius.
Zu 2: Die Follikelreifung geschieht während der ersten Hälfte der Menstruation. Das follikelstimulierende Hormon aus dem Hypophysenvorderlappen fördert in dieser Zyklusphase das Wachstum des Follikels und die Ausschüttung von Östrogen aus dem Follikelepithel.

**Antwort 858**
Die Antwort B) ist richtig.
Der Gelbkörper (Corpus luteum) entsteht nach dem Eisprung (Ovulation) im Ovar aus dem gesprungenen Follikel. Der Gelbkörper produziert unter Einfluss des LH-Hormons aus dem Hypophysenvorderlappen hauptsächlich das Gelbkörperhormon Progesteron.

**Antwort 859**
Die Antwort A) ist richtig.
Der Anstieg der Basaltemperatur in der zweiten Zyklushälfte wird durch den Anstieg des Hormons Progesteron ausgelöst, welches vom Gelbkörper gebildet wird.

**Antwort 860**
Die Antwort C) ist richtig.
Als Thelarche bezeichnet man die allmähliche Entwicklung der weiblichen Brustwarze (und Brustdrüse) in der Pubertät unter zunehmender Östrogeneinwirkung.

**Antwort 861**
Die Antwort B) ist richtig.
50-60% der Karzinome finden sich im oberen, äußeren Quadranten der Brust.
Zu A: Auch beim Mann ist ein Knoten im Gebiet der Brust, Sekretion aus der Mamille o. Ä. tumorverdächtig!
Zu C: Die "Orangenschalenhaut" oder Apfelsinenhaut (durch Lymphödem hervorgerufene Grobporigkeit) und Sekretion und Fehlstellung der Mamille sind wichtige klinische Zeichen für ein Mammakarzinom.
Zu D: Ca. 10% der Frauen erkranken an einem Mammakarzinom (ca. jede 8-10. Frau).

**Antwort 862**

Die Antwort B) ist richtig.

Wenn ein Patient/in unter einer sexuell übertragbaren Infektion leiden, muss oft der Partner mitbehandelt werden, weil sich die Partner sonst immer wieder gegenseitig anstecken. Dieses gegenseitige Anstecken bei Behandlung nur eines Partners nennt man Ping-Pong-Effekt.

**Antwort 863**

Die Antwort D) ist richtig.

Zu 1-3: Das Mammakarzinom ist der häufigste bösartige Tumor der Frau (ca. 25% aller Krebserkrankungen, jede 8-10. Frau!). Es metastasiert früh und häufig in die axillären Lymphknoten. Ca. 70% der bösartigen Mammakarzinome entwickeln sich im oberen äußeren Quadranten der Brustdrüse oder im Gebiet der Mamille. Von diesen Regionen aus führt der Lymphabfluss zu den Lymphknoten der Axilla. Die Tumoren der inneren Quadranten metastasieren in die Lymphknoten hinter dem Brustbein (retrosternal).

Zu 4: Mammakarzinome treten hauptsächlich zwischen dem 45. und 70. Lebensjahr auf, gelegentlich auch schon früher.

Zu 5: Jede unphysiologische Absonderung aus der Mamille ist karzinomverdächtig. Blutige Sekretion ist jedoch relativ selten und meist auch kein Frühsymptom des Mammakarzinoms.

**Antwort 864**

Die Antwort B) ist richtig.

Bösartige Ovarialkarzinome wachsen sehr schnell und sind von höchster Bösartigkeit.

Ovarialkarzinome zeigen in der Regel keine Frühsymptome; Zyklusstörungen, Schmerzen bei der Menstruation (Dysmenorrhö) bzw. Blutungen in der Postmenopause sind meist schon Symptome fortgeschrittener Tumoren.

Eine Zunahme des Leibesumfangs, evtl. begleitet von unklaren diffusen Unterleibbeschwerden und Beeinträchtigungen des Allgemeinbefindens führen die Patientinnen zum Arzt.

**Antwort 865**

Die Antwort C) ist richtig.

Menstruationsabhängige Schmerzen oder Spannungsgefühle in der Brust sind häufig und sprechen i.d.R. nicht für ein bösartiges Leiden.

Klinik des Mammakarzinoms:

- Leitsymptom: derber, schmerzloser Knoten (wenig verschieblich, schlecht abgrenzbar),
- tastbare Lymphknoten (axillär und supraklavikulär),
- Malignitätszeichen:
  - ungleiche Mammae, Asymmetrie beim Heben/Senken der Arme,
  - Einziehung der Haut oder der Mamille
  - Apfelsinenhaut (Peau d`orange): Hautödem, Proliferation des Bindegewebes,
  - Ulzera und knotige Verhärtung der Haut (Panzerkrebs),
  - flächenhafte Hautrötung, ekzematöse Veränderungen der Mamille.

Lokalisation:

- oberer äußerer Quadrant: 50%,
- oberer innerer Quadrant: 15%,
- unterer äußerer Quadrant: 10%,
- unterer innerer Quadrant: 5%,
- perimamillär: 20%.

**Antwort 866**

Die Antwort E) ist richtig.

Das Vena-cava-Kompressionssyndrom (Vena-cava-inferior-Syndrom, Rückenlage-Schock-Syndrom, aortokavales Kompressionssyndrom) ist gekennzeichnet durch Schocksymptome (Blässe, Schwitzen, Atemnot, reduziertes Herzminutenvolumen) in den letzten Monaten der Schwangerschaft infolge einer Kompression der V. cava inferior durch den Uterus (besonders in Rückenlage). Die Reduzierung des venösen Blutrückstroms zum Herzen führt zur Verminderung des Herzminutenvolumens mit Schocksymptomatik und durch Verminderung der Uterusdurchblutung auch zur Gefährdung der fetalen Sauerstoffversorgung. Die Linksseitenlage der Schwangeren verhindert die Kompression der Vena cava inferior und ist die adäquate Notfalltherapie.

**Antwort 867**

Die Antwort E) ist richtig.

Klinische Zeichen eines Gebärmutterkrebses:

- Frühsymptome:
  - Fluor (evtl. fötide, gelblich oder braun),
  - zyklusunabhängige Blutabgänge (Metrorrhagien),
  - Kontaktblutungen beim Geschlechtsverkehr, bei hartem Stuhlgang oder einer vaginalen Untersuchung.

Merke: Die „Frühsymptome" sind schon Zeichen des bereits fortgeschrittenen Karzinoms!

- Spätsymptome:
  - Stenose der Harnleiter,
  - Stauungserscheinungen in den Beinen (Kompression der großen Beckengefäße),
  - unerträgliche Schmerzen im Becken und in der Kreuzbeinregion (Invasion in die Nervengeflechte),
  - schließlich stirbt die Patientin an septischer Pyelonephritis, an Urämie oder sie verblutet durch Arrosion größerer Gefäße.

**Antwort 868**

Die Antwort B) ist richtig.

Die Anamnese deutet auf eine Eileiterschwangerschaft (Tubargravidität) hin (Schmierblutung, Unterleibsentzündungen, letzte Regel vor 6 Wochen).

Das akute Krankheitsbild mit Schocksymptomatik spricht für einen Tubarabort: Bei der Einnistung (Nidation) des befruchteten Eis im ampullären Teil des Eileiters kommt es nach wenigen Wochen zum Tubarabort mit Ausstoßung der Frucht in die Bauchhöhle (bei der selteneren Einnistung im isthmischen oder intramuralen Teil des Eileiters kommt es zum Riss des Eileiters = Tubarruptur mit u. U. lebensbedrohlicher Blutung in die Bauchhöhle.)

**Antwort 869**

Die Antwort B) ist richtig.

Als Dysmenorrhö wird die schmerzhafte Menstruation bezeichnet (z. B. bei Endometriose, Tumor, Entzündungen, Uterusfehlbildungen u.a).

Zu E: Das Ausbleiben der Regelblutung wird als Amenorrhö bezeichnet.

**Antwort 870**

Die Antwort E) ist richtig.

Als Fetus wird die ungeborene Leibesfrucht ab der achten vollendeten Woche nach der Befruchtung bis zur Geburt bezeichnet.

Vom ersten Tag der letzten Menstruation an gemessen (post menstruationem) dauert die Fetalperiode ab dem 70. vollendeten Tag (bzw. der 10. vollendeten Woche) bis zur Geburt.

Rechnet man vom Zeitpunkt der Befruchtung (post conceptionem), so dauert die Fetalperiode ab der 8 vollendeten Woche bis zur Geburt.

Während der Fetalzeit differenzieren sich die während der Embryonalperiode gebildeten Organe und werden funktionell aktiv (Fetogenese).

Die Organogenese, das Wachstum und die Differenzierung von Zellen zu Organanlagen geschieht während der Embryonalperiode.

Die Definition des Wortes Embryo (und damit auch die Embryonalperiode) ist nicht einheitlich. Nach der juristischen Definition des § 8 des Embryonenschutzgesetzes gilt als Embryo „die bereits befruchtete, entwicklungsfähige menschliche Eizelle vom Zeitpunkt der Kernverschmelzung an ...“ Die Embryonalperiode geht demnach vom Tag der Befruchtung (post conceptionem) bis zur vollendeten 8 Woche der Schwangerschaft.

(In vielen deutschsprachigen naturwissenschaftlichen Lexika und Abhandlungen wird auch elf Jahre nach In-Kraft-Treten des Embryonenschutzgesetzes diese Definition ignoriert: Dort spricht man weiterhin in den ersten 14 Tagen - von der Befruchtung der Eizelle bis zur Einnistung in die Gebärmutter und der Ausbildung des Primitivstreifens - von der Furchungsphase oder Präembryonalphase, und erst ab der dritten Woche nach der Befruchtung wird der Keimling als Embryo bezeichnet).

**Antwort 871**

Die Antwort C) ist richtig.

Als Schwangerschaft wird der Zustand der Frau von der Konzeption (Empfängnis) bis zum Eintritt der Geburt bezeichnet.

Die Schwangerschaftsdauer (Tragezeit) wird entweder vom Tag der Empfängnis an gerechnet (post conceptionem, p.c.) oder vom Zeitpunkt des ersten Tages der letzten Regel an (post menstruationem, p.m).

Post conceptionem: tatsächliche oder echte Schwangerschaft; Zeit von der Konzeption bis zum Geburtstermin: 263-273 Tage (durchschnittlich 266 Tage = 38 Wochen = 9 1/2 Lunarmonate zu 28 Tagen).

Post menstruationem: Zeit vom ersten Tag der letzten Regel bis zum Tag der Geburt, etwa 280 Tage (40 Wochen, 10 Lunarmonate).

Einteilung der Schwangerschaft in 1-3 Trimenon:

1. Trimenon: 1. – 13. SSW (Schwangerschaftswoche),
2. Trimenon: 14. – 26. SSW,
3. Trimenon: 27. – 39./40 SSW.

**Antwort 872**

Die Antwort A) ist richtig.

Geburten und Stillen scheinen das Risiko eines Mammakarzinoms zu verringern. (Kinderlosigkeit ist ein Risikofaktor für ein postmenopausales Mammakarzinom; allerdings ist das Risiko auch leicht erhöht, wenn die erste Schwangerschaft nach dem 30. Lebensjahr ausgetragen wurde).

Zu B: Bei erstgradiger Verwandtschaft und Auftreten des Karzinoms bei der Mutter vor dem 40. Lebensjahr ist das Risiko bis zu 14fach erhöht.

Zu D: Als Mastopathie wird eine nichttumoröse, hormonabhängige degenerative oder proliferative Veränderung im Brustdrüsenparenchym von Frauen, meist zwischen 35 und 55 Jahren bezeichnet. Bei Grad III finden sich Epithelhyperplasien und atypische Zellen. Grad III der Mastopathie gilt (im Gegensatz zu Grad I und II) als Krebsvorstufe (Präkanzerose)

Zu C und E: Sowohl eine früh einsetzende erste Regelblutung als auch höhergradige Fettsucht erhöht das Risiko für ein postmenopausales Mammakarzinom mäßig.

**Antwort 873**

Die Antwort D) ist richtig.

Definitionen bei abweichender Dauer einer Schwangerschaft:

- Fehlgeburt: Jedes tot geborene Kind bis 499 g.
- Frühgeburt: Beendigung der Schwangerschaft vor Vollendung der 37. SSW p.m. Darunter fällt auch jedes tot geborene Kind (Totgeburt) ab einem Geburtsgewicht von 500 g und jedes lebend geborene auch bei einem Geburtsgewicht unter 500 g, sofern „nach der Scheidung vom Mutterleib entweder das Herz geschlagen oder die Nabelschnur pulsiert oder die natürliche Lungenatmung eingesetzt" hat.
- Übertragung: Von einer Übertragung spricht man bei einer Schwangerschaftsdauer von mehr als 42 Wochen.

Zu E: Als Lanugo- oder Flaumhaar wird die Behaarung des Fetus bezeichnet. Schon vor der Geburt wird die Lanugobehaarung des Feten durch Vellushaar (Wollhaar) ersetzt und ist bei Reifgeborenen nur noch im Bereich der oberen Schulterpartie zu finden.

**Antwort 874**

Die Antwort D) ist richtig.

Bei Endometriose befindet sich Schleimhaut, die ähnlich aufgebaut ist wie die Gebärmutterschleimhaut (Endometrium), außerhalb der Gebärmutterhöhle (innere Geschlechtsorgane, kleines Becken, selten: Darm, Haut, Lunge u. a). Diese Schleimhautinseln werden während des Zyklus der Frau regelmäßig unter Blutungen abgestoßen. Etwa 10% aller Frauen im gebärfähigen Alter sind von dieser chronischen Krankheit betroffen.

Hauptsymptom ist die schmerzhafte Regelblutung. Weitere Beschwerden sind von Ausmaß und Ort des Auftretens der Endometriose abhängig. Mit Erreichen der Wechseljahre verschwinden die Beschwerden völlig.

Zu A: Als Dysmenorrhö wird die schmerzhafte Regelblutung bezeichnet.

Zu B: Kreuzschmerzen sowie Schmerzen beim Geschlechtsverkehr (Dyspareunie) bei Endometrioseherden in der freien Bauchhöhle.

**Antwort 875**

Die Antwort C) ist richtig.

Die Anamnese deutet auf eine Stieldrehung im Bereich des Adnexe hin. Unter einer Achsen- oder Stieldrehung versteht man die Drehung eines nur durch einen Stiel mit dem Körper der Trägerin in Verbindung stehenden Tumors um seine Achse. Die Stieldrehung kann Komplikation aller Tumoren oder tumorähnlicher Veränderungen sein, und findet sich z. B. bei 10% aller Ovarialtumoren. Zur Stieldrehung kommt es meist bei plötzlichem Lagewechsel, beim Umdrehen im Bett, beim Bücken, Springen, Heben und bei Bewegungen, die ruckartig abgebremst werden. Wird ein Körper mit flüssigem Inhalt gedreht, so bleibt die Flüssigkeit weiter in Bewegung und reißt den Tumor mit. Durch die Drehung können venöse (Stauung, Größenzunahme, Ruptur, Blutung) oder auch arterielle Gefäße (Nekrose) komprimiert werden. Es kommt zu Schmerzen, peritonealen Reizerscheinungen ("Akutes Abdomen") und evtl. zu lebensgefährlichen intraabdominellen Blutungen mit Schocksymptomatik.

**Antwort 876**

Die Antwort B) ist richtig.

In der Inkubationszeit (14-21 Tage) kann die Erkrankung einer nichtimmunen Schwangeren durch die Gabe von Röteln-Antikörpern verhindert werden (passive Impfung; Sofortschutz).

Zu A: Eine aktive Impfung mit Rötelnimpfstoff ist während der Schwangerschaft kontraindiziert, es handelt sich um einen Lebendimpfstoff.

**Antwort 877**

Die Antwort E) ist richtig.
Bei einer Hodentorsion dreht sich infolge einer abnormen Beweglichkeit der Hoden (selten: beide Hoden) und der Samenstrang um die Längsachse. Klinisch zeigt sich das Krankheitsbild als plötzliche, meist einseitige starke Skrotalschmerzen mit Ausstrahlung in Leiste (Inguinalregion) und Unterbauch mit rascher Schwellung, Ödembildung und evtl. Rötung einer Hodensackhälfte. Eine abdominelle Zusatzsymptomatik mit Übelkeit und Erbrechen kann vorhanden sein. Außerdem findet sich eine starke Druckempfindlichkeit des verdrehten Hodens mit Schmerzverstärkung bei Anheben des Hodens, der Kremasterreflex fehlt.
Therapie: Organ erhaltende Detorsion innerhalb von 4-6 Std., evtl. äußerlich manuell, meist jedoch operativ (beidseitige Orchidopexie). Notfall!
Zu E: Eiter bzw. Bakterien im Urin finden sich beim Krankheitsbild der Hodentorsion nicht.

**Antwort 878**

Die Antwort D) ist richtig.
Samenstrangtorsion = Hodentorsion (vgl. Antwort auf Frage **877**)

**Antwort 879**

Die Antwort A) ist richtig.
Das Prostatakarzinom ist das häufigste Karzinom des Mannes. Es gilt als sog. „Alterskarzinom", der autoptische Nachweis bei Männern über 70 gelingt in 50% d. F. (latente Karzinome). Bei 10% der Männer wird es zu Lebzeiten diagnostiziert und bei 3% aller Männer ist es die Todesursache. Der Altersgipfel liegt im 8. Jahrzehnt.
Klinik: Prostatakarzinome bleiben lange symptomlos, erst größere Tumoren verursachen verminderten Harnstrahl, Pollakisurie und Nykturie. 10% der Patienten mit erschwerter (schmerzhafter) Blasenentleerung (Dysurie) haben ein Prostatakarzinom, 50% von ihnen haben zu diesem Zeitpunkt schon Metastasen. Bei 25% der Prostata-Karzinom-Patienten sind Metastasenschmerzen („Lumbago", „Ischias") erstes Symptom. Hämaturie (Blut im Urin) ist kein Frühsymptom des Prostata-Karzinoms.
Zu E: Als Ischuria paradoxa wird eine Überlaufinkontinenz mit ständigem Harntröpfeln bei gefüllter, aufgrund einer Harnabflussbehinderung nicht entleerbarer Blase bezeichnet (z. B. bei Prostatahyperplasie, Harnröhrenverengung, Blasenlähmung).

**Antwort 880**

Die Antwort D) ist richtig.
Gegen die akute bakterielle Entzündung des Nebenhodens (Epididymitis) und die primär bakterielle Hodenentzündung (Orchitis) spricht die Angabe einer vorausgehenden Speicheldrüsenschwellung.
Auch zu einer Hydatiden- oder Hodentorsion würde diese klinische Angabe nicht passen, zudem wäre bei den Torsionen (Drehungen) kein hohes Fieber zu erwarten.
zu B: Von einer Hydatidentorsion sind meist Jungen im Alter von 8-12 Jahren betroffen. Man versteht darunter eine mehrfache Drehung der Morgagni-Hydatide (Appendix testis; gestieltes, mit Wasser gefülltes Bläschen neben dem Hoden) um die eigene Achse. Das Krankheitsbild äußert sich mit akutem Schmerz, Übelkeit und Brechreiz, Nebenhodenschwellung und Skrotalödem.

**Antwort 881**

Die Antwort B) ist richtig.

Die benigne (gutartige) Prostatahyperplasie (BPH; veraltet: Prostataadenom) ist eine Vermehrung von Epithel, Bindegewebe und glatter Muskulatur der Prostata (Adenomyofibromatose), die bei praktisch allen Männern über 50 Jahren (Beginn mit Mitte 30) nachgewiesen werden kann, jedoch nur bei einem kleinen Teil durch Obstruktion der Urethra symptomatisch wird. Die Prostatahyperplasie geht von der Innendrüse aus.

Zu B: Die benigne Prostatahyperplasie ist keine Präkanzerose. Die Prostatakarzinome gehen von anderen Gewebeanteilen aus (Außendrüse) als die Hyperplasie (deshalb bietet die Teilentfernung der Prostata bei BPH auch keine Sicherheit vor einem Prostatakarzinom).

**Antwort 882**

Die Antwort D) ist richtig.

Wichtigste und häufigste Störung der Blasenentleerung ist die benigne Prostatahyperplasie (BPH).

**Antwort 883**

Die Antwort D) ist richtig.

Eine schmerzlose Makrohämaturie ist solange karzinomverdächtig, bis das Gegenteil bewiesen ist.

Als nächste Untersuchung muss eine Blasenspiegelung vorgenommen werden.

**Antwort 884**

Die Antwort E) ist richtig.

Sind zum Zeitpunkt der Geburt bei einem Knaben die Hoden nicht im Hodensack so spricht man von Hodenretention (Maldescensus testis, Kryptorchismus, Hodendystopie). Bei ca. 3% der männlichen Neugeborenen sind die Hoden bei Geburt noch nicht im Hodensack. Am Ende des ersten Lebensjahres hat noch ca. 1% der Knaben einen Hodenhochstand (als Bauchhoden oder Leistenhoden). Durch den erhöhten Druck und die erhöhte Temperatur kommt es zu einer Verminderung der Fruchtbarkeit und zusätzlich zeigt sich ein erhöhtes Risiko maligner Entartung.

Deshalb müssen die Hoden vor Ende des 2. Lebensjahres entweder medikamentös (Hormon: Gonadorelin) oder operativ in den Hodensack geholt werden.

**Antwort 885**

Die Antwort E) ist richtig.

Wenn sich die Patientin in den letzten Tagen mit Röteln infiziert hat, befindet sie sich noch in der Inkubationszeit, da sie keine klinischen Symptome aufweist.

Die richtige Vorgehensweise ist eine schnellstmögliche passive Impfung.

**Antwort 886**

Die Antwort C) ist richtig.

Eine transurethrale Prostataresektion (TUR-P) bietet keine Sicherheit im Hinblick auf die spätere Entwicklung eines Prostatakarzinoms (Das Karzinom entwickelt sich in den äußeren Drüsenanteilen, die bei der TUR-P nicht entfernt werden).

**Antwort 887**

Die Antworten B) und C) sind richtig.

Bei der Varikozele handelt es sich um eine Krampfaderbildung (Varikosis) im Bereich des von den Hodenvenen (Vv. testiculares) gebildeten Plexus pampiniformis.

Sie tritt zwischen dem 15. und 25. Lebensjahr vor allem auf der linken Seite auf. Bei älteren Männern und bei Kindern vor der Pubertät muss auch an eine symptomatische Varikosis durch einen retroperitonealen Tumor mit Einflussstauung gedacht werden (Nierenzellkarzinom, Wilms-Tumor).

Durch den venösen Blutstau in den Krampfadern steigt die Temperatur im Hodensack an. Dies kann zur Unfruchtbarkeit (Infertilität) führen.

**Antwort 888**

Die Antwort C) ist richtig.

Die Gebärmutter ist gegenüber der Scheide nach vorn geneigt: Anteversio. Zudem besitzt die Gebärmutter einen Knick zwischen Körper (Corpus uteri) und Hals (Cervix oder Collum uteri): Anteflexio.

**Antwort 889**

Die Antworten A) und B) sind richtig.

Die Basaltemperatur ist die sofort nach dem Erwachen gemessene Körpertemperatur der Frau. Etwa einen Tag nach dem Eisprung (Ovulation) steigt die Basaltemperatur aufgrund der temperatursteigernden Wirkung des Progesterons um ca. 0,4 bis 0,6 °C an.

Nach dem Eisprung wird unter Einfluss des luteinisierenden Hormons (LH) das Follikelepithel zum Gelbkörper (Corpus luteum). Das Gelbkörperepithel produziert hauptsächlich Progesteron (während in der ersten Hälfte des Zyklus das Follikelepithel hauptsächlich Östrogen produziert).

Zu E: Das Ei reift in der Follikelphase des Menstruationszyklus heran, nach dem Eisprung folgt dann die Lutealphase, die mit der Monatsblutung (Menstruation) endet.

**Antwort 890**

Die Antwort A), B) und D) sind richtig.

Vgl. zum Prostatakarzinom Antwort auf Frage **879**.

**Antwort 891**

Die Antwort C) ist richtig.

Durch das Ansteigen der Geschlechtshormone treten folgende Veränderungen ein: zuerst die Thelarche, die Brustentwicklung, im Alter von durchschnittlich 10 Jahren, dann die Pubarche, die Scham- und Achselbehaarung, im Alter von durchschnittlich 11 Jahren und dann die Menarche, die erste Menstruationsblutung, im Alter von durchschnittlich 13 Jahren.

**Antwort 892**

Die Antwort E) ist richtig.

Unserer Meinung nach ist eigentlich keine Antwort richtig. Die Toxoplasmose ist in der Regel eine Fetopathie, keine Embryopathie. Aber solche feinen Unterschiede sollen hier wohl nicht gemacht werden. Die Antwortmöglichkeit 'nur 1, 2 und 3 sind richtig' gibt es nicht. Wir haben uns deshalb für E) entschlossen.

Ursachen für eine Embryopathie (eine Erkrankung innerhalb der ersten 8 Wochen nach der Befruchtung der Eizelle) können sein:

- Pränatalinfektionen (z. B. Rötelnembryopathie),
- Stoffwechselerkrankungen (z. B. Diabetes mellitus),
- chronischer Sauerstoffmangel (z. B. Plazentainsuffizienz),
- chemische und physikalische Gifte (Alkohol, Drogen, Contergan, Strahlen).

# LABOR

**Antwort 893**
Die Antwort A) ist richtig.
Enzyme sind Proteine, die chemische Reaktionen beschleunigen. Sie sind (Bio-) Katalysatoren, also Substanzen, die chemische Vorgänge beschleunigen, ohne selbst verändert oder verbraucht zu werden.

**Antwort 894**
Die Antwort D) ist richtig.
Plasmazellen sind eine Differenzierungsform der B-Lymphozyten. Als Produzenten der Antikörper (Immunglobuline) sind sie Träger der humoralen Immunität. Man findet sie u.a. in der Nähe kleiner Blutgefäße, im lymphatischen System, im Knochenmark, in verschiedenen Drüsen und in der Darmschleimhaut. Im strömenden Blut kommen sie normalerweise nicht vor.

**Antwort 895**
Die Antwort E) ist richtig.
Normwerte der Erythrozyten beim Erwachsenen:
Männer: 4,3 - 5,7 Millionen/µl
Frauen: 3,9 - 5,3 Millionen/µl
(Normwerte variieren von Labor zu Labor, merken Sie sich also die Größenordnung, nicht die zweite Stelle hinter dem Komma).

**Antwort 896**
Die Antwort C) ist richtig.
Klinik des Kaliummangels:

- Neuromuskuläre Symptome: Apathie, Adynamie, Lähmungen und Hypotonie der Muskulatur, Wulstbildung beim Beklopfen der Muskulatur, Bewusstseinsstörungen bis zum Koma.
- Gastrointestinale Symptome: Appetitlosigkeit, Verstopfung bis hin zum Subileus und Ileus (Darmverschluss).
- Renale Symptome: hypokaliämische Nephropathie.
- Kardiovaskuläre Symptome: Tachykardie, Extrasystolen, EKG-Veränderungen, Ödeme.

(Übrigens: Diuretika = 'Wassertabletten' sind die häufigste Ursache für einen Kaliummangel.)

**Antwort 897**
Die Antwort B) ist richtig.
Die Anwesenheit von Bakterien im Urin wird, bei Keimzahlen ab 100.000/ml, als signifikante (oder pathologische) Bakteriurie bezeichnet. Bei niedrigeren Keimzahlen handelt es sich gewöhnlich um eine Verunreinigung des Urins, die bei der Miktion aus der Harnröhre und - besonders bei Frauen - aus dem äußeren Genitale stammt.
Die Grenze zwischen pathologischer Bakteriurie und sekundären Verunreinigungen des Urins liegt also zwischen 10.000 und 99.999 Keimen pro ml. Ab 100.000 Keimen/ml spricht man von einer pathologischen oder signifikanten Bakteriurie.

**Antwort 898**
Die Antwort D) ist richtig.
Zu 1: Jede Hämaturie ist solange auf einen Prostata-, Blasen- oder Nierentumor verdächtig, bis das Gegenteil bewiesen ist.
Zu 3: Ein Papillom ist ein vom Oberflächenepithel ausgehender, meist gutartiger Tumor. Als Nierenpapillom kann er in die ableitenden Harnwege einbluten.
Zu 4: Unter einer hämorrhagischen Diathese wird eine verstärkte Blutungsneigung verstanden. Sie kann vorkommen bei Koagulopathien (Störung der Gerinnung), Thrombopathien (Krankheiten der Thrombozyten) und bei Vasopathien (Gefäßerkrankungen).

Zu 5: Blut im Urin (Hämaturie) gehört nicht zu den typischen Symptomen einer Hepatitis.

**Antwort 899**
Die Antwort D) ist richtig.
Zu D: Bei allergischen Reaktionen und bei Parasitenbefall sind die Eosinophilen erhöht. Im Labor findet sich eine so genannte Eosinophilie.

**Antwort 900**
Die Antwort A) ist richtig.
Der Hämatokrit ist der Anteil der zellulären Bestandteile am gesamten Blutvolumen.

**Antwort 901**
Die Antwort C) ist richtig.
Die Blutgruppe richtet sich nach der Antigenstruktur auf dem Erythrozyten. Gegen die eigene Antigenstruktur werden keine Antikörper gebildet. Im Serum finden sich jedoch Antikörper gegen die jeweils anderen Blutgruppenantigene.

| Blutgruppe | Serumantikörper |
|---|---|
| A | Anti-B |
| B | Anti-A |
| AB | keine |
| 0 | Anti-A u. Anti B |

**Antwort 902**
Die Antwort C) ist richtig.
Die Blutbildung beim Erwachsenen geschieht im Mark der kleinen und platten Knochen (myeloisches System) und im primären (zentralen) lymphatischen System.
Die undeterminierten Stammzellen besitzen die Fähigkeit, in alle Blutzellinien auszureifen (Erythro-, Granulo-, Thrombo-, Lymphozytopoese).

**Antwort 903**
Die Antwort E) ist richtig.
Ein Empfänger (Patient) mit der Blutgruppe 0 hat im Serum Anti-A und Anti-B. Deshalb agglutinieren alle Blutgruppen, außer der Blutgruppe 0.

**Antwort 904**
Die Antwort C) ist richtig.

Finden sich vermehrt stabkernige, jugendliche Formen oder Metamyelozyten, spricht man von reaktiver Linksverschiebung (z.B. bei bakteriellen Infektionen).

Finden sich unreife neutrophile Granulozyten (Myeloblast, Promyelozyt, Myelozyt) des Knochenmarks im Blut, spricht man von einer pathologischen Linksverschiebung des Differenzialblutbildes.
Übersegmentierte Granulozyten sind 'überaltert' (z.B. bei Vitamin-B-12-Mangel). Man spricht dann von einer 'Rechtsverschiebung'.

**Antwort 905**
Die Antwort B) ist richtig.
Albumine werden in der Leber synthetisiert und nicht im lymphoretikuloendothelialen System (Monozyten-Makrophagensystem).
Zu A: So genannte Protein-Energie-Mangelsyndrome. Sie sind in den tropischen Entwicklungsländern sehr häufig (z.B. Kwashiorkor).
Zu C: Bei schweren Leberschäden kommt es zu Störungen der Eiweißsyntheseleistung der Leber.
Zu D: Bei der sog. exsudativen Enteropathie (auch: Eiweißverlustsyndrom) kommt es zu einem massiven Eiweißverlust in den Magen-Darm-Kanal.
Zu E: Großflächige Verbrennungen gehen mit schweren Eiweißverlusten durch die geschädigte Haut einher.

**Antwort 906**

Die Antwort A) ist richtig.

Die meisten Faktoren des Gerinnungssystems werden in der Leber gebildet. Synthesestörungen der Leber (bei Lebererkrankungen) führen deshalb zu einer gestörten Blutgerinnung mit verlängerter Blutungszeit.

Zu E: Eine Thrombopenie (zu wenig Blutplättchen) führt zu einer Störung der Blutstillung.

**Antwort 907**

Die Antwort B) ist richtig.

In eine 2 ml Spritze werden 0,4 ml 3,8%ige Natriumzitratlösung (evtl. auch EDTA) als Gerinnungshemmer und anschließend 1,6 ml Venenblut aufgezogen und durch Kippen (kein Schütteln) gemischt. Die Blutprobe wird in einem mit einer Millimetergraduierung versehenen Glas- oder Kunststoffröhrchen bis zur Höhe von 200 mm aufgezogen.

In senkrechter Position des Röhrchens wird die Sedimentation des Erythrozyten in mm/Std. nach einer und nach zwei Stunden abgelesen (Methode nach WESTERGREN). Normalwerte:

Männer: 3-8 mm nach der 1. Stunde 5-18 mm nach der 2. Stunde,

Frauen: 6-11 mm nach der 1. Stunde 6-20 mm nach der 2. Stunde.

**Antwort 908**

Die Antwort C) ist richtig.

**Antwort 909**

Die Antwort D) ist richtig.

Die Erythrozyten bei megaloblastären Anämien sind makrozytär und hyperchrom (= erhöhter Hämoglobingehalt des Einzelerythrozyten).

**Antwort 910**

Die Antwort B) ist richtig.

Anämien sind definiert durch verminderte Zahl der roten Blutkörperchen und/oder verminderten Hämatokrit und/oder vermindertes Hämoglobin.

Die hypochrome Anämie (Blutungsanämie, Eisenmangelanämie) ist mikrozytär (kleine Erythrozyten) und hypochrom (Erythrozyten sind vermindert mit Hämoglobin beladen).

**Antwort 911**

Die Antwort D) ist richtig.

Akute Stresssituationen (auch akuter Blutverlust) gehen mit einer Leukozytose einher.

**Antwort 912**

Die Antwort C) ist richtig.

Eine Verminderung der weißen Blutzellen (Leukopenie) findet sich bei Virusinfektionen und bei einigen wenigen bakteriellen Erkrankungen, z.B. bei Miliartuberkulose. (Normalerweise gehen bakterielle Infektionen mit einer Vermehrung der weißen Blutkörperchen einher.)

Zu 1 und 3: Schwere körperliche Arbeit und Stressreaktionen (wie z.B. beim Herzinfarkt) rufen eine Vermehrung der weißen Blutzellen (Leukozytose) hervor.

**Antwort 913**

Die Antwort A) ist richtig.

Die Eisenmangelanämie ist gekennzeichnet durch eine Verminderung von Hämoglobin, Hämatokrit und Erythrozyten. Die Zellen sind mikrozytär und hypochrom (klein und vermindert mit Hämoglobin beladen). MCH (auch HBE) und MCV - die Erythrozytenindizes - sind vermindert.

**Antwort 914**

Die Antwort C) ist richtig.

Zu 2: Bei einer Glomerulonephritis kommt es zu einem Abfall der Serumeiweißkonzentration (Eiweißverlustniere).

Zu 3: Bei monoklonalen Gammopathien (z.B. M. Waldenström oder Multiples Myelom = Plasmozytom) produziert eine sich bösartig vermehrende Gruppe identischer Plasmazellen im regellosen Überschuss den immer gleichen Antikörper. Da Antikörper Eiweißpartikel sind, kommt es zu einer Erhöhung der Gesamteiweißkonzentration.

**Antwort 915**

Die Antwort E) ist richtig.

Eine Eosinophilie findet sich u.a. bei

- Wurmbefall,
- allergischen Krankheitsbildern (Heuschnupfen, Asthma),
- anaphylaktischen Zuständen,
- Scharlach,
- Lymphogranulomatose (M. Hodgkin),
- nach überstandenem Infekt ('Morgenröte der Genesung'),
- nach bestimmten Medikamenten,
- bei Mangel an Nebennierenrinden hormonen (Nebennierenrindeninsuffizienz.

**Antwort 916**

Die Antwort C) ist richtig.

Hypersplenismus (Hyperspleniesyndrom)

Bei Milzvergrößerung verschiedenster Ursachen (z.B. Leberzirrhose, Milzvenenthrombose) kommt es häufig zu einer Verminderung der Erythrozyten, der Leukozyten und der Thrombozyten im Blut. Man nimmt an, dass die Blutzellen in der vergrößerten Milz verstärkt abgefangen und abgebaut werden. In schweren Fällen muss die Milz entfernt (splenektomiert) werden.

**Antwort 917**

Die Antwort D) ist richtig.

Die Kreatinkinase ist ein Herzenzym mit einer eher kurzen Halbwertszeit. Der Anstieg im Serum beginnt ca. 4-8 Stunden nach Infarkt. Das Maximum ist nach 24-48 Stunden erreicht.

**Antwort 918**

Die Antwort B) ist richtig.

Ca. 20-25 Tropfen einer wässrigen Lösung ergeben 1 ml.

Wie viel Tropfen einer Flüssigkeit einen Milliliter ergibt ist abhängig von der Oberflächenspannung der verwendeten Flüssigkeit. So entspricht 1 Milliliter wässriger Lösung etwa 20 Tropfen, ein ml alkoholischer Lösung entspricht dagegen 40-50 Tropfen.

Weitere praktische Maßeinheiten:

1 Esslöffel=15 ml, 1 Teelöffel=5ml.

**Antwort 919**

Die Antwort C) ist richtig.

Zu 4: Ammoniak entsteht im Darm bei der bakteriellen Zersetzung von Eiweißen (Proteinen). Es gelangt über den Pfortaderkreislauf in die Leber, wo es zu Harnstoff abgebaut wird.

**Antwort 920**

Die Antwort A) ist richtig.

Krankheiten vieler Organsysteme lassen sich durch die äußerst einfach und kostengünstig durchzuführende Harnstix-Untersuchung feststellen:

- Bei Erkrankungen der Niere und des Urogenitaltraktes finden sich Nitrit, Leukozyten und eventuell Eiweiß und eine Verschiebung des pH-Wertes im Urin.
- Bei Diabetes mellitus finden sich Glukose und evtl. Keton im Urin (ketoazidotisches Koma).

- Bei Erkrankungen der Leber sind Urobilinogen und Bilirubin nachweisbar.
- Erythrozyten und Hämoglobin finden sich bei Blutungen im Urogenitaltrakt (z.B. Nierentumor, Blasenpapillom, Nierensteine u. a).

**Antwort 921**

Die Antwort A) ist richtig.

Bilirubin färbt den Urin dunkelbraun. Beim Schütteln bilirubinhaltigen Urins entsteht ein gelber Schüttelschaum. Diese einfache Schüttelprobe erlaubt eine zuverlässige Unterscheidung des intra- bzw. posthepatischen Ikterus von einem prähepatischen Ikterus (Hämolyse). Die wahrscheinlichste Diagnose ist also eine Virushepatitis (intrahepatischer Ikterus) mit Bilirubinurie.

Zu B: Bei der Cholera lässt sich in der Anamnese meist ein Auslandsaufenthalt erfragen, im Urin wäre kein Bilirubin zu finden. Wichtigstes Symptom bei Cholera: Reiswasserdurchfälle (20-30x pro Tag).

Zu C: Neben einer positiven Auslandsanamnese zeigt sich beim Typhus typischerweise ein 'erbsbreiartiger Durchfall' (nach anfänglicher Obstipation in der ersten Krankheitswoche).

Zu D und E: Gastroenteritis und Nephritis erklären den bierbraun verfärbten Urin nicht.

**Antwort 922**

Die Antwort D) ist richtig.

HBA1 ist ein Glykohämoglobine. Der Anteil des HBA1 am Gesamthämoglobin beträgt beim Gesunden 4-6% (-8%). Bei Patienten mit Diabetes mellitus kann der Anteil des HBA1 proportional zur Höhe der Blutzuckerkonzentration während der vorausgegangenen 4-6 Wochen bis auf Werte von 12% (im Einzelfall bis über 20%) ansteigen. Die Bestimmung des HBA1 eignet sich deshalb zur Verlaufsbeobachtung der Blutzuckerwerte über einen längeren Zeitraum (Blutzuckergedächtnis).

**Antwort 923**

Die Antwort B) ist richtig.

Der orale Glukose-Toleranztest (OGTT) ist ein Verfahren zur Bestimmung des Blutzuckers nüchtern und nach Belastung mit Glukose nach 60 und 120 Minuten. Am Ende des Testes wird außerdem der Harn auf Glukose untersucht. Eine Glukose-Intoleranz (oder besser: eine pathologische Glukose-Toleranz) kann als Frühsymptom eines sich entwickelnden Diabetes mellitus aufgefasst werden.

Patienten mit einer Glukosetoleranzstörung erkranken 5-10x häufiger an einem Diabetes mellitus als der Durchschnitt der Bevölkerung.

Zu 4: Parästhesien sind subjektive Missempfindungen wie 'Kribbeln', 'Ameisenlaufen' oder brennendes oder taubes Gefühl. Parästhesien finden sich u.a. bei fortgeschrittenem Diabetes mellitus als diabetische Polyneuropathie. Polydipsie (gesteigertes Durstempfinden und vermehrte Flüssigkeitsaufnahme) ist wie die Polyurie (pathologische Erhöhung der Harnausscheidung) ein typisches Symptom bei manifestem Diabetes mellitus.

**Antwort 924**

Die Antwort B) ist richtig.

Kennzeichnend für die Gicht ist eine erhöhte Harnsäurekonzentration im Blut (Hyperurikämie). Die primäre Hyperurikämie entsteht durch einen genetischen Defekt im Purinstoffwechsel. Die sekundäre Hyperurikämie kann durch vermehrte Zufuhr (fleischreiche Nahrung, erhöhter Zelluntergang) oder durch verminderte

Ausscheidung (gestörte Nierenfunktion) von Harnsäure entstehen.

**Antwort 925**

Die Antwort B) ist richtig.

Zu 4: Eine starke Proteinurie würde man eher bei einer Glomerulonephritis bzw. bei einem nephrotischen Syndrom erwarten.

Bei einer chronischen Pyelonephritis zeigt sich evtl. eine Proteinurie (häufiger auch hier: Bakteriurie und Leukozyturie).

Zu 5: Bakteriurie und Leukozyturie sind wichtige laborchemische Untersuchungsparameter für die Diagnose akute Pyelonephritis.

**Antwort 926**

Die Antwort B) ist richtig.

Bei Erkrankungen der Niere und des Urogenitaltraktes finden sich im Harnstix Nitrit, Leukozyten, eventuell Eiweiß und eine Verschiebung des pH-Wertes im Urin.

Leukozyten (Leukozyturie):

- akute und chronische Pyelonephritis,
- Zystitis, Urethritis,
- Fehlbildungen im Urogenitaltrakt,
- Steine in den ableitenden Harnwegen.

Nitrit:

- bakterielle Harnwegsinfekte,
- Pyelonephritiden (akute und chronische).

Prinzip:

Gilt als indirekter Nachweis von nitritbildenden Keimen (Bakterien) im Urin. Der häufigste Erreger von Harnwegsinfekten, E. coli, und die meisten anderen pathogenen Keime im Urogenitaltrakt reduzieren das im Harn vorhandene Nitrat zu Nitrit.

Eiweiß:

Renal-bedingte Proteinurien:

- Nephrose,
- Glomerulonephritis,
- Pyelonephritis,
- Zystenniere,
- Phenacetin-Nephropathie,
- Gichtniere.

Pathologisch-extrarenale Proteinurien:

- Koliken,
- Infarkte,
- Herzinsuffizienz (Stauungsalbuminurie),
- fieberhafte Zustände.

Benigne-extrarenale Zustände

- bei Orthostase, Lordose, körperlicher Belastung (Sport), emotionalem Stress, Unterkühlung, Überhitzung, Schwangerschaft,

Gutartige, erhöhte Proteinurien bei Nierengesunden werden bevorzugt im Alter bis 30 Jahre beobachtet (90% der Proteinurien dieser Altersgruppe!).

<u>Keton:</u>

- Stoffwechseldekompensation bei Diabetes mellitus,
- Hungerzustände (z.B. 0-Diät),
- Hyperemesis gravidarum (Schwangerschaftserbrechen),
- azetonämisches Erbrechen bei Kleinkindern,
- fieberhafte Zustände.

(Wichtiger Wert zur Kontrolle der Blutzuckereinstellung beim jugendlichen und erwachsenen Diabetiker).

<u>Bilirubin, Bilirubinurie:</u>

Beim Gesunden ist Bilirubin im Harn nicht nachweisbar. Normalerweise ist nur das direkte, konjugierte Bilirubin, welches in die Gallenwege ausgeschieden wird, wasserlöslich und damit über die Niere ausscheidbar. Das unkonjugierte, indirekte Bilirubin ist dagegen nicht über die Niere ausscheidbar.

Findet sich Bilirubin im Urin, ergeben sich folgende differenzialdiagnostische Möglichkeiten:

- intrahepatischer und extrahepatischer Verschlussikterus,
- Parenchymikterus (akute u. chronische Hepatitis) Leberzirrhose,
- Rotor- und Dubin-Johnson-Syndrom (während ikterischer Phasen).

**Antwort 927**

Die Antwort D) ist richtig.

Zu 3: Ein Papillom ist ein vom Oberflächenepithel ausgehender, meist gutartiger Tumor. Als Nierenpapillom kann er in die ableitenden Harnwege einbluten.

Zu 4: Unter hämorrhagischer Diathese wird eine verstärkte Blutungsneigung verstanden. Sie kann vorkommen bei Koagulopathien (Störung der Gerinnung), Thrombopathien (Krankheiten der Thrombozyten) und bei Vasopathien (Gefäßerkrankungen).

Zu 5: Blut im Urin (Hämaturie) gehört nicht zu den typischen Symptomen einer Hepatitis.

Jede Hämaturie ist solange auf einen Blasen- oder Nierentumor verdächtig, bis das Gegenteil bewiesen ist!

**Antwort 928**

Die Antwort A) ist richtig.

Zylinder bestehen aus Proteinen, die in den Nierentubuli bzw. Sammelrohren ausgefallen sind. In einem Zylinder können Zellen bzw. Zellreste eingelagert sein. Sie haben walzen- bzw. bandförmiges Aussehen. Man findet sie in erster Linie (aber nicht ausschließlich) bei entzündlichen Erkrankungen im Bereich des Nierenparenchyms (Pyelonephritis, Glomerulonephritis). Bei Blasenentzündungen, Harnröhrenentzündungen (Urethritiden) und Nierenkoliken ist das Nierenparenchym nicht mitbeteiligt, es finden sich hier keine Zylinder.

**Antwort 929**

Die Antwort A) ist richtig.

Die akute Glomerulonephritis ist eine primär nicht infektiöse (sondern autoimmun- bzw. mmunkomplexbedingte), abakterielle Entzündung. Es finden sich im Urin deshalb keine Bakterien oder Leukozyten.

Zu 2: Ketonkörper finden sich im Urin bei

- Stoffwechseldekompensation bei Diabetes mellitus (Keton im Urin ist ein wichtiger Wert zur Kontrolle der Blutzuckereinstellung beim jugendlichen und erwachsenen Diabetiker),
- Hungerzuständen,
- Schwangerschaftserbrechen,
- azetonämisches Erbrechen bei Kleinkindern,
- fieberhaften Zuständen.

**Antwort 930**

Die Antwort B) ist richtig.

Bei Nierenbeckenentzündung (Pyelonephritis) und Blasenentzündung (Zystitis) erwartet man Bakterien (und Leukozyten, evtl. Nitrit) im Urin.

Zu 2: Auch bei Glomerulonephritiden kann sich unter Umständen eine Bakteriurie finden. Sie ist jedoch diagnostisch nicht richtungsweisend für dieses Krankheitsbild und nicht so massiv wie bei Zystitis und Pyelonephritis.

Zu 4: Die Hepatitis (Leberentzündung) geht nicht mit einer Bakteriurie einher.

**Antwort 931**

Die Antwort E) ist richtig.

Zu 3: Der Wilms-Tumor ist ein embryonales Adenosarkom der Niere (häufigster bösartiger Nierentumor der Kindheit; Altersdurchschnitt: 3-4 Jahre).

Zu 4: Angeborene Nierenfehlbildung mit zystischer Umwandlung des Nierenparenchyms.

**Antwort 932**

Die Antwort B) ist richtig

Zu D: Bei Diabetes insipidus kommt es infolge Adiuretin (= ADH)-Mangels (zentraler Diabetes insipidus) oder fehlender Adiuretin-Wirkung an der Niere (renaler Diabetes insipidus) zu mangelhafter Wasserrückresorption in der Niere und dadurch zu starken Wasserverlusten (Polyurie).

**Antwort 933**

Die Antwort B) ist richtig.

Die Frage ist nicht eindeutig gestellt. Es wäre unseres Erachtens genauso richtig A)-E) anzukreuzen. Bakteriurie heißt ja nichts anderes als 'Bakterien im Urin'. Wie viel darin sind (und warum), bleibt dabei zunächst einmal unberücksichtigt.

Gemeint ist aber wohl: Die Anwesenheit von Bakterien im Urin wird bei Keimzahlen ab 100.000/ml als signifikante (oder pathologische) Bakteriurie bezeichnet. Bei niedrigeren Keimzahlen handelt es sich gewöhnlich um eine Verunreinigung des Urins, die bei der Miktion aus der Harnröhre und - besonders bei Frauen - aus dem äußeren Genitale stammt.

Die Grenze zwischen pathologischer Bakteriurie und sekundären Verunreinigungen des Urins liegt also zwischen 10.000 und 100.000 Keimen pro ml. Ab 100.000 Keimen/ml spricht man von einer pathologischen oder signifikanten Bakteriurie.

**Antwort 934**

Die Antwort E) ist richtig.

**Antwort 935**

Die Antwort A) ist richtig.

Der M. Addison ist eine Nebennierenrindeninsuffizienz. Da Aldosteron in der Nebennierenrinde gebildet wird, ist bei diesem Krankheitsbild der Aldosteronspiegel vermindert. Aldosteron aktiviert die Natriumrückresorption und die Kaliumausscheidung an der Niere. Bei Aldosteronmangel kommt es deshalb zur Hyperkaliämie bei Hyponatriämie.

Zu B: Bei M. Cushing besteht ein Hyperkortisolismus. Kortisol hat eine mineralokortikoide (= aldosteronähnliche) Restwirkung. Natrium wird verstärkt rückresorbiert, Kalium vermehrt ausgeschieden, es kommt zur Hypokaliämie.

Zu C, D, und E: alle genannten Erkrankungen oder Symptome würden zu einer Hypokaliämie führen.

**Antwort 936**

Die Antwort A) ist richtig.

Beim Gichtkranken ist die Harnsäure (nicht der Harnstoff) erhöht.

**Antwort 937**

Die Antwort C) ist richtig.

Beim spezifischen Gewicht wird das Gewichtsverhältnis von 1 l Urin zu 1 l Wasser bestimmt. Die Höhe des spezifischen Gewichts ist abhängig von der Anzahl und der Masse der Teilchen im Urin. Man bedient sich bei dieser Untersuchung eines geeichten Urometers bzw. neuerdings des Urinstix.

Normalwerte: 1001-1040

.Bei normaler Nierenfunktion ist das spezifische Gewicht weitgehend von der Flüssigkeitsbilanz abhängig.

Bei reichlichem Wasserlassen (z.B. nach Biergenuss) ist das Harnvolumen groß, die Harnfarbe fast wasserhell und das spezifische Gewicht sehr niedrig (um 1001).

Im Durstzustand oder nach starkem Schwitzen wird der spärlich fließende Urin dunkel-bernsteinfarben sein, und das spezifische Gewicht ist hoch (maximal 1040). Eiweiß im Urin erhöht das spezifische Gewicht.

Die klassische Ausnahme von dieser Regel ist der Diabetes mellitus: Trotz großer

(osmotischer) Diurese und heller Harnfarbe ist das spezifische Gewicht hier hoch (z.B. 1028), da durch erhöhten Glukosegehalt des Urins das Wasser vermehrt gebunden wird.
Das spezifische Gewicht kann ebenfalls aufgrund von fortgeschrittenen chronischen Nephropathien verändert sein:

- Pyelonephritis,
- interstitielle Nephritis,
- renaler Diabetes insipidus,
- polyurische Phase des akuten Nierenversagens.

**Antwort 938**
Die Antwort E) ist richtig.
Leukozyten lassen sich zwar mit Hilfe eines Harnstreifens feststellen, nicht jedoch Leukozytenzylinder. Diese sieht man nur im Harnsediment unter dem Mikroskop.

**Antwort 939**
Die Antwort E) ist richtig.
Ja, was soll man zu so einer (und vielen ähnlichen) Fragen sagen? Vielleicht: Es ist eine Schande, dass niemandem eine bessere (sinnvollere) eingefallen ist?
Es ist unseres Erachtens unsinnig, hunderte von Labornormwerten auswendig zu lernen. Die stehen heutzutage auf jedem Computerausdruck des Labors.

**Antwort 940**
Die Antwort C) ist richtig.
Harnstoff wird in der Leber gebildet und ist das wichtigste Endprodukt des Eiweißstoffwechsels. Die Harnstoffwerte im Serum erhöhen sich einerseits bei erhöhter Eiweißzufuhr andererseits bei eingeschränkter Nierenfunktion.

**Antwort 941**
Die Antwort B) ist richtig.
Die Polyglobulie und die Polycythaemia vera sind (zusammen mit der Sichelzellanämie) die einzigen Erkrankungen, die mit einer Verlangsamung der Blutsenkung einhergehen.

**Antwort 942**
Die Antwort D) ist richtig.
Zu 5: Normalwerte des Hämoglobin bei Männern: 13,5 - 17 g/dl.

**Antwort 943**
Die Antwort A) ist richtig.
Zu A: Gängige Laborwerte zur Abklärung einer akuten Pankreatitis sind Amylase und Lipase.

**Antwort 944**
Die Antwort B) ist richtig.

**Antwort 945**
Die Antwort C) ist richtig.
Zucker im Urin findet sich bei:

- Diabetes mellitus,
- Glukosurie bei Nierenschäden,
- signifikant erniedrigte Nierenschwelle für Glukose (renale Glukosurie),
- alimentäre Glukosurie (auch beim Nierengesunden nach kohlenhydratreichen Mahlzeiten oder Glukosebelastung).

**Antwort 946**
Die Antwort C) ist richtig.
Bilirubin (Gallenfarbstoff) ist das Abbauprodukt des Hämoglobins aus dem Erythrozytenabbau. Hämoglobin wird in 'Häm' und 'Globin' gespalten. 'Häm' wird zunächst in Biliverdin (grünlich) umgewandelt. Dieses wird in das wasserunlösliche, indirekte, unkonjugierte Bilirubin (gelblich-bräunlich) umgebaut. Bis das Bilirubin zur Konjugation an der Leber angelangt ist, muss es im Blut (aufgrund seiner Wasserunlöslichkeit) an Albumin gebunden werden. Bei der Aufnahme des Bilirubins in die Leberzelle wird das Albumin wieder abgespalten. Bilirubin wird mit Glukuronsäure konjugiert, und es entsteht das wasserlösliche, direkte, konjugierte

Bilirubin. Dieses wird über die Galle in dem Darm abgegeben. Unter Einfluss der Dickdarmbakterien bildet sich Urobilinogen, dieses wird zu ca. 20-90% im sog. enterohepatischen Kreislauf in den Körper rückresorbiert. Es kann nun auf dem Blutweg zur Niere gelangen und dort mit dem Urin ausgeschieden werden, oder es gelangt über das Blut zur Pfortader und wird über die Leber wieder der Galle zugeführt. Der andere Teil des Urobilinogens wird im Darm zu Sterkobilinogen und Sterkobilin umgewandelt (diese sind verantwortlich für die braune Stuhlfarbe) und mit dem Stuhl ausgeschieden.

Zu 1: Bei schweren Darmerkrankungen kann kein Bilirubin im Urin nachgewiesen werden.

Zu 2: Bei einem hämolytischen Ikterus kommt es durch die gesteigerte Hämolyse zu einer Erhöhung des unkonjugierten Bilirubins im Serum, da die Leberkapazität nicht ausreicht, um das gesamte Bilirubin weiter zu verstoffwechseln. Da das ansteigende unkonjugierte Bilirubin nicht wasserlöslich ist, kann es nicht über die Niere ausgeschieden werden. Beim hämolytischen Ikterus erscheint also kein Bilirubin im Urin.

Zu 3: Bei einem intrahepatischen Ikterus ist oft die Aufnahme und die Konjugation des unkonjugierten Bilirubins ohne weiteres möglich. Das Problem ergibt sich erst bei der Abgabe des konjugierten Bilirubins. Diese ist durch die pathologischen Veränderungen in der Leberzelle nicht mehr möglich. Das konjugierte Bilirubin diffundiert zurück ins Blut und wird - da es wasserlöslich ist - über die Niere in den Urin ausgeschieden.

Zu 4: Beim posthepatischen Verschlussikterus (z.B. durch einen Gallenstein oder ein Pankreaskopfkarzinom) kommt es, aufgrund der Behinderung des Galleabflusses, zu einer Diffusion des konjugierten Bilirubins zurück ins Blut. Dieses wird dann wieder über die Niere in den Urin ausgeschieden.

**Antwort 947**

Die Antwort C) ist richtig.

Die BSG oder Blutkörperchensenkungsgeschwindigkeit ist ein unspezifischer Suchtest, der orientierend Hinweise auf das Bestehen einer Krankheit gibt. Bei Entzündungen im Körper ist die BSG normalerweise erhöht.

**Antwort 948**

Die Antwort B) ist richtig.

Normwerte der Erythrozyten:

- Männer: 4,6-6,2 Mio/mm$^3$,
- Frauen: 4,2-5,4 Mio/mm$^3$.

**Antwort 949**

Die Antwort C) ist richtig.

Normwerte der Thrombozyten:

150 000-400 000/mm$^3$ oder mit anderen Einheiten angegeben:

150-300 (Einheit:1000/µl) bzw. 150 000-300 000 /µl.

**Antwort 950**

Die Antwort E) ist richtig.

Zu 1: Thromboplastinzeit = Quick-Wert = Prothrombinzeit. Mit ihr werden die Gerinnungsfaktoren: I, II, V, VII, X geprüft.

Zu 2: Die partielle Thromboplastinzeit= PTT prüft die Gerinnungsfaktoren II, V, VIII, IX, X, XI?, XII.

Zu 3: Die Blutungszeit (= Zeit zwischen Gefäßverletzung und erstem, durch Thrombozyten vermitteltem, noch nicht stabilem Wundverschluss, Zeit der Blutungsstillung) ist eine Suchmethode zur Feststellung von Störungen im Gerinnungssystem u./o. der Thrombozytenfunktion. In jeder Praxis einfach durchzuführen: Einstich mit Lanzette in Fingerbeere,

Dauer bis zum Blutungsstillstand wird registriert (120-300 s).

Zu 4: Die Blutgerinnungszeit beginnt nach Abschluss der Blutungszeit und dauert an bis zum stabilen Gefäßverschluss ca. 5-7 Minuten.

Zu 5: Der Rumpel-Leede-Test ist ein Prinzip zur Überprüfung der Kapillarresistenz, die abhängig ist von der Funktion der Gefäße und von der Zahl und Funktion der Thrombozyten: Nach 10-15 Min. venöser Stauung mit der Blutdruckmanschette (bei tastbarem Radialispuls!) treten punktförmige Blutungen unterhalb der Stauungsmanschette auf. (Test auch mittels Saugglocke möglich.) Das Auftreten von Petechien ist ein Hinweis auf Kapillarstörungen oder Thrombozytopenien.

**Antwort 951**

Die Antwort E) ist richtig.

Normwert der Thrombozyten:

150-300 (Einheit:1000/µl) bzw.

150 000-300 000 /µl.

**Antwort 952**

Die Antwort E) ist richtig.

Eine Eosinophilie findet sich u.a. bei Allergien (z.B. Asthma bronchiale); bei Parasitosen (z.B. Trichinose); bei Infektionskrankheiten (Scharlach); bei Kollagenosen; bei Tumoren; bei hormoneller Dysregulation (z.B. M. Addison = Nebennierenrindenunterfunktion); bei Krankheiten des hämopoetischen Systems (z.B. chronisch-myeloische Leukämie), M. Hodgkin; nach Medikamenten; bei Hauterkrankungen.

**Antwort 953**

Die Antwort D) ist richtig.

Zu 3: Der Typhus abdominalis zeigt eine Lymphozytose.

Zu 5: Masern zeigen eine Lymphopenie.

**Antwort 954**

Die Antwort C) ist richtig.

Bei Gesunden ist Bilirubin im Harn nicht nachweisbar. Praktisch nur das konjugierte (direkte) Bilirubin ist ausscheidungsfähig und erscheint im Urin. Eine Ausscheidung von Bilirubin kann man finden bei intra- und extrahepatischem Verschlussikterus, ferner bei Parenchymikterus, wie akuter oder chronischer Hepatitis und Zirrhose. Beim Rotor- und Dubin-Johnson-Syndrom (erbliche Defekte im Bilirubinstoffwechsel) ist während der ikterischen Phasen Bilirubin im Harn nachweisbar.

**Antwort 955**

Die Antwort E) ist richtig.

Gamma-GT (Gammaglutamyltransferase) ist ein Enzym, das vor allem in den Nieren, der Leber (insbesondere in den intrahepatischen Gallenwegepithelien), dem Pankreas, der Milz und im Dünndarm vorkommt. Es gehört zu den Transaminasen, die bei gesteigertem Zelluntergang vermehrt ins Serum freigesetzt werden.

Ebenso ist das Enzym bei Cholestase (Rückstau von Galle) erhöht.

Leber- und Gallenwegserkrankungen führen deshalb in der Regel zu einem Anstieg der gamma-GT.

Enzymdiagnostik bei Lebererkrankungen:

- Zellintegrität: GOT, GPT, GLDH, gamma-GT, Eisen, Ferritin,
- Cholestase: AP, LAP, gamma-GT, Bilirubin,
- Stoffwechselleistung/Leberfunktion: CHE (ist pathologisch erniedrigt), Albumin, Quick-Wert, Eisen.

**Antwort 956**

Die Antwort B) ist richtig.

Der Normwert der Glukose sollte nüchtern zwischen 70-120 mg/dl liegen.

In Ausnahmefällen wird auch noch der Orale Glukosetoleranztest durchgeführt. Hierzu werden nach einer Nüchternblutentnahme 75g Glukose zugeführt, erneute Blutzuckerbestimmung (60) und 120 min nach der Zuckeraufnahme. Normwerte:
Glukose nach 1 Std.: <200 mg/dl,
Glukose nach 2 Std.: <140 mg/dl.

**Antwort 957**

Die Antwort B) ist richtig.
Bei Nierenfunktionsstörungen kommt es zu einem Anstieg von Kreatinin, Harnstoff und Kalium.

**Antwort 958**

Die Antwort A) ist richtig.
Die vermehrte Ausscheidung von Urobilinogen im Urin ist ein Befund, der in zweierlei Hinsicht Verdacht erwecken muss:

- Gestörte Leberfunktion:
  - Infolge einer primären Lebererkrankung = D) und E),
  - sekundär infolge Beteiligung der Leber bei anderen Erkrankungen = C),
- Gesteigerter Hämoglobin-Abbau:
  - Infolge einer primär hämolytischen Erkrankung = B),
  - sekundär bei anderen Erkrankungen.

**Antwort 959**

Die Antwort B) ist richtig.
Die Harnstix-Untersuchung gibt Hinweise auf folgende Erkrankungen:

- Bei Erkrankungen der Niere und des Urogenitaltraktes finden sich Nitrit, Leukozyten und eventuell Eiweiß und eine pH-Wert-Verschiebung im Urin.
- Bei Diabetes mellitus finden sich Glukose und evtl. Keton im Urin (ketoazidotisches Koma).
- Bei Erkrankungen der Leber sind Urobilinogen und Bilirubin nachweisbar.

Erythrozyten und Hämoglobin finden sich bei Blutungen im Urogenitaltrakt (z.B. Nierentumor, Blasenpapillom, Nierensteine u. a).

**Antwort 960**

Die Antwort D) ist richtig.
Das spezifische Gewicht des Harns ist ein Indiz für die Konzentrationsfähigkeit der Nieren. Das spezifische Gewicht wird im 24-Stunden-Urin gemessen.
Zu A: Zur Uringewinnung sollte i. d. R. Mittelstrahlurin genommen werden, da die Urinprobe nicht durch Leukozyten, Erythrozyten, Bakterien usw. verunreinigt sein sollte. (Katheterurin oder Blasenpunktionsurin bleibt Ausnahmefällen vorbehalten).
Zu B: Für die meisten Untersuchungzwecke hat sich der Morgenurin bewährt, der im Allgemeinen durch die lange Verweildauer eine Zusammensetzung besitzt, die nicht durch tageszeitliche Schwankungen, Ernährung, Flüssigkeitsaufnahme oder körperlichen Belastung (und somit Schwitzen) verändert ist. (Für die Untersuchung auf eine Glukosurie ist allerdings am besten ein Urin geeignet, der etwa 2 Stunden nach einer kohlenhydratreichen Mahlzeit gelassen wurde.)
Zu C: Auch Spontanurin sollte als Mittelstrahlurin gewonnen werden.

**Antwort 961**

Die Antwort D) ist richtig.
Zu 1: Bilirubin verfärbt den Urin rotbraun bis dunkelbraun - im Gegensatz zu anderen Verfärbungen mit dem für Bilirubin typischen Schüttelschaum.
Zu 2: Bei einer massiven Hämolyse verfärbt sich der Urin nahezu schwarz.
Zu 3: Beim Diabetes mellitus ist der Urin aufgrund der osmotischen Diurese nicht dunkelgelb, sondern hellgelb, hat jedoch ein hohes (bzw. normales) spezifisches Gewicht (ca. 1028).

**Antwort 962**

Die Antwort D) ist richtig.

Ursachen der bakteriellen Leukozyturie:

- akute und chronische Pyelonephritis,
- entzündliche Erkrankungen der ableitenden Harnwege (wie z.B. Cystitis, Urethritis),
- angeborene oder erworbene Harntransportstörungen (Fehlbildungen, Steine).

Ursachen der abakteriellen Leukozyturie:

- abheilende Harnwegsinfekte,
- Analgetika-Nephropathien,
- Glomerulopathien,
- Intoxikationen,
- Infektion durch Trichomonaden, Gonokokken, Mykoplasmen, Viren, Mykosen (diese Erreger wachsen auf Eintauchnährböden nicht an!)
- Tumore,
- Harntransportstörungen,
- Bilharziose (Auslandsanamnese!),
- Tbc der Nieren oder des Urogenitaltrakts (die abakterielle Leukozyturie ist oft einziger Hinweis).

Zu 1: Eine Leukämie geht nicht mit einer Leukozyturie (Leukozyten im Urin) einher.

**Antwort 963**

Die Antwort B) ist richtig.

**Antwort 964**

Die Antwort D) ist richtig.

Zu 2: Im Urinstix wird Nitrit nachgewiesen, nicht Nitrat - das war doch wohl etwas unfair ...

**Antwort 965**

Die Antwort D) ist richtig.

Zu 7: Im Urinstix wird Nitrit - nicht Nitrat - nachgewiesen. Ergänzend können im Urinstix noch die Werte für Glukose und Leukozyten abgelesen werden, sowie der pH-Wert.

**Antwort 966**

Die Antwort C) ist richtig.

Bei der Sedimentuntersuchug des Urins kann man unter dem Lichtmikroskop neben Bakterien und Protozoen (Trichomonaden) auch Pilze erkennen. Da es die richtige Antwortkombination 1, 3 und 4 sind richtig nicht gibt, haben wir uns für die Antwort C) entschieden. Das mittlerweile nicht mehr in Erscheinung tretende Pockenvirus war so groß, dass es im Lichtmikroskop zu erkennen war. Dies hat aber bei der Urindiagnostik nie eine Rolle gespielt.

**Antwort 967**

Die Antwort C) ist richtig.

Zu A: Der M. Cushing ist eine Überfunktion der Nebennierenrinde mit vermehrter Produktion von Glukokortikoid. Glukokortikoid hat eine mineralokortikoide Restwirkung ('wie Aldosteron = Mineralkortikoid). Es wird also Natrium rückresorbiert und Kalium ausgeschieden. Dadurch kann es zu einer Hypokaliämie kommen.

Der M. Addison ist eine Unterfunktion der Nebennierenrinde. Durch Kortisolmangel kommt es hier zur genau gegensätzlichen Elektrolytverschiebung: Natrium wird ausgeschieden, Kalium wird resorbiert. Der M. Addison geht also mit einer Hyperkaliämie einher.

Zu B und E: Diarrhö führt - wie auch der vermehrte Gebrauch von Abführmitteln (Laxanzien) und 'Wassertabletten' (Diuretika) - zum Kaliumverlust.

Zu D: Starkes Erbrechen kann zu Kalium- und Wasserverlust (Exsikkose) führen.

**Antwort 968**

Die Antwort E) ist richtig.

Alle angegebenen Erkrankungen können zur Leukozytenerhöhung führen.

**Antwort 969**

Die Antwort E) ist richtig.

Die Blutsenkungsreaktion ist eine sehr unspezifische Suchreaktion. Eine normale Blutsenkung schließt eine Erkrankung prinzipiell nicht aus. Auch die erwähnten Krankheitsbilder können im Einzelfall mit normalen Blutsenkungsreaktionen einhergehen.

**Antwort 970**

Die Antwort B) ist richtig.

Die Laborwerte schwanken je nach Bestimmung von Labor zu Labor. Wir lieben solche Fragen nicht, da eine allgemein gültige Aussage schwer zu treffen ist: In einigen Lehrbüchern wären 4000 Leukozyten pro µl z.B. normal (dann wäre A richtig).

Als gängigen Standard empfehlen wir notgedrungen die Blutbild-Normalwerte aus dem Pschyrembel (Klinisches Wörterbuch) zu lernen. Hier werden die Normalwerte für Leukozyten mit 4800 bis 10 000/µl angegeben. Meistens berufen sich die Gesundheitsämter auf diese Werte.

**Antwort 971**

Die Antwort D) ist richtig.

Normalwerte der Blutsenkung:

Männer: 3-8 mm nach der 1. Stunde; 5-18 mm nach der 2. Stunde,

Frauen: 6-11 mm nach der 1. Stunde; 6-20 mm nach der 2. Stunde.

**Antwort 972**

Die Antwort B) ist richtig.

Normwerte im Differenzialblutbild:

<u>Granulozyten:</u>

- neutrophile 55 - 70%,
  - * stabkernige 3 - 5%,
  - * segmentkernige 50 - 70%,
  - * übersegmentierte vereinzelt,
- eosinophile 2 - 4%,
- basophile 0 - 1%,

<u>Lymphozyten</u> 25 - 40%,

<u>Monozyten</u> 2 - 6%.

**Antwort 973**

Die Antwort B) ist richtig.

Bei chronischen Erkrankungen kommt es häufig zu einer sekundäre Anämie (Entzündungsanämie, Tumoranämie).

Es handelt sich um eine mäßig ausgeprägte, normochrome, seltener hypochrome Anämie. Der Serumeisenspiegel ist vermindert, die Eisenspeicher sind jedoch im Gegensatz zur Eisenmangelanämie voll (Speichereisen = Ferritin erhöht).

**Antwort 974**

Die Antwort C) ist richtig.

Malariaerreger (Plasmodium sp.) befallen nur Erythrozyten und Leberzellen. In den anderen genannten Geweben oder Flüssigkeiten lassen sich die Malariaerreger nicht nachweisen.

Der Plasmodiennachweis erfolgt im Blutausstrich oder im „dicken Tropfen". Der „dicke Tropfen" ist eine Anreicherungsmethode des normalen Blutausstrichs: Dazu wird ein Blutstropfen auf einem Objektträger verrührt. Nach Lufttrocknung Hämolyse in destilliertem Wasser, anschließend Färbung und Mikroskopie. Dadurch wird eine 15-20fache Anreicherung der Erreger erreicht. Als weiteres Verfahren steht zum Nachweis des Erregerantigens von Plasmodium falciparum, des Erregers der Malaria tropica, ein laborchemischer Schnelltest zur Verfügung (MalaQuick, ParaSight).

**Antwort 975**

Die Antwort B) ist richtig.

Das indirekte, unkonjugierte, albumingebundene, nicht-wasserlösliche Bilirubin ist bei hämolytischen Anämien erhöht.

Die anderen genannten Erkrankungen führen i.d.R. zu einer Erhöhung des direkten, konjugierten Bilirubins.

**Antwort 976**

Die Antwort C) ist richtig.

**Antwort 977**

Die Antwort C) ist richtig.

Das Prostata-spezifische Antigen (PSA), wird v. a. von Epithelzellen der Prostatadrüsen sezerniert (Referenzbereich: <2,5 ng/ml Serum, maximal - je nach Alter 4,0 ng/ml. Erhöhte PSA-Konzentrationen finden sich bei Prostatakarzinom, benigner Prostatahyperplasie, Prostatitis, nach transurethraler Prostataresektion, Prostatabiopsie oder -massage. Diagnostisch wird der PSA-Wert als Screening-Wert (Suchtest) zur Früherkennung des Prostatakarzinom und als Tumormarker zur Verlaufskontrolle eingesetzt.

Zu A: Die Laktatdehydrogenase (Abk. LDH) ist ein Enzym, das bei Milchsäuregärung Pyruvat (Endprodukt der Glykolyse) zu L-Laktat reduziert. Als wichtiger Laborwert gibt die LDH (mit 5 Isoenzymen) Hinweise auf Schädigung verschiedener Organsysteme, z. B. Herzinfarkt, Blut-, Leber und Muskelerkrankungen, auf Tumoren und Zellzerfall).

Zu B: Alphafetoprotein (Abk. AFP) wird im Dottersack, in der fetalen Leber und in Zellen des Verdauungstrakts (auch im Erwachsenenalter) produziert. Erhöhte Serumwerte zeigen sich insbesondere bei Lebererkrankungen (v. a. Leberzirrhose und Hepatitis) und Tumoren (v. a. primäres Leberzellkarzinom und Keimzelltumor).

Zu D: Die alkalische Phosphatase (Abk. AP), ein Enzym, kommt v. a. in Leber, Knochen, Dünndarmschleimhaut und Gallenwegepithel vor. Eine Erhöhung des AP-Laborwertes findet sich v. a. bei Knochenerkrankung und Knochenmetastasen mit gesteigerter Aktivität der Osteoblasten (Frühsymptom bei Rachitis), bei Leber- und Gallenwegerkrankungen (Verschlussikterus).

Zu E: Das carcinoembryonale Antigen (Abk.: CEA), ein Glykoprotein, gehört zur Gruppe der Tumorantigene und wird normalerweise nur von embryonalen Zellen synthetisiert. CEA ist ein empfindlicher, jedoch nicht spezifischer Tumormarker insbesondere bei kolorektalem Karzinom, Bronchial- und Mammakarzinom zum Nachweis von Tumorprogredienz bzw. Metastasierung sowie zur Verlaufskontrolle nach Tumorresektion oder während zytostatischer Therapie. Referenzbereich beim Gesunden 1,5-5 ng/ml Serum; bei gesunden Rauchern und Patienten mit Lebererkrankungen sind höhere Werte möglich.

**Antwort 978**

Die Antwort D) ist richtig.

Während bei einer Hämaturie intakte Erythrozyten ausgeschieden werden, enthält der Harn bei einer Hämoglobinurie freies Hämoglobin. Dieses erscheint im Urin, wenn ein Zerfall von Erythrozyten im Gefäßsystem (intravasal), in der Niere (intrarenal) oder im Urin selbst stattgefunden hat.

Myoglobin ist der dem Hämoglobin ähnliche rote Muskelfarbstoff. Es dient als Sauerstoffspeicher im Muskelgewebe.

Eine Myoglobinurie ist im Allgemeinen auf eine Muskelverletzung oder eine Muskelnekrose zurückzuführen.

Als Ursachen einer Hämoglobinurie oder Myoglobinurie gelten:

- schwere hämolytische Anämien,
- schwere Vergiftungen,
- schwere Infektionskrankheiten,
- Verbrennungen,

- intensive körperliche Anstrengung (auch Training im Sport),
- Herzinfarkt,
- Muskelverletzungen, progressive Muskelerkrankungen.

**Antwort 979**

Die Antwort A) ist richtig.

Während der Schwangerschaft kommt es meist zu einer leichten Anämie. Die Zellzahl der roten Blutkörperchen und damit auch der Hämatokritwert nimmt ab.

Hämatokrit:

Definition: Prozentualer Anteil der zellulären Bestandteile am Blutvolumen, (Anteil Zellen zu Plasma).

Normalwerte: weiblich 37-48%; männlich 40-52%.

Ab HK > 60% kritischer Anstieg der Blutviskosität (Viskosität = "Zähigkeit") mit der Gefahr thromboembolischer Komplikationen.

Zu B und C: Wässrige Durchfälle und starkes Schwitzen führen über Flüssigkeitsverlust zu einer "Eindickung" des Blutes mit Hämatokritanstieg.

Zu D und E: Die physiologische (Polyglobulie) und bösartige (Polycythaemia vera) Vermehrung der roten Blutkörperchen führt zum Anstieg des Hämatokrits.

**Antwort 980**

Die Antwort A) ist richtig.

Störungen des Säure-Basen-Haushalts lassen sich entsprechend der pH-Veränderung in Azidosen (pH erniedrigt) und Alkalosen (pH erhöht) unterteilen. Entsprechend der auslösenden Ursache spricht man von metabolisch oder respiratorisch bedingten Azidosen bzw. Alkalosen.

Bei Azidosen kommt es durch Austritt von Kalium aus der Zelle (im Austausch mit Wasserstoffionen) zu einer Hyperkaliämie.

Zu B, C, D und E: Diese Krankheiten bzw. medikamentösen Therapien gehen mit einer Hypokaliämie einher.

**Antwort 981**

Die Antwort D) ist richtig.

Hämolytische Anämien führen zum verstärkten Abbau des Blutfarbstoffes Hämoglobin. Aus dem Häm des Blutfarbstoffes entsteht zunächst (grünliches) Biliverdin. Aus Biliverdin entsteht das wasserunlösliche, an Albumin gebundene, indirekte (unkonjugierte) Bilirubin. In den Leberzellen wird dieses Bilirubin in wasserlösliches, direktes (konjugiertes) Bilirubin umgewandelt, welches dann über die Gallenwege in den Dünndarm ausgeschieden wird.

Da die Leber das vermehrt anfallende unkonjugierte Bilirubin nicht vollständig weiterverarbeiten kann, steigt bei hämolytischer Anämie das indirekte, unkonjugierte, nicht wasserlösliche Bilirubin im Plasma an.

Zu A: GLDH ist ein Enzym, welches sich bei Zellschäden der Leber erhöht im Serum findet.

Zu B: Hämopexin ist ein Glykoprotein, welches das freie Häm und seine Derivate bindet und zum Abbau in das Monozyten-Makrophagen-System transportiert. Erniedrigte Konzentration findet sich bei massivem Erythrozytenabbau, wenn die Bindungskapazität von Haptoglobin erschöpft ist.

Zu C: Haptoglobin ist ein Glykoprotein, welches freies Hämoglobin bindet und zum Monozyten-Makrophagen-System transportiert. Bei Hämolyse ist das Haptoglobin vermindert.

Zu E: Transferrin ist ein Gykoprotein, welches im Serum freies Eisen transportiert. Transferrin ist erhöht bei Eisenmangel und in er Schwangerschaft, erniedrigt bei chronischem Infekt, bösartigen Tumoren und Lebererkrankungen.

**Antwort 982**

Die Antwort A) ist richtig.

Das Alphafetoprotein (AFP) ist ein Tumormarker für das hepatozelluläre Karzinom.

Zu B: Ein Tumormarker für Kolonkarzinome ist CEA (carcinoembryonales Antigen).

Zu C und D: Ein Tumormarker für differenzierte Schilddrüsenkarzinome ist das Thyreoglobulin.

Zu E: Der Tumormarker für das Prostatakarzinom ist PSA (prostataspezifisches Antigen).

**Antwort 983**

Die Antwort A) ist richtig.

Ein positiver Hämoccult®-Test ist solange ein Karzinom, bis das Gegenteil bewiesen ist. Als weitergehende Untersuchung wäre zunächst eine Spiegelung des gesamten Dickdarms indiziert. Bringt diese Untersuchung keinen Befund, muss auch noch eine Ösophago-Gastro-Duodenoskopie vorgenommen werden.

**Antwort 984**

Die Antwort B) ist richtig.

Zu 1: Das im Urin (pathologisch) nachweisbare Bilirubin ist das direkte konjugierte Bilirubin.

Zu 2: Bei Hämolyse ist das indirekte unkonjugierte Bilirubin erhöht.

Zu 4: Mäßige Bilirubinerhöhungen finden sich z. B. bei einigen angeborenen Krankheitsbildern, die meist nur mit leichter Symptomatik einhergehen (z. B. M. Meulengracht).

Zu 5: Das indirekte unkonjugierte Bilirubin ist an Albumin gebunden und nicht wasserlöslich.

**Antwort 985**

Die Antwort C) ist richtig.

Durch unsachgemäße Blutentnahme kann ein falsch erhöhter Kaliumwert erhalten werden.

**Antwort 986**

Die Antwort B) ist richtig.

Ferritin ist die wichtigste Speicher- und Transportform des Eisens. Bei einer Eisenmangelanämie ist Ferritin (und Eisen) im Serum vermindert.

Zu A, C und E: Diese Befunde wären typisch für eine hämolytische Anämie.

Zu D: Dieser Befund wäre typisch für eine Vitamin-B12- oder Folsäureanämie.

**Antwort 987**

Die Antwort D) ist richtig.

Der Tumormarker für das papilläre (differenzierte) Schilddrüsenkarzinom ist Thyreoglobulin. Calcitonin ist der Tumormarker für das C-Zellkarzinom der Schilddrüse.

**Antwort 988**

Die Antwort E) ist richtig.

Eosinophilie findet sich u. a. bei

- Wurmbefall, Parasiten,
- allergische Krankheitsbilder (Heuschnupfen, Asthma),
- anaphylaktische Zustände,
- Scharlach,
- Lymphogranulomatose (M. Hodgkin),
- nach überstandenem Infekt ("Morgenröte der Genesung"),
- nach bestimmten Medikamenten.

**Antwort 989**

Die Antwort C) ist richtig.

Vitamin B12 (Cobalamin) wird für die DNA-Synthese und damit für die Zellteilung benötigt. Bei Vitamin-B12-Mangel kommt es zu einer Panzytopenie im Blut, alle Blutzellen werden vermindert gebildet:

Anämie, Leuko(zyto)penie, Thrombo(zyto)penie.

**Antwort 990**

Die Antworten A) und C) sind richtig.

Beim Gesunden ist Bilirubin im Harn nicht nachweisbar. Normalerweise ist nur das direkte, konjugierte Bilirubin, welches in die Gallenwege ausgeschieden wird, wasserlöslich. Dieses wird aber physiologisch mit der Galle in den Darm ausgeschieden.

Das unkonjugierte, indirekte Bilirubin ist nicht wasserlöslich und kann deshalb nicht über die Niere ausgeschieden werden.

Findet sich Bilirubin im Urin, ergeben sich folgende differenzialdiagnostischen Möglichkeiten:

- Intrahepatischer und extrahepatischer Verschlussikterus,
- Parenchymikterus (akute u. chronische Hepatitis) Leberzirrhose,
- Rotor- und Dubin-Johnson-Syndrom (während ikterischer Phasen).

**Antwort 991**

Die Antwort C) ist richtig.

Die Werte für Bilirubin, Urobilinogen, Nitrit und Protein sind Normalbefunde.

Die deutlich erhöhten Werte für Glukose und Keton sprechen für eine Stoffwechseldekompensation bei Diabetes mellitus, für ein diabetisches ketoazidotisches Koma.

**Antwort 992**

Die Antworten A) und D) sind richtig.

Zu A: Bei akuter Nebennierenrindeninsuffizienz fallen die in der äußersten Schicht der Nebennierenrinde gebildete Mineralokortikoide aus.

Das wichtigste Mineralokortikoid ist das Aldosteron. Es ist an der Regulierung des Wasser- und Elektrolythaushaltes beteiligt. Es fördert die Natrium-Rückresorption der Niere. Mit Natrium wird auch Wasser rückresorbiert. Die Ausscheidung von Kalium- und Wasserstoffionen wird durch Aldosteron gefördert. Auf diese Weise werden über den Elektrolythaushalt der Wasserhaushalt und damit die Blutmenge beeinflusst. Fällt Aldosteron aus, kommt es zu einer Hyponatriämie und Hyperkaliämie.

Zu B und C: Beim Hyperaldosteronismus (Conn-Syndrom) kommt es zu einer Hypernatriämie und Hypokaliämie.

Zu D: Kalium wird über die Niere ausgeschieden. Bei fortgeschrittener Niereninsuffizienz kann schon Genuss von großen Mengen Obst (oder Diätsalz auf Kaliumbasis) eine lebensbedrohliche Hyperkaliämie verursachen.

Zu E: Beim Hyperkortisolismus oder Cushing-Syndrom kommt es aufgrund der mineralokortikoiden Restwirkung der Glukokortikoide zu vermehrter Natriumrückresorption vermehrter Kaliumausscheidung. Dies führt zur hypokaliämischen Hypertonie.

**Antwort 993**

Die Antwort D) ist richtig.

Zu 7: Im Urinstix wird Nitrit - nicht Nitrat - nachgewiesen.

Ergänzend können im Urinstix noch die Werte für Urobilinogen und Blut im Urin abgelesen werden, sowie das spezifische Gewicht.

**Antwort 994**

Die Antwort C) ist richtig

Zu 1: Die Anzahl der Neutrophilen Granulozyten mit 70 % ist korrekt (bzw. 50-70 %), da man die Anzahl in das Verhältnis zu den Leukozyten (nicht zu den Granulozyten) setzt. Ein Anteil von 25-40 % Lymphozyten an den Leukozyten schließt somit die Prozentangabe der Neutrophilen Granulozyten nicht aus.

Zu 3: Antikörper werden von Plasmazellen gebildet. Diese stammen von den B-Lymphozyten ab.

Zu 4: Die neutrophilen Granulozyten dienen der unspezifischen Abwehr. Sie phagozytieren Bakterien und Fremdkörper. Sie befinden sich nur ca. für 6-15 h im Blut und gehen danach ins Gewebe über. Die mittlere Lebenszeit beträgt etwa 5 Tage. Ca. 50 % der intravasalen neutrophilen Granulozyten zirkulieren nicht, sondern haften an der Endothelwand. Diese 'ruhenden Zellen' können in Stresssituationen, durch Kortisol- und Adrenalinwirkung, schnell mobilisiert werden. Deshalb nimmt die Zahl der neutrophilen Granulozyten im Blut in der ersten Phase der Krankheit rasch zu.

**Antwort 995**

Die Antwort C) ist richtig.

Finden sich vermehrt stabkernige, jugendliche Formen oder Metamyelozyten, spricht man von reaktiver Linksverschiebung (z. B. bei bakteriellen Infektionen).

Finden sich unreife neutrophile Granulozyten (Myeloblast, Promyelozyt, Myelozyt) des Knochenmarks im Blut, spricht man von einer pathologischen Linksverschiebung des Differentialblutbildes.

Übersegmentierte Granulozyten sind 'überaltert' (z. B. bei Vitamin-B-12-Mangel). Finden sich diese Formen vermehrt im Differentialblutbild, wird von 'Rechtsverschiebung' gesprochen.

**Antwort 996**

Die Antwort C) ist richtig.

Zucker im Urin findet sich bei:

- Diabetes mellitus,
- Glukosurie bei Nierenschäden,
- signifikant erniedrigte Nierenschwelle für Glukose (renale Glukosurie),
- alimentäre Glukosurie (auch beim Nierengesunden nach kohlenhydratreichen Mahlzeiten oder Glukosebelastung).

**Antwort 997**

Die Antwort C) ist richtig.

Beim spezifischen Gewicht wird das Gewichtsverhältnis von 1 l Urin zu 1 l Wasser bestimmt. Die Höhe des spezifischen Gewichts ist abhängig von der Anzahl und der Masse der Teilchen im Urin. Man bedient sich bei dieser Untersuchung eines geeichten Urometers bzw. neuerdings des Urinstix. Normalwert: 1001-1040.

Bei normaler Nierenfunktion ist das spezifische Gewicht weitgehend von der Flüssigkeitsbilanz abhängig.

Bei reichlichem Wasserlassen (z. B. nach Biergenuss) ist das Harnvolumen groß, die Harnfarbe fast wasserhell und das spezifische Gewicht sehr niedrig (um 1001).

Im Durstzustand oder nach starkem Schwitzen wird der spärlich fließende Urin dunkel-bernsteinfarben sein, und das spezifische Gewicht ist hoch (maximal 1040).

Die klassische Ausnahme von dieser Regel ist der Diabetes mellitus: Trotz großer (osmotischer) Diurese und heller Harnfarbe ist das spezifische Gewicht hier hoch (z. B. 1028), da durch den erhöhten Glukosegehalt des Urins das Wasser vermehrt gebunden wird.

Das spezifische Gewicht kann ebenfalls aufgrund von fortgeschrittenen chronischen Nephropathien verändert sein:

- Pyelonephritis,
- interstitielle Nephritis,
- renaler Diabetes insipidus,
- polyurische Phase des akuten Nierenversagens.

**Antwort 998**

Die Antwort C) ist richtig.

Bilirubin (= Gallenfarbstoff) ist das Abbauprodukt des Hämoglobins aus dem Erythrozytenabbau. Hämoglobin wird in 'Häm' und 'Globin' gespalten. 'Häm' wird zunächst in Biliverdin (grünlich) umgewandelt. Dieses wird in das wasserunlösliche, indirekte, unkonjugierte Bilirubin (gelblich-bräunlich) umgebaut. Das Bilirubin wird – an Albumin gebunden – zur Leber transportiert.. Bei der Aufnahme des Bilirubins in die Leberzelle wird das Albumin wieder abgespalten. Bilirubin wird mit Glukuronsäure konjugiert, und es entsteht das wasserlösliche, direkte, konjugierte Bilirubin. Dieses wird über die Galle in dem Darm abgegeben. Es bildet sich Urobilinogen, dieses wird zu ca. 20-90 % im sog. enterohepatischen Kreislauf in den Körper rückresorbiert, gelangt zum überwiegenden Anteil über das Blut zur Pfortader und wird über die Leber wieder der Galle zugeführt. Der andere Teil des Urobilinogens wird im Darm zu Sterkobilinogen und Sterkobilin umgewandelt (diese sind verantwortlich für die braune Stuhlfarbe) und mit dem Stuhl ausgeschieden.

zu 1: Bei schweren Darmerkrankungen kann kein Bilirubin im Urin nachgewiesen werden.

zu 2: Bei einem hämolytischen Ikterus kommt es durch die gesteigerte Hämolyse zu einer Erhöhung des unkonjugierten Bilirubins (<6 mg/dl) im Serum, da die Leberkapazität nicht ausreicht, um das gesamte Bilirubin weiter zu verstoffwechseln. Da das ansteigende unkonjugierte Bilirubin nicht wasserlöslich ist, kann es nicht über die Niere ausgeschieden werden. Beim hämolytischen Ikterus erscheint also kein Bilirubin im Urin.

zu 3: Bei einem intrahepatischen Ikterus ist oft die Aufnahme und die Konjugation des unkonjugierten Bilirubins ohne weiteres möglich. Das Problem ergibt sich erst bei der Abgabe des konjugierten Bilirubins. Diese ist durch die pathologischen Veränderungen in der Leberzelle nicht mehr möglich. Das konjugierte Bilirubin diffundiert zurück ins Blut und wird - da es wasserlöslich ist - über die Niere in den Urin ausgeschieden.

zu 4: Beim posthepatischen Verschlussikterus (z. B. durch einen Gallenstein oder ein Pankreaskopfkarzinom) kommt es, aufgrund der Behinderung des Galleabflusses, zu einer Diffusion des konjugierten Bilirubins zurück ins Blut. Dieses wird dann wieder über die Niere in den Urin ausgeschieden.

**Antwort 999**

Die Antwort B) ist richtig.

In eine 2 ml-Spritze werden 0,4 ml 3,8 %ige Natriumzitratlösung (evtl. auch EDTA) als Gerinnungshemmer und anschließend 1,6 ml Venenblut aufgezogen und durch Kippen (kein Schütteln) gemischt. Die Blutprobe wird mit einem mit einer Millimetergraduierung versehenen Glas- oder Kunststoffröhrchen bis zur Höhe von 200 mm aufgezogen.

In senkrechter Position des Röhrchens wird die Sedimentation des Erythrozyten in mm/Std. nach einer und nach zwei Stunden abgelesen (Methode nach Westergren).

**Antwort 1000**

Die Antwort D) ist richtig.

Das spezifische Gewicht des Harns ist ein Indiz für die Konzentrationsfähigkeit der Nieren. Das spezifische Gewicht wird im 24-Stunden-Urin gemessen.

Zu A: Zur Uringewinnung sollte in der Regel Mittelstrahlurin genommen werden, da die Urinprobe nicht durch Leukozyten, Erythrozyten, Bakterien usw. verunreinigt sein sollte. (Katheterurin oder Blasenpunktionsurin bleibt Ausnahmefällen vorbehalten).

Zu B: Für die meisten Untersuchungzwecke hat sich der Morgenurin bewährt, der im Allgemeinen durch die lange Verweildauer eine Zusammensetzung besitzt, die nicht durch tageszeitliche Schwankungen, Ernährung, Flüssigkeitsaufnahme oder körperlichen Belastung (und somit Schwitzen) verändert ist. (Für die Untersuchung auf eine Glukosurie ist allerdings am besten ein Urin geeignet, der etwa 2 Stunden nach einer kohlenhydratreichen Mahlzeit gelassen wurde.)

Zu C: Auch Spontanurin sollte als Mittelstrahlurin gewonnen werden.

**Antwort 1001**

Die Antwort D) ist richtig.

Ursachen der bakteriellen Leukozyturie:

- akute und chronische ,
- Entzündungen der ableitenden Harnwege (wie z. B. Cystitis, Urethritis),
- angeborene oder erworbene Harntransportstörungen (Fehlbildungen, Steine).

Ursachen der abakteriellen Leukozyturie:

- abheilende Harnwegsinfekte,
- Analgetika-Nephropathien,
- Glomerulopathien,
- Intoxikationen,
- Infektion durch Trichomonaden, Gonokokken, Mykoplasmen, Viren, Mykosen (diese Erreger wachsen auf Eintauchnährböden nicht an!),
- Tumore,
- Harntransportstörungen,
- Bilharziose (bei entsprechender Anamnese!),
- Tbc der Nieren oder des Urogenitaltrakts (die abakterielle Leukozyturie ist oft einziger Hinweis).

Zu 1: Eine Leukämie geht nicht mit einer Leukozyturie (Leukozyten im Urin) einher.

**Antwort 1002**

Die Antwort D) ist richtig.

Zu 1: Bilirubin verfärbt den Urin rotbraun bis dunkelbraun - im Gegensatz zu anderen Verfärbungen kommt es bei Anwesenheit von Bilirubin zu einem typischen Schüttelschaum.

Zu 2: Bei einer massiven Hämolyse verfärbt sich der Urin nahezu schwarz

Zu 3: Beim Diabetes mellitus ist der Urin aufgrund der osmotischen Diurese nicht dunkelgelb, sondern hellgelb, hat jedoch ein hohes (bzw. normales) spezifisches Gewicht (ca. 1028).

**Antwort 1003**

Die Antwort C) ist richtig.

Bei der Sedimentuntersuchung des Urins kann man unter dem Lichtmikroskop neben Bakterien und Protozoen (Trichomonaden) auch Pilze erkennen. Da es die richtige Antwortkombination (nur 1, 3 und 4 sind richtig) nicht gibt, haben wir uns für die Antwortmöglichkeit C) entschieden. Das mittlerweile nicht mehr in Erscheinung tretende Pockenvirus war so groß, dass es im Lichtmikroskop zu erkennen war. Dies hat aber bei der Urindiagnostik nie eine Rolle gespielt.

**Antwort 1004**

Die Antwort E) ist richtig.

Die Blutsenkungsreaktion ist eine sehr unspezifische Suchreaktion. Eine normale Blutsenkung schließt eine Erkrankung prinzipiell nicht aus. Auch die erwähnten Krankheitsbilder können im Einzelfall mit normalen Blutsenkungsreaktionen einhergehen.

**Antwort 1005**

Die Antwort A) ist richtig.

Die Blutsenkungsreaktion ist nicht entzündungsspezifisch, ihr Wert wird z. B. beeinflusst von Hämatokrit, Erythrozytenform, Erythrozytengröße und Immunglobulinwert.

Zu 1: Eine Blutsenkung muss nicht im Nüchternblut bestimmt werden, fettreiche Mahlzeiten haben in der Regel keine verfälschende Wirkung auf die Blutsenkung.

Zu 2: Eine starke Flüssigkeitszufuhr verändert den Hämatokritwert des Blutes. Dies kann die BSG verändern.

Zu 3: Eine Desinfektion der Punktionsstelle mit Alkohol verändert die Blutsenkung nicht.

Zu 4: Die Verwendung von 3,8 %iger Natriumzitratlösung ist richtig (eine Vermehrung des 3,8 %igen Natriumzitratanteils täuscht eine erhöhte, eine Verminderung eine erniedrigte BSG vor.) Viele Substanzen mit antiphlogistischen (entzündungshemmenden) Eigenschaften wirken als Senkungsblocker: z. B. Kortison, Phenylbutazon, Indometazin, Acetylsalicylsäure.

**Antwort 1006**

Die Antwort B) ist richtig.

Die Laborwerte schwanken je nach Bestimmung von Labor zu Labor. Wir lieben solche Fragen nicht, da eine allgemein gültige Aussage schwer zu treffen ist: In einigen Lehrbüchern wären 4000 Leukozyten pro µl z. B. normal (dann wäre A richtig).

Als gängigen Standard empfehlen wir notgedrungen, die Blutbild-Normalwerte aus dem Pschyrembel (Klinisches Wörterbuch) zu lernen. Hier werden die Normalwerte für Leukozyten mit 4800 bis 10 000/µl angegeben.

**Antwort 1007**

Die Antwort D) ist richtig.

Normalwerte der Blutsenkung:

Männer: 3-8 mm nach der 1. Stunde; 5-18 mm nach der 2. Stunde

Frauen: 6-11 mm nach der 1. Stunde; 6-20 mm nach der 2. Stunde

# HYGIENE

**Antwort 1008**

Die Antwort A) ist richtig.

Sterilisieren heißt keimfrei machen.

Dazu sind nötig:

Trockene Hitze:

| | | |
|---|---|---|
| (mit Umluft) | 160 °C | 200 min, |
| | 180 °C | 30 min, |
| | 200 °C | 10 min. |
| Feuchte Hitze: | 121 °C/2,05 bar/ | 15-20min, |
| | 134 °C/3,04 bar/ | 5 min. |

**Antwort 1009**

Die Antwort A) ist richtig.

Bei keiner der genannten Erkrankungen wäre eine Expositionsprophylaxe durch Desinfektion sinnvoll.

Zu 1 und 4: Die Frühsommer-Meningoenzephalitis (FSME) und die Lyme-Borreliose werden durch Zecken übertragen.

Zu 2: Die Malaria wird durch die Anopheles-Mücke übertragen.

Zu 3: Die Brucellose ist eine Anthropozoonose, also eine vom Tier (Rind, Schwein, Schaf, Ziege u.a.) auf den Mensch übertragene Erkrankung.

**Antwort 1010**

Die Antwort B) ist richtig.

Hepatitis B und HIV werden durch Kontakt mit Blut bzw. Blutprodukten übertragen.

Tuberkulose wird durch Tröpfcheninfektion übertragen. Hepatitis A wird fäkal-oral übertragen. Wundstarrkrampf (Tetanus) gelangt mit verunreinigter Erde über kleinste Hautwunden in den Körper.

**Antwort 1011**

Die Antwort C) ist richtig.

Grundsätzlich werden Gefahren, die vom üblichen Praxismüll des Heilpraktikers ausgehen, eher gering eingeschätzt. In der Regel kann deshalb Praxismüll ohne weitere Vorbehandlung, gut verpackt, dem normalen Hausmüll beigegeben werden.

(Für Verbände die durch Erreger verschmutzt sind, die nach dem Infektionsschutzgesetz meldepflichtig sind, gelten z.T. andere Regelungen. Diese Erkrankungen dürfen Heilpraktiker jedoch nicht behandeln).

**Antwort 1012**

Die Antwort D) ist richtig.

Definition der Desinfektion:

'Desinfektion ist eine Maßnahme, die durch Abtötung, Reduzierung, Inaktivierung, bzw. Entfernung von pathogenen Mikroorganismen (Bakterien, Viren, Pilze, Protozoen), ein Material in einen nichtinfektiösen Zustand versetzt.'

Die Desinfektion dient also dem Ziel, alle krankmachenden Keime abzutöten.

Einige geläufige Desinfektionsverfahren:

- chemische Desinfektion: Desinfektionsmittel,
- physikalische Desinfektion: Strahlendesinfektion zur Verminderung der Keimzahl in der Raumluft von Operationssälen und Labors durch UV-Strahlung
- Dampfdesinfektion mit strömendem Wasserdampf von 100° C für 30 Min.
- Heißluftdesinfektion mit trockener Hitze um 100° C,
- Auskochen mit siedendem Wasser für 20 Min., evtl. Zugabe von 2% Soda zur Siedepunkterhöhung,
- Pasteurisieren,
- Mechanische Desinfektion: Filtrierung, Waschen und Spülen.

**Antwort 1013**

Die Antwort B) ist richtig.

Definition der Sterilisation:

'Sterilisation ist das Abtöten oder Entfernen aller lebensfähigen Vegetativ- und

Dauerformen von pathogenen und apathogenen Mikroorganismen, in Stoffen, Zubereitungen oder an Gegenständen', (d.h. eine Maßnahme, die eine völlige Keimfreiheit bezweckt).

Zur Heißluftsterilisation eignen sich nur Materialien, die thermostabil und gegenüber einer Temperatur von 200 °C unempfindlich sind. Aus diesem Grunde können nur Materialien wie Metall, Glas, Porzellan oder wasserfreie Substanzen wie Öle, Fette und Pulver im Heißluftsterilisator sterilisiert werden.

Vier verschiedene Formen der Sterilisation werden unterschieden:

- Heißluftsterilisation bei 180 °C für die Zeit von 30 Min., ab dem Zeitpunkt, zu dem der Sterilisator eine Temperatur von 180° C erreicht hat.
- Dampfsterilisation im Autoklaven bei 120 °C für 20 Min. (bei einem Betriebsdruck von 1 atü), oder bei 134 °C für 5 Min. (bei einem Betriebsdruck von 2 atü).
- Ausglühen, z. B. von Lanzetten, sofern sie aus einem Material bestehen, das diese Methode zulässt.
- Chemische Sterilisation, z. B. von Textilien, bzw. Materialien, die für keine andere Sterilisationsmethode geeignet sind.

Zu 2: Textilien werden der chemischen Sterilisation unterworfen.

**Antwort 1014**

Die Antwort C) ist richtig.

Zur hygienischen Händedesinfektion müssen die Hände immer erst desinfiziert, und dann gewaschen werden. Die Desinfektion erfolgt durch Einreiben der Hände mit einem alkoholischen Desinfektionsmittel (30-60Sek.) zur möglichst vollständigen Abtötung der auf die Haut gelangten Anflugkeime (sog. transiente Hautflora) vor und nach Außenkontakten (z.B. Patientenuntersuchung, Verbandwechsel, Blutentnahme).

Einige Grundsätze zur Vorgehensweise bei der hygienischen Händedesinfektion:

- 3-5 ml eines Händedesinfektionsmittels (BGA gelistet) werden auf die Haut aufgebracht und verrieben.
- Die Gefäße, denen das Desinfektionsmittel entnommen wird, sollen so eingerichtet sein, dass sie nicht mit den Händen berührt werden müssen (Betätigung mit Hilfe des Fußes oder des Ellenbogens).
- Fingerzwischenräume, Fingerkuppen, Nagelfalz, Handinnenflächen, Handrücken und Daumen müssen wirksam erreicht werden.
- Während der gesamten Einwirkungszeit (in der Regel 30 Sekunden bis 1 Minute) müssen die Hände vom Desinfektionsmittel feucht gehalten werden.
- Dem auf den Händen verteilten Desinfektionsmittel darf Wasser erst nach Ablauf dieser Einwirkungszeit zugesetzt werden.
- In der Regel schließt sich jetzt eine Reinigung der Hände mit Wasser und Seife an. Jedem Praxis-Mitarbeiter sollte ein eigenes Handtuch zur Verfügung stehen, sofern nicht (besser!) Einmalhandtücher verwendet werden.

Merke: Wurden die Hände zuvor sichtbar oder merklich mit keimhaltigen Ausscheidungen kontaminiert, so sind die beschmutzten Stellen <u>vor</u> Beginn der eigentlichen Desinfektion mit einem Zellstoff- oder Wattebausch zu reinigen, der mit Desinfektionsmittel angefeuchtet wurde. Zusätzlich wird die hygienische Händedesinfektion in diesem Fall zweimal nacheinander durchgeführt, ehe mit der Reinigung begonnen wird.

Die chirurgische Händedesinfektion dient zur zusätzlichen Beseitigung der residenten Flora (physiologische Haftkeime) insbesondere vor operativen Eingriffen. Prinzip: Waschen der Hände und Unterarme, Bürsten der Nägel und Nagelfalze, dann wiederholtes Einreiben der Hände mit einem Desinfektionsmittel über 5 Minuten.

**Antwort 1015**
Die Antwort B) ist richtig.

**Antwort 1016**
Die Antwort D) ist richtig
Z. Zt. wird davon ausgegangen, dass die Creutzfeldt-Jakob-Krankheit durch Prionen („proteinaceus infectious particles") hervorgerufen wir. Prionen sind von Viren und Viroiden unterscheidbare infektiöse Partikel. Die Prionen sind ungewöhnlich resistent gegenüber Temperatur, UV-Licht und Röntgenstrahlung sowie chemischen Einflüssen. Prionen gelten als Erreger der BSE (bovinen spongiformen Enzephalopathie). Eine Übertragung auf den Menschen (durch Produkte aus Rindereiweiß: z. B. Medikamente) gilt als sehr wahrscheinlich und wirft beträchtliche Probleme auf, da gängige Desinfektions- und Therapieverfahren wenig Wirkung zeigen.
Prionen gelten heute auch beim Menschen als Auslöser übertragbarer neurodegenerativer Krankheiten, die zu spongiformer (schwammförmiger) Auflockerung des Hirngewebes (Enzephalopathie), ausgedehntem Nervenzellverlust und schließlich zum Tod des erkrankten Organismus führen. Durch Prionen hervorgerufene Erkrankungen sind charakterisiert durch jahrelange Inkubationszeiten, lange Krankheitsdauer (1 bis mehrere Jahre beim Menschen) und tödlichen Verlauf unter Bewegungsstörungen (Tier) und fortschreitender Demenz (Mensch).

Zu den Prion-Krankheiten des Menschen zählen

- die meist sporadisch auftretende Creutzfeldt-Jakob-Krankheit (CJD) und familiäre Formen,
- das Gerstmann-Sträussler-Scheinker-Syndrom (GSS),
- die tödliche familiäre Schlaflosigkeit (fatal familial insomnia, FFI),
- die durch Kannibalismus übertragene Kuru-Krankheit (Neu-Guinea).

**Antwort 1017**
Die Antwort C) ist richtig.
Keimfreiheit wird nicht durch Desinfektion sondern durch Sterilisation erzielt.

**Antwort 1018**
Die Antwort B) ist richtig.

**Antwort 1019**
Die Antwort E) ist richtig.

**Antwort 1020**
Die Antwort E) ist richtig.
Die hygienische Händedesinfektion durch Einreiben der Hände mit einem alkoholischen Desinfektionsmittel (30-60 Sekunden) dient der möglichst vollständigen Abtötung der auf die Haut gelangten Anflugkeime (sog. transiente Hautflora).

**Antwort 1021**
Die Antwort C) ist richtig.
Die biologische Wirksamkeit des Autoklaven wird mit Bioindikatoren geprüft. Verwendung findet Sporenerde mit Bacillus-stearothermophilus-Sporen (Dampfsterilisation) bzw. auch Bacillus subtilis (Heißluftsterilisation).

**Antwort 1022**
Die Antwort B) ist richtig.
Die Desinfektion der Wundränder (z. B. mit Wattestäbchen oder Tupfer) geschieht bei septischen Wunden kreisförmig von außen zur Wunde hin (von keimarm zu

keimbesiedelt), bei aseptischen Wunden kreisförmig von der Wunde weg.

**Antwort 1023**

Die Antwort C) ist richtig.

Häufigste Störungsursache bei Sterilisatoren (Autoklaven) stellt der Einschluss von "Luftinseln" im Inaktivierungsgut dar. In diesen Einschlüssen werden die Sollwerte für eine Inaktivierung nicht erreicht. Das heißt, dass die Ausgleichszeit nicht eingehalten wurde.

Die Ausgleichszeit ist die Zeitspanne vom Erreichen der Solltemperatur im Innenraum des Sterilisators - aber außerhalb des zu sterilisierenden Gutes - bis zum Erreichen der Sterilisiertemperatur an allen Stellen im Sterilisiergut (dabei können nach Materialart der Instrumente und der Verpackung erhebliche Schwankungen auftreten).

Zu E: Während der Einwirkzeit haben sämtliche Teile des Inaktivierungsgutes die vorgeschriebene Temperatur angenommen und sind der Einwirkung von gesättigtem, gespanntem Wasserdampf ausgesetzt. Eine zu lange Einwirkzeit würde also die Sterilität nicht aufheben.

**Antwort 1024**

Die Antwort A) ist richtig.

Sterilisieren heißt keimfrei machen. Dazu sind nötig:

- Trockene Hitze:
  160 °C 200 min (mit Umluft),
  180 °C 30 min,
  200 °C 10 min.
- Feuchte Hitze:
  121 °C 2,05 bar 15-20 min,
  134 °C 3,04 bar 5 min.

Die Antwort A) kommt diesen Angaben am nächsten bzw. überschreitet diese.

**Antwort 1025**

Die Antwort B) ist richtig.

Desinfektion ist eine Maßnahme, die durch Abtötung, Reduzierung, Inaktivierung bzw. Entfernung von pathogenen Mikroorganismen (Bakterien, Viren, Pilze, Protozoen) ein Material in einen nicht infektiösen Zustand versetzt.

Verschiedene Formen der Desinfektion:

Chemische Desinfektion: Desinfektionsmittel.

Physikalische Desinfektion:

- Strahlendesinfektion zur Verminderung der Keimzahl in der Raumluft von Operationssälen und Labors durch UV-Strahlung,
- Dampfdesinfektion mit strömendem Wasserdampf von 100° C für 30 Minuten,
- Heißluftdesinfektion mit trockener Hitze um 100° C,
- Auskochen mit siedendem Wasser für 20 Min., evtl. Zugabe von 2 % Soda zur Siedepunkterhöhung,
- Pasteurisieren,
- mechanische Desinfektion: Filtrierung, Waschen und Spülen.

**Antwort 1026**

Die Antwort C) ist richtig.

Die Funktionstüchtigkeit eines Autoklaven kann grundsätzlich entweder mit Sporenpäckchen (Sporen sind Vermehrungs- und Dauerformen von Mikroorganismen) oder mit Indikatorteststreifen durchgeführt werden.

Zu 4: Thermo- oder Chemoindikatoren: Dies sind entweder Teststreifen, die eine ausreichende Sterilisationszeit, Temperatur und Einwirkungszeit anzeigen oder es sind Materialien, bei denen man durch eine Farbänderung zusätzliche Informationen wie z. B. Sterilisierungstemperatur, unvollständige Dampfeinwirkung, Überhitzung, Kondenswasserbildung, unzureichende Belüftung usw. erhält.

**Antwort 1027**

Die Antwort C) ist richtig.

Definition Flächendesinfektion:

'Desinfektion von Flächen nach der Wisch- und Scheuermethode mit einem dafür gelisteten Mittel (Arbeitstische, Waschbecken, Wände, Böden, Oberfläche von Geräten).'

Definition Wisch- und Scheuermethode:

'2-Eimer-Methode; es werden nachfolgend zwei Eimer mit Desinfektionsmittel für den Wischgang des Bodens benötigt.'

**Antwort 1028**

Die Antwort E) ist richtig.

Jedem Eingriff in den menschlichen Körper sollte eine Hautdesinfektion vorausgehen.

**Antwort 1029**

Die Antwort C) ist richtig.

Aldehyde haben bei der Flächendesinfektion eine Einwirkdauer von bis zu mehreren Stunden.

**Antwort 1030**

Die Antwort B) ist richtig.

Definition der Sterilisation:

'Sterilisation ist das Abtöten oder Entfernen aller lebensfähigen Vegetativ- und Dauerformen von pathogenen und apathogenen Mikroorganismen, in Stoffen, Zubereitungen oder an Gegenständen', (d. h. eine Maßnahme, die eine völlige Keimfreiheit bezweckt).

Zur Heißluftsterilisation eignen sich nur Materialien, die thermostabil und gegenüber einer Temperatur von 200 °C unempfindlich sind. Aus diesem Grunde können nur Materialien wie Metall, Glas, Porzellan oder wasserfreie Substanzen wie Öle, Fette und Pulver im Heißluftsterilisator sterilisiert werden.

4 verschiedene Formen der Sterilisation:

- Heißluftsterilisation bei 180 °C für die Zeit von 30 Min., ab dem Zeitpunkt, zu dem der Sterilisator eine Temperatur von 180° C erreicht hat.
- Dampfsterilisation im Autoklaven bei 120 °C für 20 Min. (bei einem Betriebsdruck von 1 atü), oder bei 134 °C für 5 Min. (bei einem Betriebsdruck von 2 atü).
- Ausglühen, z. B. von Lanzetten, sofern sie aus einem Material bestehen, das diese Methode zulässt.
- Chemische Sterilisation, z. B. von Textilien, bzw. Materialien, die für keine andere Sterilisationsmethode geeignet sind.

Zu 2: Textilien werden der chemischen Sterilisation unterworfen.

Zu 3: Spritzen, die im Heißluftsterilisator sterilisiert werden, müssen schwer schmelzbare Dichtungen besitzen.

**Antwort 1031**

Die Antwort C) ist richtig.

Aus den Desinfektionsbehältern sollte eine sterile Entnahme des Desinfektionsmittels möglich sein. Flaschen mit Stöpseln sind dazu nicht geeignet, da die Stöpsel leicht mit Keimen kontaminiert werden. Da bei Durchführung einer hygienischen Händedesinfektion die Hände gewaschen werden müssen, sollten die Desinfektionsbehälter in der Nähe des Waschbeckens angebracht werden.

Zu 1: Diese Antwortmöglichkeit bereitet uns Kopfzerbrechen. Gegen eine zusätzliche Sprühflasche neben der Untersuchungsliege hätten wir eigentlich nichts einzuwenden, wir denken aber, dass dieses 'zusätzlich' hier nicht gemeint ist ...

**Antwort 1032**

Die Antwort B) ist richtig.

Definition der Desinfektion:

'Desinfektion ist eine Maßnahme, die durch Abtötung, Reduzierung, Inaktivierung, bzw. Entfernung von pathogenen Mikroorganismen (Bakterien, Viren, Pilze, Protozoen), ein Material in einen nichtinfektiösen Zustand versetzt.'

**Antwort 1033**

Die Antwort A) ist richtig.

Meldepflicht bei Erkrankung und Tod besteht im Infektionsschutzgesetz nur für die Tuberkulose: *„Namentlich ist zu melden ... die Erkrankung und der Tod an einer behandlungsbedürftigen Tuberkulose, auch wenn ein bakteriologischer Nachweis nicht vorliegt"* (§7,1,1 des Infektionsschutzgesetzes).

Zu 2, 3 und 5: Für Francisella tularensis (Erreger der Tularämie oder Hasenpest), Leptospira interrogans (Erreger des M. Weil, einer Leptospirose) und für das FSME-Virus (Erreger der Frühsommer-Meningoenzephalitis) ist nur der direkte oder indirekte Nachweis des Erregers meldepflichtig (§7,1 Infektionsschutzgesetz).

Zu 4: Bei Influenzaviren besteht eine Meldepflicht nur für den direkten Nachweis des Erregers (§7,1 Infektionsschutzgesetz).

**Antwort 1034**

Die Antwort B) ist richtig.

Nach §7,1 des Infektionsschutzgesetzes sind der direkte oder indirekte Nachweis von Salmonellen, Diphtherie und FSME-Virus (Frühsommer-Meningoenzephalitis) zu melden.

Zu 4: Die Leukämie ist keine Infektionskrankheit. Sie ist nicht meldepflichtig.

Zu 5: Die Mononukleose, eine Viruserkrankung, ist nicht meldepflichtig.

**Antwort 1035**

Die Antwort D) ist richtig.

Die Creutzfeldt-Jakob-Erkrankung ist eine humane spongiforme Enzephalopathie. Für diese besteht, wie auch für die Meningokokken-Meningitis oder –sepsis und die Masern, Meldepflicht bei Krankheitsverdacht, Erkrankung und Tod (§6,1 Infektionsschutzgesetz).

Zu 1: Für AIDS, das Endstadium der HIV-Infektion besteht keine Meldepflicht. Nichtnamentliche Meldepflicht besteht nach §7 des Infektionsschutzgesetzes für den direkten oder indirekten Nachweis des HI-Virus (§7,3 Infektionsschutzgesetz).

Zu 2: Bei EHEC ist der direkte oder indirekte Erregernachweis zu melden (§7,1 Infektionsschutzgesetz), nicht der Erkrankungsfall. (Allerdings sind nach §6 des Infektionsschutzgesetzes akute infektiöse Gastroenteritiden meldepflichtig, wenn *„ ... zwei oder mehr gleichartige Erkrankungen auftreten, bei denen ein epidemischer Zusammenhang wahrscheinlich ist oder vermutet wird ..."*).

EXKURS:

**§6 Meldepflichtige Krankheiten**

(1) Namentlich ist zu melden:

1. der Krankheitsverdacht, die Erkrankung sowie der Tod aan
   - Aviärer Influenza (seit 2007) *
   - Schweine-Grippe (seit 2009; vorläufig meldepflichtig bis Mai 2010) *
2. Botulismus
   - a) Cholera
   - b) Diphtherie
   - c) humaner spongiformer Enzephalopathie, außer familiär-hereditärer Formen
   - d) akute Virushepatitis
   - e) enteropathischem hämolytisch-urämischen Syndrom (HUS)
   - f) virusbedingtem hämorrhagischen Fieber
   - g) Masern
   - h) Meningokokken-Meningitis oder –Sepsis
   - i) Milzbrand
   - j) Poliomyelitis (als Verdacht gilt jede akute schlaffe Lähmung, außer wenn traumatisch bedingt)
   - k) Pest
   - l) Tollwut
   - m) Typhus abdominalis/Paratyphus

sowie die Erkrankung und der Tod an einer behandlungsbedürftigen Tuberkulose, auch wenn ein bakteriologischer Nachweis nicht vorliegt.

3. der Verdacht auf und die Erkrankung an einer mikrobiell bedingten Lebensmittelvergiftung oder an einer akuten infektiösen Gastroenteritis, wenn
   a) eine Person betroffen ist, die eine Tätigkeit im Sinne des §42 Abs. 1 ausübt,
   b) zwei oder mehr gleichartige Erkrankungen auftreten, bei denen ein epidemischer Zusammenhang wahrscheinlich ist oder vermutet wird,
4. der Verdacht einer über das übliche Ausmaß einer Impfreaktion hinausgehenden gesundheitlichen Schädigung,
5. die Verletzung eines Menschen durch ein tollwutkrankes, -verdächtiges oder -ansteckungsverdächtiges Tier sowie die Berührung eines solchen Tieres oder Tierkörpers,
6. soweit nicht nach den Nummern 1 bis 4 meldepflichtig, das Auftreten
   a) einer bedrohlichen Krankheit
   b) von zwei oder mehr gleichartigen Erkrankungen, bei denen ein epidemiologischer Zusammenhang wahrscheinlich ist oder vermutet wird,

   wenn dies auf eine schwerwiegende Gefahr für die Allgemeinheit hinweist und Krankheitserreger als Ursache in Betracht kommen, die nicht in §7 genannt sind.

...

(2) Dem Gesundheitsamt ist über die Meldung nach Absatz 1 Nr. 1 hinaus mitzuteilen, wenn Personen, die an einer behandlungsbedürftigen Lungentuberkulose leiden, eine Behandlung verweigern oder abbrechen. ...

(3) Dem Gesundheitsamt ist unverzüglich das gehäufte Auftreten nosokomialer Infektionen, bei denen ein epidemiologischer Zusammenhang wahrscheinlich ist oder vermutet wird, als Ausbruch nichtnamentlich zu melden. ...

* Anmerkung: Aktuelle Verordnungen und Neuigkeiten zum Infektionsschutzgesetz findet Sie im Internet unter: www.kreawi.de/downloads/heilpraktiker-informationen.html

**Antwort 1036**

Die Antwort A) ist richtig.

Masern sind nach §6 des Infektionsschutzgesetzes schon bei Verdacht meldepflichtig. Tuberkulose ist nur bei Erkrankung oder Tod meldepflichtig. Für Legionella (Erreger der Legionellose) und Plasmodium (Erreger der Malaria) besteht Meldepflicht für den direkten oder indirekten Nachweis des Erregers (§7,1 Infektionsschutzgesetz). Für Influenzaviren besteht Meldepflicht für den direkten Erregernachweis ((§7,1 Infektionsschutzgesetz).

**Antwort 1037**

Die Antwort A) ist richtig.

Tripper, weicher Schanker, Syphilis und HIV gehören zu den durch Geschlechtsverkehr übertragbaren Erkrankungen. Die Behandlung sexuell übertragbarer Erkrankungen ist dem Heilpraktiker verboten (§24 Infektionsschutzgesetz).

Zu A: Die infektiöse Mononukleose (Pfeiffer-Drüsenfieber, „Kissing disease“) ist nach den Bestimmungen des Infektionsschutzgesetzes nicht meldepflichtig. Sie darf vom Heilpraktiker behandelt werden.

EXKURS:

Sexuell übertragbare Krankheiten:

Eine allgemein gültige Vorstellung, welche Krankheiten zu den „sexuell übertragbaren Krankheiten“ gehören, gibt es nicht. Damit ist es eine Frage der Auslegung, welche Krankheiten als „sexuell übertragbare Krankheiten“ im Sinne des §24 IfSG zu gelten haben. Das Infektionsschutzgesetz gehört zu den Gesetzen, die im Wesentlichen von den Ländern in eigener Zuständigkeit und eigener Verantwortung ausgeführt werden, so dass es hier sogar zu Unterschieden auf Länderebene kommen kann.

Nach unserer Auffassung gehören zu den sexuell übertragbaren Krankheiten im engeren Sinne:

<u>Bakteriell</u> verursachte sexuell übertragbare Krankheiten:

- Syphilis (Synonym: Lues; Erreger: Treponema pallidum),
- Tripper (Synonym: Gonorrhö; Erreger: Neisseria gonorrhoeae),
- Ulcus molle (weicher Schanker; Erreger: Haemophilus ducreyi),
- Venerische Lymphknotenentzündung (Synonyme: Lymphogranulomatosis inguinalis Nicolas und Favre, Lymphogranuloma vene-

reum; Erreger: bestimmte, in Deutschland sehr seltene Serovare – L1-L3 – von Chlamydia trachomatis),

- Chlamydia trachomatis (die durch Serovare D-K verursachte Erkrankungen der Geschlechtsorgane; Urethritiden),
- Mycoplasma hominis (genitale Infektionen; Urethritiden),
- Ureaplasma urealyticum (genitale Infektionen; Urethritiden).

Viral verursachte sexuell übertragbare Krankheiten:

- Hepatitis-B-Virus,
- Herpes-simplex-Virus (v. a. Typ 2, genitalis),
- HIV,
- Molluscum-contagiosum-Virus (Dellwarze),
- Papillomviren (epitheliale Infektionen),
- Zytomegalie-Virus.

Durch Protozoen verursachte sexuell übertragbare Krankheiten:

- Trichomonas vaginalis.

Durch Pilze verursachte sexuell übertragbare Krankheiten:

- Candida albicans (nur bei genitalen Mykosen).

Durch Parasiten verursachte sexuell übertragbare Krankheiten:

- Sarcoptes scabiei (Krätze).

**Antwort 1038**

Die Antwort C) ist richtig.

Die Behandlung von Personen, die an einer sexuell übertragbaren Krankheit leiden, ist im Rahmen der berufsmäßigen Ausübung der Heilkunde nur Ärzten gestattet (§24 Infektionsschutzgesetz).

**Antwort 1039**

Die Antwort E) ist richtig.

Nach §1 des Infektionsschutzgesetzes ist eine „übertragbare Krankheit“:

*„Eine durch Krankheitserreger oder deren toxische Produkte, die unmittelbar oder mittelbar auf den Menschen übertragen werden, verursachte Krankheit.“*

**Antwort 1040**

Die Antwort E) ist richtig.

Nach §7,3 des Infektionsschutzgesetzes gilt:

Nichtnamentlich ist bei folgenden Krankheitserregern der direkte oder indirekte Nachweis zu melden:

1. Treponema pallidum
2. HIV
3. Echinococcus sp.
4. Plasmodium sp.
5. Rubellavirus; Meldepflicht nur bei konnatalen Infektionen
6. Toxoplasma gondii; Meldepflicht nur bei konnatalen Infektionen.

**Antwort 1041**

Die Antwort E) ist richtig.

Die Tollwut ist eine weltweit verbreitete Viruserkrankung warmblütiger Haus- und Wildtiere, die durch den Biss infizierter Tiere auf den Mensch übertragen wird (Zoonose) und nach ihrem Ausbruch unter dem Bild einer Gehirnentzündung (Enzephalitis) immer tödlich endet.

Nach §6,1 des Infektionsschutzgesetzes ist Tollwut bei Krankheitsverdacht, Erkrankung und Tod namentlich zu melden. Zudem besteht nach §6,4 Meldepflicht bei die Verletzung eines Menschen durch ein tollwutkrankes, -verdächtiges oder – ansteckungsverdächtiges Tier sowie die Berührung eines solchen Tieres oder Tierkörpers.

**Antwort 1042**

Die Antwort D) ist richtig.

Begriffsbestimmungen im §2 des Infektionsschutzgesetzes:

- Kranker
  eine Person, die an einer übertragbaren Krankheit erkrankt ist,
- Krankheitsverdächtiger
  eine Person, bei der Symptome bestehen, welche das Vorliegen einer bestimmten übertragbaren Krankheit vermuten lassen,

- Ansteckungsverdächtiger
  eine Person, von der anzunehmen ist, dass sie Krankheitserreger aufgenommen hat, ohne krank, krankheitsverdächtig oder Ausscheider zu sein,
- Ausscheider
  eine Person, die Krankheitserreger ausscheidet und dadurch eine Ansteckungsquelle für die Allgemeinheit sein kann, ohne krank oder krankheitsverdächtig zu sein.
- Der Begriff „Infektiöser“ ist im Gesetzestext nicht definiert.

**Antwort 1043**
Die Antwort C) ist richtig.
Nach §7,3 besteht für den direkten oder indirekten Nachweis von Rubellavirus (und für Toxoplasma gondii) nur Meldepflicht bei konnatalen Infektionen.

**Antwort 1044**
Die Antwort E) ist richtig.
Nach §6,1 des Infektionsschutzgesetzes ist Tollwut bei Krankheitsverdacht, Erkrankung und Tod namentlich zu melden.

Zudem besteht nach §6,4 Meldepflicht bei die Verletzung eines Menschen durch ein tollwutkrankes, -verdächtiges oder – ansteckungsverdächtiges Tier sowie die Berührung eines solchen Tieres oder Tierkörpers.

**Antwort 1045**
Die Antwort C) ist richtig
Im Infektionsschutzgesetz §2 wird eine „übertragbare Krankheit“ definiert als *„eine durch Krankheitserreger oder deren toxische Produkte, die unmittelbar oder mittelbar auf den Menschen übertragen werden, verursachte Krankheit:“*

**Antwort 1046**
Die Antwort A) ist richtig.
Das Infektionsschutzgesetz schreibt keine Meldepflicht bei Scharlach vor.

**Antwort 1047**
Die Antwort C) ist richtig.
Meldepflicht und Behandlungsverbot gelten für den Heilpraktiker für die in §6 des Infektionsschutzgesetzes genannten Erkrankungen (vgl. Antwort auf Frage **1035**).
Masern, HUS (enterohepatisches hämolytisch-urämisches Syndrom) und Milzbrand sind Krankheiten, die in §6 Erwähnung finden. Für die Erreger der Legionellose, Legionella sp., ist nach §7 des Infektionsschutzgesetzes der direkte oder indirekte Erregernachweis meldepflichtig. Die Meldepflicht für die in §7 genannten Erreger bezieht sich jedoch nicht auf den Heilpraktiker. Er hat keine Meldepflicht für den Erregernachweis nach §7 des Infektionsschutzgesetzes. Für die durch im §7 erwähnte Erreger ausgelösten Erkrankungen besteht für den Heilpraktiker jedoch ein Behandlungsverbot (§24 des Infektionsschutzgesetzes).

**Antwort 1048**
Die Antwort D) ist richtig.
Die Behandlung von Personen, die an einer sexuell übertragbaren Krankheit leiden, ist im Rahmen der berufsmäßigen Ausübung der Heilkunde nur Ärzten gestattet (§24 Infektionsschutzgesetz).
Sie müssen den Patienten also zum Arzt schicken.

**Antwort 1049**
Die Antwort B) ist richtig.
Zu 1: Diphtherie ist nach §6,1 des Infektionsschutzgesetzes bei Krankheitsverdacht, Erkrankung und Tod namentlich zu melden. Für Erkrankungen die unter

§6 des Infektionsschutzgesetzes fallen, besteht für Heilpraktiker Behandlungsverbot.
Zu 2: Die Behandlung eines Schnupfens ist dem Heilpraktiker erlaubt (es sei den, er wird durch meldepflichtige Erkrankungen oder Krankheitserreger verursacht).
Zu 3: Laut den Bestimmungen des Arzneimittelgesetzes bleibt die Verordnung verschreibungspflichtiger Arzneimittel den Ärzten, Zahnärzten und Tierärzten vorbehalten.
Zu 4: Die Beratung einer Schwangeren hinsichtlich gesunder Ernährung fällt unter kein Gesetz. Sie ist also erlaubt. Verboten sind dem Heilpraktiker bei der Schwangeren nur Tätigkeiten, die aufgrund des Hebammengesetzes unter den Bereich der Geburtshilfe fallen.
Zu 5: Das Ziehen eines kariösen Zahnes fällt unter das Zahnheilkundegesetz und ist nur Ärzten und Zahnärzten erlaubt.

**Antwort 1050**
Die Antwort C) ist richtig.
Zu 1: Alle genannten Erkrankungen werden sexuell übertragen. Es besteht Behandlungsverbot für den Heilpraktiker (§24, Infektionsschutzgesetz).
Zu 2: Laut §4 Abs. 1 des Hebammengesetzes sind zur Leistung von Geburtshilfe außer Ärztinnen und Ärzten nur Hebammen und Entbindungspfleger berechtigt. Der Heilpraktiker darf also weder mit noch ohne eine Hebamme Geburtshilfe leisten (es sei denn im Notfall).
Zu 3: Laut Gesetz ist es dem Heilpraktiker nicht verboten, den Bauch einer Schwangeren abzutasten, da er hierbei jedoch u. U. Wehen auslösen könnte, ist hiervon im Rahmen der Sorgfaltspflicht abzuraten.
Zu 4: Der Abfall, der bei der Blutabnahme in der Praxis entsteht, wird grundsätzlich dem Hausmüll beigegeben, muss jedoch vorher entsprechend behandelt werden, z.B. müssen Kanülen in einen stabilen, verschließbaren Behälter gegeben werden und Einwegspritzen unbrauchbar gemacht werden, so dass keinerlei Verletzungs- bzw. Infektionsgefahr von dem Material ausgehen kann.
Zu 5: Eine eindeutige, allseits anerkannte Definition der anatomischen Ausbreitung der Mundhöhle gibt es unseres Wissens nicht. Die Mundhöhle wird hinten durch die Schlundenge begrenzt. Diese besteht aus:

- Gaumensegel mit Gaumenzäpfchen,
- den Gaumenbogenpaaren mit Gaumenmandeln,
- der Zungenwurzel.

Die Gaumenmandeln (Tonsillen) liegen also genau auf der Grenze zwischen Mundhöhle und Rachen. Im Zweifelsfall entscheiden wir uns natürlich dafür, dass sie nicht unter das Zahnheilkundegesetz (Behandlungsverbot für Heilpraktiker) fallen. Dies wird von den Gesundheitsämtern z. Zt. auch so akzeptiert.

**Antwort 1051**
Die Antwort D) ist richtig.
Zu 1: Atteste und Bescheinigungen, die unter die Reichsversicherungsordnung fallen (z.B. Arbeitsunfähigkeitsbescheinigungen) dürfen wie andere ärztliche Leistungen in diesem Bereich nur von Ärzten bzw. Zahnärzten ausgestellt werden.Wir gehen jedoch nicht davon aus, dass hier diese besondere Art von Attesten und Bescheinigungen gemeint ist. Andere Atteste und Bescheinigungen darf ein Heilpraktiker natürlich ausstellen.

Zu 2: Die Behandlung von meldepflichtigen Infektionskrankheiten (§§6, 7 und 34 des Infektionsschutzgesetzes) ist dem Heilpraktiker untersagt.
Zu 3: Die Zahnheilkunde und die Behandlung der Mundhöhle ist dem Heilpraktiker untersagt, jedoch nicht die Beratung hinsichtlich einer Prophylaxe gegen Karies.
Zu 4: Die Untersuchung der Geschlechtsorgane ist dem Heilpraktiker seit 1.1.2000 (nach der Aufhebung des Gesetzes zur Bekämpfung der Geschlechtskrankheiten und nach In-Kraft-Treten des Infektionsschutzgesetzes) erlaubt.
Zu 5: Die Durchführung von Injektionen ist dem Heilpraktiker erlaubt.

**Antwort 1052**
Die Antwort D) ist richtig.
Die Medizingeräteverordnung vom 13.06. 1984 teilt medizinisch-technische Geräte in 4 Gruppen ein und legt u.a. fest, welchen Anforderungen die Geräte entsprechen müssen. So muss laut §12 ein Bestandsverzeichnis geführt werden und die Geräte dürfen gemäß §6 nur von entsprechend geschultem Personal betrieben werden.

**Antwort 1053**
Die Antwort E) ist richtig.
Befindet sich der Patient in einem lebensbedrohlichen Zustand und ist kein Arzt zu erreichen, so besteht ein übergesetzlicher Notstand, d. h. das Arzneimittelgesetz tritt für diesen Fall außer Kraft und der Heilpraktiker ist verpflichtet, - im Rahmen seiner fachlichen Kompetenz - Hilfe zu leisten.

**Antwort 1054**
Die Antwort C) ist richtig.
Laut §2 der 1. Durchführungsverordnung zum Gesetz über die berufsmäßige Ausübung der Heilkunde ohne Bestallung wird die Erlaubnis dann nicht erteilt, wenn der Antragsteller das 25. Lebensjahr noch nicht vollendet hat oder suchtmittelabhängig ist. Der Antrag eines Arztes auf die Erlaubnis zur Durchführung der Heilkunde ohne Bestallung wird hier nicht geregelt.
Jedoch heißt es z.B in den baden-württem-bergischen Richtlinien des Sozialministeriums zur Durchführung des Heilpraktikergesetzes (Heilpraktiker-Richtlinien) vom 21. 11.2003: „Ist jemand als Ärztin oder Arzt approbiert oder Inhaber einer Erlaubnis im Sinne des § 2 Abs. 2 ...., ist die Erteilung einer Erlaubnis als Heilpraktikerin oder Heilpraktiker nicht möglich, da die ärztliche Approbation die umfassende Erlaubnis zur Ausübung der Heilkunde mit umfasst."
An die Schulbildung des Antragstellers wird eine Mindestanforderung gestellt. Er muss eine abgeschlossene Volksschulbildung nachweisen.

**Antwort 1055**
Die Antwort B) ist richtig.
Im §3 des Heilpraktikergesetzes ist geregelt, dass ein Heilpraktiker die Heilkunde im Umherziehen nicht ausüben darf.

**Antwort 1056**
Die Antwort A) ist richtig.
Im §3 des Heilpraktikergesetzes ist geregelt, dass ein Heilpraktiker die Heilkunde im Umherziehen nicht ausüben darf.

**Antwort 1057**
Die Antwort A) ist richtig.
Gemäß §13 des Arzneimittelgesetzes bedarf die Herstellung von Arzneimitteln einer Erlaubnis, die der Heilpraktiker nicht besitzt. Medikamente, die der Heilpraktiker selbst hergestellt hat, darf er –

etwas widersinnig – in der Praxis (oder beim Hausbesuch) verabreichen, weil dies keine Abgabe an andere – im Sinne des Arzneimittelgesetzes - ist.

**Antwort 1058**
Die Antwort E) ist richtig.
Die Berufsordnungen der Heilpraktiker haben Satzungscharakter: sie sind nur für die Mitglieder des jeweiligen Verbandes gültig. Eine allgemeine rechtliche Verbindlichkeit besitzen sie nicht; der/die einzelne HP kann frei entscheiden, ob er/sie sich einem Berufsverband anschließen möchte oder nicht. Vier große HP-Verbände haben eine gemeinsam erstellte Berufsordnung ratifiziert. Die dort niedergelegten Bestimmungen entsprechen weitgehend den gesetzlichen Vorgaben.

**Antwort 1059**
Die Antwort D) ist richtig.
In §2 der ersten Durchführungsverordnung über die berufsmäßige Ausübung der Heilkunde ohne Bestallung sind die Voraussetzungen aufgeführt, unter denen ein Antragsteller die Erlaubnis nicht erhält.

**Antwort 1060**
Die Antwort A) ist richtig.
Die Berufsbezeichnung lautet Heilpraktiker oder Heilpraktikerin. Andere Berufsbezeichnungen, wie z.B. Psychotherapeut, Chiropraktiker usw. sind unzulässig. Es darf jedoch die Angabe von bis zu drei Therapieverfahren gemacht werden (also: Homöopathie, Chiropraktik usw).
Das Praxisschild soll 35 x 50 cm nicht überschreiten und darf folgende Angaben enthalten: Sprechzeiten, Fernsprechnummer, Stockwerk, Privatadresse, evtl. Bezeichnungen wie ‘Naturheilpraxis’).

**Antwort 1061**
Die Antwort A) ist richtig.
Das Gesetz zur Ausübung der Zahnheilkunde besagt in §1 Abs. 1, dass die Ausübung der Zahnheilkunde ausschließlich Ärzten und Zahnärzten vorbehalten bleibt.
(Laut §7 des Heilpraktikergesetzes fällt die Zahnheilkunde nicht unter das Heilpraktikergesetz. Es gilt also das Gesetz zur Ausübung der Zahnheilkunde.)

**Antwort 1062**
Die Antwort C) ist richtig.
Zu 1: Laut §4 Abs. 1 des Hebammengesetzes darf ein Heilpraktiker keine Geburtshilfe leisten.
Zu 2: Da der ‘Schnupfen’ (akute Rhinitis) als solcher keine meldepflichtige Erkrankung im Sinne des Infektionsschutzgesetzes ist, darf ein Heilpraktiker ihn behandeln. Wenn jedoch ein Schnupfen im Rahmen einer Allgemeinerkrankung auftritt, die im Infektionsschutzgesetz (z.B. Masern, Lues) erwähnt wird, so darf der Heilpraktiker nicht behandeln.
Zu 3: Ein Heilpraktiker darf Infusionen vornehmen (sofern dabei nicht verschreibungspflichtige Medikamente infundiert werden).
Zu 4: Die Gonorrhö (Tripper) zählt zu den sexuell übertragbaren Krankheiten. Die Behandlung sexuell übertragbarer Krankheiten ist nach §24 des Infektionsschutzgesetzes nur Ärzten gestattet.

**Antwort 1063**
Die Antwort E) ist richtig.
Dem Heilpraktiker ist nach dem Hebammengesetz die Geburtshilfe untersagt. In Notfällen ist er jedoch - wie jede andere Person auch - im Rahmen seiner Möglichkeiten zur (Geburts-) Hilfe verpflich-

tet. Die Aussage A) 'grundsätzlich nie', ist deshalb falsch.

**Antwort 1064**

Die Antwort C) ist richtig.

Das Gesetz über die berufsmäßige Ausübung der Heilkunde ohne Bestallung (Heilpraktikergesetz) stellt die grundlegende Bestimmung zur Ausübung der Heilkunde ohne Bestallung dar.

**Antwort 1065**

Die Antwort B) ist richtig.

(Vgl. auch Antwort auf Frage **1057**).

**Antwort 1066**

Die Antwort B) ist richtig.

Zu 2: Scabies oder Krätze fällt unter die Behandlungseinschränkungen für Heilpraktiker nach §34 des Infektionsschutzgesetzes.

Zu 3 und 4: Lymphopathie venerea bzw. Lymphogranuloma inguinale und Syphilis (Lues) gehören zu den sexuell übertragbaren Krankheiten. Die Behandlung dieser Krankheit ist dem Heilpraktiker nach §24 des Infektionsschutzgesetzes untersagt.

**Antwort 1067**

Die Antwort A) ist richtig.

Zu 1: Das Infektionsschutzgesetz besteht aus folgenden Inhaltspunkten: Begriffsbestimmungen; Meldepflicht; Vorschriften zu Verhütung und Bekämpfung übertragbarer Krankheiten; zusätzliche Vorschriften für Schulen und sonstige Gemeinschaftseinrichtungen; Entschädigungs- und Kostenregelungen; Straf- und Bußgeldvorschriften.

Zu 2: Die Berufsordnungen für Heilpraktiker haben Satzungscharakter, eine allgemeine rechtliche Verbindlichkeit besitzen sie nicht.

Zu 3: Das 5. Sozialgesetzbuch besagt u.a., dass Heilbehandlungen nach der RVO nur durch Ärzte/Zahnärzte vorgenommen werden dürfen. Daraus folgt grundsätzlich, dass Heilpraktiker ihre Leistungen nicht mit den gesetzlichen Krankenkassen abrechnen können.

Zu 4: Das Heilpraktikergesetz bietet die Grundlage für die Ausübung der Heilkunde ohne Bestallung, wie die Heilpraktikertätigkeit lt. Gesetzestext heißt.

Zu 5: Das Hebammengesetz bestimmt, was Geburtshilfe ist und wer sie leisten darf. Für Heilpraktiker fällt dieser Bereich demnach unter das Behandlungsverbot. Ausnahme: in Notfällen darf (und muss) der Heilpraktiker, wie jeder andere auch - bis zum Eintreffen des Arztes - im Rahmen seiner Möglichkeiten Hilfe leisten.

**Antwort 1068**

Die Antwort B) ist richtig (oder A?).

Lt. Arzneimittelgesetz ist es dem Heilpraktiker nicht erlaubt, Medikamente zur Abgabe herzustellen. Erlaubt ist die Herstellung von Arzneimitteln zur Anwendung in der Praxis.

Die Fragestellung lässt keine eindeutige Beantwortung zu. Die Auswahlmöglichkeit 3) „... erlaubt, nur bei der Herstellung für die eigenen Patienten ..." wäre richtig, solange der Heilpraktiker die Medikamente selbst in seiner Praxis oder bei Hausbesuchen verabreicht. Anderseits wäre 5) falsch, da eine Medikamentenherstellung zum Eigenverbrauch u. E. erlaubt ist. Wir denken, dass Antwortmöglichkeit B) richtig sein soll.

**Antwort 1069**

Die Antwort B) ist richtig.

Zu 2: Röntgenverordnung (RÖV).

Röntgen ist dem Heilpraktiker verboten (Verordnung über den Schutz von Schäden durch Röntgenstrahlen vom 08.01.87,

zuletzt geändert am 30.04.2003; RÖV; Röntgenverordnung).
Zu 3: Im Notfall ist jeder zur Hilfe im Rahmen seiner Möglichkeiten verpflichtet.

**Antwort 1070**
Die Antwort E) ist richtig.
Im Gegensatz zum Arzt gilt für den Heilpraktiker keine Behandlungspflicht. Im Rahmen von Notfällen jedoch ist der Heilpraktiker, wie jeder andere auch, zur Hilfeleistung verpflichtet.

**Antwort 1071**
Die Antwort E) ist richtig.
Die Meldung ... muss unverzüglich ... spätestens 24 Stunden nach erlangter Kenntnis ... erfolgen.

**Antwort 1072**
Die Antwort D) ist richtig.
Die Untersuchung der Geschlechtsorgane ist dem Heilpraktiker seit der Aufhebung des Gesetzes zur Bekämpfung der Geschlechtskrankheiten (1.1.2001; ersetzt durch das Infektionsschutzgesetz) erlaubt.
Zu A: Für Poliomyelitis (spinale Kinderlähmung) besteht Meldepflicht nach §6,1 des Infektionsschutzgesetzes und damit Behandlungsverbot für Heilpraktiker.
Zu B: Aufgrund des Hebammengesetzes ist es dem Heilpraktiker verboten, Geburtshilfe zu leisten.
Zu C: Die Behandlung von Karies fällt unter das Gesetz zur Ausübung der Zahnheilkunde und bleibt gemäß dessen §1 ausschließlich Ärzten und Zahnärzten vorbehalten.
Zu E: Nach §73 der dritten Durchführungsverordnung zum Gesetz über die Vereinheitlichung des Gesundheitswesens muss die Ausstellung von Totenscheinen durch Ärzte erfolgen.

**Antwort 1073**
Die Antwort B) ist richtig.
§6 der Verordnung über verschreibungspflichtige Arzneimittel besagt sinngemäß: Von der Verschreibungspflicht ausgeschlossen sind Arzneimittel, die aus verschreibungspflichtigen Stoffen hergestellt sind, die jedoch durch homöopathische Zubereitung auf eine Verdünnung von mindestens D4 reduziert sind.

**Antwort 1074**
Die Antwort D) ist richtig.
Röntgen ist dem Heilpraktiker verboten (Verordnung über den Schutz von Schäden durch Röntgenstrahlen – RÖV – vom 08.01.87, zuletzt geändert am 30.04.2003).

**Antwort 1075**
Die Antwort B) ist richtig.
Zu 3: ‘Die Strafprozessordnung enthält in den §§81a und 81c Bestimmungen, unter welchen Umständen bei Beschuldigten und anderen Personen, im Zusammenhang mit einer Straftat, Blutproben entnommen und körperliche Untersuchungen vorgenommen werden dürfen. Dort ist festgelegt, dass diese Maßnahmen nur von Ärzten durchgeführt werden dürfen. (Es gilt das Gleiche wie bei der Leichenschau: Keine Vornahme von amtlichen Handlungen durch den Heilpraktiker.)
Zu 4: Geburtshilfe leisten ist dem Heilpraktiker (außer in Notfällen) durch das Hebammengesetz untersagt.

**Antwort 1076**
Die Antwort E) ist richtig.
Die Untersuchung der Geschlechtsorgane und die Austastung des Rektums ist dem Heilpraktiker erlaubt.
Zu 5: Pneumonien, die durch Erreger von meldepflichtigen Erkrankungen hervorgerufen werden (z.B. Masernpneumonie,

Ornithosen), darf der Heilpraktiker nicht behandeln.

**Antwort 1077**

Die Antwort C) ist richtig.

Zu 1: Um als Heilpraktiker tätig zu sein ist die Erreichung des 25. Lebensjahres Voraussetzung.

Zu 3: Die Berufsausbildung des Heilpraktikers ist nicht gesetzlich geregelt und ist deshalb keine Voraussetzung für die Zulassung zur Berufsausübung. Es ist also nicht entscheidend, auf welche Weise ein Heilpraktiker sein Fachwissen erworben hat - ausschlaggebend ist nur, dass er bei der Überprüfung durch den Amtsarzt nachweisen kann, dass er bei der Ausübung der Heilkunde ohne Bestallung keine Gefahr für die Volksgesundheit darstellt.

Zu 6: In der 1. Durchführungsverordnung zum Heilpraktikergesetz vom 18.02.39 wird festgelegt, dass der Antragsteller die deutsche Staatsangehörigkeit besitzen muss. Nach dem Gesetz vom 15.04.51 sind heimatlose Ausländer und EG-Ausländer wie deutsche Staatsangehörige zu behandeln. Nach neuer Rechtsprechung werden Ausländer mit gültiger Aufenthaltsgenehmigung zugelassen.

**Antwort 1078**

Die Antwort E) ist richtig.

Zu 1: Gemäß Artikel 2 Absatz 1 der Berufsordnung für Heilpraktiker (BOH) verpflichtet sich der Heilpraktiker, diejenigen Heilmethoden anzuwenden, die nach seiner Überzeugung einfach und kostengünstig zum Heilerfolg oder zur Linderung der Krankheit führen können.

Zu 2: Artikel 5 Abs. 1 der BOH verpflichtet den Heilpraktiker zu ständiger Fortbildung.

Zu 3: In Bezug auf die Herstellung und den Verkauf von Arzneimitteln verweist die BOH auf die gesetzlichen Bestimmungen. Diese besagen in §13 des Arzneimittelgesetzes, dass der Heilpraktiker weder Arzneimittel zum Zwecke der Abgabe herstellen noch Arzneimittel, die er nicht selbst hergestellt hat, verkaufen darf.

Zu 4: Artikel 4 Abs. 6 der BOH untersagt dem Heilpraktiker Heilungsversprechen.

Zu 5: Die Residenzpflicht ist die Pflicht von Ärzten und Apothekern, während des Notdienstes ihre Praxis bzw. Apotheke nicht zu verlassen. Da Heilpraktiker keinen Notdienst haben, unterliegen sie auch nicht der Residenzpflicht.

**Antwort 1079**

Die Antwort C) ist richtig.

Weitere Pflichten des Heilpraktikers:

- Sorgfaltspflicht,
- Aufklärungspflicht (über Behandlung, Behandlungskosten, Nebenwirkungen der Therapie, Prognose der Erkrankung); Achtung: Kein Heilversprechen,
- Dokumentationspflicht,
- Meldepflicht bei bestimmten Infektionserkrankungen,
- Weiterbildungspflicht,
- Notfallpflicht.

**Antwort 1080**

Die Antwort A) ist richtig.

Folgende Erkrankungen, die nach §6,7 und 34 unter das Behandlungsverbot für Heilpraktiker fallen, sind nur in §34 erwähnt:

- Borkenflechte (Impetigo contagiosa),
- Keuchhusten,
- Mumps,
- Röteln,
- Scabies (Krätze),

- Scharlach oder sonstige Streptococcus-pyogenes-Infektionen,
- Windpocken,
- Läuse.

EXKURS:

§34 Gesundheitliche Anforderungen, Mitwirkungspflichten, Aufgaben des Gesundheitsamtes

(1) Personen, die an

1. Cholera
2. Diphtherie
3. Enteritis durch enterohämorrhagische E. coli (EHEC)
4. virusbedingtem hämorrhagischen Fieber
5. Haemophilus influenzae Typ b-Meningitis
6. Impetigo contagiosa (ansteckende Borkenflechte)
7. Keuchhusten
8. ansteckungsfähiger Lungentuberkulose
9. Masern
10. Meningokokken-Infektion
11. Mumps
12. Paratyphus
13. Pest
14. Poliomyelitis
15. Scabies (Krätze)
16. Scharlach oder sonstigen Streptococcus pyogenes Infektionen
17. Shigellose
18. Typhus abdominalis
19. Virushepatitis A oder E
20. Windpocken

erkrankt oder dessen verdächtig oder die verlaust sind, dürfen in den in §33 genannten Gemeinschaftseinrichtungen keine Lehr-, Erziehungs-, Pflege-, Aufsichts- oder sonstige Tätigkeiten ausüben, bei denen sie Kontakt zu den dort Betreuten haben, bis nach ärztlichem Urteil eine Weiterverbreitung der Krankheit oder der Verlausung durch sie nicht mehr zu befürchten ist.

Zu B: Chlamydia psittaci, der Erreger der Ornithose, ist nach §7,1 bei direktem oder indirektem Nachweis meldepflichtig.

Zu C: Diphtherie ist nach §6,1 des Infektionsschutzgesetzes bei Verdacht, Erkrankung und Tod meldepflichtig. Der direkte oder indirekte Nachweis des Bakteriums Corynebacterium diphtheriae (Erreger der Diphtherie), ist bei direktem oder indirektem Nachweis meldepflichtig (§7,1 des Infektionsschutzgesetzes).

Zu D und E: Das FSME-Virus und das Bakterium Treponema pallidum, der Erreger der Lues (Syphilis), ist nach §7,1 bzw. §7,3 des Infektionsschutzgesetzes meldepflichtig.

**Antwort 1081**

Die Antwort C) ist richtig

Lt. Infektionsschutzgesetz, §2: ist ein Ausscheider *„eine Person, die Krankheitserreger ausscheidet und dadurch eine Ansteckungsquelle für die Allgemeinheit sein kann, ohne krank oder krankheitsverdächtig zu sein."*

**Antwort 1082**

Die Antwort E) ist richtig.

Nach §9 des Infektionsschutzgesetzes muss die Meldung ans Gesundheitsamt alle genannten Daten enthalten.

**Antwort 1083**

Die Antwort A) ist richtig.

Cumarin ist eine gerinnungshemmende Substanz, die die Synthese des Prothrombinkomplexes in der Leber hemmt. Daraus folgt, dass die Blutgerinnung stark herabgesetzt ist (hier: Quick 20 % anstatt 100 %) und der Patient bei Verletzungen eine viel längere Blutungszeit besitzt. Intramuskuläre Injektionen können zu arteriellen Blutungen im Muskelgewebe führen; deshalb sind intramuskuläre Injektionen bei Blutgerinnungsstörungen kontraindiziert. Bei regelrecht durchgeführten subkutanen oder intravenösen Injektionen (bzw. bei der venösen Blutabnahme) kommt es nicht zu arteriellen Blutungen; diese können deshalb in der Regel durchgeführt werden.

**Antwort 1084**

Die Antwort D) ist richtig.

(Vgl. auch Antwort auf Frage **1037**).

**Antwort 1085**

Die Antwort A) ist richtig.

Pest, Tollwut und Meningokokken-Meningitis sind meldepflichtig nach §6 des Infektionsschutzgesetzes. Für die diese Krankheiten besteht für den Heilpraktiker eine Meldepflicht bei Verdacht, Erkrankung und Tod.

Der direkte oder indirekte Nachweis des Erregers der Ornithose, Chlamydia psittaci, ist nach §7 des Infektionsschutzgesetzes meldepflichtig. Die Meldepflicht für die in §7 genannten Erreger betrifft den Heilpraktiker jedoch nicht. Für die Krankheiten, die durch im §7 genannte Erreger ausgelöst werden, besteht für den Heilpraktiker jedoch ein Behandlungsverbot.

**Antwort 1086**

Die Antwort E) ist richtig.

Nach §24 des Infektionsschutzgesetzes ist die Behandlung von Personen die an einer der in §6,1 oder §34,1 genannten übertragbaren Krankheiten erkrankt oder dessen verdächtig sind oder die mit einem Krankheitserreger nach §7 infiziert sind, nur Ärzten gestattet.

Verdacht, Erkrankung und Tod an Botulismus und Diphtherie fallen unter die Meldepflicht nach §6. Influenzaviren und Rotaviren sind Krankheitserreger die im §7 genannt werden, und die Windpocken finden in §34 des Infektionsschutzgesetzes Erwähnung.

Für alle genannten Erkrankungen besteht somit Behandlungsverbot für den Heilpraktiker. (Für Botulismus und Diphtherie besteht zudem eine Meldepflicht für den Heilpraktiker).

**Antwort 1087**

Die Antwort C) ist richtig.

Mumps gehört zu den Behandlungseinschränkungen für Heilpraktiker nach §34 des Infektionsschutzgesetzes.

**Antwort 1088**

Die Antwort E) ist richtig.

§34,2 des Infektionsschutzgesetzes besagt:

(2) Ausscheider von

1. Vibrio cholerae O 1 und O 139
2. Corynebacterium diphtheriae, Toxin bildend
3. Salmonella typhi
4. Salmonella paratyphi
5. Shigella sp.
6. Enterohämorrhagischen E. coli (EHEC)

dürfen nur mit Zustimmung des Gesundheitsamtes und unter Beachtung der gegenüber dem Ausscheider und der Gemeinschaftseinrichtung verfügten Schutzmaßnahmen die dem Betrieb der Gemeinschaftseinrichtung dienenden Räume betreten, Einrichtungen der Gemeinschaftseinrichtung benutzen und an Veranstaltungen der Gemeinschaftseinrichtung teilnehmen.

**Antwort 1089**

Die Antwort B) ist richtig.

Zu A: Im §3 des Heilpraktikergesetzes ist geregelt, dass ein Heilpraktiker die Heilkunde im Umherziehen nicht ausüben darf.

Zu B: Der Heilpraktiker darf Arzneimittel nur zum Zweck der Anwendung, nicht aber der Weitergabe, herstellen!

Zu C: Über den Antrag zur berufsmäßigen Ausübung der Heilkunde ohne Bestallung entscheidet die untere Verwaltungsbehörde (in Kreisstädten die Stadtverwaltung, in Gemeinden mit staatlicher Polizeiverwaltung die staatliche Polizeibehörde, in Landkreisen das Landratsamt) im Einvernehmen mit dem zuständigen Gesundheitsamt.

Zu D: Dem Heilpraktiker ist die Untersuchung der Geschlechtsorgane erlaubt (seit 1.1.2001, nach Aufhebung des Gesetzes

zur Bekämpfung der Geschlechtskrankheiten durch das Infektionsschutzgesetz).
Zu E: Lt. §9,3 des Infektionsschutzgesetzes muss die Meldung einer Infektionskrankheit unverzüglich, spätestens innerhalb der ersten 24 Stunden nach erlangter Kenntnis erstattet werden.

**Antwort 1090**
Die Antwort A) ist richtig.
Nach §6 der Verordnung über verschreibungspflichtige Arzneimittel sind homöopathische Präparate dann verschreibungspflichtig, wenn sie aus verschreibungspflichtigen Stoffen oder Zubereitungen hergestellt werden und ihre homöopathische Verdünnung unter der D4 liegt.

**Antwort 1091**
Die Antwort B) ist richtig.
Heilpraktiker dürfen Schlafmohn (Papaver somniferum) ab D4 und Opium (Mohnsaft) ab D6 verordnen.

**Antwort 1092**
Die Antwort D) ist richtig.
Geburtshilfe darf der Heilpraktiker nur im Notfall leisten, da er ansonsten gegen das Hebammengesetz verstößt!
In folgenden Gebieten ist die Tätigkeit des Heilpraktikers ebenfalls eingeschränkt:

- Verschreibung rezeptpflichtiger Arzneimittel,
- Verordnung von Betäubungsmitteln,
- Impfungen und Nachschau. Dieses Gesetz gilt nur indirekt. Dem Heilpraktiker ist untersagt, Eintragungen ins Impfbuch zu machen (Infektionsschutzgesetz). Zudem sind die meisten Impfstoffe rezeptpflichtig.
- Ausübung der Zahnheilkunde,
- Behandlung sexuell übertragbarer Krankheiten,
- Heilbehandlungen nach dem 5. Sozialgesetzbuch (früher: Reichsversicherungsordnung),
- Behandlung übertragbarer Erkrankungen nach dem Infektionsschutzgesetz,
- Leichenschau, Ausstellung der Totenscheine und Leichenpässe,
- Untersuchungen und Blutproben bei strafbaren Handlungen,
- medizinische Leistungen zur Rehabilitation.

**Antwort 1093**
Die Antwort D) ist richtig.
Im Betäubungsmittel-Gesetz §6 Abs.1 sind diejenigen Arzneimittel bzw. Wirkstoffe aufgezeichnet, die als Betäubungsmittel im Sinne des Gesetzes gelten. In §4 dieses Gesetzes ist aufgeführt, wer die sog. Betäubungsmittel verordnen darf. Es sind dies nur Ärzte, Zahnärzte und Tierärzte.
Die Rote Liste ist ein vom Bundesverband der Pharmazeutischen Industrie herausgegebenes Nachschlagewerk, das alle auf dem deutschen Markt erhältlichen Arzneimittel aufführt und u.a. Auskunft erteilt, ob ein Präparat rezeptpflichtig ist oder Betäubungsmittel enthält.

**Antwort 1094**
Die Antwort C) ist richtig.
Die Scribas Tabelle ist ein vom Deutschen Apotheker-Verlag in Stuttgart herausgegebenes Nachschlagewerk, das über Arzneistoffe, Arzneispezialitäten, Verschreibungspflicht und Betäubungsmittel informiert und stets aktualisiert wird.
Der Pharmaindex ist ein ähnliches Nachschlagewerk und wird von der I.M.P Verlagsgesellschaft Neu-Isenburg herausgegeben.

Ein weiteres wichtiges - in der Frage nicht erwähntes - Nachschlagewerk wäre die 'Rote Liste'.

**Antwort 1095**
Die Antwort B) ist richtig.
§9 des Infektionsschutzgesetzes sagt hierzu:
*"Die namentliche Meldung muss ... gegenüber dem für den Aufenthaltsort des Betroffenen zuständigen Gesundheitsamt ... erfolgen."*

**Antwort 1096**
Die Antwort C) ist richtig.
(Siehe auch Antwort auf Frage **1088**).

**Antwort 1097**
Die Antwort D) ist richtig.
Im Sinne des Infektionsschutzgesetzes (§2) ist ein Ausscheider eine Person, *„die Krankheitserreger ausscheidet und dadurch eine Ansteckungsquelle für die Allgemeinheit sein kann, ohne krank oder krankheitsverdächtig zu sein.“*

**Antwort 1098**
Die Antwort A) ist richtig.
Nach §2 des Infektionsschutzgesetzes sind die Geschwister ansteckungsverdächtig. Laut Gesetz ist ein Ansteckungsverdächtiger *„eine Person, von der anzunehmen ist, dass sie Krankheitserreger aufgenommen hat, ohne krank, krankheitsverdächtig oder Ausscheider zu sein.“*

**Antwort 1099**
Die Antwort A) ist richtig.
§75,5 des Infektionsschutzgesetzes besagt:
"Mit Freiheitsstrafe bis zu einem Jahr oder mit Geldstrafe wird bestraft, wer entgegen §24 ... eine Person behandelt.

**Antwort 1100**
Die Antwort D) ist richtig.
Artikel 9 der Berufsordnung für Heilpraktiker schreibt für die Praxisschilder Folgendes vor:

- nicht größer als 35 x 50 cm,
- Name und Berufsbezeichnung Heilpraktiker, weitere Angaben sollten sich auf Sprechzeiten, Telefonnummer, Stockwerk, Privatadresse beschränken,
- höchstens 3 Verfahren, für die der Heilpraktiker besondere Qualifikationen erworben hat.

**Antwort 1101**
Die Antwort C) ist richtig.
Zu 1: Die Untersuchung von Geschlechtsorganen ist dem Heilpraktiker erlaubt.
Zu 2: Nach dem 5. Sozialgesetzbuch bleibt die Behandlung im Sinne dieses Gesetzes Ärzten bzw Zahnärzten und deren Erfüllungsgehilfen vorbehalten.
Zu 3: Laut §1 Absatz 1 des Zahnheilkundegesetzes ist es nur Ärzten und Zahnärzten erlaubt, Krankheiten des Mundes festzustellen und zu behandeln.
Zu 4: Kein Gesetz verbietet dem Heilpraktiker mehrere Praxen zu führen.
Zu 5: Ornithose ist eine der nach §7 des Infektionsschutzgesetzes meldepflichtigen Erkrankungen (direkter oder indirekter Erregernachweis von Chlamydia psittaci), die gemäß §24 desselben Gesetzes nur von Ärzten behandelt werden dürfen.
Zu 6: Die Verordnung apothekenpflichtiger Medikamente ist dem Heilpraktiker nicht verboten (nur die Verordnung von rezeptpflichtigen Medikamenten sowie von
Betäubungsmitteln).
Zu 7: uneingeschränkte Werbung ist dem Heilpraktiker nicht erlaubt (BOH, Gesetz

gegen den unlauteren Wettbewerb, Gesetz über die Werbung auf dem Gebiete des Heilwesens).
Zu 8: Ob und zu welchen Anlässen der Heilpraktiker Zeitungsanzeigen aufgeben darf, ist in Artikel 12 der BOH festgelegt.
Zu 9: Das Impfen ist dem Heilpraktiker nicht grundsätzlich per Gesetz verboten, jedoch kommt die Summe der Gesetze, die das Impfen regeln (z.B. Infektionsschutzgesetz), einem Impfverbot für Heilpraktiker gleich. So sind z.B. die Impfstoffe verschreibungspflichtig, stehen einem Heilpraktiker also nicht zur Verfügung. Auch gelten manche Impfungen nach dem Infektionsschutzgesetz als Behandlung (z.B. passive Tetanus-Schutzimpfung), sind also deshalb für Heilpraktiker verboten. Schließlich müssen die Impfungen, die nach §§20-22 des Infektionsschutzgesetzes empfohlen sind, vom Arzt durchgeführt werden, der auch die Bescheinigung ausstellt.
Der Heilpraktiker tut also besser daran, nicht zu impfen.

**Antwort 1102**
Die Antwort B) ist richtig.
Nach §24 des Infektionsschutzgesetzes ist die berufsmäßige Ausübung der Heilkunde bei sexuell übertragbaren Erkrankungen nur Ärzten gestattet.

**Antwort 1103**
Die Antwort A) ist richtig.
Die Fragestellung ist nicht besonders glücklich. Die Zweideutigkeit des Wörtchens 'grundsätzlich' macht die Beantwortung dieser Frage unseres Erachtens unmöglich. Wir haben uns für A) entschieden.
'Grundsätzlich' darf der Heilpraktiker alle homöopathischen Zubereitungen in jeglicher Potenz verordnen, mit folgenden Ausnahmen:

- Zubereitungen aus verschreibungspflichtigen Stoffen erst ab D4 (Verordnung über verschreibungspflichtige Medikamente §6),
- keine Betäubungsmittel, außer Papaver somniferum ab D4 und Opium ab D6.

**Antwort 1104**
Die Antwort C) ist richtig.
Laut §6,1 des Infektionsschutzgesetzes ist bereits das Berühren eines tollwutverdächtigen Tieres oder Tierkörpers meldepflichtig.

**Antwort 1105**
Die Antwort C) ist richtig.
Ob und wie viel ein Heilpraktiker werben darf, ist in der Berufsordnung für Heilpraktiker, im Gesetz gegen den unlauteren Wettbewerb und im Gesetz über die Werbung auf dem Gebiete des Heilwesens geregelt.

**Antwort 1106**
Die Antwort E) ist richtig.

**Antwort 1107**
Die Antwort E) ist richtig.
Eine Meldepflicht für Ausscheider gibt es im Infektionsschutzgesetz nicht.

**Antwort 1108**
Die Antwort B) ist richtig.
Zu 1: Das Finanzamt muss zur steuerlichen Erfassung und Zuteilung einer Steuernummer über die Niederlassung als Heilpraktiker benachrichtigt werden.
Zu 2: Die 3. Durchführungsverordnung zum Gesetz über die Vereinheitlichung des Gesundheitswesens besagt u.a., dass die Niederlassung als Heilpraktiker dem Gesundheitsamt mitgeteilt werden muss. Dieses ist zur Führung einer besonderen Liste über Personen, die ohne ärztliche

Bestallung Heilkunde betreiben, verpflichtet.

**Antwort 1109**

Die Antwort C) ist richtig.

Für die in §34, 3 des Infektionsschutzgesetzes genannten Ausscheider besteht entweder nach §6 oder nach §7 des Infektionsschutzgesetzes Meldepflicht (vgl. Antwort auf Frage **1035**)

Damit besteht für den Heilpraktiker Behandlungsverbot.

**Antwort 1110**

Die Antwort B) ist richtig.

Herzglykoside zählen zu den verschreibungspflichtigen Arzneimitteln, dürfen also i. d. R. vom Heilpraktiker nicht verordnet werden. Laut §6 der Verordnung über verschreibungspflichtige Arzneimittel sind hiervon jedoch alle homöopathischen Verdünnungen ab D4 ausgenommen.

**Antwort 1111**

Die Antwort B) ist richtig.

Der Heilpraktiker muss mit einer Geldstrafe rechnen, da gemäß §73 Absatz 1 des Infektionsschutzgesetzes das Unterlassen der Meldung einer meldepflichtigen Krankheit eine Ordnungswidrigkeit ist.

Zu A: Laut §8 des Infektionsschutzgesetzes gehört auch der Heilpraktiker zu den Personen, die zur Meldung von bestimmten meldepflichtigen Erkrankungen (Erkrankungen des §6) verpflichtet sind.

**Antwort 1112**

Die Antwort D) ist richtig.

Das Gesetz über die Ausübung der Zahnheilkunde verbietet dem Heilpraktiker das Behandeln von Zähnen.

**Antwort 1113**

Die Antwort B) ist richtig.

Die Verordnung über verschreibungspflichtige Medikamente sowie das Arzneimittelgesetz regelt, dass das Verordnen verschreibungspflichtiger Medikamente nur Ärzten, Zahnärzten und Tierärzten vorbehalten bleibt.

**Antwort 1114**

Die Antwort A) ist richtig.

§24 des Infektionsschutzgesetzes besagt: „Die Behandlung von Personen, die an einer der in §6 ... oder §34 genannten übertragbaren Krankheiten erkrankt oder dessen verdächtig sind oder die mit einem Krankheitserreger nach §7 infiziert sind, ist insoweit im Rahmen der berufsmäßigen Ausübung der Heilkunde nur Ärzten gestattet ... gilt entsprechend für sexuell übertragbare Krankheiten ...

**Antwort 1115**

Die Antwort E) ist richtig.

Zu 1: In den §§81a und 81c der Strafprozessordnung wird verfügt, dass Untersuchungen und Blutproben im Zusammenhang mit strafbaren Handlungen nur von Ärzten durchgeführt werden dürfen.

Zu 2: Das Gesetz über die Vereinheitlichung des Gesundheitswesens bzw. dessen dritte Durchführungsverordnung verbietet dem Heilpraktiker das Durchführen einer Leichenschau sowie das Ausstellen von Totenscheinen und Leichenpässen.

Zu 3: Das Zahnheilkundegesetz erlaubt im §1 die Ausübung der Zahnheilkunde aus-schließlich Ärzten und Zahnärzten.

Zu 4: Heilbehandlungen im Rahmen des 5. Sozialgesetzbuchs sind ebenfalls nur Ärzten gestattet.

Zu 5: Das Hebammengesetz erlaubt die Durchführung von Geburtshilfe nur Hebammen, Entbindungspflegern und Ärzten.

**Antwort 1116**

Die Antwort D) ist richtig.

§1 Absatz 2 des Gesetzes über die berufsmäßige Ausübung der Heilkunde ohne Bestallung (Heilpraktikergesetz) sagt dazu Folgendes:

'Ausübung der Heilkunde im Sinne dieses Gesetzes ist jede berufs- oder gewerbsmäßig vorgenommene Tätigkeit zur Feststellung, Heilung oder Linderung von Krankheiten, Leiden oder Körperschäden beim Menschen, auch wenn sie im Dienste von anderen ausgeübt wird.'

Die Ausübung von Sofortmaßnahmen am Unfallort ist keine Berufs- oder gewerbsmäßig ausgeübte Tätigkeit, sondern eine Erste-Hilfe-Maßnahme, zu der jeder verpflichtet ist. Sie fällt nicht unter das Heilpraktikergesetz.

**Antwort 1117**

Die Antwort B) ist richtig.

Im sog. übergesetzlichen Notstand darf der Heilpraktiker auch ein verschreibungspflichtiges Medikament spritzen, sofern er die Qualifikation besitzt, mit dem Medikament richtig umgehen zu können.

**Antwort 1118**

Die Antwort D) ist richtig.

Zu 2: Die Medizingeräteverordnung legt u.a. fest, dass ein Bestandsverzeichnis geführt werden muss und dass die Geräte nur von entsprechend geschultem Personal bedient werden dürfen.

Zu 3: Laut Eichgesetz müssen manche Medizingeräte (z.B. Blutdruckmanschetten) stets einen gültigen Eichstempel tragen. Mit dem Medizinproduktegesetz von 1994 gelten europaweit neue Regelungen: die Eichung wird bei medizinischen Messgeräten durch die Konformitätskontrolle (CE-Zeichen) ersetzt. Das Gesetz welches das Eichgesetz ersetzt hat, ist das 'Gesetz über den Verkehr mit Medizinprodukten'.

Zu 5: §23 der Röntgenverordnung legt fest, dass Heilpraktiker keine Röntgenstrahlen anwenden dürfen (Ausnahme: Heilpraktiker, die schon vor dem 1.1.88 im Besitz ihrer Erlaubnis waren).

**Antwort 1119**

Die Antwort D) ist richtig.

Gemäß der Berufsordnung für Heilpraktiker sollte sich die Angabe von Verfahren auf dem Praxisschild auf höchstens drei beschränken.

**Antwort 1120**

Die Antwort B) ist richtig.

§3 Absatz 1 der Ersten Durchführungsverordnung zum Gesetz über die berufsmäßige Ausübung der Heilkunde ohne Bestallung besagt:

'Über den Antrag entscheidet die untere Verwaltungsbehörde im Benehmen mit dem Gesundheitsamt.'

**Antwort 1121**

Die Antwort D) ist richtig.

Gemäß Artikel 5 der Berufsordnung für Heilpraktiker ist der Heilpraktiker zur ständigen Fortbildung verpflichtet.

Die Berufsordnungen für Heilpraktiker haben Satzungscharakter: sie sind nur für die Mitglieder des jeweiligen Verbandes gültig. Eine allgemeine rechtliche Verbindlichkeit besitzen sie eigentlich nicht.

Mit Blick auf die Sorgfaltspflicht und die Berufsordnung der Verbände verlangt die Rechtsprechung jedoch eine laufende Fortbildung. Entsprechende Grundsatzurteile liegen vor.

**Antwort 1122**

Die Antwort A) ist richtig.

Zur Meldepflicht nach §6 des Infektionsschutzgesetzes vgl. zu 2 und 5: Für Keuchhusten und Tetanus besteht keine Meldepflicht.

Zu 3 und 4: Für Salmonellen und Tularämie (Francisella tularensis) besteht Meldepflicht für den direkten oder indirekten Erregernachweis (§7 Infektionsschutzgesetz).

**Antwort 1123**

Die Antwort D) ist richtig.

Zu 1: Der Heilpraktiker nimmt keine amtlichen Handlungen vor, stellt also auch keine Atteste auf amtlichen Formularen aus. 'Atteste und Bescheinigungen' sind aber neutrale Begriffe und haben nicht automatisch amtlichen Charakter; der/die HP darf sie ausstellen. Ein Arbeitgeber ist aber beispielsweise nicht verpflichtet, die Bescheinigung eines HP als Krankschreibung anzuerkennen.

Zu 2: Die Untersuchung der weiblichen Brust ist dem Heilpraktiker erlaubt.

Zu 3: Die Ausübung der Zahnheilkunde ist dem HP nicht gestattet. Vorträge zur gesundheitlichen Aufklärung sind aber erlaubt, da sie noch keine Behandlung darstellen.

Zu 4: Betäubungsmittel (BTM) dürfen vom Heilpraktiker grundsätzlich nicht verordnet werden, auch nicht in noch so hoher homöopathischer Verdünnung (Potenzierung). Anders als bei rezeptpflichtigen Arzneimitteln macht sich der HP sogar strafbar, wenn er gegen dieses Verbot verstößt. Einzige Ausnahmen: Papaver somniferum (Schlafmohn) ab D4 und Opium (Mohnsaft) ab D6 dürfen verordnet werden.

Zu 5: Der HP darf grundsätzlich alle Injektionen durchführen, die er technisch beherrscht. Voraussetzung ist u.a. eine Aufklärung des Patienten über die Risiken.

**Antwort 1124**

Die Antwort C) ist richtig.

- Primäre Prävention: Ausschaltung von Risikofaktoren für Erkrankungen.
- Sekundäre Prävention: Sicherstellung frühestmöglicher Diagnose und Therapie von Erkrankungen durch Vorsorgeuntersuchungen.
- Tertiäre Prävention: Begrenzung bzw. Ausgleich von Krankheitsfolgen (z.B. durch Rehabilitation).

**Antwort 1125**

Die Antworten A) B) und E) sind richtig.

Für Aviäre Influenza („Vogelgrippe“), Botulismus und Pest besteht eine Meldepflicht nach § 6 des Infektionsschutzgesetzes.

Für MRSA besteht eine Labormeldepflicht nach § 7, für Tetanus besteht keine Meldepflicht nach dem Infektionsschutzgesetz.

**Antwort 1126**

Die Antwort D) ist richtig.

**Antwort 1127**

Die Antwort D) ist richtig.

Zu A: Das Hebammengesetz verbietet dem Heilpraktiker Geburtshilfe zu leisten.

Zu B: Das Infektionsschutzgesetz (§24) untersagt dem Heilpraktiker die Behandlung von sexuell übertragbaren Erkrankungen.

Zu C: Die Leichenschau, das Ausstellen der Totenscheine sowie von Leichenpässen ist dem Heilpraktiker untersagt (3. Durchführverordnung zum Gesetz über die Vereinheitlichung des Gesundheitswesens).

Zu E: Die Ausübung der Zahnheilkunde ist dem Heilpraktiker verboten (Gesetz über die Ausübung der Zahnheilkunde vom 31.3.1952).

**Antwort 1128**
Die Antwort C) ist richtig.

**Antwort 1129**
Die Antwort C) ist richtig.

**Antwort 1130**
Die Antwort C) ist richtig.
Zu 1, 2 und 3: § 6,1 des Infektionsschutzgesetzes.
Zu 4: 2.Der Verdacht auf und die Erkrankung an einer mikrobiell bedingten Lebensmittelvergiftung oder an einer akuten infektiösen Gastroenteritis ist nach § 6,1 nur dann zu melden, *wenn*
*a) eine Person betroffen ist, die eine Tätigkeit im Sinne des § 42 Abs. 1 ausübt*
[(Lebensmittel verarbeitendes Gewerbe)],
*b) zwei oder mehr gleichartige Erkrankungen auftreten, bei denen ein epidemischer Zusammenhang wahrscheinlich ist oder vermutet wird ...*
Zu 5: Nach 7,3 des Infektionsschutzgesetzes ist der direkte oder indirekte Nachweis von HIV-Erregern nichtnamentlich zu melden.

**Antwort 1131**
Die Antwort D) ist richtig.
Amöben sind nicht meldepflichtig.
Zu A: Meldepflicht nach § 6,1 und § 7,1 (Nr. 44) des Infektionsschutzgesetzes.
Zu B: Meldepflicht nach § 7,1 (Nr. 41) des Infektionsschutzgesetzes.
Zu C: Meldepflicht nach § 7,1 (Nr. 42) des Infektionsschutzgesetzes.
Zu E: Meldepflicht nach § 7,1 (Nr. 43) des Infektionsschutzgesetzes.

**Antwort 1132**
Die Antwort A) ist richtig.
Die Behandlung von Röteln verbietet das Infektionsschutzgesetz. Das Rötelnvirus muss nach § 7,3 des Infektionsschutzgesetzes nichtnamentlich bei konnatalen Infektionen gemeldet werden. Die Behandlung meldepflichtiger Infektionserreger ist dem Heilpraktiker verboten.

**Antwort 1133**
Die Antwort D) ist richtig.
Vgl. Antwort auf Frage **1042**.

**Antwort 1134**
Die Antwort C) ist richtig.
Ausscheider: Infektionsschutzgesetz – IfSG §34 (2) Vgl. Antwort auf Frage **1088**.
Zu 4: 'Bakterielle Ruhr' ist ein anderer Name für Shigellenruhr (Erreger: Shigella sp.)

**Antwort 1135**
Die Antwort A) ist richtig.
zu 1: Das Infektionsschutzgesetz (= Gesetz zur Verhütung und Bekämpfung von Infektionskrankheiten beim Menschen; IfSG) besteht u. a. folgenden Inhaltspunkten: Begriffsbestimmungen, Meldewesen, Vorschriften zu Verhütung und Bekämpfung übertragbarer Krankheiten, zusätzliche Vorschriften für Schulen und sonstige Gemeinschaftseinrichtungen, Entschädigungs- und Kostenregelungen, Straf- und Bußgeldvorschriften.
zu 2: Die Berufsordnungen für Heilpraktiker haben Satzungscharakter, eine allgemeine rechtliche Verbindlichkeit besitzen sie nicht.
zu 3: Die Reichsversicherungsordnung besagt, dass Heilbehandlungen nach der RVO nur durch Ärzte/Zahnärzte vorgenommen werden dürfen. Daraus folgt grundsätzlich, dass Heilpraktiker ihre

Leistungen nicht mit den gesetzlichen Krankenkassen abrechnen können.
zu 4: Das Heilpraktikergesetz bietet die Grundlage für die Ausübung der Heilkunde ohne Bestallung, wie die Heilpraktikertätigkeit laut Gesetzestext heißt.
zu 5: Das Hebammengesetz bestimmt, was Geburtshilfe ist und wer sie leisten darf. Für Heilpraktiker fällt dieser Bereich demnach unter das Behandlungsverbot. Ausnahme: in Notfällen darf (und muss) der Heilpraktiker, wie jeder andere auch - bis zum Eintreffen des Arztes - im Rahmen seiner Möglichkeiten Hilfe leisten.

**Antwort 1136**
Die Antwort A) ist richtig.
Die gesetzliche Grundlage für das Betreiben von Röntgenanlagen bietet die Röntgenverordnung (RVO). Darin wird festgelegt, dass es Heilpraktikern verboten ist, Röntgenstrahlen anzuwenden.

**Antwort 1137**
Die Antwort B) ist richtig.
Zu 1: Eine Anwendung von Herzglykosiden könnte man evtl. aufgrund eines übergesetzlichen Notstandes rechtfertigen, verordnen darf sie der Heilpraktiker im Notfall jedoch nicht.
Zu 2, 3 und 4: Der Heilpraktiker darf Herzglykoside ab D4 verordnen.

**Antwort 1138**
Die Antwort B) ist richtig.
zu 3: 'Die Strafprozessordnung enthält in den §§81a und 81c Bestimmungen, unter welchen Umständen bei Beschuldigten und anderen Personen, im Zusammenhang mit einer Straftat, Blutproben entnommen und körperliche Untersuchungen vorgenommen werden dürfen. Dort ist festgelegt, dass diese Maßnahmen nur von Ärzten durchgeführt werden dürfen. (Es gilt das gleiche wie bei der Leichenschau: Keine Vornahme von amtlichen Handlungen durch den Heilpraktiker.)
4: Geburtshilfe leisten ist dem Heilpraktiker durch das Hebammengesetz untersagt (Ausnahme: Notfälle).

**Antwort 1139**
Die Antwort B) ist richtig.
Der hierzu entscheidende §9 (3) des Infektionsschutzgesetzes lautet:
'*Die namentliche Meldung muss unverzüglich, spätestens innerhalb von 24 Stunden nach erlangter Kenntnis gegenüber dem für den Aufenthalt des Betroffenen zuständigen Gesundheitsamt ... erfolgen . . Liegt die Hauptwohnung oder der gewöhnliche Aufenthaltsort der betroffenen Person im Bereich eines anderen Gesundheitsamtes, so hat das unterrichtete Gesundheitsamt das für die Hauptwohnung, bei mehreren Wohnungen das für den gewöhnlichen Aufenthaltsort des Betroffenen zuständige Gesundheitsamt unverzüglich zu benachrichtigen.*'

**Antwort 1140**
Die Antwort C) ist richtig.
Die Homöopathie ist eine medikamentöse Therapie, die von Samuel Hahnemann (1755-1843) begründet wurde. Krankheitserscheinungen werden hier nicht durch exogene Zufuhr direkt gegen die Symptome gerichteter Substanzen behandelt, sondern es werden Substanzen eingesetzt, die in hoher Dosierung den Krankheitserscheinungen ähnliche Symptome verursachen würden (Ähnlichkeitsprinzip). Dieses Grundprinzip der Homöopathie wird in der klassischen Homöopathie durch ein komplexes System von Zuschreibungen, sowohl im Hinblick auf Konstitutionstypen, als auch

im Hinblick auf die eingesetzten Arzneimittel (Pflanze, Tier, Mineral) ergänzt.
Die Arzneistoffe, die durch Verschüttelung eine energetische Umwandlung erfahren sollen (Potenzierung), werden meist extrem niedrig dosiert:

- D-Potenz (Dezimalpotenz) = 1:9
- C-Potenz = 1:99
- LM-Potenz = 1:50000

Die Arzneimittelprüfung am Gesunden ist die Hauptquelle der homöopathischen Arzneimittelforschung.
Indikationsgebiete: alle Krankheiten und Zustände, die der Selbstregulation des Organismus zugänglich sind.
Kontraindikationen: erloschene Selbstregulation des Körpers

**Antwort 1141**

Die Antwort C) ist richtig.
Der Prießnitz- Wickel (von dem Landwirt Vinzenz Prießnitz erfunden) ist ein feuchter, kalter Leibumschlag, der sich unter einer trockenen Wollumhüllung erwärmt.

**Antwort 1142**

Die Antwort E) ist richtig
In der Regel sind Komplikationen bei der subkutanen Injektion relativ selten. Am naheliegensten sind lokale Infektionen und allergische Reaktionen auf injizierte Medikamente. Natürlich ist eine versehentliche intramuskuläre Injektion nicht auszuschließen, und somit sind auch sämtliche Gefahren dieser Injektionsmethode zu beachten (Nervenläsionen, Infektionen, Fettgewebsnekrosen, Knochenhautverletzung).
Bei Patienten, die über lange Zeit gehäuft subkutane Injektionen bekommen, sollte darauf geachtet werden, dass die Lokalisationspunkte täglich gewechselt werden (z. B. bei insulinpflichtigen Diabetikern), um im Laufe der Zeit subkutane bindegewebige Narben auszuschließen, da hier das Injektionsdepot wesentlich langsamer resorbiert werden kann.

**Antwort 1143**

Die Antwort A) ist richtig.
Verschiedene Methoden zur besseren Darstellung schlecht sichtbarer Venen:

- Reiben und Beklopfen der betroffenen Einstichstelle,
- Auftragen einer gefäßerweiternden Salbe (z. B. Nitrosalben; kostspieliges Verfahren).
- Beim Anlegen des Stauschlauchs den Patienten zusätzlich bitten, die Faust schnell kräftig zu öffnen und zu schließen.
- Vor dem Anlegen des Stauschlauchs den Arm in ein warmes Armbad legen.
- Auflegen eines mit heißem Wasser getränkten Waschlappens auf die voraussichtliche Einstichstelle.

Es sollte immer daran gedacht werden, dass es wichtiger ist, eine Vene zu tasten, als sie zu sehen; oft sind gerade die gut sichtbaren Rollvenen am schwierigsten zu punktieren.

**Antwort 1144**

Die Antwort E) ist richtig.
Intrakutane Injektionen können an allen aufgeführten Stellen durchgeführt werden.

**Antwort 1145**

Die Antwort D) ist richtig.
Zu 1: Als Beispiel kann hier Vitamin B12 genannt werden. Es kann bei einer Erkrankung im terminalen Ileum (z. B. Ileitis terminalis = M. Crohn), oder aufgrund eines Mangels an Intrinsic factor (z. B. bei einer chronischen Gastritis Typ A) im Dünndarm nicht resorbiert werden.

Zu 2: Bestimmte Medikamente dürfen, aufgrund darin enthaltener venenreizender Bestandteile, nicht i.v. gespritzt werden.
Zu 3: Bei injizierten Medikamenten kann die Freisetzung des Wirkstoffes u. U. bis zu mehreren Monaten verzögert werden. Auf diese Weise wird ein bestimmtes Depot des Medikaments im Körper angelegt (z. B. Depot-Insulin, Dreimonatsspritze zu Empfängnisverhütung, Benzathin-Penicillin).
Zu 4: Wenn Medikamente schnell wirken sollen, wählt man die i.v.-Injektion, nicht die intramuskuläre. Dadurch gelangt das Medikament direkt in den Blutkreislauf und somit schnell an seinen Wirkort. Allerdings ist der Wirkungseintritt einer intramuskulären Injektion meist schneller als der Wirkungseintritt bei oraler Anwendung eines Medikamentes. 'Schnell' in Aussage 4) ist also relativ. Wir haben uns dafür entschieden 4) als falsch anzukreuzen.

**Antwort 1146**

Die Antwort A) ist richtig.

Die Berufsbezeichnung lautet Heilpraktiker oder Heilpraktikerin. Andere Berufsbezeichnungen, wie z. B. Psychotherapeut, Chiropraktiker usw. sind unzulässig. Es darf jedoch die Angabe von bis zu drei Therapieverfahren gemacht werden (also: Homöopathie, Chiropraktik usw). Das Praxisschild soll 35 x 50 cm nicht überschreiten und darf folgende Angaben enthalten: Sprechzeiten, Fernsprechnummer, Stockwerk, Privatadresse, u. U. Bezeichnungen wie 'Naturheilpraxis').

**Antwort 1147**

Die Antwort C) ist richtig.

Infektionsschutzgesetz §2, Begriffsbestimmungen:

'*Im Sinne des Gesetzes ist Ausscheider eine Person, die Krankheitserreger ausscheidet und dadurch eine Ansteckungsquelle für die Allgemeinheit sein kann, ohne krank oder krankheitsverdächtig zu sein.*'

**Antwort 1148**

Die Antwort D) ist richtig.

Geburtshilfe darf der Heilpraktiker nur im Notfall leisten, da er ansonsten gegen das Hebammengesetz verstößt. Die Tätigkeit des Heilpraktikers ist auch auf folgenden Gebieten eingeschränkt:

- Verschreibung rezeptpflichtiger Arzneimittel,
- Verordnung von Betäubungsmitteln,
- Impfungen und Nachschau (Dieses Gesetz gilt nur indirekt, da das Impfgesetz an das Gesetz über die Pockenimpfung gebunden war, und dieses außer Kraft gesetzt ist. Da es dem Heilpraktiker jedoch untersagt ist, Eintragungen ins Impfbuch zu machen, und die meisten Impfstoffe rezeptpflichtig sind, regelt sich diese Einschränkung von selbst. An die Sorgfaltspflicht denken.)
- Ausübung der Zahnheilkunde,
- Heilbehandlungen nach der Reichsversicherungsordnung,
- Behandlung übertragbarer Erkrankungen nach dem Infektionsschutzgesetz,
- Leichenschau, Ausstellung der Totenscheine und Leichenpässe,
- Untersuchungen und Blutproben bei strafbaren Handlungen,
- medizinische Leistungen zur Rehabilitation.

**Antwort 1149**

Die Antwort E) ist richtig.

Diaphorese = Schweißsekretion; Diaphoretische Verfahren sind Therapien oder Medikamente welche die Schweißsekretion unterstützen, bzw. steigern.

Zu 4: Schweißtreibende Tees eignen sich zur Unterstützung diaphoretischer Verfahren. Wir würden nun aber gerade eine Teezubereitung aus Salbeiblättern eher für kontraindiziert halten: Salbei wirkt schweißhemmend, nicht schweißfördernd. So ist bei Punkt 4) die Hauptaussage richtig, die Aussage in der Klammer ist jedoch falsch. Und jetzt? Wir haben uns dazu entschlossen, Punkt 4), aufgrund der Hauptaussage, als richtig zu werten.

**Antwort 1150**

Die Antwort E) ist richtig.

Zu 1: Sojalecithin wird aufgrund klinischer Untersuchungen lipidsenkende Eigenschaften zugeordnet. Anwendungsgebiete: Fettstoffwechselstörungen, insbesondere Hypercholesterinämie.

Zu 2: Rosskastaniensamen haben eine antiödematöse Wirkung und fördern den venösen Rückfluss. Anwendungsgebiete (innerlich und äußerlich): Symptome der chronisch-venösen Insuffizienz, postthrombotisches Syndrom, trophische Veränderungen der Haut (z. B. Ulcus cruris venosum).

posttraumatische und postoperative Weichteilschwellungen

Zu 3: Ginsengwurzel führt nach oraler Einnahme zu einer Erhöhung von Konzentration und Aufmerksamkeit. Anwendungsgebiete: Erschöpfungszustände, Rekonvaleszenz. (Da die Antwortkombination 1, 2, 4 nicht möglich ist, halten wir die Antwort E für die Richtige, wobei Ginsengwurzel eigentlich keine Präventivwirkung altersbedingter Gefäßerkrankungen und Fettstoffwechselstörungen aufweist. Evtl. sind hier Ginkgoblätter gemeint?)

Zu 4: Die Inhaltsstoffe der Knoblauchzwiebel wirken antibakteriell, antimykotisch und lipidsenkend. Klinische Untersuchungen ergaben eine Hemmung der Thrombozytenaggregation, eine Verlängerung der Blutungs- und Gerinnungszeit, sowie eine Steigerung der Fibrinolyseaktivität. Anwendungsgebiete: Erhöhung der Blutfettwerte (zur Unterstützung entsprechender Diätmaßnahmen), Vorbeugung altersbedingter Gefäßerkrankungen.

**Antwort 1151**

Die Antwort C) ist richtig.

Zu 1: Das ätherische Öl der Pfefferminzblätter wirkt spasmolytisch an der glatten Muskulatur des Magen-Darm-Traktes, 'entblähend' und 'galletreibend'. Anwendungsgebiete: Krampfartige Beschwerden im Magen-Darm-Trakt und den Gallenwegen.

Zu 2: Der Kava-Kava-Wurzelstock wirkt beruhigend, spasmolytisch (entkrampfend), muskelrelaxierend (muskelentspannend) und einschlaffördernd. Anwendungsgebiete: Nervöse Angst-, Spannungs- und Unruhezustände, Schlafstörungen, begleitende Therapie bei Hyperthyreose.

Zu 3: Das Maiglöckchenkraut, auch Convallariae genannt, gehört, wie auch die Meerzwiebel, zu den Herzglykosiden. Sie ökonomisiert die Herztätigkeit, wobei das Maiglöckchenkraut nicht die Herzfrequenz beeinflusst. Aufgrund der Nebenwirkungen (u. a. auch Herzrhythmusstörungen) wird von nicht standardisierten Drogenzubereitungen abgeraten. Anwendungsgebiete: Leichte Herzinsuffizienz (Stadium 1-2 NYHA), Altersherz, chronisches Cor pulmonale.

Zu 4: Weißdorn, auch Crataegus genannt, soll den Koronardurchfluss infolge gefäßdilatierender (erweiternder) Wirkung steigern, wodurch es zu einer Verbesserung der Myokarddurchblutung kommen soll (umstrittenes Therapieprinzip). Zusätzlich bewirkt die Droge eine Ökonomisierung der Herztätigkeit. Anwendungsgebiete siehe Maiglöckchenkraut

Einige weitere Phytotherapeutika für Herz-Kreislauferkrankungen:

- Funktionelle Herzbeschwerden: Herzgespannkraut,
- leichte Herzinsuffizienz: Adoniskraut,
- Grenzwerthypertonie: Rauwolfiawurzel,
- Hypotone Kreislaufdysregulation: Campher, Lavendel, Rosmarin.

**Antwort 1152**

Die Antwort C) ist richtig.

Zu 1: Zubereitungen aus Johanniskraut lassen sedierende (beruhigende) und antidepressive Wirkungen erwarten. Ölige Zubereitungen zu äußeren Anwendung wirken antiphlogistisch. Somit können folgende Anwendungsgebiete genannt werden:

- Innere Anwendung: Psychovegetative Störungen, leichte depressive Verstimmungszustände, Angst und nervöse Unruhe.
- Äußere Anwendung: Behandlung und Nachbehandlung von Traumen und Myalgien.

Zu 2: Das ätherische Öl der Kamillenblüten besitzt antiphlogistische und spasmolytische Wirkungen, fördert weiterhin die Wundheilung und wirkt antibakteriell.

- Innere Anwendung: entzündliche Erkrankungen des Magen-Darm-Trakts mit spastischen Beschwerden.
- Äußere Anwendung: Haut- und Schleimhautentzündungen, Pulpitis (Entzündung der Zahnpulpa), Gingivitis (Zahnfleischentzündung), Katarrhe der Atemwege, Entzündungen im Analbereich, Entzündungen im Genitalbereich.

Zu 3: Die Meerzwiebel gehört zu den Herzglykosiden, wirkt sich ökonomisierend auf die Herzarbeit aus, d.h. die Herzmuskelkraft wird verstärkt (und somit die Auswurfleistung gesteigert), der Herzrhythmus wird herabgesetzt. Insgesamt werden dadurch der, im Rahmen einer Herzinsuffizienz, gesteigerte linksventrikuläre enddiastolische Druck, wie auch der pathologisch erhöhte Venendruck gesenkt.

Anwendungsgebiete: leichte Formen der Herzinsuffizienz (Stadium 1 - 2 NYHA), auch wenn eine eingeschränkte Nierenfunktion vorliegt

Zu 4: Die Melisse zeichnet sich einerseits durch ihre beruhigende und 'entblähende', sowie auch durch spasmolytische und antibakterielle Wirkung aus. Ganz aktuell wurden auch antivirale Wirkungen von Melisseextrakten gegen Herpesviren beschrieben.

Anwendungsgebiete:

- Nervöse Unruhe, Einschlafstörungen (Förderung der Schlafbereitschaft),
- Funktionelle Magen-Darm-Beschwerden mit Meteorismus.

Eine Wirkung auf den Magen zeigen auch die folgenden Phytotherapeutika:

- Gastritis: Belladonna, Minzöl, Pfefferminze (oft reizende Wirkung),

- Appetitlosigkeit: Ingwerwurzelstock, Isländisch Moos, Orangenschalen, Wermutkraut, Tausendgüldenkraut,
- Dyspepsie: Koriander, Schafgarbe, Zimtrinde,
- Verminderte Magensaftsekretion: Tausendgüldenkraut, Wermut,
- Verminderte Gallensekretion: Curcumawurzelstock, Kardamom, Minzöl, Pfefferminzblätter, Schöllkraut,
- Blähungen und kolikartige Beschwerden: Anisfrüchte, Belladonna, Fenchel, Kümmel, Minzöl, Pfefferminze,
- Unterstützung der Magenschleimhautfunktion: Süßholzwurzel,
- Ulkuserkrankung mit spastischen Beschwerden: Belladonna.

**Antwort 1153**
Die Antwort D) ist richtig.
Wirkung:
Der Aderlass senkt den Hämatokrit.
Indikationsgebiete:

- erhöhter Hämatokrit,
- Polyzythämie, Polyglobulie.

Kontraindikationen u.a:

- Hochfieberhafte Erkrankungen,
- Infektionserkrankungen,
- Schwangerschaft,
- Endzustände von Krankheiten,
- allgemeine Körperschwäche,
- Hypotonie,
- massive Kreislaufstörungen,
- Anämie.

# Bücher aus dem Kreativität & Wissen-Verlag

... das überzeugende Gesamtkonzept
... die optimale Prüfungsvorbereitung

**Die Basis**

Die **Lehrbücher**

Die Lehrbücher zeichnen sich durch prägnante Darstellung der prüfungsrelevanten medizinischen Fachbereiche aus.

Aktualität, klare Systematik, enger Praxisbezug und klare Ausrichtung auf das prüfungsrelevante Wissen sind die wichtigsten Charakteristika des didaktischen Konzeptes.

Der Wissensstoff wird einheitlich nach Definition, Ätiologie, Klinik, Diagnose und Therapie gegliedert.

Durch ergänzende Abbildungen, Schemata und Tabellen wird größtmögliche Übersichtlichkeit erreicht. Der umfangreiche Wissensstoff kann so leichter erlernt werden.

Zum didaktischen Gesamtkonzept des Verlages gehören - neben den Lehrbücher - die Bücher mit Original-Multiple-Choice- und Original-Textfragen aus schriftlichen und mündlichen Überprüfungen der Gesundheitsämter: Die Fragenbücher lehnen sich eng an den Themenkatalog der Lehrbücher an und dienen der Lernkontrolle und der optimalen Prüfungsvorbereitung.

---

**Vorbereitung auf die schriftliche Überprüfung**

Die **Original-Multiple-Choice-Fragen**

Diese Bücher mit Original-Multiple-Choice-Fragen aus schriftlichen Überprüfungen der Gesundheitsämter dienen der kontinuierlichen Lernkontrolle und sind eine wichtige Voraussetzung für die präzise Vorbereitung auf die **schriftliche Überprüfung**.

Die Themengliederung entspricht der Gliederung in den Lehrbüchern.

Sie ermöglichen einen schnellen und informativen Zugriff auf den prüfungsrelevanten Lernstoff der schriftlichen Überprüfung.

Sie ermöglichen eine objektive Leistungskontrolle.

Sie sind Garant für eine effektive Vorbereitung auf die schriftliche Überprüfung.

---

**Vorbereitung auf die mündliche Überprüfung**

Die **Original-Textfragen**

Diese Bücher mit Original-Text-Fragen aus mündlichen Überprüfungen der Gesundheitsämter dienen der kontinuierlichen Lernkontrolle und der präzisen Vorbereitung auf die **mündliche Überprüfung**

Die Themengliederung entspricht der Gliederung in den Lehrbüchern.

Sie ermöglichen einen schnellen und informativen Zugriff auf die prüfungsrelevanten Themen der mündlichen Überprüfung.

Sie ermöglichen eine ständige Lernkontrolle.

Sie sind Garant für eine effektive Vorbereitung auf die mündliche Überprüfung.